常见疾病
护理规范与护理指导

主编 郭莹莹 鲁大苓 孙智慧 赵丕平

王惠云 王延凤 王彩霜

黑龙江科学技术出版社
HEILONGJIANG SCIENCE AND TECHNOLOGY PRESS

图书在版编目（CIP）数据

常见疾病护理规范与护理指导 / 郭莹莹等主编. --
哈尔滨：黑龙江科学技术出版社，2023.7
　　ISBN 978-7-5719-1994-8

　　Ⅰ．①常… Ⅱ．①郭… Ⅲ．①常见病－护理 Ⅳ.
①R47

中国国家版本馆CIP数据核字（2023）第107033号

常见疾病护理规范与护理指导
CHANGJIAN JIBING HULI GUIFAN YU HULI ZHIDAO

主　　编	郭莹莹　鲁大苓　孙智慧　赵丕平　王惠云　王延凤　王彩霜
责任编辑	陈兆红
封面设计	宗　宁
出　　版	黑龙江科学技术出版社
	地址：哈尔滨市南岗区公安街70-2号　邮编：150007
	电话：（0451）53642106　传真：（0451）53642143
	网址：www.lkcbs.cn
发　　行	全国新华书店
印　　刷	黑龙江龙江传媒有限责任公司
开　　本	787 mm×1092 mm　1/16
印　　张	32
字　　数	810千字
版　　次	2023年7月第1版
印　　次	2023年7月第1次印刷
书　　号	ISBN 978-7-5719-1994-8
定　　价	238.00元

前　言

在我国经济和社会发展的历程中,护理人员在防病治病、抢救生命、促进健康、减轻病痛和提高人民生活质量等方面发挥着不可替代的作用。在临床工作中,护士掌握着患者的所有住院信息,能直接为患者提供贴心又客观的服务。因此,护理人员应善于观察、敏锐感知和及时发现患者生理、心理、社会、精神、文化等各方面的变化和需求,并且按照医疗诊治标准和疾病护理常规开展护理工作,为患者制订护理计划、落实护理措施、实施护理效果评价。为帮助广大护理人员提高自身专业技术水平,我们特组织本领域专家编写了这本集规范化、标准化于一体的《常见疾病护理规范与护理指导》。

本书整体构架基于真实的护理工作过程进行搭建,坚持"以过程性知识为主、以陈述性知识为辅"的基本原则,秉承整体护理的观念,将基础理论与临床实践相结合。首先系统介绍了基础护理技术;然后详细讲述了心血管内科、消化内科、血液内科、神经内科、神经外科、普外科等临床科室常见疾病的护理内容,具体包括各个疾病的病因、临床表现、治疗、护理评估、护理措施等,并在护理评估和护理措施方面重点着墨;最后简要叙述了手术室护理、影像科护理和健康教育。全书内容丰富、重点突出,是一本对广大护理人员大有裨益的专业书籍。

在编写过程中,编者参阅了近年来大量权威性文献,旨在提高护理人员临床实践水平。但由于编者经验有限,编写时间仓促,书中难免存在不足之处,诚望各位读者批评指教。

《常见疾病护理规范与护理指导》编委会

2023 年 3 月

目　录

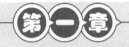

基础护理技术

第一节　生命体征的观察与护理

生命体征是体温、脉搏、呼吸及血压的总称,是机体生命活动的客观反映,是评价生命活动状态的重要依据,也是护士评估患者身心状态的基本资料。

正常情况下,生命体征在一定范围内相对稳定,相互之间保持内在联系;当机体患病时,生命体征可发生不同程度的变化。护士通过对生命体征的观察,可以了解机体重要脏器的功能状态,了解疾病的发生、发展、转归,并为疾病预防、诊断、治疗和护理提供依据;同时,可以发现患者现存的或潜在的健康问题,以正确制订护理计划。因此,生命体征的测量及护理是临床护理工作的重要内容之一,也是护士应掌握的基本技能。

一、体温

体温由三大营养物质氧化分解而产生。50%以上迅速转化为热能,50%贮存于 ATP 内,供机体利用,最终仍转化为热能散发到体外。正常人体的温度是由大脑皮质和丘脑下部体温调节中枢所调节(下丘脑前区为散热中枢,下丘脑后区为产热中枢),并通过神经、体液因素调节产热和散热过程,保持产热与散热的动态平衡,所以正常人有相对恒定的体温。

(一)正常体温及生理性变化

1.正常体温

通常说的体温是指机体内部的温度,即胸腔、腹腔、中枢神经的温度,又称体核温度,较高且稳定。皮肤温度被称为体壳温度。临床上通常用口温、肛温、腋温来代替体温。在这三个部位测得的温度接近身体内部的温度,且测量较为方便。三个部位测得的温度略有不同,口腔温度居中,直肠温度较高,腋下温度较低。同时在三个部位进行测量,其温度差一般不超过 1 ℃。这是由于血液在不断地流动,将热量很快地由温度较高处带往温度较低处,因而机体各部的温度一般差异不大。

体温的正常值不是一个具体的点,而是一个范围。机体各部位由于代谢率的不同,温度略有差异,常以口腔、直肠、腋下的平均温度为标准,个体体温可以较正常的平均温度增减 0.3～0.6 ℃,健康成人的平均温度波动范围见表 1-1。

表 1-1　健康成人不同部位温度的波动范围

部位	波动范围
口腔	36.2～37.0 ℃
直肠	36.5～37.5 ℃
腋窝	36.0～36.7 ℃

2.生理性变化

人的体温在一些因素的影响下,会出现生理性的变化,但这种体温的变化,往往是在正常范围内或是一闪而过的。

(1)时间:人的体温 24 小时内的变动在 0.5～1.5 ℃,一般清晨 2～6 时体温最低,下午2～8 时体温最高。这种昼夜的节律波动,可能与人体活动代谢的相应周期性变化有关。如长期从事夜间工作的人员,可出现夜间体温上升、日间体温下降的现象。

(2)年龄:新生儿因体温调节中枢尚未发育完全,调节体温的能力差,体温易受环境温度影响而变化;儿童由于代谢率高,体温可略高于成人;老年人代谢率较低,血液循环变慢,加上活动量减少,因此体温偏低。

(3)性别:一般来说,女性比男性有较厚的皮下脂肪层,维持体热能力强,故女性体温较男性高约0.3 ℃。并且女性的基础体温随月经周期出现规律变化,即月经来潮后逐渐下降,至排卵后,体温又逐渐上升。这种体温的规律性变化与血中孕激素及其代谢产物的变化相吻合。

(4)环境温度:在寒冷或炎热的环境下,机体的散热受到明显的抑制或加强,体温可暂时性的降低或升高。另外,气流、个体暴露的范围大小亦影响个体的体温。

(5)活动:任何需要耗费体力的活动,都使肌肉代谢增强,产热增加,可以使体温暂时性上升1～2 ℃。

(6)饮食:进食的冷热可以暂时性地影响口腔温度,进食后,由于食物的特殊动力作用,可以使体温暂时性地升高 0.3 ℃左右。

另外,强烈的情绪反应、冷热的应用及个体的体温调节机制都对体温有影响,在测量体温的过程中要加以注意并能够做出解释。

3.产热与散热

(1)产热过程:机体产热过程是细胞新陈代谢的过程。人体通过化学方式产热,即食物氧化、骨骼肌运动、交感神经兴奋、甲状腺素分泌增多,及体温升高均可提高新陈代谢率,而增加产热量。

(2)散热过程:机体通过物理方式进行散热。机体大部分的热量通过皮肤的辐射、传导、对流、蒸发来散热;一小部分的热量通过呼吸、尿、粪便而散发于体外。

当外界温度等于或高于皮肤温度时,蒸发就是人体唯一的散热形式。

辐射是热由一个物体表面通过电磁波的形式传至另一个与它不接触物体表面的一种形式。在低温环境中,它是主要的散热方式,安静时的辐射散热所占的百分比较大,可达总热量的60%。其散热量的多少与所接触物质的导热性能、接触面积和温差大小有关。

传导是机体的热量直接传给同它接触的温度较低的物体的一种散热方法。

对流是传导散热的特殊形式,是指通过气体或液体的流动来交换热量的一种散热方法。

蒸发是由液态转变为气态,同时带走大量热量的一种散热方法。

（二）异常体温的观察

人体最高的耐受热为 40.6～41.4 ℃，低于 34 ℃ 或高于 43 ℃，则极少存活。升高超过41 ℃，可引起永久性的脑损伤；高热持续在 42 ℃ 以上 24 小时常导致休克及严重并发症。所以对于体温过高或过低者应密切观察病情变化，不能有丝毫的松懈。

1.体温过高

体温过高又称发热，是由于各种原因使下丘脑体温调节中枢的调定点上移，产热增加而散热减少，导致体温升高超过正常范围。

（1）原因。①感染性：如病毒、细菌、真菌、螺旋体、立克次体、支原体、寄生虫等感染引起的发热，最多见。②非感染性：无菌性坏死物质的吸收引起的吸收热、变态反应性发热等。

（2）以口腔温度为例，按照发热的高低将发热分为如下几类。①低热：37.5～37.9 ℃。②中等热：38.0～38.9 ℃。③高热：39.0～40.9 ℃。④超高热：41 ℃ 及以上。

（3）发热过程：发热的过程常根据疾病在体内的发展情况而定，一般分为三个阶段。①体温上升期：特点是产热大于散热。主要表现为皮肤苍白、干燥无汗，患者畏寒、疲乏，体温升高，有时伴寒战。方式为骤升和渐升。骤升指体温在数小时内升至高峰，如肺炎球菌导致的肺炎；渐升指体温在数小时内逐渐上升，数天内达高峰，如伤寒。②高热持续期：特点是产热和散热在较高水平上趋于平衡。主要表现：体温居高不下，皮肤潮红，呼吸加深加快，脉搏增快并有头痛、食欲缺乏、恶心、呕吐、口干、尿量减少等症状，甚至惊厥、谵妄。③体温下降期：特点是散热增加，产热趋于正常，体温逐渐恢复至正常水平。主要表现为大量出汗、皮肤潮湿、温度降低。老年人易出现血压下降、脉搏细速、四肢厥冷等循环衰竭的症状。方式为骤降和渐降。骤降指体温在数小时内降至正常，如大叶性肺炎、疟疾；渐降指体温在数天内降至正常，如伤寒、风湿热。

（4）热型：将不同时间测得的体温绘制在体温单上，互相连接就构成体温曲线。各种体温曲线形状称为热型。有些发热性疾病有特殊的热型，通过观察体温曲线可协助诊断。但应注意，药物的应用可使热型变得不典型。常见的热型如下。①稽留热：体温持续在 39～40 ℃，达数天或数周，24 小时波动范围不超过 1 ℃。常见于大叶性肺炎、伤寒等急性感染性疾病的极期。②弛张热：体温多在 39 ℃ 以上，24 小时体温波动幅度可超过 2 ℃，但最低温度仍高于正常水平。常见于化脓性感染、败血症、浸润性肺结核等疾病。③间歇热：体温骤然升高达高峰后，持续数小时又迅速降至正常，经过一天或数天间歇后，体温又突然升高，如此有规律地反复发作。常见于疟疾。④不规则热：发热不规律，持续时间不定。常见于流行性感冒、肿瘤等疾病引起的发热。

2.体温过低

体温过低是指由于各种原因引起的产热减少或散热增加，导致体温低于正常范围，称为体温过低。当体温低于 35 ℃ 时，称为体温不升。体温过低的原因如下。①体温调节中枢发育未成熟：如早产儿、新生儿。②疾病或创伤：见于失血性休克、极度衰竭等患者。③药物中毒。

（三）体温异常的护理

1.体温过高

降温措施有物理降温、药物降温及针刺降温。

（1）观察病情：加强对生命体征的观察，定时测量体温，一般每天测温 4 次，高热患者应每4 小时测温一次，待体温恢复正常 3 天后，改为每天 1～2 次，同时观察脉搏、呼吸、血压、意识状态的变化；及时了解有关各种检查结果及治疗护理后病情好转还是恶化。

（2）饮食护理：①补充高蛋白、高热量、高维生素、易消化的流质或半流质饮食，如粥、鸡蛋羹、面片汤、青菜、新鲜果汁等。②多饮水,每天补充液量3 000 mL,必要时给予静脉滴注,以保证入量。

由于高热时,热量消耗增加,全身代谢率加快,蛋白质、维生素的消耗量增加,水分丢失增多,同时消化液分泌减少,胃肠蠕动减弱,所以宜及时补充水分和营养。

(3)使患者舒适:①安置舒适的体位让患者卧床休息,同时调整室温和避免噪声。②口腔护理:每天早、晚刷牙,饭前、饭后漱口,不能自理者,可行特殊口腔护理。由于发热患者唾液分泌减少,口腔黏膜干燥,机体抵抗力下降,极易引起口腔炎、口腔溃疡,因此口腔护理可预防口腔及咽部细菌繁殖。③皮肤护理:发热患者退热期出汗较多,此时应及时擦干汗液并更换衣裤和大单等,以保持皮肤的清洁和干燥,防止皮肤继发性感染。

(4)心理调护:注意患者的心理状态,对体温的变化给予合理的解释,以缓解患者紧张和焦虑的情绪。

2.体温过低

(1)保暖:①给患者加盖衣被、毛毯、电热毯等或放置热水袋,注意小儿、老人、昏迷者,热水袋温度不宜过高,以防烫伤。②暖箱:适用于体重<2 500 g,胎龄不足35周的早产儿、低体重儿。

(2)给予热饮。

(3)监测生命体征:每小时测体温1次,直至恢复正常且保持稳定,同时观察脉搏、呼吸、血压、意识的变化。

(4)设法提高室温:以22~24 ℃为宜。

(5)积极宣教:教会患者避免导致体温过低的因素。

(四)测量体温的技术

1.体温计的种类及构造

(1)水银体温计:水银体温计又称玻璃体温计,是最常用的最普通的体温计。它是一种外标刻度为红线的真空玻璃毛细管,其刻度范围为35~42 ℃,每小格0.1 ℃,在37 ℃刻度处以红线标记,以示醒目。体温计一端贮存水银,当水银遇热膨胀后沿毛细管上升;因毛细管下端和水银槽之间有一凹陷,所以水银柱遇冷不致下降,以便检视温度。根据测量部位的不同可将体温计分为口表、肛表、腋表。口表的水银端呈圆柱形,较细长;肛表的水银端呈梨形,较粗短,适合插入肛门;腋表的水银端呈扁平鸭嘴形。临床上口表可代替腋表使用。

(2)其他:如电子体温计、感温胶片、可弃式化学体温计等。

2.测体温的方法

(1)目的:通过测量体温,了解患者的一般情况及疾病的发生、发展规律,为诊断、预防、治疗提供依据。

(2)用物准备:①测温盘内备体温计(水银柱甩至35 ℃以下)、秒表、纱布、笔、记录本。②若测肛温,另备润滑油、棉签、手套、卫生纸、屏风。

(3)操作步骤:①洗手、戴口罩,备齐用物,携至床旁。②核对患者并解释目的。③协助患者取舒适卧位。④测体温:根据病情选择合适的测温方法。测腋温:擦干汗液,将体温计放在患者腋窝,紧贴皮肤屈肘臂过胸,夹紧体温计。测量10分钟后,取出体温计用纱布擦拭。测口温:嘱患者张口,将口表汞柱端放于舌下热窝。嘱患者闭嘴用鼻呼吸,勿用牙咬体温计。测量时间3~5分钟。嘱患者张口,取出口表,用纱布擦拭。测肛温:协助患者取合适卧位,露出臀部。润滑肛表前端,戴手套用手垫卫生纸分开臀部,轻轻插入肛表3~4 cm。测量时间3~5分钟。用卫生纸擦拭肛表。⑤检视读数，放体温计盒内，记录。⑥整理床单位。⑦洗手，绘制体温于体温单上。⑧消毒用过的体温计。

（4）注意事项：①测温前应注意有无影响体温波动的因素存在，如 30 分钟内有无进食、剧烈活动、冷热敷、坐浴等。②体温值如与病情不符，应重复测量。③腋下有创伤、手术或消瘦夹不紧体温计者不宜测腋温；腹泻、肛门手术、心肌梗死的患者禁测肛温；精神异常、昏迷、婴幼儿等不能合作者及口鼻疾病或张口呼吸者禁测口温；进热食或面颊部热敷者，应间隔 30 分钟后再测口温。④对小儿、重症患者测温时，护士应守护在旁。⑤测口温时，如不慎咬破体温计，应立即清除玻璃碎屑，以免损伤口腔黏膜；口服蛋清或牛奶，以保护消化道黏膜并延缓汞的吸收；病情允许者，进粗纤维食物，以加快汞的排出。

3.体温计的消毒与检查

（1）体温计的消毒：为防止测体温引起的交叉感染，保证体温计清洁，用过的体温计应消毒。①先将体温计分类浸泡于含氯消毒液内 30 分钟后取出，再用冷开水冲洗擦干，放入清洁容器中备用。（集体测温后的体温计，用后全部浸泡于消毒液中）。②5 分钟后取出清水冲净，擦干后放入另一消毒液容器中进行第二次浸泡，半小时后取出清水冲净，擦干后放入清洁容器中备用。③消毒液的容器及清洁体温计的容器每周进行 2 次高压蒸汽灭菌消毒，消毒液每天更换 1 次，若有污染随时消毒。④传染病患者应设专人体温计，单独消毒。

（2）体温计的检查：在使用新的体温计前，或定期消毒体温计后，应对体温计进行校对，以检查其准确性。将全部体温计的水银柱甩至 35 ℃以下，同一时间放入已测好的 40 ℃水内，3 分钟后取出检视。若体温计之间相差0.2 ℃以上或体温计上有裂痕者，取出不用。

二、脉搏

（一）正常脉搏及生理性变化

1.正常脉搏

随着心脏节律性收缩和舒张，动脉内的压力也发生周期性的波动，这种周期性的压力变化可引起动脉血管发生扩张与回缩的搏动，这种搏动在浅表的动脉可触摸到，临床简称为脉搏。正常人的脉搏节律均匀、规则，间隔时间相等，每搏强弱相同且有一定的弹性，每分钟搏动的次数为60～100 次（即脉率）。脉搏通常与心率一致，是心率的指标。

2.生理性变化

脉率受许多生理性因素影响而发生一定范围的波动。

（1）年龄：一般新生儿、幼儿的脉率较成人快。

（2）性别：同龄女性比男性快。

（3）情绪：兴奋、恐惧、发怒时脉率增快，忧郁时则慢。

（4）活动：一般人运动、进食后脉率会加快；休息、禁食则相反。

（5）药物：兴奋剂可使脉搏增快，镇静剂、洋地黄类药物可使脉搏减慢。

（二）异常脉搏的观察

1.脉率异常

（1）速脉：成人脉率在安静状态下＞100 次/分，又称为心动过速。见于高热、甲状腺功能亢进（甲亢，由于代谢率增加而使脉率增快）、贫血或失血等患者。正常人可有窦性心动过速，为一过性的生理现象。

（2）缓脉：成人脉率在安静状态下低于60次/分，又称心动过缓。颅内压增高、病窦综合征、二度以上房室传导阻滞，或服用某些药物如地高辛、普尼拉明、利血平、普萘洛尔等可出现缓脉。正常人可有生理性窦性心动过缓，多见于运动员。

2.脉律异常

脉搏的搏动不规则，间隔时间时长时短，称为脉律异常。

（1）间歇脉：在一系列正常均匀的脉搏中出现一次提前而较弱的脉搏，其后有一较正常延长的间歇（即代偿性间歇），也称期前收缩。见于各种心脏病或洋地黄中毒的患者；正常人在过度疲劳、精神兴奋、体位改变时也偶尔出现间歇脉。

（2）脉搏短绌：同一单位时间内脉率少于心率。绌脉是由于心肌收缩力强弱不等，有些心排血量少的搏动可发出心音，但不能引起周围血管搏动，导致脉率少于心率。脉律完全不规则，心率快慢不一，心音强弱不等。多见于心房纤颤者。

3.强弱异常

（1）洪脉：当心排血量增加，血管充盈度和脉压较大时，脉搏强大有力，称洪脉。见于高热、甲状腺功能亢进、主动脉关闭不全等患者；运动后、情绪激动时也常触到洪脉。

（2）细脉：当心排血量减少，动脉充盈度降低时，脉搏细弱无力，扪之如细丝，称细脉或丝脉。见于大出血、主动脉瓣狭窄和休克、全身衰竭的患者，是一种危险的脉象。

（3）交替脉：节律正常而强弱交替时出现的脉搏，称为交替脉。交替脉是左心衰竭的重要体征。常见于高血压性心脏病、急性心肌梗死、主动脉关闭不全等患者。

（4）水冲脉：脉搏骤起骤落，有如洪水冲涌，故名水冲脉，主要见于主动脉关闭不全、动脉导管未闭、甲亢、严重贫血患者，检查方法是将患者前臂抬高过头，检查者用手紧握患者手腕掌面，可明显感知。

（5）奇脉：在吸气时脉搏明显减弱或消失为奇脉。其产生主要与吸气时，左心室的每搏输出量减少有关。常见于心包积液、缩窄性心包炎等患者，是心脏压塞的重要体征之一。

4.动脉壁异常

由于动脉壁弹性减弱，动脉变得迂曲不光滑，有条索感，如按在琴弦上，多见于动脉硬化的患者。

（三）测量脉搏的技术

1.部位

临床上常在靠近骨骼的动脉测量脉搏。最常用最方便的是桡动脉，患者也乐于接受，其次为颞动脉、颈动脉、肱动脉、腘动脉、足背动脉和股动脉等。如怀疑患者心搏骤停或休克时，应选择大动脉为诊脉点，如颈动脉、股动脉。

2.测脉搏的方法

（1）目的：通过测量脉搏，可间接了解心脏的情况，观察相关疾病发生、发展规律，为诊断、治疗提供依据。

（2）准备：治疗盘内备带秒钟的表、笔、记录本及听诊器。

（3）操作步骤：①洗手、戴口罩，备齐用物，携至床旁。②核对患者，解释目的。③协助患者取坐位或半坐卧位，手臂放在舒适位置，腕部伸展。④以示指、中指、无名指的指端按在桡动脉表面，压力大小以能清楚地触及脉搏为宜，注意脉律，强弱动脉壁的弹性。⑤一般情况下所测得的数值乘以2，心脏病患者、脉率异常者、危重患者则应以1分钟记录。⑥协助患者取舒适体位。

⑦将脉搏绘制在体温单上。

(4)注意事项:①诊脉前患者应保持安静,剧烈运动后应休息 20 分钟后再测。②偏瘫患者应选择健侧肢体测量。③脉搏细、弱难以测量时,用听诊器测心率。④脉搏短细的患者,应由 2 名护士同时测量,一人听心率,另一人测脉率,一人发出"开始""停止"的口令,记数 1 分钟,以分数式记录:心率/脉率,若心率每分钟 120 次,脉率 90 次,即应写成 120/90 次/分。

三、呼吸

(一)正常呼吸及生理变化

1.正常呼吸的观察

在安静状态下,正常成人的呼吸频率为 16~20 次/分。正常呼吸表现为节律规则,均匀无声且不费力。

2.生理性变化

(1)年龄:一般年龄越小,呼吸频率越快,小儿比成年人稍快,老年人稍慢。

(2)性别:同龄的女性呼吸频率比男性稍快。

(3)运动:运动后呼吸加深加快,休息和睡眠时减慢。

(4)情绪:强烈的情绪变化会刺激呼吸中枢,导致呼吸加快或屏气。如恐惧、愤怒、紧张等都可引起呼吸加快。

(5)其他:环境温度过高或海拔增加,均会使呼吸加深加快,呼吸的频率和深浅度还可受意识控制。

(二)异常呼吸的评估及护理

1.异常呼吸的评估

(1)频率异常。①呼吸过速:在安静状态下,成人呼吸频率超过 24 次/分,称为呼吸过速或气促。见于高热、疼痛、甲亢、缺氧等患者,因血液中二氧化碳积聚,血氧不足,可刺激呼吸中枢,使呼吸加快。发热时,体温每升高 1 ℃,每分钟呼吸增加 3~4 次。②呼吸过缓:在安静状态下,成人呼吸频率少于 10 次/分,称为呼吸过缓。常见于呼吸中枢抑制的疾病,如颅内压增高、麻醉剂及安眠药过量等患者。

(2)节律异常。①潮式呼吸:又称陈-施呼吸,是一种周期性的呼吸异常,周期 0.5~2 分钟,需观察较长时间才能发现。特点表现为开始时呼吸浅慢,以后逐渐加深加快,又逐渐由深快变为浅慢,然后呼吸暂停 5~30 秒后,再重复上述状态的呼吸,如此周而复始,呼吸运动呈潮水涨落样,故称潮式呼吸(图 1-1)。发生机制为当呼吸中枢兴奋性减弱或高度缺氧时,呼吸减弱至暂停,血中二氧化碳增高到一定程度时,通过颈动脉和主动脉的化学感受器反射性地刺激呼吸中枢,使呼吸恢复。随着呼吸的由弱到强,二氧化碳不断排出,使其分压降低,呼吸中枢又失去有效的刺激,呼吸再次减弱至暂停,从而形成了周期性呼吸。常见于中枢神经系统疾病,如脑炎、颅内压增高、酸中毒、巴比妥中毒等患者。②间断呼吸:又称毕奥呼吸,表现为呼吸和呼吸暂停现象交替出现的呼吸。特点是有规律地呼吸几次后,突然暂停呼吸,间隔时间长短不同,随后又开始呼吸,然后反复交替出现(图 1-2)。其发生机制同潮式呼吸,是呼吸中枢兴奋性显著降低的表现,但比潮式呼吸更为严重,多在呼吸停止前出现,预后不佳。常见于颅内病变、呼吸中枢衰竭等患者。

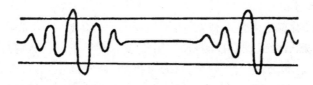

图1-1 潮式呼吸

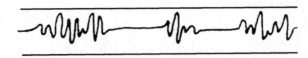

图1-2 间断呼吸

(3)深浅度异常。①深度呼吸:又称库斯莫尔呼吸,是一种深而规则的大呼吸。见于尿毒症、糖尿病等引起的代谢性酸中毒等患者。②浮浅性呼吸:是一种浅表而不规则的呼吸。有时呈叹息样,见于呼吸肌麻痹或濒死的患者。

(4)音响异常。①蝉鸣样呼吸:吸气时有一种高音调的音响,声音似蝉鸣,称为蝉鸣样呼吸。其发生机制多由于声带附近有阻塞,使空气进入发生困难所致。见于喉头水肿、痉挛、喉头有异物等患者。②鼾声呼吸:呼气时发出粗糙的呼声。其发生机制由于气管或支气管内有较多的分泌物蓄积,多见于深昏迷等患者。

(5)呼吸困难:是指呼吸频率、节律和深浅度都有异常。呼吸困难的患者主观上表现空气不足、呼吸费力;客观上表现用力呼吸、张口耸肩、鼻翼翕动、发绀,辅助呼吸肌也参与呼吸运动,在呼吸频率、节律、深浅度上出现异常改变,根据临床表现可分为如下几种。①吸气性呼吸困难:是由于上呼吸道部分梗阻,使得气体进入肺部不畅,肺内负压极度增高所致,患者感觉吸气费力,吸气时间显著长于呼气时间,辅助呼吸肌收缩增强,出现明显的三凹征(胸骨上窝、锁骨上窝和肋间隙及腹上角凹陷)。多见于喉头水肿或气管、喉头有异物等患者。②呼气性呼吸困难:是由于下呼吸道部分梗阻,使得气体呼出肺部不畅所致,患者呼气费力,呼气时间显著长于吸气时间。多见于支气管哮喘和阻塞性肺气肿患者。③混合性呼吸困难:呼气和吸气均感费力,呼吸的频率加快而表浅。多见于重症肺炎、大片肺不张或肺纤维化的患者。

(6)形态异常。①胸式呼吸渐弱,腹式呼吸增强:正常女性以胸式呼吸为主。当胸部或肺有疾病或手术时均使胸式呼吸渐弱,腹式呼吸增强。②腹式呼吸渐弱,胸式呼吸增强:正常男性及儿童以腹式呼吸为主。当有腹部疾病时,如腹膜炎、腹部巨大肿瘤、大量腹水等,使膈肌下降,腹式呼吸渐弱,胸式呼吸增强。

2.异常呼吸的护理

(1)观察:密切观察呼吸状态及相关症状、体征的变化。

(2)吸氧:酌情给予氧气吸入,必要时可用呼吸机辅助呼吸。

(3)心理护理:根据患者的反应,有针对性地对患者做好患者的心理护理,合理解释及安慰患者,以消除患者的紧张、恐惧心理,有安全感,主动配合治疗和护理。

(4)卧床休息:调节室内温度和湿度,保持空气清新,禁止吸烟;根据病情安置舒适体位,以保证患者的休息,减少耗氧量。

(5)保持呼吸道通畅:及时清除呼吸道分泌物,必要时给予吸痰。

(6)给药治疗:根据医嘱给药治疗,注意观察疗效及变态反应。

(7)健康教育:讲解有效咳嗽和正确呼吸方法,指导患者戒烟。

(三)呼吸测量技术

1.目的

(1)测量患者每分钟的呼吸次数。

(2)协助临床诊断,为预防、治疗、护理提供依据。

(3)观察呼吸的变化,了解患者疾病的发生、发展规律。

2.评估

(1)患者的病情、治疗情况及合作程度。

(2)患者在30分钟内有无活动、情绪激动等影响呼吸的因素存在。

3.操作前准备

(1)用物准备:有秒针的表、记录本和笔。

(2)患者准备:情绪稳定,保持自然的呼吸状态。

(3)护士准备:着装整洁,修剪指甲,洗手,戴口罩。

(4)环境准备:安静、整洁、光线充足。

4.操作步骤

见表1-2。

表1-2 呼吸测量技术操作步骤

流程	步骤	要点说明
核对	携用物到床旁,核对床号、姓名	确定患者
取体位	测量脉搏后,护士仍保持诊脉手势	分散患者的注意力
测量呼吸	观察患者胸部或腹部的起伏(一起一伏为一次呼吸),一般情况测30秒,将所测数值乘以2即为呼吸频率,如患者呼吸不规则或婴儿应测1分钟 如患者呼吸微弱不易观察时,可用少许棉花放于患者鼻孔前,观察棉花纤维被吹动的次数,计数1分钟	男性多为腹式呼吸,女性多为胸式呼吸,同时应观察呼吸的节律、深浅度、音响及呼吸困难的症状
记录	记录呼吸值:次/分,洗手	

5.注意事项

测量患者呼吸时,患者应处于自然呼吸的状态,以保证测量数值的准确性。

四、血压

血压是指血液在血管内流动时对血管壁的侧压力。一般指动脉血压,如无特别注明均指肱动脉的血压。当心脏收缩时,主动脉压急剧升高,至收缩中期达最高值,此时的动脉血压称收缩压。当心室舒张时,主动脉压下降,至心舒末期达动脉血压的最低值,此时的动脉血压称舒张压。

(一)正常血压及生理性变化

1.正常血压

在安静状态下,正常成人的血压范围为(12.0～18.5)/(8.0～11.9) kPa,脉压为4.0～5.3 kPa。

血压的计量单位,过去多用mmHg(毫米汞柱),后改用国际统一单位kPa(千帕斯卡)。

目前仍用 mmHg(毫米汞柱)。两者换算公式:1 kPa＝7.5 mmHg、1 mmHg＝0.1 kPa。

2.生理性变化

在各种生理情况下,动脉血压可发生各种变化,影响血压的生理因素有以下几种。

(1)年龄:随着年龄的增长血压逐渐增高,以收缩压增高较显著。儿童血压的计算公式为:

$$收缩压＝80＋年龄×2$$
$$舒张压＝收缩压×2/3$$

(2)性别:青春期前的男女血压差别不显著。成年男子的血压比女性高 0.7 kPa(5 mmHg);绝经期后的女性血压又逐渐升高,与男性差不多。

(3)昼夜和睡眠:血压在上午 8～10 时达全天最高峰,之后逐渐降低;午饭后又逐渐升高,下午 4～6 时出现全天次高值,然后又逐渐降低;至入睡后 2 小时,血压降至全天最低值;早晨醒来又迅速升高。睡眠欠佳时,血压稍增高。

(4)环境:寒冷时血管收缩,血压升高;气温高时血管扩张,血压下降。

(5)部位:一般右上肢血压常高于左上肢,下肢血压高于上肢。

(6)情绪:紧张、恐惧、兴奋及疼痛均可引起血压升高。

(7)体重:血压正常的人发生高血压的危险性与体重增加呈正比。

(8)其他:吸烟、劳累、饮酒、药物等都对血压有一定的影响。

(二)异常血压的观察

1.高血压

目前基本上采用 1999 年世界卫生组织和国际抗高血压联盟高血压治疗指南的高血压定义:在未服抗高血压药的情况下,成人收缩压≥18.7 kPa(140 mmHg)和/或舒张压≥12.0 kPa(90 mmHg)者。95％的患者为病因不明的原发性高血压,多见于动脉硬化、肾炎、颅内压增高等,最易受损的部位是心、脑、肾、视网膜。

2.低血压

一般认为血压低于正常范围且有明显的血容量不足表现如脉搏细速、心悸、头晕等,即可诊断为低血压。常见于休克、大出血等。

3.脉压异常

脉压增大多于主动脉瓣关闭不全、主动脉硬化等;脉压减小多见于心包积液、缩窄性心包炎等。

(三)血压的测量

1.血压计的种类和构造

(1)水银血压计:分立式和台式两种,其基本结构都包括输气球、调节空气的阀门、袖带、能充水银的玻璃管、水银槽几部分。袖带的长度和宽度应符合标准:宽度比被测肢体的直径宽20％,长度应能包绕整个肢体。充水银的玻璃管上标有刻度,范围为 0～40.0 kPa(0～300 mmHg),每小格表示 0.3 kPa(2 mmHg);玻璃管上端和大气相通,下端和水银槽相通。当输气球送入空气后,水银由玻璃管底部上升,水银柱顶端的中央凸起可指出压力的刻度。水银血压计测得的数值相当准确。

(2)弹簧表式血压计:由一袖带与有刻度 2.7～4.0 kPa(20～30 mmHg)的圆盘表相连而成,表上的指针指示压力。此种血压计携带方便,但欠准确。

(3)电子血压计:袖带内有一换能器,可将信号经数字处理,在显示屏上直接显示收缩压、舒张压和脉搏的数值。此种血压计操作方便,清晰直观,不需听诊器,使用方便、简单,但欠准确。

2.测血压的方法

(1)目的:通过测量血压,了解循环系统的功能状况,为诊断、治疗提供依据。

(2)准备:听诊器、血压计、记录纸、笔。

(3)操作步骤:①测量前,让患者休息片刻,以消除活动或紧张因素对血压的影响;检查血压计,如袖带的宽窄是否适合患者、玻璃管有无裂缝、橡胶管和输气球是否漏气等。②向患者解释,以取得合作。患者取坐位或仰卧,被侧肢体的肘臂伸直、掌心向上,肱动脉与心脏在同一水平。坐位时,肱动脉平第4软骨;卧位时,肱动脉平腋中线。如手臂低于心脏水平,血压会偏高;手臂高于心脏水平,血压会偏低。③放平血压计于上臂旁,打开水银槽开关,将袖带平整地缠于上臂中部,袖带的松紧以能放入一指为宜,袖带下缘距肘窝2~3 cm。如测下肢血压。袖带下缘距腘窝3~5 cm。将听诊器胸件置于腘动脉搏动处,记录时注明下肢血压。④戴上听诊器,关闭输气球气门,触及肱动脉搏动。听诊器胸件放在肱动脉搏动最明显的地方,但勿塞入袖带内,以一手稍加固定。⑤挤压输气球囊打气至肱动脉搏动音消失,水银柱又升高2.7~4.0 kPa(20~30 mmHg)后,以每秒0.5 kPa(4 mmHg)左右的速度放气,使水银柱缓慢下降,视线与水银柱所指刻度平行。⑥在听诊器中听到第一声动脉音时,水银柱所指刻度即为收缩压;当搏动音突然变弱或消失时,水银柱所指的刻度即为舒张压。当变音与消失音之间有差异时,或危重者应记录两个读数。⑦测量后,除尽袖带内的空气,解开袖带。安置患者于舒适卧位。⑧将血压计右倾45°,关闭气门,气球放在固定的位置,以免压碎玻璃管;关闭血压计盒盖。⑨用分数式:收缩压/舒张压 mmHg记录测得的血压值,如15.3/9.3 kPa(110/70 mmHg)。

(4)注意事项:①测血压前,要求安静休息20~30分钟,如运动、情绪激动、吸烟、进食等可导致血压偏高。②血压计要定期检查和校正,以保证其准确性,切勿倒置或震动。③打气不可过猛、过高,如水银柱里出现气泡,应调节或检修,不可带着气泡测量。④降至"0",稍等片刻再行第二次测量。⑤对偏瘫、一侧肢体外伤或手术后患者,应在健侧手臂上测量。⑥排除影响血压值的外界因素,如袖带太窄、袖带过松、放气速度太慢测得的血压值偏高,反之则血压值偏低。⑦长期测血压应做到四定:定部位、定体位、定血压计、定时间。

(孙智慧)

第二节 休息与睡眠护理

休息与睡眠是人类最基本的生理需要。良好的休息和睡眠如同充分的营养和适度的运动一样,对保持和促进健康起着重要作用。作为护士,必须了解睡眠的分期、影响睡眠的因素及患者的睡眠习惯,切实解决患者的睡眠问题,帮助患者达到可能的最佳睡眠状态。

一、休息

休息是指在一段时间内,通过相对地减少机体活动,使身心放松,处于一种没有紧张和焦虑的松弛状态。休息包括身体和心理两方面的放松,通过休息,可以减轻疲劳和缓解精神紧张。

（一）休息的意义和方式

1.休息的意义

对健康人来说，充足的休息是维持机体身心健康的必要条件；对患者来说，充足的休息是促进疾病康复的重要措施。休息对维护健康具有重要的意义，具体表现为：①休息可以减轻或消除疲劳，缓解精神紧张和压力。②休息可以维持机体生理调节的规律性。③休息可以促进机体正常的生长发育。④休息可以减少能量的消耗。⑤休息可以促进蛋白质的合成及组织修复。

2.休息的方式

休息的方式是因人而异的，取决于个体的年龄、健康状况、工作性质和生活方式等因素。对不同的人而言，休息有着不同的含义。例如，对从事脑力劳动的人而言，他的休息方式可以是散步、打球、游泳等；而对于从事这些活动的运动员来讲，他的休息反而是读书、看报、听音乐。无论采取何种方式，只要达到缓解疲劳、减轻压力、促进身心舒适和精力恢复的目的，就是有效的休息。在休息的各种形式中，睡眠是最常见也是最重要的一种。

（二）休息的条件

要想得到充足的休息，应满足以下三个条件，即充足的睡眠、生理上的舒适和心理上的放松。

1.充足的睡眠

休息的最基本的先决条件是充足的睡眠。充足的睡眠可以促进个体精力和体力的恢复。虽然每个人所需要的睡眠时间有较大的区别，但都有最低限度的睡眠时数，满足了一定的睡眠时数，才能得到充足的休息。护理人员要尽量使患者有足够的睡眠时间和建立良好的睡眠习惯。

2.生理上的舒适

生理上的舒适也就是身体放松，是保证有效休息的前提。因此，在休息之前必须将身体上的不适降至最低程度。护理人员应为患者提供各种舒适服务，包括祛除或控制疼痛、提供舒适的体位或姿势、协助患者搞好个人卫生、保持适宜的温湿度、调节睡眠时所需要的光线等。

3.心理上的放松

要得到良好的休息，必须有效地控制和减少紧张和焦虑，心理上才能得到放松。患者由于生病、住院时个体无法满足社会上、职业上或个人角色在义务上的需要，加之住院时对医院环境及医护人员感到陌生，对自身疾病的担忧等，患者常常会出现紧张和焦虑。因此，护理人员应耐心与患者沟通，恰当地运用其知识和技能，提供及时、准确的服务，尽量满足患者的各种需要，才能帮助患者减少紧张和焦虑。

二、睡眠

睡眠是各种休息中最自然、最重要的方式。人的一生中有1/3的时间要用在睡眠上。任何人都需要睡眠，通过睡眠可以使人的精力和体力得到恢复，可以保持良好的觉醒状态，这样人才能精力充沛地从事劳动或其他活动。睡眠对于维持人的健康，尤其是促进疾病的康复，具有重要的意义。

（一）睡眠的定义

现代医学界普遍认为睡眠是一种主动过程，是一种知觉的特殊状态。睡眠时，人脑并没有停止工作，只是换了模式，虽然对周围环境的反应能力降低，但并未完全消失。通过睡眠，人的精力和体力得到恢复，睡眠后可保持良好的觉醒状态。

由此，可将睡眠定义为周期性发生的持续一定时间的知觉的特殊状态，具有不同的时相，睡眠时可相对地不做出反应。

(二)睡眠原理

睡眠是与较长时间的觉醒交替循环的生理过程。目前认为,睡眠由睡眠中枢控制。睡眠中枢位于脑干尾端,它向上传导冲动,作用于大脑皮质(也称上行抑制系统),与控制觉醒状态的脑干网状结构上行激动系统的作用相拮抗,引起睡眠和脑电波同步化,从而调节睡眠与觉醒的相互转化。

(三)睡眠分期

通过脑电图(EEG)测量大脑皮质的电活动,眼电图(EOG)测量眼睛的运动,肌电图(EMG)测量肌肉的状况,发现睡眠的不同阶段脑、眼睛、肌肉的活动处于不同的水平。正常的睡眠周期可分为两个相互交替的不同时相状态,即慢波睡眠和快波睡眠。成人进入睡眠后,首先是慢波睡眠,持续 80~120 分钟后转入快波睡眠,维持 20~30 分钟后,又转入慢波睡眠。整个睡眠过程中有四或五次交替,越近睡眠的后期,快波睡眠持续时间越长。两种睡眠时相状态均可直接转为觉醒状态,但在觉醒状态下,一般只能进入慢波睡眠,而不能进入快波睡眠。

1.慢波睡眠

脑电波呈现同步化慢波时相,伴有慢眼球运动,肌肉松弛但仍有一定张力,亦称正相睡眠或非快速眼球运动睡眠。在这段睡眠期间,大脑的活动下降到最低,使得人体能够得到完全的舒缓。此阶段又可分为四期。

(1)第Ⅰ期:为入睡期,是所有睡眠时相中睡得最浅的一期,常被认为是清醒与睡眠的过渡阶段,仅维持几分钟,很容易被唤醒。此期眼球有着缓慢的运动,生理活动开始减少,同时生命体征和新陈代谢逐渐减缓,在此阶段的人们仍然认为自己是清醒的。

(2)第Ⅱ期:为浅睡期。此阶段的人们已经进入无意识阶段,不过仍可听到声音,仍然容易被唤醒。此期持续 10~20 分钟,眼球不再运动,机体功能继续变慢,肌肉逐渐放松,脑电图偶尔会产生较快的宽大的梭状波。

(3)第Ⅲ期:为中度睡眠期。持续 15~30 分钟。此期肌肉完全放松,心搏缓慢,血压下降,但仍保持正常,难以唤醒并且身体很少移动,脑电图显示梭状波与 δ 波(大而低频的慢波)交替出现。

(4)第Ⅳ期:为深度睡眠期。持续 15~30 分钟。全身松弛,无任何活动,极难唤醒,生命体征比觉醒时明显下降,体内生长激素大量分泌,人体组织愈合加快,遗尿和梦游可能发生,脑电波为慢而高的 δ 波。

2.快波睡眠

快波睡眠亦称异相睡眠或快速眼球运动睡眠(rapid eye movement sleep,REM sleep)。此期的睡眠特点是眼球转动很快,脑电波活跃,与觉醒时很难区分。其表现与慢波睡眠相比,是各种感觉功能进一步减退,唤醒阈值提高,极难唤醒,同时骨骼肌张力消失,肌肉几乎完全松弛。此外,这一阶段还会有间断的阵发性表现,如眼球快速运动、部分躯体抽动,同时有心排血量增加、血压上升、心率加快、呼吸加快而不规则等交感神经兴奋的表现。多数在醒来后能够回忆的生动、逼真的梦境都是在此期发生的。

睡眠中的一些时相对人体具有特殊的意义,如在 NREM 第Ⅳ期的睡眠中,机体会释放大量的生长激素来修复和更新上皮细胞和某些特殊细胞,如脑细胞,故慢波睡眠有利于促进生长和体力的恢复。而 REM 睡眠则对于学习记忆和精力恢复似乎很重要。因为在快波睡眠中,脑耗氧量增加,脑血流量增多,且脑内蛋白质合成加快,有利于建立新的突触联系,可加快幼儿神经系统成熟。同时快波睡眠对保持精神和情绪上的平衡最为重要。因为这一时期的梦境都是生动的、充满感情色彩的,此梦境可减轻、缓解精神压力,使人将忧虑的事情从记忆中消除。非快速眼球运动睡眠与快速眼球运动睡眠的比较见表1-3。

表 1-3　非快速眼球运动睡眠与快速眼球运动睡眠的比较

项目	非快速眼球运动睡眠	快速眼球运动睡眠
脑电图	第Ⅰ期:低电压 α 节律 8～12 次/秒 第Ⅱ期:宽大的梭状波 14～16 次/秒 第Ⅲ期:梭状波与 δ 波交替 第Ⅳ期:慢而高的 δ 波 1～2 次/秒	去同步化快波
眼球运动	慢的眼球转动或没有	阵发性的眼球快速运动
生理变化	呼吸、心率减慢且规则 血压、体温下降 肌肉渐松弛 感觉功能减退	感觉功能进一步减退 肌张力进一步减弱 有间断的阵发性表现:心排血量增加,血压升高,呼吸加快且不规则,心率加快
合成代谢	人体组织愈合加快	脑内蛋白质合成加快
生长激素	分泌增加	分泌减少
其他	第Ⅳ期发生夜尿和梦游	做梦且梦为充满感情色彩、稀奇古怪的梦
优点	有利于个体体力的恢复	有利于个体精力的恢复

(四)睡眠周期

对大多数成人而言,睡眠是每 24 小时循环一次的周期性程序。一旦入睡,成人平均每晚经历 4～6 个完整的睡眠周期,每个睡眠周期由不同的睡眠时相构成,分别是 NREM 睡眠的四个时相和 REM 睡眠,持续 60～120 分钟,平均为 90 分钟。睡眠周期各时相按一定的顺序重复出现。这一模式总是从 NREM 第Ⅰ期开始,依次经过第Ⅱ期、第Ⅲ期、第Ⅳ期之后,返回 NREM 的第Ⅲ期然后到第Ⅱ期,再进入 REM 期,当 REM 期完成后,再回到 NREM 的第Ⅱ期(图1-3),如此周而复始。在睡眠时相周期的任一阶段醒而复睡时,都需要从头开始依次经过各期。

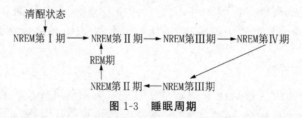

图 1-3　睡眠周期

在睡眠周期中,每一时相所占的时间比例随睡眠的进行而有所改变。一般刚入睡时,个体进入睡眠周期约 90 分钟后才进入 REM 睡眠,随睡眠周期的进展,NREM 第Ⅲ、Ⅳ时相缩短,REM 阶段时间延长。在最后一个睡眠周期中,REM 睡眠可达到 60 分钟。因此,大部分 NREM 睡眠发生在上半夜,REM 睡眠则多在下半夜。

(五)影响睡眠的因素

1.生理因素

(1)年龄:通常人睡眠的需要量与其年龄成反比,但有个体差异。新生儿期每天睡眠时间最长,可达 16～20 小时,成人 7～8 小时。

(2)疲劳:适度的疲劳,有助于入睡,但过度的精力耗竭反而会使入睡发生困难。

(3)昼夜节律:"睡眠-觉醒"周期具有生物钟式的节律性,如果长时间频繁地夜间工作或航空时差,就会造成该节律失调,从而影响入睡及睡眠质量。

(4)内分泌变化:妇女月经前期和月经期常出现嗜睡现象,绝经期妇女常失眠,与内分泌变化有关。

(5)寝前习惯:睡前的一些行为习惯,如看报纸杂志、听音乐、喝牛奶、洗热水澡或泡脚等,当这些习惯突然改变或被阻碍进行时,可能使睡眠发生障碍。

(6)食物因素:含有较多 L-色氨酸的食物,如肉类、乳制品和豆类都能促进入睡、缩短入睡时间,是天然的催眠剂;少量饮酒能促进放松和睡眠,但大量饮酒会干扰睡眠,使睡眠变浅;含有咖啡因的浓茶、咖啡及可乐饮用后使人兴奋,即使入睡也容易中途醒来,且总睡眠时间缩短。

2.病理因素

(1)疾病影响:几乎所有疾病都会影响睡眠。例如,各种原因引起的疼痛未能及时缓解时严重影响睡眠,精神分裂症、强迫性神经症等患者常处于过度觉醒状态。生病的人需要更多时间的睡眠来促进机体康复,却往往因为多种症状困扰或特殊的治疗限制而无法获得正常的睡眠。

(2)身体不适:身体的舒适是获得休息与安睡的先决条件,饥饿、腹胀、呼吸困难、憋闷、身体不洁、皮肤瘙痒、体位不适等都是常见的影响睡眠的原因。

3.环境因素

睡眠环境影响睡眠状况,适宜的温湿度,安静、整洁、舒适、空气清新的环境常可增进睡眠,反之则会对睡眠产生干扰。

4.心理因素

焦虑不安、强烈的情绪反应(如恐惧、悲哀、激动、喜悦)、家庭或人际关系紧张等常常影响患者的睡眠。

5.其他

食物摄入多少、体育锻炼情况、某些药物等也会影响睡眠形态。

(六)促进睡眠的护理措施

1.增进舒适

人们在感觉舒适和放松时才能入睡。为了使患者放松,对于一些遭受病痛折磨的患者采用有效镇痛的方法;做好就寝前的晚间护理,如协助患者洗漱、排便;帮助患者处于正确的睡眠姿势,妥善安置身体各部位的导管、引流管,以及牵引、固定等特殊治疗措施。

2.环境控制

人们睡眠时需要的环境条件包括适宜的室温和通风、最低限度的声音、舒适的床和适当的照明。一般冬季室温 18 ～22 ℃,夏季 25 ℃左右,相对湿度以 50%～60% 为宜;根据患者需要,睡前开窗通风,清除病房内异味,使空气清新;保持病区尽可能的安静,尽量减少晚间交谈;提供清洁、干燥的卧具和舒适的枕头、被服;夜间调节住院单元的灯光。

3.重视心理护理

多与患者沟通交流,找出影响患者休息与睡眠的心理-社会因素,通过鼓励倾诉、正确指导,消除患者紧张和焦虑情绪,恢复平静、稳定的状态,提高休息和睡眠质量。

4.建立休息和睡眠周期

针对患者的不同情况,帮助患者建立适宜的休息和睡眠周期。患者入院后,原有的休息和睡眠规律被打乱,护士应在患者醒时进行评估、治疗和常规护理工作,避免因一些非必需任务而唤醒患者,同时鼓励患者合理安排日间活动,适当锻炼。

5.尊重患者的睡眠习惯

病情允许的情况下,护理人员应尽可能根据患者就寝前的一些个人习惯,选择如提供温热饮料,允许短时间的阅读、听音乐,协助沐浴或泡脚等方式促进睡眠。

6.健康教育

使患者了解睡眠对健康与康复的重要作用,身心放松的重要意义和一些促进睡眠的常用技巧。与患者一起讨论有关休息和睡眠的知识,分析困扰患者睡眠的因素,针对具体情况给予相应指导,帮助患者建立有规律的生活方式,养成良好的睡眠习惯。

(郭莹莹)

第三节 无菌操作

无菌技术是医疗护理操作中防止发生感染和交叉感染的一项重要的基本操作,执行无菌技术可以减少以至杜绝患者因诊断、治疗和护理所引起的意外感染。因此,医务人员必须加强无菌操作的观念,正确熟练地掌握无菌技术,严密遵守操作规程,以保证患者的安全,防止医源性感染。

一、相关概念

(一)无菌技术

无菌技术指在医疗、护理操作过程中防止一切微生物侵入人体和防止无菌物品、无菌区域被污染的操作技术。

(二)无菌物品

无菌物品指经过物理或化学方法灭菌后保持无菌状态的物品。

(三)非无菌区

非无菌区指未经过灭菌处理或虽经过灭菌处理但又被污染的区域。

二、无菌技术操作原则

(一)环境清洁

操作区域要宽敞,无菌操作前30分钟通风,停止清扫工作,减少走动,防止尘埃飞扬。

(二)工作人员准备

修剪指甲,洗手,戴好帽子、口罩(4～8小时更换,一次性的少于4小时更换),必要时穿无菌衣,戴无菌手套。

(三)物品妥善保管

(1)无菌物品与非无菌物品应分别放置。

(2)无菌物品须存放在无菌容器或无菌包内。

(3)无菌包外注明品名、时间,按有效期先后安放。

(4)未被污染下保存期7~14天。

(5)过期或受潮均应重新灭菌。

(四)取无菌物注意事项

(1)面向无菌区域,用无菌钳钳取,手臂须保持在腰部水平以上,注意不可跨越无菌区。

(2)无菌物品一经取出,即使未使用,也不可放回。

(3)未经消毒的用物不可触及无菌物品。

(五)操作时要保持无菌

不可面对无菌区讲话、咳嗽、打喷嚏,疑有无菌物品被污染,不可使用。

(六)一人一物

一套无菌物品,仅供一人使用,防止交叉感染。

三、无菌技术基本操作

无菌技术及操作规程是根据科学原则制定的,任何一个环节都不可违反,每个医务人员都必须遵守,以保证患者的安全。

(一)取用无菌物持钳法

使用无菌物持钳取用和传递无菌物品,以维持无菌物品及无菌区的无菌状态。

1.类别

(1)三叉钳:夹取较重物品,如盆、盒、瓶、罐等,不能夹取细的物品。

(2)卵圆钳:夹取镊、剪、刀、治疗碗及盘等,不能夹取较重物品。

(3)镊子:夹取棉球、棉签、针、注射器等。

2.无菌持物钳(镊)的使用法

(1)无菌持物钳(镊)应浸泡在盛有消毒溶液的无菌广口容器内,液面需超过轴节以上2~3 cm或镊子1/2处。容器底部应垫无菌纱布,容器口上加盖。每个容器内只能放一把无菌持物钳(镊)(图1-4)。

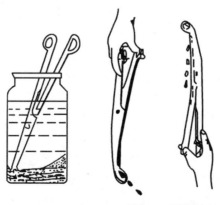

A 正确 B 不正确

图1-4 无菌持物钳(镊)的使用

(2)取放无菌持物钳(镊)时,尖端闭合,不可触及容器口缘及溶液面以上的容器内壁。手指不可触摸浸泡部位。使用时保持尖端向下,不可倒转向上,以免消毒液倒流污染尖端。用后立即放回容器内,并将轴节打开。如取远处无菌物品时,无菌持物钳(镊)应连同容器移至无菌物品旁使用。

(3)无菌持物钳(镊)不能触碰未经灭菌的物品,也不可用于换药或消毒皮肤。如被污染或可疑污染时,应重新消毒灭菌。

(4)无菌持物钳(镊)及其浸泡容器,每周消毒灭菌 1 次,并更换消毒溶液及纱布。外科病室每周 2 次,手术室、门诊换药室或其他使用较多的部门,应每天灭菌 1 次。

(5)不能用无菌持物钳夹取油纱布,因黏于钳端的油污可形成保护层,影响消毒液渗透而降低消毒效果。

(二)无菌容器的使用法

无菌容器用以保存无菌物品,使其处于无菌状态以备使用(图1-5)。

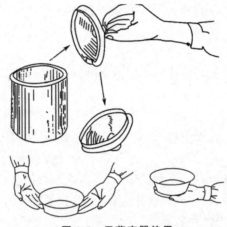

图 1-5　无菌容器使用

(1)取无菌容器内的物品,打开时将盖内面(无菌面)向上置于稳妥处或内面向下拿在手中,手不可触及容器壁的内面,取后即将容器盖盖严,避免容器内无菌物品在空气中暴露过久。

(2)无菌容器应托住容器底部,手指不可触及容器边缘及内面。

(三)取用无菌溶液法

目的是维持无菌溶液在无菌状态下使用。

1.核对

药名、剂量、浓度、有效期。

2.检查

有无裂缝、瓶盖有无松动、溶液的澄清度、质量。

3.倒用密封瓶溶液法

擦净瓶外灰尘,用启瓶器撬开铝盖,用双手拇指将橡胶塞边缘向上翻起,再用示指和中指套住橡胶塞拉出,先倒出少量溶液冲洗瓶口,倒液时标签朝上,倒后立即将橡胶塞塞好,常规消毒后将塞翻下,记录开瓶日期、时间,有效期 24 小时,不可将无菌物品或非无菌物品伸入无菌溶液内蘸取或直接接触瓶口倒液,以免污染瓶内的溶液,已倒出的溶液不可再倒回瓶内(图1-6)。

4.倒用烧瓶液法

先检查后解系带,倒液同密封法。

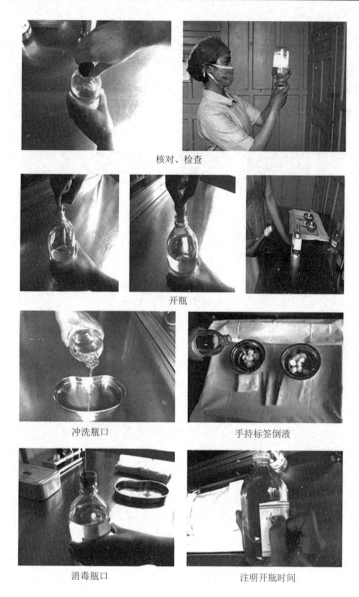

核对、检查

开瓶

冲洗瓶口　　　　　　　手持标签倒液

消毒瓶口　　　　　　　注明开瓶时间

图 1-6　无菌溶液的取用

(四)无菌包使用法

目的是保持无菌包内无菌物品处于无菌状态,以备使用。

1.包扎法

将物品放在包布中央,最后一角折盖后用化学指示胶带粘贴,封包胶带上可书写记录,或用带包扎"＋"。

2.开包法

(1)三查:名称、日期、化学指示胶带。

(2)撕开粘贴或解开系带,系带卷放在包布边下,先外角再两角,后内角,注意手不可触及内面,放在事先备好的无菌区域内,将包布按原折痕包起,将带以"一"字形包扎,记录,24 小时有效(图 1-7)。

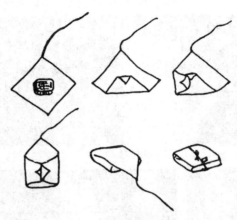

图 1-7　无菌包的使用

3.小包打开法

托在手上打开,另一手将包布四角抓住,稳妥地将包内物品放入无菌区域内。

4.一次性无菌物品

注射器或输液条,敷料或导管。

(五)铺无菌盘法

目的是维持无菌物品处于无菌状态,以备使用。

将无菌治疗巾铺在清洁、干燥的治疗盘内,使其内面为无菌区,可放置无菌物品,以供治疗和护理操作使用。有效期限不超过 4 小时。

(1)无菌治疗巾的折叠法:将双层棉布治疗巾横折 2 次,再向内对折,将开口边分别向外翻折对齐。

(2)无菌治疗巾的铺法:手持治疗巾两开口外角呈双层展开,由远端向近端铺于治疗盘内。两手捏住治疗巾上层下边两外角向上呈扇形折叠三层,内面向外。

(3)取所需无菌物品放入无菌区内,覆盖上层无菌巾,使上、下层边缘对齐,多余部分向上反折。

(六)戴、脱无菌手套法

目的是防止患者在手术与治疗过程中受到感染,处理无菌物品过程中确保物品无菌(图 1-8)。

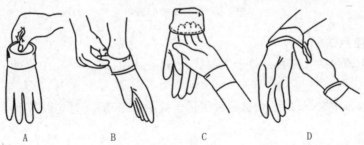

A　　　　　B　　　　　C　　　　　D

图 1-8　戴脱无菌手套

(1)洗净擦干双手,核对号码及日期。

(2)打开手套袋,取出滑石粉擦双手。

(3)掀起手套袋开口处,取出手套,对准戴上。

（4）双手调手套位置,扣套在工作衣袖外面。

（5）脱手套,外面翻转脱下。

（6）注意:①未戴手套的手不可触及手套的外面;②已戴手套的手不可触及未戴手套的手或另一手套内面;③发现手套有破洞立即更换。

（七）取用消毒棉签法

目的是保持无菌棉签处于无菌状态下使用。

1.无菌棉签使用法

（1）检查棉签有效作用期及包装的完整程度,有破损时不能使用。

（2）左手握棉签棍端,右手捏住塑料包装袋上部,依靠棉棍的支撑向后稍用力撕开前面的包装袋。

（3）将包装袋抽后折盖左手示指,以中指压住。

（4）右手拇指顶出所用棉签并取出。

2.复合碘医用消毒棉签使用法

（1）取复合碘医用消毒棉签1包,检查有效期,注明开启时间。

（2）将包内消毒棉签推至包的右下端,并分离1根留置包内左侧。

（3）左手拇、示指持复合碘医用消毒棉签包的窗口缘,右手拇指、示指捏住窗翼,揭开窗口。

（4）将窗翼拉向右下方,以左手拇指按压窗翼,固定窗盖。

（5）右手从包的后方将包左上角向后反折,夹于左手示指与中指之间,露出棉签手柄部。

（6）以右手取出棉签。

（7）松开左手拇指和中指,拇指顺势将窗口封好,放回盘内备用。

（郭莹莹）

第四节　铺　床　法

病床是病室的主要设备,是患者睡眠与休息的必须用具。患者,尤其是卧床患者与病床朝夕相伴,因此,床铺的清洁、平整和舒适,可使患者心情舒畅,增强治愈疾病的自信心,并可预防并发症的发生。

铺床总的要求为舒适、平整、安全、实用、节时、节力。常用的病床有以下几种。①钢丝床:有的可通过支起床头、床尾(二截或三截摇床)而调节体位,有的床脚下装有小轮,便于移动。②木板床:为骨科患者所用。③电动控制多功能床:患者可自己控制升降或改变体位。

病床及被服类规格要求如下。①一般病床:高 60 cm,长 200 cm,宽 90 cm。②床垫:长宽与床规格相同,厚 9 cm。以棕丝制作垫芯为好,也可用橡胶泡沫,塑料泡沫制作垫芯,垫面选帆布制作。③床褥:长宽同床垫,一般用棉花制作褥芯,棉布制作褥面。④棉胎:长 210 cm,宽 160 cm。⑤大单:长 250 cm,宽 180 cm。⑥被套:长 230 cm,宽 170 cm,尾端开口缝四对带。⑦枕芯:长 60 cm,宽 40 cm,内装木棉或高弹棉、锦纶丝棉,用棉布制作枕面。⑧枕套:长 65 cm,宽 45 cm。⑨橡胶单:长 85 cm,宽 65 cm,两端各加白布 40 cm。⑩中单:长 85 cm,宽 170 cm。以上各类被服均以棉布制作。

一、备用床

(一)目的
铺备用床是为了准备接受新患者和保持病室整洁美观。

(二)用物准备
床、床垫、床褥、枕芯、棉胎或毛毯、大单、被套或衬单及罩单、枕套。

(三)操作方法

1.被套法

(1)将上述物品置于护理车上,推至床前。

(2)移开床旁桌,距床20 cm,并移开床旁椅置床尾正中,距床15 cm。

(3)将用物按铺床操作的顺序放于椅上。

(4)翻床垫,自床尾翻向床头或反之,上缘紧靠床头。床褥铺于床垫上。

(5)铺大单,取折叠好的大单放于床褥上,使中线与床的中线对齐,并展开拉平,先铺床头后铺床尾。①铺床头:一手托起床头的床垫,一手伸过床的中线将大单塞于床垫下,将大单边缘向上提起呈等边三角形,下半三角平整塞于床垫下,再将上半三角翻下塞于床垫下。②铺床尾:至床尾拉紧大单,一手托起床垫,一手握住大单,同法铺好床角。③铺中段:沿床沿边拉紧大单中部边沿,然后,双手掌心向上,将大单塞于床垫下。④至对侧:同法铺大单。

(6)套被套。①S形式套被套法(图1-9):被套正面向外使被套中线与床中线对齐,平铺于床上,开口端的被套上层倒转向上约1/3。棉胎或毛毯竖向三折,再按S形横向三折。将折好的棉胎置于被套开口处,底边与被套开口边平齐。拉棉胎上边至被套封口处,并将竖折的棉胎两边展开与被套平齐(先近侧后对侧)。盖被上缘距床头15 cm,至床尾逐层拉平盖被,系好带子。边缘向内折叠与床沿平齐,尾端掖于床垫下。同上法将另一侧盖被整理好。②卷筒式套被套法(图1-10):被套正面向内平铺于床上,开口端向床尾,棉胎或毛毯平铺在被套上,上缘与被套封口边齐,将棉胎与被套上层一并由床尾卷至床头(也可由床头卷向床尾),自开口处翻转,拉平各层,系带,余同S形式。

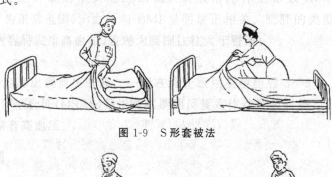

图1-9　S形套被法

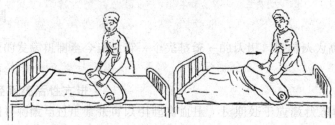

图1-10　卷筒式套被套法

(7)套枕套,于椅上套枕套,使四角充实,系带子,平放于床头,开口背门。

(8)移回桌椅,检查床单,保持整洁。

2.被单法

(1)移开床旁桌、椅,翻转床垫、铺大单,同被套法。

(2)将反折的大单(衬单)铺于床上,上端反折 10 cm,与床头齐,床尾按铺大单法铺好床尾。

(3)棉胎或毛毯平铺于衬单上,上端距床头 15 cm,将床头衬单反折于棉胎或毛毯上,床尾同大单铺法。

(4)铺罩单,正面向上对准床中线,上端与床头齐,床尾处则折成斜 45°,沿床边垂下。转至对侧,先后将衬单、棉胎及罩单同上法铺好。

(5)余同被套法。

(四)注意事项

(1)铺床前先了解病室情况,若患者进餐或做无菌治疗时暂不铺床。

(2)铺床前要检查床各部分有无损坏,若有则修理后再用。

(3)操作中要使身体靠近床边,上身保持直立,两腿前后分开稍屈膝以扩大支持面增加身体稳定性,既省力又能适应不同方向操作。同时手和臂的动作要协调配合,尽量用连续动作,以节省体力消耗,并缩短铺床时间。

(4)铺床后应整理床单位及周围环境,以保持病室整齐。

二、暂空床

(一)目的

铺暂空床是为了供新入院的患者或暂离床活动的患者使用和保持病室整洁美观。

(二)用物准备

同备用床,必要时备橡胶中单、中单。

(三)操作方法

(1)将备用床的盖被四折叠于床尾。若被单式,在床头将罩单向下包过棉胎上端,再翻上衬单做25 cm的反折,包在棉胎及罩单外面。然后将罩单、棉胎、衬单一并四折,叠于床尾。

(2)根据病情需要铺橡胶中单、中单。中单上缘距床头 50 cm,中线与床中线对齐,床沿的下垂部分一并塞床垫下。至对侧同上法铺好。

三、麻醉床

(一)目的

(1)铺麻醉床便于接受和护理手术后患者。

(2)使患者安全、舒适和预防并发症。

(3)防止被褥被污染,并便于更换。

(二)用物准备

1.被服类

同备用床,另加橡胶中单、中单两条,弯盘,纱布数块,血压计,听诊器,护理记录单,笔。根据手术情况备麻醉护理盘或急救车上备麻醉护理用物。

2.麻醉护理盘用物

治疗巾内置张口器、压舌板、舌钳、牙垫、通气导管、治疗碗、镊子、输氧导管、吸痰导管、纱布数块。治疗巾外放电筒、胶布等。必要时备输液架、吸痰器、氧气筒、胃肠减压器等。天冷时无空调设备应备热水袋及布套各2只、毯子。

（三）操作方法

（1）拆去原有枕套、被套、大单等。

（2）按使用顺序备齐用物至床边，放于床尾。

（3）移开床旁桌椅等同备用床。

（4）同暂空床铺好一侧大单、中段橡胶中单、中单及上段橡胶中单、中单，上段中单与床头齐。转至对侧，按上法铺大单、橡胶中单、中单。

（5）铺盖被。①被套式：盖被头端两侧同备用床，尾端系带后向内或向上折叠与床尾齐，将向门口一侧的盖被三折叠于对侧床边。②被单式：头端铺法同暂空床，下端向上反折和床尾齐，两侧边缘向上反折同床沿齐，然后将盖被折叠于一侧床边。

（6）套枕套后将枕头横立于床头，以防患者躁动时头部碰撞床栏而受伤（图1-11）。

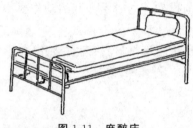

图1-11　麻醉床

（7）移回床旁桌，椅子放于接受患者对侧床尾。

（8）麻醉护理盘置于床旁桌上，其他用物放于妥善处。

（四）注意事项

（1）铺麻醉床时，必须更换各类清洁被服。

（2）床头一块橡胶中单、中单可根据病情和手术部位需要铺于床头或床尾。若为下肢手术者将单铺于床尾，头胸部手术者铺于床头。若为全麻手术者则单铺于床头。而一般手术者，可只铺床中部中单即可。

（3）患者的盖被根据医院条件增减。冬季必要时可置热水袋两只加布套，分别放于床中部及床尾的盖被内。

（4）输液架、胃肠减压器等物放于妥善处。

四、卧有患者床

（一）扫床法

1.目的

（1）使病床平整无皱褶，患者睡卧舒适，保持病室整洁美观。

（2）随扫床操作协助患者变换卧位，又可预防压疮及坠积性肺炎。

2.用物准备

护理车上置浸有消毒液的半湿扫床巾的盆，扫床巾每床一块。

3.操作方法

(1)备齐用物,推护理车至患者床旁,向患者解释,以取得合作。

(2)移开床旁桌椅,半卧位患者,若病情许可,暂将床头、床尾支架放平,以便操作。若床垫已下滑,需上移与床头齐。

(3)松开床尾盖被,助患者翻身侧卧背向护士,枕头随患者翻身移向对侧。松开近侧各层被单,取扫床巾分别扫净中单、橡胶中单后搭在患者身上。然后自床头至床尾扫净大单上碎屑,注意枕下及患者身下部分各层应彻底扫净,最后将各单逐层拉平铺好。

(4)协助患者翻身侧卧于扫净一侧,枕头也随之移向近侧。转至对侧,以上法逐层扫净拉平铺好。

(5)协助患者平卧,整理盖被,将棉胎与被套拉平,掖成被筒,为患者盖好。

(6)取出枕头,揉松,放于患者头下,支起床上支架。

(7)移回床旁桌椅,整理床单位,保持病室整洁美观,向患者致谢意。

(8)清理用物,归回原处。

(二)更换床单法

1.目的

(1)使病床平整无皱褶,患者睡卧舒适,保持病室整洁美观。

(2)随扫床操作协助患者变换卧位,又可预防压疮及坠积性肺炎。

2.用物准备

清洁的大单、中单、被套、枕套,需要时备患者衣裤。护理车上置浸有消毒液的半湿扫床巾的盆,扫床巾每床一块。

3.操作方法

(1)适用于卧床不起,病情允许翻身者(图1-12)。①备齐用物推护理车至患者床旁,向患者解释,以取得合作。移开床旁桌椅,半卧位患者,若病情许可,暂将床头、床尾支架放平,以便操作。若床垫已下滑,需上移与床头齐。清洁的被服按更换顺序放于床尾椅上。②松开床尾盖被,助患者侧卧,背向护士,枕头随之移向对侧。③松开近侧各单,将中单卷入患者身下,用扫床巾扫净橡胶中单上的碎屑,搭在患者身上再将大单卷入患者身下,扫净床上碎屑。④取清洁大单,使中线与床中线对齐。将对侧半幅卷紧塞于患者身近侧,半幅自床头、床尾、中部先后展平拉紧铺好,放下橡胶中单,铺上中单(另一半卷紧塞于患者身下),两层一并塞入床垫下铺平。移枕头并助患者翻身面向护士。转至对侧,松开各单,将中单卷至床尾大单上,扫净橡胶中单上的碎屑后搭于患者身上,然后将污大单从床头卷至床尾与污中单一并丢入护理车污衣袋或护理车下层。⑤扫净床上碎屑,依次将清洁大单、橡胶中单、中单逐层拉平,同上法铺好。助患者平卧。⑥解开污被套尾端带子,取出棉胎盖在污被套上,并展平。将清洁被套铺于棉胎上(反面在外),两手伸入清洁被套内,抓住棉胎上端两角,翻转清洁被套,整理床头棉被,一手抓棉被下端,一手将清洁被套往下拉平,同时顺手将污棉套撤出放入护理车污衣袋或护理车下层。棉被上端可压在枕下或请患者抓住,然后至床尾逐层拉平后系好带子,掖成被筒为患者盖好。⑦一手托起头颈部,一手迅速取出枕头,更换枕套,助患者枕好枕头。⑧清理用物,归回原处。

(2)适用于病情不允许翻身的侧卧患者(图1-13)。①备齐用物推护理车至患者床旁,向患者解释,以取得合作。移开床旁桌椅,半卧位患者,若病情许可,暂将床头、床尾支架放平,以便操作。若床垫已下滑,需上移与床头齐。清洁的被服按更换顺序放于床尾椅上。②2人操作。一人一手托起患者头颈部,另一人一手迅速取出枕头,放于床尾椅上。松开床尾盖被,大单、中单及橡胶中单。从床头将大单横卷成筒式至肩部。③将清洁大单横卷成筒式铺于床头,大单中线与床中线对齐,铺好床头大单。一人抬起患者上半身(骨科患者可利用牵引架上拉手,自己抬起身躯),将污大单、橡胶中单、中单一起从床头卷至患者臀下,同时另一人将清洁大单也随着污单拉至臀部。④放下上半身,一人托起臀部,一人迅速撤出污单,同时将清洁大单拉至床尾,橡胶中单放在床尾椅背上,污单丢入护理车污衣袋或护理车下层,展平大单铺好。⑤一人套枕套为患者枕好。一人备橡胶中单、中单,并先铺好一侧,余半幅塞患者身下至对侧,另一人展平铺好。⑥更换被套、枕套同方法一,两人合作更换。

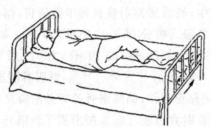

图 1-12　卧有允许翻身患者床换单法

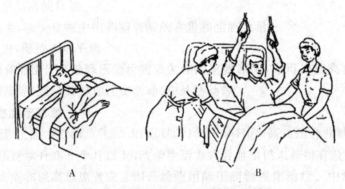

图 1-13　卧有不允许翻身患者床换单法

(3)盖被为被单式更换衬单和罩单的方法:①将床头污衬单反折部分翻至被下,取下污罩单丢入污衣袋或护理车下层。②铺大单(衬单)于棉胎上,反面向上,上端反折 10 cm,与床头齐。③将棉胎在衬单下由床尾退出,铺于衬单上,上端距床头 15 cm。④铺罩单,正面向上,对准中线,上端和床头齐。⑤在床头将罩单向下包过棉胎上端,再翻上衬单做 25 cm 的反折,包在棉胎和罩单的外面。⑥盖被上缘压于枕下或请患者抓住,在床尾撤出衬单,并逐层拉平铺好床尾,注意松紧,以防压迫足趾。

4.注意事项

(1)更换床单或扫床前,应先评估患者及病室环境是否适宜操作。需要时应关闭门窗。

(2)更换床单时注意保暖,动作敏捷,勿过多翻动和暴露患者,以免患者过劳和受凉。

(3)操作时要随时注意观察病情。

(4)患者若有输液管或引流管,更换床单时可从无管一侧开始,操作较为方便。

(5)撤下的污单切勿丢在地上或他人床上。

(郭莹莹)

第五节 口服给药法

口服是一种最常用的给药方法,它既方便又经济且较安全,药物经口服后,通过胃肠黏膜吸收进入血液循环,起到局部或全身的治疗作用。口服法的缺点是吸收慢而不规则;有些药物到达全身循环前要经过肝脏,使药效受到破坏;有的药物在肠内不吸收或具有刺激性而不能口服。病危、昏迷或呕吐不止的患者不宜应用口服法。因此,护士应根据病情、用药目的及药物吸收的快慢,掌握用药的时间。

一、摆药

(一)病区摆药

1.用物

药柜(内有各种药物、量杯、滴管、乳体、药匙、纱布或小毛巾),发药盘或发药车,药杯,小药牌,服药单(本),小水壶内备温开水。

2.操作方法

(1)操作前应洗手、戴口罩,打开药柜将用物备齐。

(2)按服药时间挑选小药牌,核对小药牌及服药单,无误后依床号顺序将小药牌插入发药盘内配药,注意用药的起止时间,先配固体药,后配水剂及油剂。

(3)摆固体药片、药粉、胶囊时应用药匙分发,同一患者的数种药片可放入同一个杯内,药粉或含化药须用纸包。

(4)摆水剂用量杯计量,左手持量杯,拇指置于所需刻度,右手持药瓶先将药液摇匀,标签朝上,举量杯使所需刻度与视线平行,缓缓倒入所需药量(图1-14),倒毕,以湿纱布擦净瓶口放回原处。同时服用几种水剂时,须分别倒入几个杯内。更换药液品种应洗净量杯。

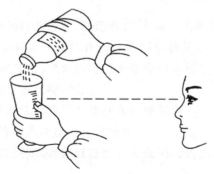

图1-14 倒药液法

(5)药液不足1 mL,须用滴管测量,1 mL=15滴,滴时须稍倾斜。为使患者得到准确的药量,避免药液蘸在杯内,应滴入已盛好冷开水的药杯。

(6)药摆毕,应将药物、小药牌与服药单全部核对一遍;发药前由别人再查对一次,无误后方可发药。

（二）中心药站

有的医院设有中心药站，为住院患者集中摆药。中心药站具有全院宏观调控药品的作用，避免积压浪费，减少病区摆药、取药、退药、保管等烦琐工作。

病区护士每天查房后，将药盘及小药牌一起送到中心药站，由药站专人负责摆药、核对。摆药一次备一天量（三次用量），尔后由病区护士核对取回，按时发给患者。

各病区可另设一小药柜，存放少量的常用药、抢救药、针剂和极少量毒、麻、限制药品等，以备夜间及临时急用。

二、发药

(1)备好温开水，携带发药车或发药盘，服药单进病室。

(2)按规定时间送药至床前，核对床号、姓名，并呼唤患者无误后再发药物，待患者服下后方可离开。

(3)对危重患者护士应予喂服，鼻饲患者应由胃管注入。若患者不在或因故不能当时服药者，将药品带回保管。换药或停药应及时告诉患者，如患者提出疑问，应耐心解释。

(4)抗生素及磺胺类药物需在血液内保持有效浓度，必须准时给药。

三、注意事项

(1)某些刺激食欲的健胃药宜在饭前服，因为刺激舌的味觉感受器，使胃液大量分泌。

(2)某些磺胺类药物经肾脏排出，尿少时即析出结晶引起肾小管堵塞，服药后指导患者多饮水，而对呼吸道黏膜起保护性作用的止咳合剂，服后则不宜立即饮水，以免冲淡药物降低药效。

(3)服用强心苷类药物如洋地黄、地高辛等，应先测脉率、心率，并注意其节律变化，脉率低于60次/分或节律不齐时则不可继续服用。

(4)某些药物对牙齿有腐蚀作用或使牙齿染色的药物如酸类或铁剂，服用时避免与牙齿接触，可将药液由饮水管吸入，服后再漱口。

四、发药后处理

药杯用肥皂水和清水洗净，消毒擦干后，放回原处备用。油剂药杯应先用纸擦净后清洗再消毒，同时清洁药盘或发药车。

（郭莹莹）

第六节　注射给药法

注射法是将无菌药液或生物制剂注入体内的方法，包括皮内注射（ID）、皮下注射（IH）、肌内注射（IM）及静脉注射（IV）。注射给药的优点是药物吸收快，血药浓度迅速升高，吸收的量也较准确。适用于需要药物迅速发挥作用而不宜口服给药的患者。但注射给药造成组织一定程度的损伤，可引起疼痛及潜在并发症的发生。此外，因药物吸收快，某些药物的不良反应发生也快，故应加强用药后的观察。

一、注射原则

(一)严格遵守无菌操作原则

(1)注射前护士必须洗手、戴口罩,保持衣帽整洁。

(2)注射部位按要求消毒并保持无菌。常规消毒皮肤方法为用棉签蘸 2％碘酊,以注射点为中心由内向外旋转涂擦,直径大于 5 cm(消毒范围不能留有空隙),待碘酊干后(约 20 秒)再用 70％乙醇以同法脱碘,其范围略大于碘酊范围,待干后注射。如用 0.5％的碘伏消毒则无须脱碘。

(二)严格执行查对制度

认真做好"三查七对"。严格检查药液质量,发现药液有变质、沉淀、混浊、药物有效期已过或安瓿有裂痕等现象,不可使用。

(三)严格执行消毒隔离制度

注射时做到一人一针、一人一止血带、一人一棉垫。所用物品应先消毒。对一次性物品不可随意丢弃,应按有关规定处理(使用后的一次性注射器建议使用毁形器进行毁形,然后浸泡消毒后再处理)。

(四)根据药液的剂量、黏稠度和刺激性的强弱选择注射器和针头

注射器应完整无损,不漏气;针头应锐利、无钩、不弯曲、型号合适;注射器和针头衔接必须紧密;一次性注射器包装应密封无漏气,在有效期内。

(五)选择合适的注射部位

选择注射部位应避开神经和血管处;切勿在发炎、化脓感染、硬结、瘢痕及患皮肤病处进针;对需长期注射的患者应经常更换注射部位;静脉注射时选择血管应由远心端到近心端。

(六)注射药液现用现配

药液按规定临时抽取,及时注射;已抽取药液的注射器针梗,必须用无菌物品遮盖,不可暴露在空气中,以免药物效价降低或污染。

(七)注射前排尽空气

各种注射前一定要排尽注射器内的空气,特别是静脉注射,以防造成空气栓塞。在排空气时,要防止浪费药液和针头污染。

(八)注射前检查回血

进针后,注射药液前,抽动注射器活塞,检查有无回血。动、静脉注射必须见回血,皮下、肌内注射必须无回血方可注入药物。

(九)掌握无痛注射技术

(1)解除患者思想顾虑,分散其注意力。

(2)取合适的体位,使肌肉放松,易于进针。

(3)注射时做到"两快一慢",即进针、拔针快,推药慢。推药速度要均匀。

(4)注射刺激性较强的药物,选用粗长针头,进针要深;注射油性药液选择较粗针头;如需同时注射多种药物,一般先注射刺激性较弱的药物,再注射刺激性强的,同时注意药物的配伍禁忌。

二、注射前准备

(一)用物准备

1.注射盘内放

(1)皮肤消毒液(2％碘酊与70％乙醇)。

(2)消毒镊子(浸泡于消毒溶液瓶内)。

(3)砂轮,棉签,乙醇棉球罐,弯盘,启瓶器,静脉注射时加止血带和治疗巾。

2.注射器和针头

(1)注射器的构造、规格:注射器的构造有乳头、空筒、活塞、活塞轴、活塞柄(图1-15),其规格有1、2、5、10、20、30、50、100 mL共8种。

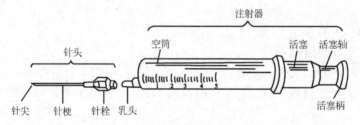

图 1-15　注射器和针头的构造

(2)针头的构造、规格:针头由针尖、针梗、针栓三部分组成。其常用型号有4.5、5、5.5、6、6.5、7、8、9等数种。

(3)各种注射器、针头的规格及用途(表1-4)。

表 1-4　注射器、针头的规格及用途

用途	注射器	针头
皮内试验、注射胰岛素	1	4.5～5
皮下注射	2.5	5.5～6
肌内注射	2.5、10	6.5～7
静脉注射、静脉采血	5、10、20、50	6、7、8、9

3.药物

常用有溶液、油剂、混悬液、结晶和粉剂等。

(二)药液抽吸法

1.自安瓿内吸药法

将安瓿尖端药液弹至体部,70％乙醇棉签消毒安瓿颈部,用砂轮在安瓿颈部划一锯痕,然后重新消毒,拭去细屑,用小纱布按住颈部,折断安瓿,用注射器将针头斜面向下,伸入安瓿内的液面下,抽动活塞进行吸药(图1-16、图1-17)。吸药时不得用手握住活塞,只能持活塞柄,吸毕,将安瓿套在针头上备用。

2.自密封瓶内吸药法

除去铝盖中心部分,用2％碘酊、70％乙醇棉签消毒瓶塞,待干后往瓶内注入所需药液的等量空气,以增加瓶内压力,避免形成负压,倒转药瓶及注射器,使针头在液面下,吸取所需药量,再以示指固定针栓,拔出针头(图 1-18)。然后把针头向上,轻拉活塞使针头中的药液流入注射器内,并使气泡聚集在乳头口,稍推活塞,驱出气体。如注射器乳头偏向一侧,驱出气泡时应使注射器乳头朝上倾斜,使气泡集中于乳头根部,然后按上法驱出。

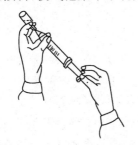 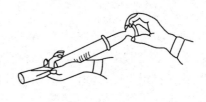

图 1-16　自小安瓿内吸取药液法　　　　　图 1-17　自大安瓿内吸取药液法

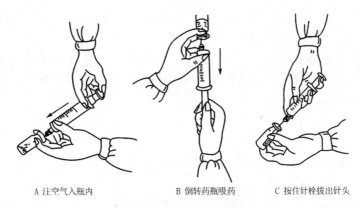

A 注空气入瓶内　　　　　B 倒转药瓶吸药　　　　　C 按住针栓拔出针头

图 1-18　自密封瓶内吸取药液法

3.吸取结晶或粉剂注射剂法

用无菌生理盐水或注射用水将药溶化(某些药物需专用溶媒)待充分溶解后吸取。

黏稠油剂注射时,可先加温(药液易被热破坏者除外),或将药瓶用双手对搓后再抽吸。如为混悬液,应先摇匀后再吸取,油剂及混悬剂使用时应选用稍粗长针头注射。

(郭莹莹)

第七节　导　尿　术

一、目的

(1)为尿潴留患者解除痛苦,使尿失禁患者保持会阴清洁干燥。

(2)收集无菌尿标本,做细菌培养。

(3)避免盆腔手术时误伤膀胱,为危重、休克患者正确记录尿量,测尿比重提供依据。

(4)检查膀胱功能,测膀胱容量、压力及残余尿量。

(5)鉴别尿闭和尿潴留,以明确肾功能不全或排尿功能障碍。

(6)诊断及治疗膀胱和尿道的疾病,如进行膀胱造影或对膀胱肿瘤患者进行化疗等。

二、准备

(一)物品准备

1.治疗盘内

橡皮圈1个,别针1枚,备皮用物1套,一次性无菌导尿包1套(治疗碗两个、弯盘、双腔气囊导尿管、弯血管钳1把、镊子1把、小药杯内置棉球若干个,液状石蜡棉球瓶1个,洞巾1块),弯盘1个,一次性手套1双,治疗碗1个(内盛棉球若干个),弯血管钳1把、镊子2把、无菌手套1双,常用消毒溶液如0.1%苯扎溴铵、0.1%氯己定等,无菌持物钳及容器1套,男患者导尿另备无菌纱布2块。

2.治疗盘外

小橡胶单和治疗巾1套(或一次性治疗巾),便盆及便盆巾。

(二)患者、护理人员及环境准备

患者了解导尿目的、方法、注意事项及配合要点。取仰卧屈膝位,调整情绪,指导或协助患者清洗外阴,备便盆。护理人员应衣帽整齐,修剪指甲,洗手,戴口罩。环境安静、整洁、光线、温湿度适宜,关闭门窗,备屏风或隔帘。

三、评估

(1)评估患者病情、治疗情况、意识、心理状态及合作度。

(2)患者排尿功能异常的程度,膀胱充盈度及会阴部皮肤、黏膜的完整性。

(3)向患者解释导尿的目的、方法、注意事项及配合要点。

四、操作步骤

将用物推至患者处,核对患者床号、姓名,向患者解释导尿的目的、方法、注意事项及配合要点。消除患者紧张和窘迫的心理,以取得合作。①用屏风或隔帘遮挡患者,保护患者的隐私,使患者精神放松。②帮助患者清洗外阴部,减少逆行尿路感染的机会。③检查导尿包的日期,是否严密干燥,确保物品无菌性,防止尿路感染。④根据男女性尿道解剖特点执行不同的导尿术。

(一)男性患者导尿术操作步骤

(1)操作者位于患者右侧,帮助患者取仰卧屈膝位,脱去对侧裤腿,盖在近侧腿上,对侧下肢和上身用盖被盖好,两腿略外展,暴露外阴部。

(2)将一次性橡胶单和治疗巾垫于患者臀下,弯盘放于患者臀部,治疗碗内盛棉球若干个。

(3)左手戴手套,用纱布裹住阴茎前1/3,将阴茎提起,另一手持镊子夹消毒棉球按顺序消毒,阴茎后2/3部-阴阜-阴囊暴露面。

(4)用无菌纱布包裹消毒过的阴茎后2/3部-阴阜-阴囊暴露面,消毒阴茎前1/3,并将包皮向后推,换另一把镊子夹消毒棉球消毒尿道口,向外螺旋式擦拭龟头-冠状沟-尿道口数次,包皮和冠状沟易藏污,应彻底消毒,预防感染。污棉球置于弯盘内移至床尾。

(5)在患者两腿间打开无菌导尿包,用持物钳夹浸消毒液的棉球于药杯内。

(6)戴无菌手套,铺洞巾,使洞巾与包布内面形成无菌区域。嘱患者勿移动肢体保持体位,以免污染无菌区。

（7）按操作顺序排列好用物，用镊子取液状石蜡棉球，润滑导尿管前端。

（8）左手用纱布裹住阴茎并提起，使之与腹壁呈60°，使耻骨前弯消失，便于插管。将包皮向后推，右手用镊子夹取浸消毒液的棉球，按顺序消毒尿道口、螺旋消毒龟头、冠状沟、尿道口数遍，每个棉球只可用一次，禁止重复使用，确保消毒部位不受污染，污棉球置于弯盘内，右手将弯盘移至靠近床尾无菌区域边沿，便于操作。

（9）左手固定阴茎，右手将治疗碗置于洞巾口旁，男性尿道长而且又有3个狭窄处，当插管受阻时，应稍停片刻嘱患者深呼吸，减轻尿道括约肌紧张，再徐徐插入导尿管，切忌用力过猛而损伤尿道。

（10）用另一只血管钳夹持导尿管前端，对准尿道口轻轻插入20～22 cm，见尿液流出后，再插入约2 cm，将尿液引流入治疗碗（第一次放尿不超过1 000 mL，防止大量放尿，腹腔内压力急剧下降，血液大量滞留腹腔血管内，血压下降虚脱及膀胱内压突然降低，导致膀胱黏膜急剧充血，发生血尿）。

（11）治疗碗内尿液盛2/3满后，可用血管钳夹住导尿管末端，将尿液导入便器内，再打开导尿管继续放尿。注意询问患者的感觉，观察患者的反应。

（12）导尿毕，夹住导尿管末端，轻轻拔出导尿管，避免损伤尿道黏膜。撤下洞巾，擦净外阴，脱去手套置弯盘内，撤出臀部一次性橡胶单和治疗巾置治疗车下层。协助患者穿好裤子，整理床单位。

（13）整理用物。

（14）洗手，记录。

（二）女性患者导尿术操作步骤

（1）操作者位于患者右侧，帮助患者取仰卧屈膝位，脱去对侧裤腿，盖在近侧腿上，对侧下肢和上身用盖被盖好，两腿略外展，暴露外阴部。

（2）将一次性橡胶单和治疗巾垫于患者臀下，弯盘放于患者臀部，治疗碗内盛棉球若干个。

（3）左手戴手套，右手持血管钳夹取消毒棉球做外阴初步消毒，按由外向内，自上而下，依次消毒阴阜、两侧大阴唇。

（4）左手分开大阴唇，换另一把镊子按顺序消毒大小阴唇之间－小阴唇－尿道口－自尿道口至肛门，减少逆行感染的机会。污棉球置于弯盘内，消毒完毕，脱下手套置于治疗碗内，污物放置治疗车下层。

（5）在患者两腿间打开无菌导尿包，用持物钳夹浸消毒液的棉球于药杯内。

（6）戴无菌手套，铺洞巾，使洞巾与包布内面形成无菌区域。嘱患者勿移动肢体保持体位，以免污染无菌区。

（7）按操作顺序排列好用物，用镊子取液状石蜡棉球，润滑导尿管前端。

（8）左手拇指、食指分开并固定小阴唇，右手持弯持物钳夹取消毒棉球，按由内向外，自上而下顺序消毒尿道口、两侧小阴唇、尿道口，尿道口处要重复消毒一次，污棉球及弯血管钳置于弯盘内，右手将弯盘移至靠近床尾无菌区域边沿，便于操作。

（9）右手将无菌治疗碗移至洞巾旁，嘱患者张口呼吸，用另一只弯血管钳夹持导尿管对准导尿口轻轻插入尿道4～6 cm，见尿液后再插入1～2 cm。

（10）左手松开小阴唇，下移固定导尿管，将尿液引入治疗碗。注意询问患者的感觉，观察患者的反应。

（11）导尿毕，夹住导管末端，轻轻拔出导尿管，避免损伤尿道黏膜。撤下洞巾，擦净外阴，脱去手套置弯盘内，撤出臀部一次性橡胶单和治疗巾置治疗车下层。协助患者穿好裤子，整理床单位。

（12）整理用物。

（13）洗手，记录。

五、注意事项

（1）向患者及其家属解释留置导尿管的目的和护理方法，使其认识到预防泌尿道感染的重要性，并主动参与护理。

（2）保持引流通畅，避免导尿管扭曲堵塞，造成引流不畅。

（3）防止泌尿系统逆行感染。

（4）患者每天摄入足够的液体，每天尿量维持在 2 000 mL 以上，达到自然冲洗尿路的目的，以减少尿路感染和结石的发生。

（5）保持尿道口清洁，女患者用消毒棉球擦拭外阴及尿道口，如分泌物过多，可用0.02％高锰酸钾溶液冲洗，再用消毒棉球擦拭外阴及尿道口。男患者用消毒棉球擦拭尿道口、阴茎头及包皮，1～2 次/天。

（6）每周定时更换集尿袋 1 次，定时排空集尿袋，并记录尿量。

（7）每月定时更换导尿管 1 次。

（8）采用间歇性夹管方式，训练膀胱反射功能。关闭导尿管，每 4 小时开放 1 次，使膀胱定时充盈和排空，促进膀胱功能的回复。

（9）离床活动时，应用胶布将导尿管远端固定在大腿上，集尿袋不得超过膀胱高度，防止尿液逆流。

（10）协助患者更换体位，倾听患者主诉，并观察尿液性状、颜色和量，尿常规每周检查一次，若发现尿液混浊、沉淀、有结晶，应做膀胱冲洗。

（郭莹莹）

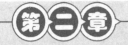

心血管内科护理

第一节　心　绞　痛

一、稳定型心绞痛

稳定型心绞痛是在冠状动脉狭窄的基础上,冠状动脉供血不足引起的心肌急剧的、暂时的缺血缺氧综合征。临床特点为阵发性胸骨后或心前区压榨性疼痛,常发生于劳力性心肌负荷增加时,持续数分钟,休息或用硝酸酯制剂后消失,其临床表现在1～3个月内相对稳定。

(一)病因与发病机制

最常见的病因为冠状动脉粥样硬化。其他病因最常见为重度主动脉瓣狭窄或关闭不全,肥厚型心肌病、先天性冠状动脉畸形等亦可是本病病因。

心肌能量的产生依赖大量的氧气供应。心肌对氧的依赖性最强,耗氧量为9 mL/(min·100 g),高居人体其他器官之首。生理条件下,心肌细胞从冠状动脉血中摄取氧的能力也最强,可摄取血氧含量的65%～75%,接近于最大摄取量,因此,当心肌需氧量增加时,心肌细胞很难再从血液中摄取更多的氧,而只能依靠增加冠状动脉血流储备来满足心肌需氧量的增加。正常情况下,冠状循环储备能力很强,如剧烈体力活动时,冠状动脉扩张可使其血流量增加到静息时的6～7倍,即使在缺氧状态下,也能使血流量增加4～5倍。然而在病理条件下(如冠状动脉狭窄),冠状循环储备能力下降,冠状动脉供血与心肌需血之间就会发生矛盾,即冠状动脉血流量不能满足心肌的代谢需要,此时就会引起心肌缺血缺氧,诱发心绞痛。

动脉粥样硬化斑块导致冠状动脉狭窄,冠状动脉扩张性减弱,血流量减少。当冠状动脉管腔狭窄<50%时,心肌血供基本不受影响,即血液供应尚能满足心肌平时的需要,则无心肌缺血症状,各种心脏负荷试验也无阳性表现。然而当至少一支主要冠状动脉管腔狭窄>75%时,静息时尚可代偿,但当心脏负荷突然增加(如劳累、激动、左心衰竭等)时,则心肌氧耗量增加,而病变的冠状动脉不能充分扩张以供应足够的血液和氧气,即可引起心绞痛发作。此种心肌缺血为"需氧增加性心肌缺血",而且粥样硬化斑块稳定,冠状动脉对心肌的供血量相对比较恒定。这是大多数稳定型心绞痛的发病机制。

疼痛产生的原因:直接原因可能是在缺血缺氧的情况下,心肌内积聚过多的代谢产物如乳酸、丙酮酸、磷酸等酸性物质或类激肽多肽类物质,刺激心脏内自主神经的传入纤维末梢,经胸1～5交感神经节和相应的脊髓段,传至大脑,即可产生疼痛感觉。这种痛觉可反映在与自主神经进入水平相同脊髓段的脊神经所分布的区域——胸骨后和两臂的前内侧与小指,尤其是在左侧,而多不在心脏部位。有人认为,在缺血区内富有神经分布的冠状血管的异常牵拉或收缩,也可直接产生疼痛冲动。

(二)病理生理和病理解剖

患者在心绞痛发作之前,常有血压升高、心率增快、肺动脉压和肺毛细血管压升高的变化,反映心脏和肺的顺应性降低。发作时可有左心室收缩力和收缩速度降低、射血速度减慢、左心室收缩压下降、心搏量和心排血量降低、左心室舒张末期压和血容量增加等左心室收缩和舒张功能障碍的病理生理变化。左心室壁可呈收缩不协调或部分心室壁有收缩减弱的现象。

粥样硬化可累及冠状动脉任何一支,其中以左前降支受累最为多见,病变也最为严重,其次是右冠状动脉、左回旋支和左主干。血管近端的病变较远端为重,主支病变较分支为重。粥样硬化斑块多分部在分支血管开口处,且常为偏心性,呈新月形。

冠状动脉造影显示,稳定型心绞痛患者中,有1支、2支或3支冠状动脉腔径减少>70%者各占25%左右,左主干狭窄占5%～10%,无明显狭窄者约占15%;而在不稳定型心绞痛患者中,单支血管病变约占10%,2支血管病变占20%,3支血管病变占40%,左主干病变约占20%,无明显血管梗阻者占10%,而且病变常呈高度狭窄、偏心性狭窄、表面毛糙或充盈缺损等。冠状动脉造影未发现异常的心绞痛患者,可能是因为冠状动脉痉挛、冠状动脉内血栓自发性溶解、微循环灌注障碍或造影检查时未识别,也可能与血红蛋白与氧的离解异常、交感神经过度活动、儿茶酚胺分泌过多或心肌代谢异常等有关。

(三)临床表现

1.症状

心绞痛以发作性胸痛为主要临床表现,疼痛的特点为以下几点。

(1)部位:典型心绞痛的部位是在胸骨体上中段之后或左前胸,范围有手掌大小甚至横贯前胸,界限不很清楚;可以放射到颈部、咽部、颌部、上腹部、肩背部、左臂及左手指,也可以放射至其他部位。非典型者可表现在胸部以外的其他部位如上腹部、咽部、颈部等。疼痛每次发作的部位往往是相似的。

(2)性质:常呈紧缩感、绞榨感、压迫感、烧灼感、胸闷或窒息感、沉重感,有的只表现为胸部不适、乏力或气短,主观感觉个体差异较大,但一般不会是针刺样疼痛。疼痛发作时,患者往往被迫停止原来的活动,直至症状缓解。

(3)持续时间:疼痛呈阵发性发作,持续数分钟,一般不会超过10分钟,也不会转瞬即逝或持续数小时。疼痛可数天或数周发作一次,亦可1天内发作多次。

(4)诱因:疼痛常由体力劳动(如快步行走、爬坡等)或情绪激动(如愤怒、焦急、过度兴奋等)所诱发,饱食、寒冷、吸烟、贫血、心动过速和休克等亦可诱发。疼痛多发生于劳力或激动当时而不在其之后。典型的心绞痛常在相似的条件下发生,但有时同样的劳力只在早晨而不在下午引起心绞痛,可能与晨间疼痛阈值较低有关。

(5)缓解方式:一般停止诱发活动后疼痛即可缓解,舌下含硝酸甘油也能在2～5分钟内(很少超过5分钟)使之缓解。

2.体征

体检常无明显异常。心绞痛发作时可有心率增快、血压升高、焦虑、出汗等;有时可闻及第四心音、第三心音或奔马律,心尖部收缩期杂音(系乳头肌缺血性功能失调引起二尖瓣关闭不全所致),第二心音逆分裂;偶闻双肺底湿啰音。

3.分级

参照加拿大心血管学会(CCS)分级标准,将稳定型心绞痛严重程度分为 4 级。

(1)Ⅰ级:一般体力活动如行走和上楼等不引起心绞痛,但紧张、剧烈或持续用力可引起心绞痛发作。

(2)Ⅱ级:日常体力活动稍受限制,快步行走或上楼、登高、饭后行走或上楼、寒冷或风中行走、情绪激动等可发作心绞痛,或仅在睡醒后数小时内发作,在正常情况下以一般速度平地步行 200 m 以上或登一层以上的楼梯受限。

(3)Ⅲ级:日常体力活动明显受限,在正常情况下以一般速度平地步行 100～200 m 或登一层楼梯时可发作心绞痛。

(4)Ⅳ级:轻微活动或休息时即可出现心绞痛症状。

(四)辅助检查

1.实验室检查

基本检查包括空腹血糖(必要时查糖耐量试验)、血脂和血红蛋白等;胸痛较明显者需查心肌坏死标志物;冠状动脉造影前还需查尿常规、肝肾功能、电解质、肝炎相关抗原、人类免疫缺陷病毒(HIV)及梅毒血清试验等;必要时检查甲状腺功能。

2.心电图检查

(1)静息心电图:约半数心绞痛患者的心电图在正常范围。可有陈旧性心肌梗死或非特异性 ST-T 改变,有时出现房室或束支传导阻滞或室性、房性期前收缩等心律失常。不常见的隐匿性的心电图表现为U 波倒置。与既往心电图进行比较,可提高心电图的诊断准确率。

(2)心绞痛发作时心电图:95%的患者于心绞痛时出现暂时的缺血性 ST 段移位。因心内膜下心肌更容易发生缺血,故常见反映心内膜下心肌缺血的导联 ST 段压低>0.1 mV,发作缓解后恢复;有时出现T 波倒置。平时有 T 波持续倒置者,心绞痛发作时可变为直立(称为"假性正常化")。T 波改变反映心肌缺血的特异性不如 ST 段,但与平时心电图比较则有助于诊断。

(3)心电图负荷试验:运动负荷试验最为常用,运动可增加心脏负荷以激发心肌缺血。运动方式主要有分级踏板或蹬车。

(4)心电图连续监测:常用方法是让患者佩带慢速转动的记录装置,以两个双极胸导联(现可同步12 导联)连续记录并自动分析 24 小时心电图(动态心电图),然后在显示屏上快速回放并进行人机对话选段记录,最后打印综合报告。动态心电图可发现 ST-T 改变和各种心律失常,出现时间可与患者的活动情况和症状相对照。胸痛发作时心电图显示缺血性 ST-T 改变有助于心绞痛的诊断。

3.超声心动图

超声心动图可以观察心腔大小、心脏结构、室壁厚度和心肌功能状态,根据室壁运动异常,可判断心肌缺血和陈旧性梗死区域。稳定型心绞痛患者的静息超声心动图大都无异常表现,负荷超声心动图有助于识别心肌缺血的范围和程度。

4.血管内超声和冠状动脉内多普勒血流描记

血管内超声是近年来应用于临床的一种高分辨率检查手段,可作为冠状动脉造影更进一步的确诊手段。

5.多层螺旋 X 线计算机断层显像

多层螺旋 X 线计算机断层显像可进行冠状动脉三维重建,能较好应用于冠心病的诊断。

(五)内科治疗

1.一般治疗

心绞痛发作时立刻休息,症状一般在停止活动后即可消除。平时应尽量避免各种诱发因素如过度体力活动、情绪激动、饱餐、便秘等。调节饮食,特别是进食不宜过饱,避免油腻饮食,忌烟酒。调整日常生活与工作量;减轻精神负担;治疗高血压、糖尿病、贫血、甲状腺功能亢进等相关疾病。

2.硝酸酯类药物

该类药物可扩张冠状动脉、降低血流阻力、增加冠状循环血流量;同时能扩张周围血管,减少静脉回流,降低心室容量、心腔内压力、心排血量和血压,降低心脏前后负荷和心肌需氧量,从而缓解心绞痛。患有青光眼、颅内压增高、低血压者不宜应用本类药物。

硝酸甘油:心绞痛发作时应用,0.3～0.6 mg 舌下含化,可迅速被唾液溶解而吸收,1～2 分钟开始起效,作用持续约 30 分钟。对约 92% 的患者有效,其中 76% 在 3 分钟内见效。

3.β 受体阻滞剂(美托洛尔)

阻断拟交感胺类的刺激作用,减慢心率、降低血压,减弱心肌收缩力和降低心肌氧耗量,从而缓解心绞痛发作。

4.钙通道阻滞剂(盐酸地尔硫䓬片、硝苯地平)

本类药物能抑制 Ca^{2+} 进入细胞和心肌细胞兴奋-收缩耦联中 Ca^{2+} 的作用,因而可抑制心肌收缩,减少心肌氧耗;扩张冠状动脉,解除冠状动脉痉挛,改善心肌供血。

5.抗血小板药物

若无特殊禁忌,所有患者均应服用阿司匹林。

6.调脂药物

调脂药物在治疗冠状动脉粥样硬化中起重要作用,他汀类制剂可使动脉粥样硬化斑块消退,并可改善血管内皮细胞功能。

7.代谢类药物

曲美他嗪通过调节心肌能源底物,抑制脂肪酸氧化,促进葡萄糖氧化,优化心肌能量代谢,能改善心肌缺血及左心室功能,缓解心绞痛,而不影响血流动力学。

8.中医中药治疗

目前以"活血化瘀"法(常用丹参、红花、川芎、蒲黄、郁金、丹参滴丸或脑心通等)"芳香温通"法(常用苏合香丸、苏冰滴丸、宽胸丸或保心丸等)及"祛痰通络"法(如通心络)最为常用。此外,针刺或穴位按摩治疗也可能有一定疗效。

二、不稳定型心绞痛

不稳定型心绞痛是指稳定型劳力性心绞痛以外的缺血性胸痛,包括初发型劳力性心绞痛、恶化型劳力性心绞痛及各型自发性心绞痛。不稳定型心绞痛通常认为是介于稳定型心绞痛与急性心肌梗死之间的一种临床状态。

(一)病因与发病机制

与稳定型劳力性心绞痛的差别在于当冠状动脉粥样硬化斑块不稳定时,易发生斑块破裂或出血、血小板聚集或血栓形成或冠状动脉痉挛致冠状动脉内张力增加,均可使心肌的血氧供应突然减少,心肌代谢产物清除障碍,引起心绞痛发作。此种心肌缺血为"供氧减少性心肌缺血",是引起大多数不稳定型心绞痛的原因。虽然这种心绞痛也可因劳力负荷增加而诱发,但劳力终止后胸痛并不能缓解。

(二)临床表现

1.症状

不稳定型心绞痛的胸痛部位和性质与稳定型心绞痛相似,但通常程度更重,持续时间较长,患者偶尔从睡眠中痛醒。以下线索有助于不稳定型心绞痛的诊断。

(1)诱发心绞痛的体力活动阈值突然或持久地降低。

(2)心绞痛发生的频率、严重程度和持续时间增加或延长。

(3)出现静息性或夜间性心绞痛。

(4)胸痛放射至附近或新的部位。

(5)发作时伴有新的相关特征,如出汗、恶心、呕吐、心悸或呼吸困难等。

(6)原来能使疼痛缓解的方式只能暂时或不完全性地使疼痛缓解。

2.体征

体征可有一过性第三心音或第四心音,重症者可有肺部啰音或原有啰音增加、心动过缓或心动过速,或因二尖瓣反流引起的收缩期杂音。若疼痛发作期间发生急性充血性心力衰竭和低血压提示预后较差。

3.分级

依据心绞痛严重程度将不稳定型心绞痛分为3级。

(1) Ⅰ级:初发性、严重性或加剧性心绞痛,指心绞痛发生在就诊前2个月内,无静息时疼痛,每天发作3次或以上,或稳定型心绞痛的心绞痛发作更频繁或更严重,持续时间更长,或诱发体力活动的阈值降低。

(2) Ⅱ级:静息型亚急性心绞痛,指就诊前1个月内发生过1次或多次静息型心绞痛,但近48小时内无发作。

(3) Ⅲ级:静息型急性心绞痛,指在48小时内有1次或多次静息型心绞痛发作。

(三)内科治疗

不稳定型心绞痛是严重的、具有潜在危险性的疾病,随时可能发展为急性心肌梗死,因此应引起高度重视。对疼痛发作频繁或持续不缓解及高危患者应立即住院治疗。

1.一般治疗

(1)急性期宜卧床休息,消除心理负担,保持环境安静,必要时给予小剂量镇静剂和抗焦虑药物。

(2)有呼吸困难、发绀者应给氧吸入,维持血氧饱和度达到90%以上。

(3)积极诊治可能引起心肌耗氧量增加的疾病,如感染、发热、急性胃肠道功能紊乱、甲状腺功能亢进、贫血、心律失常和原有心力衰竭的加重等。

(4)必要时应重复检测心肌坏死标志物,以排除急性心肌梗死。

2.硝酸酯类制剂

在发病最初24小时的治疗中,静脉内应用硝酸甘油有利于较恒定地控制心肌缺血发作;对已用硝酸酯药物和β受体阻滞剂等作为标准治疗的患者,静脉应用硝酸甘油能减少心绞痛的发作次数。初始用量 5~10 μg/min，持续滴注，每 3~10 分钟增加 10 μg/min，直至症状缓解或出现明显不良反应如头痛或低血压（收缩压＜12.0 kPa（90 mmHg）或比用药前下降 4.0 kPa（30 mmHg）。目前推荐静脉用药症状消失 24 小时后，改用口服制剂或皮肤贴剂。持续静脉应用硝酸甘油 24~48 小时即可出现药物耐受。

3.β 受体阻滞剂

可用于所有无禁忌证的不稳定型心绞痛患者，并应及早开始应用，口服剂量要个体化，使患者安静时心率 50~70 次/分。

4.钙通道阻滞剂

钙通道阻滞剂能有效地减轻心绞痛症状，尤其用于治疗变异型心绞痛疗效最好。

5.抗凝制剂（肝素和低分子肝素）

静脉注射肝素治疗不稳定型心绞痛是有效的，推荐剂量为先给予肝素 80 U/kg 静脉注射，然后以 18 U/(kg·h) 的速度静脉滴注维持，治疗过程中需注意开始用药或调整剂量后 6 小时测定部分激活凝血酶时间（APTT），并调整用量，使 APTT 控制在 45~70 秒。低分子肝素与普通肝素相比，可以只根据体重调节皮下用量，而不需要实验室监测；疗效肯定，使用方便。

6.抗血小板制剂

（1）阿司匹林类制剂：阻断血小板聚集，防止血栓形成，抑制血管痉挛。阿司匹林可降低不稳定型心绞痛患者的病死率和急性心肌梗死的发生率，除了短期效应外，长期服用也是有益的。用量为每天 75~325 mg。小剂量阿司匹林的胃肠道不良反应并不常见，对该药过敏、活动性消化性溃疡、局部出血和出血体质者则不宜应用。

（2）二磷酸腺苷（ADP）受体拮抗剂：氯吡格雷是新一代血小板 ADP 受体抑制剂，可抑制血小板内 Ca^{2+} 活性，抑制血小板之间纤维蛋白原桥的形成，防止血小板聚集，作用强于阿司匹林，既可单用于阿司匹林不能耐受者，也可与阿司匹林联合应用。常用剂量为每天 75 mg，必要时先给予负荷量 300 mg，2 小时后达有效血药浓度。本药不良反应小，作用快，不需要复查血象。

7.血管紧张素转换酶（ACE）抑制剂

冠心病患者均能从 ACE 抑制剂治疗中获益，合并糖尿病、心力衰竭或左心室收缩功能不全的高危患者应该使用 ACE 抑制剂。临床常用制剂有卡托普利、依那普利。

8.调脂制剂

他汀类药物能有效降低胆固醇和低密度脂蛋白胆固醇（LDL-C），并因此降低心血管事件；同时他汀类还有延缓斑块进展、稳定斑块和抗炎等有益作用。常用他汀制剂有洛伐他汀、辛伐他汀。在应用他汀类药物时，应严密监测转氨酶及肌酸激酶等生化指标，及时发现药物可能引起的肝脏损害和疾病。

三、心绞痛的护理

（一）一般护理

1.休息与活动

保持适当的体力活动，以不引起心绞痛为度，一般不需卧床休息。但心绞痛发作时立即停止活动，卧床休息，协助患者取舒适体位；不稳定型心绞痛者，应卧床休息。缓解期可逐渐增加活动量，应尽量避免各种诱发因素如过度体力活动、情绪激动、饱餐等，冬天注意保暖。

2.饮食

饮食原则为低盐、低脂、低胆固醇、高维生素、易消化饮食。宣传饮食保健的重要性,进食不宜过饱,保持大便通畅、戒烟酒、肥胖者控制体重。

(二)对症护理及病情观察护理

1.缓解疼痛

心绞痛发作时指导患者停止活动,卧床休息;立即舌下含服硝酸甘油,必要时静脉滴注;吸氧;疼痛严重者给予哌替啶 50～100 mg 肌内注射;护士观察胸痛的部位、性质、程度、持续时间,严密监测血压、心率、心律、脉搏及心电图变化并嘱患者避免引起心绞痛的诱发因素。

2.防止发生急性心肌梗死

指导患者避免心肌梗死的诱发因素,观察心肌梗死的先兆,如心绞痛发作频繁且加重、休息及含服硝酸甘油不能缓解及有无心律失常等。

3.积极去除危险因素

治疗高血压、高血脂、糖尿病等与冠心病有关的疾病。定期复查心电图、血糖、血脂。

(三)用药观察与护理

注意药物疗效及不良反应。心绞痛发作给予硝酸甘油舌下含服后 1～2 分钟起作用,若服药后 3～5 分钟仍不缓解,可再服 1 片。不良反应有头晕、头胀痛、头部跳动感、面红、心悸等,偶有血压下降,因此第 1 次用药患者宜平卧片刻,必要时吸氧。对于心绞痛发作频繁或含服硝酸甘油效果差的患者应警惕心肌梗死的发生,遵医嘱静脉滴注硝酸甘油,监测血压及心率变化及心电图的变化。静脉滴注硝酸酯类掌握好用药浓度和输液速度,并嘱患者及家属切不可擅自行调节滴速,以免造成低血压。部分患者用药后可出现面部潮红、头部胀痛、头昏、心动过速、心悸等不适,应告诉患者是由于药物导致血管扩张造成的,以解除其顾虑。第一次用药时,患者宜平卧片刻。β受体阻滞剂有减慢心率的不良反应,二度或以上房室传导阻滞者不宜应用。

(四)心理护理

心绞痛发作时患者常感到焦虑,而焦虑能增强交感神经兴奋性,增加心肌需氧量,加重心绞痛,因此心绞痛发作时专人守护消除紧张、焦虑、恐惧情绪,避免各种诱发因素;指导患者正确使用心绞痛发作期及预防心绞痛的药物;若心绞痛发作较以往频繁、程度加重、用硝酸甘油无效,应立即来医院就诊,警惕急性心肌梗死发生。

(五)出院指导

(1)合理安排休息与活动,活动应循序渐进,以不引起心绞痛为原则。避免重体力劳动、精神过度紧张的工作或过度劳累。

(2)指导患者遵医嘱正确用药,学会观察药物的作用和不良反应。

(3)教会心绞痛时的自救护理:立即就地休息,含服随身携带的硝酸甘油,可重复应用;若心绞痛频繁发作或持续不缓解及时到医院就诊。

(4)防止心绞痛再发作应避免各种诱发因素如过度体力活动、情绪激动、饱餐、便秘等,并积极减少危险因素如戒烟,选择低盐、低脂低胆固醇、高维生素、易消化饮食,维持理想体重;治疗高血压、高血脂、糖尿病等与冠心病有关的疾病。

(曹秋美)

第二节 心 肌 梗 死

心肌梗死包括急性心肌梗死和陈旧性心肌梗死,主要是指心肌的缺血性坏死。其中,急性心肌梗死(AMI)是指在冠状动脉病变的基础上,发生冠状动脉血供急剧的减少或中断,使相应的心肌发生严重、持久的急性缺血而导致的心肌坏死,属冠心病的严重类型。

一、病因与发病机制

基本病因主要是冠状动脉粥样硬化造成一支或多支冠状动脉狭窄,导致心肌血供不足,且侧支循环未充分建立。在此基础上,一旦发生粥样斑块破裂等突发情况,就会造成冠状动脉阻塞,使心肌血供急剧减少或中断,若急性缺血严重而持久达1小时以上,即可发生心肌坏死。大量研究证明,绝大多数心肌梗死的发生,是由不稳定粥样斑块的破溃、出血和管腔内血栓形成所致冠状动脉闭塞;少数是由于粥样斑块内或其下出血,或血管持续痉挛;偶为冠状动脉栓塞、炎症或先天性畸形,或主动脉夹层累及冠状动脉开口等造成。

促使粥样斑块破裂出血及血栓形成的诱因有以下几点。①日间6时至12时交感神经活动增加,机体应激反应性增强,心肌收缩力增强,心率和血压升高,冠状动脉张力增加,易致冠状动脉痉挛。②在饱餐特别是进食大量脂肪后,血脂增高,血黏稠度增高,易致血流缓慢,血小板聚集。③重体力活动、情绪过分激动、血压急剧上升或用力大便时,致左心室负荷突然明显加重。④休克、脱水、出血、外科手术或严重心律失常,导致心排血量和冠状动脉灌流量骤减。⑤夜间睡眠时迷走神经张力增高,冠状动脉容易发生痉挛。⑥介入治疗或外科手术操作时损伤冠状动脉。

心肌梗死可发生在频发心绞痛的患者,也可发生于原无症状者。心肌梗死后继发的严重心律失常、休克或心力衰竭,均可使冠状动脉灌流量进一步降低,心肌坏死范围扩大。

二、病理生理和病理解剖

(一)左心室功能障碍

冠状动脉发生向前血流中断,阻塞部位以下的心肌丧失收缩能力,无法完成收缩功能,并可依次出现4种异常收缩形式:①运动同步失调,即相邻心肌节段收缩时相不一致。②收缩减弱,即心肌缩短幅度减小。③无收缩,即心肌不运动。④反常收缩,即矛盾运动,表现为梗死区心肌于收缩期膨出。

残余正常心肌在早期出现代偿性收缩增强,但多因矛盾运动而为无效做功。梗死发生后2周内,梗死区的过度运动减弱,收缩功能可有某种程度的恢复(尤其是梗死部位有再灌注使心肌顿抑减轻时)。如果心肌缺血损伤的范围太大,左心室泵功能受到严重损害,则心搏量、心排血量、血压和等容收缩期峰值降低,收缩末期容积增加。在梗死后的数周时间里,左心室舒张末期容积增加,舒张压开始下降而趋于正常。

(二)心室重构

心肌梗死发生后,左心室腔大小、形态和厚度发生改变,这些改变称为心室重构。重构是左心室扩张和残余非梗死心肌肥厚等因素的综合结果,重构过程反过来影响左心室功能及患者的预后。除了梗死范围以外,影响左心室扩张的重要因素还有左心室负荷状态和梗死相关动脉的通畅程度。左心室压力升高可导致室壁张力增加和梗死扩展,而通畅的梗死区相关动脉可加快瘢痕形成和梗死区组织的修复,减少梗死扩展和心室扩大。

1.梗死扩展

梗死扩展指梗死心肌节段随后发生的面积扩大,而梗死心肌量不增加。导致梗死扩展的原因有:①心肌束之间的滑动,致使单位容积内心肌细胞减少。②正常心肌细胞碎裂。③坏死区内组织丧失。梗死扩展的特征为梗死区不成比例的变薄和扩张,形成牢固的纤维化瘢痕。梗死扩展的程度与梗死前室壁厚度有关,即原有的心肌肥大可防止或减轻心室壁变薄。心尖部是心室最薄的部位,也是最容易受到梗死扩展损伤的区域。

2.心室扩大

心室存活部分的扩大也与重构有重要关联。心室重构在梗死发生后立即开始,并持续数月甚至数年。在大面积梗死的情况下,为维持心搏量,有功能的心肌增加了额外负荷,可发生代偿性肥厚,但最终也会受损,导致心室的进一步扩张和心脏整体功能的障碍,最后发生心力衰竭。心室扩大还可造成心肌除极和复极异常,易导致致命性心律失常。心室扩大的程度与心肌梗死范围、梗死相关动脉开放迟早及心室非梗死区局部肾素-血管紧张素系统的激活程度有关。

(三)心肌梗死形成过程

几乎所有的心肌梗死都是在冠状动脉粥样硬化的基础上发生血栓形成所致。在冠状动脉闭塞后20～30分钟,其所供血心肌即有少量坏死;1～2小时后绝大部分心肌呈凝固性坏死,心肌间质充血、水肿,伴大量炎性细胞浸润。之后,坏死的心肌纤维逐渐溶解,形成肌溶灶,并逐渐形成肉芽组织;坏死组织1～2周后开始吸收,并逐渐纤维化,并于6～8周形成瘢痕愈合,称为陈旧性或愈合性心肌梗死。瘢痕大者可逐渐向外膨出形成室壁瘤。病变可波及心包产生反应性心包炎,也可波及心内膜形成附壁血栓。在心腔压力的作用下,坏死的心壁还可发生破裂。心肌梗死灶分为3型。

1.透壁性心肌梗死

此型最常见,心肌坏死累及心室壁的全层或接近全层,病灶较大,直径在2.5 cm以上,常见于冠状动脉完全闭塞者,心电图上有ST段抬高并大都出现异常Q波,因此又叫"Q波性心肌梗死"或"ST段抬高性心肌梗死"。

2.非透壁性心肌梗死

此型的心肌坏死累及心内膜下和/或中层心肌,但没有波及整个心室壁到外膜,梗死灶分布常较广泛,严重者可累及左心室壁4个面的心内膜下心肌,常见于冠状动脉严重狭窄但未完全闭塞者,心电图表现为ST段压低,一般无异常Q波,又称"非Q波心肌梗死"或"心内膜下心肌梗死"。

3.灶性心肌梗死

心肌梗死范围较小,呈灶性分布于心室壁内,心电图无ST段抬高和异常Q波,临床常易漏诊而为尸检发现,血肌钙蛋白的测定有助于微型心肌梗死的判断。

三、临床表现

急性心肌梗死的临床表现与梗死的范围、部位和侧支循环形成等密切相关。

(一)先兆

半数以上患者在发病前数天有乏力、胸部不适及活动时心悸、气急、烦躁、心绞痛等前驱症状,其中以新发心绞痛(初发型心绞痛)或原有心绞痛加重(恶化型心绞痛)最为突出;心绞痛发作较以往频繁、剧烈、持续时间长、硝酸甘油疗效差、诱发因素不明显;心电图示 ST 段一过性明显抬高(变异性心绞痛)或压低,T 波倒置或增高(假性正常化)。此时应警惕近期内发生心肌梗死的可能。发现先兆,及时住院处理,可使部分患者避免发生心肌梗死。

(二)症状

1.疼痛

疼痛是最先出现的症状,多发生于清晨,疼痛发生的部位和性质常类似于心绞痛,但多无明显诱因,且常发生于静息或睡眠时,疼痛程度较重,范围较广,持续时间较长(可达数小时或数天),休息和含硝酸甘油多不能缓解。患者常烦躁不安、出汗、恐惧或有濒死感。少数患者(多为糖尿病或老年患者)无疼痛,或一开始即表现为休克或急性心力衰竭。部分患者疼痛位于上腹部,易被误认为胃穿孔或急性胰腺炎等急腹症;部分患者疼痛放射至下颌、颈部或背部上方,易被误认为牙痛或骨关节痛。另有少数患者在整个急性病程中无任何明显症状,而被以后体检或尸检发现曾患过心肌梗死。

2.全身症状

全身症状主要有发热、心动过速、白细胞计数增高和血沉增快等,系由坏死物质吸收所致。发热一般于疼痛发生后 24～48 小时出现,程度与梗死范围常呈正相关,体温一般在 38 ℃ 左右,很少超过39 ℃,持续 1 周左右。

3.胃肠道症状

约 1/3 的患者在疼痛剧烈时伴有频繁的恶心、呕吐和上腹胀痛,与迷走神经受坏死心肌刺激和心排血量降低致组织灌注不足等有关;肠胀气亦不少见,重症者可发生呃逆(以下壁心肌梗死多见)。

4.心律失常

心律失常见于 75%～95% 的患者,多发生于起病 1～2 周内,而以 24 小时内最为多见,可伴乏力、头晕、晕厥等症状。心律失常以室性心律失常最多见,尤其是室性期前收缩。若室性期前收缩呈频发(>5 次/分)、成对、成串(连发≥3 个)、多源性出现或落在前一心搏的易损期(R 在T 上)时,常为心室颤动的先兆。房室传导阻滞和束支传导阻滞也较多见,多见于下壁心肌梗死。室上性心律失常则较少,多发生在心力衰竭患者中。前壁心肌梗死易发生室性心律失常,若前壁心肌梗死并发房室传导阻滞或右束支传导阻滞,表明梗死范围广泛,病情严重。

5.低血压和休克

疼痛时血压下降常见,未必是休克,但如疼痛缓解后收缩压仍低于 10.7 kPa(80 mmHg),且伴有烦躁不安、面色苍白、皮肤湿冷、脉细而快、大汗淋漓、尿量减少(<20 mL/h)、神志迟钝甚至昏厥者,则为休克表现。休克多在起病后数小时至 1 周内发生,见于约 20% 的急性心肌梗死患者。休克主要是由心肌广泛(40% 以上)坏死、心排血量急剧下降所致,也与神经反射引起的周围血管扩张或血容量不足等因素有关。休克一般持续数小时至数天,可反复出现,严重者可在数小时内致死。

6.心力衰竭

心力衰竭主要是急性左心衰竭,可在起病最初几天内发生或在疼痛、休克好转阶段出现,系梗死后心脏舒缩力明显减弱或收缩不协调所致,发生率为 32%～48%。表现为呼吸困难、咳嗽、发绀、烦躁等,严重者可发生肺水肿,随后出现颈静脉怒张、肝大、水肿等右心衰竭表现。右心室梗死者可一开始即出现右心衰竭表现,伴血压下降。

(三)体征

1.心脏体征

心脏浊音界可有轻至中度增大,心率多增快,少数也可减慢,心尖处和胸骨左缘之间扪及迟缓的收缩期膨出,是由心室壁反常运动所致,可持续几天至几周;心尖区有时可扪及额外的收缩期前的向外冲动,伴有听诊时的第四心音(即房性或收缩期前奔马律),系左心室顺应性减弱使左心室舒张末期压力升高所致。第一、二心音多减弱,可出现第四心音(房性)奔马律,少数有第三心音(室性)奔马律。占 10%～20% 的患者在发病第 2～3 小时出现心包摩擦音,系反应性纤维蛋白性心包炎所致。乳头肌功能障碍或断裂引起二尖瓣关闭不全时,心尖区可出现粗糙的收缩期杂音或伴收缩中晚期喀喇音。发生室间隔穿孔者,胸骨左下缘出现响亮的收缩期杂音,常伴震颤。右心室梗死较重者可出现颈静脉怒张,深吸气时更为明显。

2.血压

除发病极早期可出现一过性血压升高外,几乎所有患者在病程中都会有血压降低。起病前有高血压者,血压可降至正常;起病前无高血压者,血压可降至正常以下,且可能不再恢复到发病前的水平。

3.其他

另外可有与心律失常、休克或心力衰竭有关的其他体征。

四、辅助检查

(一)心电图检查

心电图常有进行性改变,对急性心肌梗死的诊断、定位、定范围、估计病情演变和预后都有帮助。

1.特征性改变

(1)急性 ST 段抬高性心肌梗死(STEMI):在面向梗死区的导联上出现下列特征性改变。①宽而深的 Q 波(病理性 Q 波)。②ST 段呈弓背向上型抬高。③T 波倒置,往往宽而深,两肢对称。在背向心肌梗死区的导联上则出现相反的改变,即 R 波增高、ST 段压低和 T 波直立并增高。

(2)急性非 ST 段抬高性心肌梗死(NSTEMI):①不出现病理性 Q 波。②ST 段压低 $\geqslant 0.1\ mV$,但 aVR(有时还有 V_1)导联 ST 段抬高。③对称性 T 波倒置。

2.动态性改变

(1)STEMI。①超急性期改变:起病数小时内,可无异常,或出现异常高大、两肢不对称的 T 波。②急性期改变:数小时后,ST 段明显抬高呈弓背向上,与直立的 T 波相连形成单向曲线;数小时到 2 天内出现病理性 Q 波,同时 R 波降低,Q 波在 3～4 天内稳定不变,以后 70%～80% 者永久存在。③亚急性期改变:如未进行治疗干预,ST 段抬高持续数天至 2 周并逐渐回到基线水平;T 波则变为平坦或倒置。④慢性期改变:数周至数月以后,T 波呈 V 形倒置,两肢对称,波谷尖锐,T 波倒置可永久存在,也可在数月到数年内逐渐恢复。

(2)NSTEMI:ST 段普遍压低(除 aVR 或 V_1 导联外)或轻度抬高,继而 T 波倒置,但始终不出现Q波,但相应导联的R波电压进行性降低。ST-T改变可持续数天、数周或数月。

3.定位和定范围

STEMI的定位和定范围可根据出现特征性改变的心电图导联数来判断(表2-1)。

表2-1　急性ST段抬高性心肌梗死的心电图定位诊断

导联	前间壁	前壁	前侧壁	广泛前壁	下壁①	高侧壁②	正后壁③
V_1	+	+		+			−
V_2	+	+		+			−
V_3	+	+		+			−
V_4		+		+			
V_5		±	+	+			
V_6			+	+			
V_7			+				+
V_8							+
V_9							±
aVR							
aVL			+	±	−	+	
aVF				…	+		
I			+	±		+	
II				…	+		
III				…	+		

注:①即膈面。右心室心肌梗死不易从心电图得到诊断,但CR_4或V_4R导联的ST段抬高,可作为下壁心肌梗死扩展到右心室的诊断参考指标。②在V_5、V_6、V_7导联高1~2肋处可能有正面改变。③在V_1、V_2、V_3导联R波增高。同理,在前侧壁梗死时,V_7、V_8导联的R波也增高。"+"为正面改变,表示典型ST段上抬、Q波及T波变化;"−"为反面改变,表示与上述相反的变化;"±"为可能有正面改变;"…"为可能有反面改变。

(二)超声心动图

超声心动图可以根据室壁运动异常判断心肌缺血和梗死区域,并可将负荷状态下室壁运动异常分为运动减弱、运动消失、矛盾运动及室壁瘤。该技术有助于除外主动脉夹层,评估心脏整体和局部功能、乳头肌功能和室间隔穿孔的发生等。

(三)放射性核素检查

1.放射性核素扫描

利用坏死心肌细胞中的钙离子能结合放射性锝(Tc)焦磷酸盐或坏死心肌细胞的肌凝蛋白可与其特异性抗体结合的特点,静脉注射^{99m}Tc-焦磷酸盐或^{111}In-抗肌凝蛋白单克隆抗体进行"热点"扫描或照相;或利用坏死心肌血供断绝和瘢痕组织中无血管以致^{201}Tl(铊)或^{99m}Tc-MIBI不能进入细胞的特点,静脉注射这些放射性核素进行"冷点"扫描或照相,均可显示心肌梗死的部位和范围。前者主要用于急性期,后者主要用于慢性期。

2.放射性核素心腔造影

静脉内注射焦磷酸亚锡被细胞吸附后,再注射^{99m}Tc即可使红细胞或清蛋白被标记上放射性核素,得到心腔内血池显影,可显示室壁局部运动障碍和室壁瘤,测定左心室射血分数,判断心室功能。

3.正电子发射计算机断层扫描

利用发射正电子的核素示踪剂如^{18}F、^{11}C、^{12}N等进行心肌显像,既可判断心肌血流灌注,也可了解心肌的代谢情况,准确评估心肌的存活状态。

(四)实验室检查

针对急性心肌梗死可做如下实验室检查。

1.一般实验室检查

起病24~48小时后,白细胞计数可增至$(10\sim20)\times10^9/L$,中性粒细胞数增多至75%~90%,嗜酸性粒细胞数减少或消失;血沉加快;C-反应蛋白(CRP)增高。这些炎症反应可持续1~3周。起病数小时至2天血中游离脂肪酸增高,明显增高者易发生严重室性心律失常。血糖可应激性增高,糖耐量可下降,2~3周后恢复。

2.血心肌坏死标志物增高

(1)肌红蛋白:起病后2小时内升高,12小时内达高峰,24~48小时内恢复正常。

(2)肌钙蛋白I(cTnI)或T(cTnT):均于起病3~4小时后升高,其中cTnI于11~24小时达高峰,7~10天降至正常;cTnT于24~48小时达高峰,10~14天降至正常。

(3)肌酸激酶同工酶(CK-MB):起病后4小时内增高,16~24小时达高峰,3~4天恢复正常。

对心肌坏死标志物的测定应进行综合评价,如肌红蛋白在急性心肌梗死后出现最早,也十分敏感,但特异性不强;cTnT和cTnI出现稍延迟,敏感性强,特异性高,在症状出现后6小时内测定为阴性者,则6小时后应再复查,其缺点是持续时间可长达10~14天,对在此期间出现胸痛者,不利于判断是否为出现新的梗死;CK-MB虽不如cTn敏感,但对急性心肌梗死早期(起病<4小时)诊断有较重要价值,其增高程度能较准确地反映梗死范围,其高峰出现时间是否提前有助于判断溶栓治疗是否成功。

以往沿用多年的急性心肌梗死心肌酶谱测定,包括肌酸激酶(CK)、天门冬酸氨基转移酶(AST)和乳酸脱氢酶(LDH),其特异性及敏感性均远不如上述心肌坏死标志物高,但仍有一定的参考价值。三者在急性心肌梗死发病后6~10小时开始升高,分别于12小时、24小时和2~3天内达高峰,并分别于3~4天、3~6天和1~2周内回降至正常。

五、治疗

急性心肌梗死是临床最急危重症之一,"时间就是心肌,心肌就是生命"。因此必须争分夺秒地进行抢救和治疗。

(一)内科治疗

强调及早发现,以及早住院,并加强住院前的就地处理。

治疗原则:尽快恢复心肌血液再灌注,挽救濒死心肌,防止梗死范围扩大,缩小心肌缺血范围,保护和维持心脏功能;及时处理严重心律失常、泵衰竭和各种并发症,防止猝死,使患者不但能渡过急性期,且康复后还能保存尽可能多的有功能心肌。

1.监护和一般治疗

(1)休息:急性期宜卧床休息,保持环境安静,减少探视,防止不良刺激,解除焦虑,以减轻心脏负担。

(2)吸氧:吸氧特别用于休克或泵衰竭患者,对一般患者也有利于防止心律失常、改善心肌缺血和缓解疼痛。通常在发病早期给予持续鼻导管或面罩吸氧 2～3 天,氧流量为 3～5 L/min。病情严重者根据氧分压处理。

(3)监测:在冠心病监护室对患者心电、血压和呼吸进行监测,同时观察其神志、出入量和末梢循环,对严重泵衰竭者还需监测肺毛细血管压和静脉压。除颤仪应随时处于备用状态。

2.解除疼痛

选用下列药物尽快解除疼痛。

(1)哌替啶 50～100 mg 肌内注射,必要时 1～2 小时后再注射一次,以后每 4～6 小时可重复应用;吗啡 5～10 mg 稀释后静脉注射,每次 2～3 mL。注意对呼吸功能的抑制。

(2)疼痛较轻者,可用可待因或罂粟碱 0.03～0.06 g 肌内注射或口服,或再试用硝酸甘油 0.3～0.6 mg 或硝酸异山梨酯 5～10 mg 舌下含化或静脉滴注,注意可引起心率增快和血压下降。

3.心肌再灌注治疗

起病后应尽早并最迟在 12 小时内实施心肌再灌注治疗(如到达医院后 30 分钟内开始溶栓或 90 分钟内开始介入治疗),可使闭塞的冠状动脉再通,心肌得到再灌注,濒临坏死的心肌可能得以存活或使坏死范围缩小,可防止或减轻梗死后心肌重塑,改善患者预后,是一种积极的治疗措施。

(1)溶栓疗法:即通过溶解血管中的新鲜血栓而使血管再通,具有简便、经济、易操作等优点,早期应用可改善症状,降低病死率。对无条件施行或估计不能及时(接诊后 90 分钟之内)实施急症介入治疗的急性 STEMI 患者,应在接诊后 30 分钟内行溶栓治疗。

适应证:①发病 12 小时以内,心电图至少两个相邻导联 ST 段抬高(胸导联≥0.2 mV,肢导联≥0.1 mV),或新出现或推测新出现的左束支传导阻滞,患者年龄<75 岁。②发病 12 小时以内且 12 导联心电图符合正后壁的 STEMI 患者。③急性 STEMI 发病时间已超过 12 小时但在 24 小时之内者,若仍有进行性缺血性胸痛或广泛 ST 段抬高,仍应给予溶栓治疗。④对年龄 ≥75 岁但 ST 段明显性抬高的急性心肌梗死患者,经慎重权衡利弊后仍可考虑溶栓治疗,但用药剂量宜减少。

绝对禁忌证:①出血性脑卒中史,或 3 个月(不包括 3 小时)内有缺血性脑卒中者。②脑血管结构异常(如动静脉畸形)患者。③颅内恶性肿瘤(原发或转移)患者。④可疑主动脉夹层患者。⑤活动性出血或出血体质者(月经者除外)。⑥3 个月内有严重头面部闭合性创伤患者。

相对禁忌证:①慢性、严重高血压病史血压控制不良,或目前血压≥24.0/14.7 kPa (180/110 mmHg)者。②3 个月之前有缺血性脑卒中、痴呆或已知的其他颅内病变者。③3 周内有创伤或大手术史,或较长时间(>10 分钟)的心肺复苏史者。④近 2～4 周有内脏出血者。⑤有不能压迫的血管穿刺者。⑥妊娠。⑦活动性消化性溃疡。⑧目前正在使用治疗剂量的抗凝药或已知有出血倾向者。⑨5 天前用过链激酶或对该药有过敏史而计划再使用该药者。

溶栓药物的应用:纤维蛋白溶酶激活剂可激活血栓中纤维蛋白溶酶原,使其转变为纤维蛋白溶酶而溶解冠状动脉内血栓。国内常用的溶栓药物有以下几种。①尿激酶(UK):150 万～200 万单位(或2.2 万单位/千克)溶于 100 mL 注射盐水中,于 30～60 分钟内静脉滴入。溶栓结束后继续用普通肝素或低分子肝素 3～5 天。②链激酶(SK)或重组链激酶(rSK):150 万单位在 30～60 分钟内静脉滴入,注意可出现寒战、发热等变态反应。③重组组织型纤维蛋白溶酶原激活剂(rt-PA):阿替普酶,全量 100 mg 在 90 分钟内静脉给予,具体用法:先于 2 分钟内静脉注射

15 mg,继而在 30 分钟内静脉滴注 50 mg,之后于 60 分钟内再滴注 35 mg;国内有报道半量给药法也能奏效,即总量 50 mg,先静脉注射 8 mg,再将剩余的 42 mg 于 90 分钟内静脉滴入。瑞替普酶,10 MU 于 2 分钟以上静脉注射,30 分钟后重复上述剂量。注意用 rt-PA 前先静脉注射负荷剂量普通肝素 60 U/kg,随后静脉注射 12 U/kg,调整 APTT 在 50～70 秒,连用 3～5 天。

溶栓再通直接判断指标:即根据冠状动脉造影显示的血流情况,采用 TIMI 分级标准,将冠状动脉血流分为 4 级。①TIMI 0 级:梗死相关血管完全闭塞,远端无造影剂通过;②TIMT 1 级:少量造影剂通过冠状动脉闭塞处,但远端血管不显影;③TIMI 2 级:梗死相关血管完全显影,但与正常血管相比血流缓慢;④TIMI 3 级:梗死相关血管完全显影,且血流正常。

溶栓再通间接判断指标:即临床判断标准。具备下列 2 项或以上者视为再通(但②和③组合除外):①心电图抬高的 ST 段于用药开始后 2 小时内回降＞50％。②胸痛于用药开始后 2 小时内基本消失。③用药开始后 2 小时内出现再灌注性心律失常,如各种快速、缓慢性心律失常,最常见为一过性非阵发性室性心动过速。④血清 CK-MB 酶峰值提前至 12～14 小时内出现,cTn 峰值提前至 12 小时内。

(2)紧急主动脉-冠状动脉旁路移植术。

4.消除心律失常

心律失常必须及时消除,以免演变为严重心律失常甚至猝死。

(1)室性心律失常。频发室性期前收缩或室性心动过速,立即用以下药物。①利多卡因:50～100 mg 稀释后静脉注射,每 5～10 分钟重复一次,直至期前收缩消失或用药总量达 300 mg,继以 1～3 mg/min 维持静脉滴注。稳定后可用美西律维持口服。②胺碘酮:首剂 75～150 mg(负荷量≤5 mg/kg)生理盐水 20 mL 稀释,10 分钟内静脉注射,有效后继以 0.5～1 mg/min 维持静脉滴注,总量＜1 200 mg/d,必要时 2～3 天后改为口服,负荷量 600～800 mg/d,7 天后改为维持量 100～400 mg/d。③索他洛尔:首剂 1～1.5 mg/kg 葡萄糖 20 mL 稀释,15 分钟内静脉注入,必要时重复 1.5 mg/kg 一次,后可改用口服,每天 160～640 mg。

室性心动过速药物疗效不满意时,尤其是发生持续多形性室性心动过速或心室颤动时,应尽快采用同步或非同步直流电除颤或复律。

(2)缓慢性心律失常:对缓慢性窦性心律失常,可用阿托品 0.5～1 mg 反复肌内或静脉注射;若同时伴有低血压,可用异丙肾上腺素;药物无效或不良反应明显时可应用临时心脏起搏治疗。

对房室传导阻滞出现下列情况时,宜安置临时心脏起搏器:①二度Ⅱ型或三度房室传导阻滞伴 QRS 波增宽者。②二度或三度房室传导阻滞出现过心室停搏者。③三度房室传导阻滞心室率＜50 次/分,伴有明显低血压或心力衰竭药物治疗效果差者。④二度或三度房室传导阻滞合并频发室性心律失常或伴有血流动力学障碍者。

(3)室上性快速心律失常:可选用 β 受体阻滞剂、洋地黄类制剂(起病 24 小时后)、维拉帕米、胺碘酮等,药物治疗不能控制时,也可考虑用同步直流电转复。

5.控制休克

(1)补充血容量:估计有血容量不足,或中心静脉压和肺动脉楔压(PCWP)低者,用右旋糖酐-40 或 5％～10％葡萄糖静脉滴注,补液后如中心静脉压上升至 1.8 kPa(13.26 mmHg)以上或 PCWP＞2.4 kPa(18 mmHg)时,则应停止扩容。右心室梗死时,中心静脉压的升高未必是补充血容量的禁忌。

(2)应用升压药:若补充血容量后血压仍不升,且 PCWP 和心排血量正常时,提示周围血管张力不足,可用多巴胺起始剂量 4.32~7.2 mg/(kg·d)静脉滴注,或去甲肾上腺素 2~8 μg/min 静脉滴注,亦可选用多巴酚丁胺,起始剂量 4.32~14.4 mg/(kg·d)静脉滴注。

(3)应用血管扩张剂:若经上述处理血压仍不上升,且 PCWP 增高,心排血量低或周围血管明显收缩以致四肢厥冷并有发绀时,可用硝普钠静脉滴注,15 μg/min 开始,每 5 分钟逐渐增量,至 PCWP 降至 2.0~2.4 kPa(15~18 mmHg);或硝酸甘油 10~20 μg/min 开始,每 5~10 分钟增加 5~10 μg/min,直至左心室充盈压下降。

(4)其他治疗:措施包括纠正酸中毒、避免脑缺血、保护肾功能及必要时应用洋地黄制剂等。为了降低心源性休克导致的死亡率,主张有条件的医院用主动脉内气囊反搏(IABP)治疗。

6.治疗心力衰竭

治疗心力衰竭主要是治疗急性左心衰竭,以应用吗啡(或哌替啶)和利尿剂为主,亦可选用血管扩张剂减轻左心室负荷,用多巴酚丁胺 240 mg/(kg·d)静脉滴注,或用短效血管紧张素转换酶抑制剂。由于最早期出现的心力衰竭主要是坏死心肌间质充血和水肿引起的顺应性下降所致,而左心室舒张末期容量尚不增大,因此在梗死发生后 24 小时内应尽量避免使用洋地黄制剂。右心室梗死患者慎用利尿剂。

7.其他治疗

下列治疗方法可能有助于挽救濒死心肌,防止梗死扩大,缩小缺血范围,加快愈合,但有些治疗方法尚未完全成熟或疗效尚存争议,因此可根据患者具体情况选用。

(1)血管紧张素转换酶抑制剂和血管紧张素Ⅱ受体阻滞剂:若无禁证且收缩压>13.3 kPa (100 mmHg)[或较前下降不超过 4.0 kPa(30 mmHg)]者,可在起病早期从低剂量开始应用血管紧张素转换酶抑制剂,有助于改善恢复期心肌重塑,降低心力衰竭发生率和病死率,尤其适用于前壁心肌梗死伴肺充血或 LVEF<40%的患者。常用制剂有卡托普利起始6.25 mg,然后 12.5~25 mg,每天 2 次;依那普利 2.5 mg,每天 2 次;雷米普利 5~10 mg,每天1次;福辛普利 10 mg,每天 1 次。不能耐受血管紧张素转换酶抑制剂者,可选用血管紧张素Ⅱ受体阻滞剂,如氯沙坦、缬沙坦或坎地沙坦等。

(2)抗凝和抗血小板治疗:在梗死范围较广、复发性梗死或有梗死先兆者可考虑应用。其药物治疗包括:①继续应用阿司匹林。②应用肝素或低分子量肝素,维持凝血时间在正常的两倍左右(试管法 20~30 分钟,APTT 法 60~80 秒,ACT 法 300 秒左右)。③氯吡格雷 75 mg,每天1 次,维持应用,必要时先给予 300 mg 负荷量。④血小板糖蛋白Ⅱb/Ⅲa 受体阻滞剂:可选择用于血栓形成的高危患者尤其接受 PCI 的高危患者。有出血、出血倾向或出血既往史、严重肝肾功能不全、活动性消化溃疡、血压过高、新近手术而伤口未愈者,应慎用或禁用。

(3)调脂治疗:3-羟基-3-甲基戊二酰辅酶 A(HMG-CoA)还原酶抑制剂可以稳定粥样斑块,改善内皮细胞功能,建议及早应用。如辛伐他汀每天 20~40 mg,普伐他汀每天 10~40 mg,氟伐他汀每天 40~80 mg,阿托伐他汀每天 10~80 mg,或瑞舒伐他汀每天 5~20 mg。

(4)极化液:氯化钾 1.5 g,胰岛素 8~10 U 加入 10%葡萄糖液 500 mL 中静脉滴注,每天 1~2 次,7~14 天为 1 个疗程。极化液可促进心肌摄取和代谢葡萄糖,使钾离子进入细胞内,恢复细胞膜极化状态,有利于心脏正常收缩,减少心律失常,并促使心电图抬高的 ST 段回到等电位线。近年有人建议在上述溶液中加入硫酸镁 5 g,称为改良极化液,但不主张常规应用。

8.右心室梗死的处理

治疗措施与左心室梗死略有不同。右心室心肌梗死引起右心衰竭伴低血压而无左心衰竭表现时,宜扩张血容量治疗。在血流动力学监测下静脉补液,直到低血压得到纠治或肺毛细血管压达 2.0~2.4 kPa(15~18 mmHg);如输液 1~2 L 后低血压未能纠正,可用正性肌力药物如多巴酚丁胺。不宜用利尿药。伴有房室传导阻滞者可予以临时心脏起搏治疗。

9.急性非 ST 段抬高性心肌梗死的处理

无 ST 段抬高的急性心肌梗死住院期病死率较低,但再梗死率、心绞痛再发生率和远期病死率则较高。低危组患者(无并发症、血流动力稳定、不伴反复胸痛)以阿司匹林和肝素尤其是低分子量肝素治疗为主;中危组(伴持续或反复胸痛,心电图无变化或 ST 段压低 1 mV 左右)和高危组(并发心源性休克、肺水肿或持续低血压)患者则以介入治疗为首选。

10.并发症处理

并发栓塞时,用溶栓和/或抗凝疗法。室壁瘤如影响心功能或引起严重心律失常,宜手术切除或同时做冠状动脉旁路移植手术。心脏破裂和乳头肌功能严重失调可考虑手术治疗,但手术死亡率高。心肌梗死后综合征可用糖皮质激素或阿司匹林、吲哚美辛等治疗。

11.恢复期的处理

如病情稳定,体力增进,可考虑出院。主张出院前做症状限制性运动负荷心电图、放射性核素和/或超声显像检查,若显示心肌缺血或心功能较差,宜行冠状动脉造影检查,以决定是否进一步处理。提倡恢复期进行康复治疗,逐步进行适当的体育锻炼,有利于体力和工作能力的提高。如每天 1 次或每周至少 4 次进行≥30 分钟的运动(步行、慢跑、踏车或其他有氧运动),并辅以日常活动的增加(如工作间歇步行、园艺和家务等)。经 2~4 个月的体力活动锻炼后,酌情恢复部分或轻体力工作;部分患者可恢复全天工作,但应避免过重体力劳动或精神过度紧张。

(二)介入治疗

PCI 是目前公认的首选的最安全有效的恢复心肌再灌注的治疗手段,因此具备实施介入治疗条件的医院,应尽早对急性心肌梗死患者实施急症介入治疗。

1.直接 PCI

直接 PCI 即不行溶栓治疗,直接实施 PCI。适应证:①ST 段抬高或新出现左束支传导阻滞(影响 ST 段分析)的心肌梗死。②ST 段抬高性心肌梗死并发心源性休克。③适合再灌注治疗而有溶栓禁忌证。④非 ST 段抬高性心肌梗死,梗死相关动脉严重狭窄,血流<TIMI 2 级。

注意事项:①发病 12 小时以上一般不宜施行急症 PCI。②不宜对非梗死相关的动脉施行急症 PCI。③急症 PCI 要由有经验者实施,以避免延误治疗时机和出现不良后果。④对心源性休克者宜先行主动脉内气囊反搏治疗,并待血压稳定后再实施 PCI。

2.补救性 PCI

补救性 PCI 即溶栓治疗后闭塞冠状动脉未再通,再补行 PCI 治疗。溶栓治疗后仍有明显胸痛,抬高的 ST 段无明显降低者,应尽快进行冠状动脉造影,如显示 TIMI 血流 0~2 级,说明相关动脉未再通,宜立即施行 PCI。

3.溶栓治疗再通者的 PCI

溶栓治疗成功的患者,如无缺血复发表现,可在 7~10 天后行冠状动脉造影,如残留的狭窄病变适宜 PCI 治疗,则可给予 PCI。

(三)外科治疗

急性心肌梗死的外科冠状动脉旁路移植手术主要用于:①介入治疗失败或溶栓治疗无效且有手术指征者。②冠状动脉造影显示高危病变(如左主干病变)者。③心肌梗死后合并室壁瘤、室间隔穿孔或乳头肌功能不全所致严重二尖瓣反流者。④非 Q 波性心肌梗死内科治疗效果不佳者。

六、护理

(一)一般护理

1.休息与活动

急性期宜卧床休息,保持环境安静,减少探视,防止不良刺激,解除焦虑,以减轻心脏负担。一般主张急性期卧床休息 12～24 小时,对有并发症者,可视病情适当延长卧床休息时间。若无再发心肌缺血、心力衰竭或严重心律失常等并发症,24 小时内应鼓励患者在床上行肢体活动,第 3 天可在病房内走动,第 4～5 天逐步增加活动,直至每天 3 次步行 100～150 m,以不感到疲劳为限,防止静脉血栓形成。

2.饮食

第 1 天应给予清淡流质饮食,随后半流质饮食,2～3 天后软食,选择低盐、低脂低胆固醇、高维生素、易消化饮食,少食多餐,不宜过饱。要给予必需的热量和营养。伴心功能不全者应适当限制钠盐。

3.常规使用缓泻剂

预防便秘,防止大便用力引起心脏缺血缺氧甚至猝死。

4.注意劳逸结合

当病程进入康复期后可适当进行康复锻炼,锻炼过程中应注意观察有否胸痛、呼吸困难、脉搏增快,甚至心律、血压及心电图的改变,一旦出现应停止活动,并及时就诊。

(二)对症护理及病情观察护理

(1)在冠心病监护室进行心电图、血压、呼吸、神志、出入量、末梢循环的监测,及时发现心律失常、休克、心力衰竭等并发症的早期症状。备好各种急救药品和设备。

(2)疼痛可加重心肌缺血缺氧,使梗死面积扩大,应及早采取有效的止疼措施,给予吸氧,静脉滴注硝酸甘油,严重者可选用吗啡等。

(3)对于有适应证的患者,应配合医师积极做好各项准备工作,进行溶栓疗法和急诊 PTCA,此举可以使闭塞的冠状动脉再通,心肌得到再灌注,是解除疼痛最根本的方法,近年来已在临床推广应用。

(4)积极治疗高血压、高脂血症、糖尿病等疾病。

(5)避免各种诱发因素,如紧张、劳累、情绪激动、便秘、感染等。

(6)并发症的观察及护理:①观察心律失常的发生,急性期患者持续心电监护,观察患者有无晕厥等表现,评估有无电解质紊乱的征象。②防止发生左心衰竭,严密观察患者有无咳嗽、咳痰及呼吸困难表现;避免一切可能加重心脏负担的因素,如饱餐、用力排便等;注意控制液体入量及速度。③休克的观察,监测生命体征及意识状况,如患者血压下降、表情淡漠、心率增快、四肢湿冷应及时通知医师并按休克处理。④观察心电图动态变化,注意室壁瘤的发生。⑤观察肢体活动情况,注意有无下肢静脉血栓的形成和栓塞表现。

(三)用药观察与护理

按医嘱服药,随身常备硝酸甘油等扩张冠状动脉的药物,并定期复查、随访。尿激酶等溶栓药主要的不良反应是引起组织或器官出血,使用前应详细询问患者有无出血病史、近期有无出血倾向或潜在的出血危险。用药时应守护在患者身边,严格调节滴速,严密观察心电图情况,备除颤器于患者床旁,用药后注意观察溶栓效果及出血情况,及时配合医师处理。

(四)心理护理

在配合医师抢救患者的同时,做好患者及家属的解释安慰工作,关心体贴患者,重视其感受,并有针对性的进行疏导及帮助。保持环境安静,避免不良刺激加重患者心理负担,帮助患者树立战胜疾病的信心。

(五)出院指导

1.运动

患者应根据自身情况逐渐增加活动量,出院后 3 个月内恢复日常生活,选择适合自己的有规则的运动项目,避免剧烈运动,防止疲劳。

2.饮食

选择低盐、低脂低胆固醇、高维生素饮食,避免过饱,戒烟限酒,保持理想体重。

3.避免诱发因素

避免紧张、劳累、情绪激动、便秘、感染等。积极治疗高血压、高脂血症、糖尿病等疾病。

4.用药指导

坚持按医嘱服药,注意药物不良反应,定期复查。

(曹秋美)

第三节 原发性高血压

原发性高血压是以血压升高为主要临床表现但原因不明的综合征,通常简称为高血压。高血压是导致充血性心力衰竭、卒中、冠心病、肾衰竭、夹层动脉瘤的发病率和病死率升高的主要危险性因素之一,严重影响人们的健康和生活质量,是最常见的疾病,防治高血压非常必要。

一、血压分类和定义

目前,我国采用国际上统一的血压分类和标准,将 18 岁以上成人的血压按不同水平分类(表 2-2),高血压定义为收缩压≥18.7 kPa(140 mmHg)和/或舒张压≥12.0 kPa(90 mmHg),根据血压升高水平,又进一步将高血压分为 1、2、3 级。

表 2-2 血压的定义和分类(WHO/ISH,1999 年)

类别	收缩压(mmHg)		舒张压(mmHg)
理想血压	<120	和	<80
正常血压	<130	和	<85
正常高值	130~139	或	85~89
高血压			
1 级(轻度)	140~159	或	90~99
亚组:临界高血压	140~149	或	90~94

续表

类别	收缩压（mmHg）		舒张压（mmHg）
2级（中毒）	160～179	或	100～109
3级（重度）	≥180	或	≥110
单纯收缩期高血压	≥140	和	＜90
亚组：临界收缩期高血压	140～149	和	＜90

注：当患者的收缩压和舒张压分属不同分类时，应当用较高的分类。

二、病因

(一)遗传

高血压具有明显的家族性，父母均为高血压者其子女患高血压的概率明显高于父母均无高血压者的概率。约60%高血压患者可询问到有高血压家族史。

(二)饮食

膳食中钠盐摄入量与人群血压水平和高血压病患病率呈正相关。摄盐越多，血压水平和患病率越高，钾摄入量与血压呈负相关，限制钠补充钾可使高血压患者血压降低。钾的降压作用可能是通过促进排钠而减少细胞外液容量。有研究表明膳食中钙不足可使血压升高。大量研究显示高蛋白质摄入、饮食中饱和脂肪酸或饱和脂肪酸/不饱和脂肪酸比值较高、饮酒量过多都属于升压因素。

(三)精神

城市脑力劳动者高血压患病率超过体力劳动者，从事精神紧张度高的职业者发生高血压的可能性较大，长期生活在噪声环境中听力敏感性减退者患高血压也较多。高血压患者经休息后往往症状和血压可获得一定改善。

(四)肥胖

超重或肥胖是血压升高的重要危险因素。一般采用体重指数（BMI），即体重（kg）/身高（m）^{2}（以20～24为正常范围）。血压与BMI呈明显正相关。肥胖的类型与高血压发生关系密切，向心性肥胖者容易发生高血压，表现为腰围往往大于臀围。

(五)其他

服避孕药妇女容易出现血压升高。一般在终止服用避孕药后3～6个月血压常恢复正常。阻塞性睡眠呼吸暂停综合征（OSAS）是指睡眠期间反复发作性呼吸暂停。OSAS常伴有重度打鼾，患此病的患者常有高血压。

三、发病机制

原发性高血压的发病机制至今还没有一个完整统一的认识。目前认为高血压的发病机制集中在以下几个方面。

(一)交感神经系统活性亢进

已知反复的精神刺激与过度紧张可以引起高血压。长期处于应激状态如从事驾驶员、飞行员等职业者高血压患病率明显增高。当大脑皮质兴奋与抑制过程失调时，交感神经和副交感神经之间的平衡失调，交感神经兴奋性增加，其末梢释放去甲肾上腺素、肾上腺素、多巴胺、血管升压素等儿茶酚胺类物质增多,从而引起阻力小动脉收缩增强使血压升高。

(二)肾素-血管紧张素-醛固酮系统(RAAS)激活

肾小球旁细胞分泌的肾素,激活从肝脏产生的血管紧张素原转化为血管紧张素Ⅰ,然后再经肺循环中的血管紧张素转换酶(ACE)的作用转化为血管紧张素Ⅱ。血管紧张素Ⅱ作用于血管紧张素Ⅱ受体,有如下作用:①直接使小动脉平滑肌收缩,外周阻力增加。②刺激肾上腺皮质球状带,使醛固酮分泌增加,致使肾小管远端集合管的钠重吸收加强,导致水钠潴留。③交感神经冲动发放增加使去甲肾上腺素分泌增加。以上作用均可使血压升高。近年来发现血管壁、心脏、脑、肾脏及肾上腺中也有RAAS的各种组成成分。局部RAAS各成分对心脏、血管平滑肌的作用,可能在高血压发生和发展中有更大影响,占有十分重要的地位。

(三)其他

细胞膜离子转运异常可使血管收缩反应性增强和平滑肌细胞增生与肥大,血管阻力增高;肾脏潴留过量摄入的钠盐,使体液容量增大,机体为避免心排血量增高使组织过度灌注,全身阻力小动脉收缩增强,导致外周血管阻力增高;胰岛素抵抗所致的高胰岛素血症可使电解质代谢发生障碍,还使血管对体内升压物质反应性增强,血液中儿茶酚胺水平增加,血管张力增高,从而使血压升高。

四、病理生理和病理解剖

高血压病的早期表现为全身细小动脉的间歇性痉挛,仅有主动脉壁轻度增厚,全身细小动脉和脏器无明显的器质性改变,患者多无明显症状。如病变持续,可导致许多脏器受累,最重要的是心、脑、肾组织的病变。

(一)心脏

心脏主要表现为左心室肥厚和扩大,病变晚期可导致心力衰竭。这种由高血压引起的心脏病称为高血压性心脏病。长期高血压还可引起冠状动脉粥样硬化。

(二)脑

由于脑细小动脉的长期硬化和痉挛,使动脉壁缺血、缺氧而通透性增高,容易形成微小动脉瘤,当血压突然升高时,微小动脉瘤破裂,从而发生脑出血。高血压可促使脑动脉发生粥样硬化,导致脑血栓形成。

(三)肾脏

细小动脉硬化引起的缺血使肾小球缺血、变性、坏死,继而纤维化及玻璃样变,并累及相应的肾小管,使之萎缩、消失,间质出现纤维化。因残存的肾单位越来越少,最终导致肾衰竭。

五、临床表现

(一)症状

大多数患者早期症状不明显,常见症状有头痛、头晕、耳鸣、眼花、乏力、心悸,还有的表现为失眠、健忘、注意力不集中、情绪易波动或发怒等。经常在体检或其他疾病就医检查时发现血压升高。血压升高常与情绪激动、精神紧张、体力活动有关,休息或去除诱因血压可下降。

(二)体征

血压受昼夜、气候、情绪、环境等因素影响波动较大。一般清晨起床活动后血压迅速升高,夜间血压较低;冬季血压较高,夏季血压较低;情绪不稳定时血压高;在医院或诊所血压明显增高,在家或医院外的环境中血压低。体检时可听到主动脉瓣区第二心音亢进、收缩期杂音,长期高血压时有心尖冲动明显增强,搏动范围扩大及心尖冲动左移体征,提示左心室增大。

(三)恶性或急进性高血压

患者发病急骤,舒张压多持续在 17.3~18.7 kPa(130~140 mmHg)或更高。常有头痛、视力模糊或失明,视网膜可发生出血、渗出及视盘水肿,肾脏损害突出,持续蛋白尿、血尿及管型尿,病情进展迅速,如不及时治疗,易出现严重的脑、心、肾损害,发生脑血管意外、心力衰竭和尿毒症,最后多因尿毒症而死亡,但也可死于脑血管意外或心力衰竭。

六、并发症

(一)高血压危象

在情绪激动、精神紧张、过度劳累、寒冷等诱因作用下,小动脉发生强烈痉挛,血压突然急剧升高,收缩压可达 34.7 kPa(260 mmHg)、舒张压可达 16.0 kPa(120 mmHg)以上,影响重要脏器血液供应而出现危急症状。在高血压的早、中、晚期均可发生。患者出现头痛、恶心、呕吐、烦躁、心悸、出汗、视力模糊等征象,伴有椎-基底动脉、视网膜动脉、冠状动脉等累及的缺血表现。

(二)高血压脑病

高血压脑病发生在重症高血压患者,是指血压突然或短期内明显升高,由于过高的血压干扰了脑血管的自身调节机制,脑组织血流灌注过多造成脑水肿。出现中枢神经功能障碍征象。临床表现为弥漫性严重头痛、呕吐、烦躁、意识模糊、精神错乱、局灶性或全身抽搐,甚至昏迷。

(三)主动脉夹层

主动脉夹层指主动脉腔内的血液通过内膜的破口进入主动脉壁中层而形成的血肿,夹层分离突然发生时多数患者突感胸部疼痛,向胸前及背部放射,随夹层涉及范围而可以延至腹部、下肢及颈部。疼痛剧烈难以忍受,起病后即达高峰,呈刀割或撕裂样。突发剧烈的胸痛常误诊为急性心肌梗死。高血压是导致本病的重要因素。患者因剧痛而有休克外貌,焦虑不安、大汗淋漓、面色苍白、心率加速,从而使血压升高。

(四)其他

其他并发症可并发急性左心衰竭、急性冠脉综合征、脑出血、脑血栓形成、腔隙性脑梗死、慢性肾衰竭等。

七、辅助检查

(一)测量血压

定期测量血压是早期诊断高血压和评估严重程度的主要方法,采用经验证合格的水银柱或电子血压计,测量安静休息坐位时上臂肱动脉处血压,必要时还应测量平卧位和站立位血压。但须在未服用降压药物情况下的不同时间测量 3 次血压,才能确诊。对偶有血压超出正常值者,需定期重复测量后确诊。通常在医疗单位或家中随机测血压的方式不能可靠地反映血压的波动和在休息、日常活动状态下的情况。近年来,24 小时动态血压监测已逐渐应用于临床及高血压的防治工作上。一般监测的时间为 24 小时,测压时间间隔为 15~30 分钟,可较为客观和敏感地反映患者的实际血压水平,可了解血压的昼夜变化节律性和变异性,估计靶器官损害与预后,比随机测血压更为准确。动态血压监测的参考标准正常值为 24 小时低于 17.3/10.7 kPa(130/80 mmHg),白天低于 18.0/11.3 kPa(135/85 mmHg),夜间低于 16.7/10.0 kPa(125/75 mmHg)。

正常血压波动夜间 2～3 时处于血压最低,清晨迅速上升,上午 6～10 时和下午 16～18 时出现两个高峰,尔后缓慢下降。高血压患者的动态血压曲线也类似,但波动幅度较正常血压时大。

(二)体格检查

除常规检查外还有身高、体重、双上肢血压,颈动脉及上下肢动脉搏动情况,颈、腹部血管有无杂音,腹主动脉搏动,肾增大,眼底等的情况。

(三)尿液检查

通过肉眼观察尿的颜色、透明度、有无血尿;测比重、pH、糖和蛋白含量,并做镜下检验。尿比重降低(<1.010)提示肾小管浓缩功能障碍。正常尿液 pH 为 5～7,原发性醛固酮增多症尿呈酸性。

(四)血生化检查

空腹血糖、血钾、肌酐、尿素氮、尿酸、胆固醇、甘油三酯、低密度脂蛋白、高密度脂蛋白等。

(五)超声心动图检查

超声心动图能更为可靠地诊断左心室肥厚,测定计算所得的左心室重量指数(LVMI),是一项反映左心室肥厚及其程度的较为准确的指标,与病理解剖的相关性和符合率好。超声心动图还可评价高血压患者的心功能,包括左心室射血分数、收缩功能、舒张功能。

(六)眼底检查

眼底检查可见血管迂曲,颜色苍白,反光增强,动脉变细,视网膜渗出、出血、视盘水肿等。眼底改变可反映高血压的严重程度,分为 4 级:①Ⅰ级,动脉出现轻度硬化、狭窄、痉挛、变细;②Ⅱ级,视网膜动脉中度硬化、狭窄,出现动脉交叉压迫,静脉阻塞;③Ⅲ级,动脉中度以上狭窄伴局部收缩,视网膜有棉絮状渗出、出血和水肿;④Ⅳ级,出血或渗出物伴视盘水肿。高血压眼底改变与病情的严重程度和预后密切相关。

(七)胸透或胸片、心电图检查

胸透或胸片、心电图检查对诊断高血压及评估预后都有帮助。

八、治疗

(一)目的

治疗目的是通过降压治疗使高血压患者的血压达标,以期最大限度地降低心脑血管发病和死亡的总危险。

(二)降压目标值

一般高血压人群降压目标值<18.7/12.0 kPa(140/90 mmHg);高血压高危患者(糖尿病及肾病)降压目标值<17.3/10.7 kPa(130/80 mmHg);老年收缩期性高血压的降压目标值为收缩压 18.7～20.0 kPa(140～150 mmHg),舒张压<12.0 kPa(90 mmHg)但不低于 8.7～9.3 kPa(65～70 mmHg),舒张压降得过低可能抵消收缩压下降得到的好处。

(三)非药物治疗

非药物治疗主要是改善生活方式,改善生活方式对降低血压和心脑血管危险的作用已得到广泛认可,所有患者都应采用,这些措施包括以下几点。

1.戒烟

吸烟所致的危害是使高血压并发症如心肌梗死、脑卒中和猝死的危险性明显增加,加重脂质代谢紊乱,降低胰岛素敏感性,降低内皮细胞依赖性血管扩张效应,并降低或抵消降压治疗的疗效。戒烟对心脑血管的良好益处,任何年龄组均可显示。

2.减轻体重

超重10%以上的高血压患者体重减少5 kg,血压便有明显降低,体重减轻亦可增加降压药物疗效,对改善糖尿病、胰岛素抵抗、高脂血症和左心室肥厚等均有益。

3.减少过多的乙醇摄入

戒酒和减少饮酒可使血压明显降低,适量饮酒仍有明显加压反应者应戒酒。

4.适当运动

适当运动有利于改善胰岛素抵抗和减轻体重,提高心血管调节能力,稳定血压水平。较好的运动方式是低或中等强度的运动,可根据年龄及身体状况选择,中老年高血压患者可选择步行、慢跑、上楼梯、骑车等,一般每周3～5次,每次30～60分钟。运动强度可采用心率监测法,运动时心率不应超过最大心率(180 或 170 次/分)的 60%～85%。

5.减少钠盐的摄入量、补充钙和钾盐

膳食中约大部分钠盐来自烹调用盐和各种腌制品,所以应减少烹调用盐及腌制品的食用,每人每天食盐量摄入应少于 2.4 g(相当于氯化钠 6 g)。通过食用含钾丰富的水果如香蕉、橘子和蔬菜如油菜、香菇、大枣等,增加钾的摄入。喝牛奶补充钙的摄入。

6.多食含维生素丰富的食物

多吃水果和蔬菜,减少食物中饱和脂肪酸的含量和脂肪总量。

7.减轻精神压力,保持心理平衡

长期精神压力和情绪忧郁是降压治疗效果欠佳的重要原因,亦可导致高血压。应对患者做耐心的劝导和心理疏导,鼓励其参加社交活动、户外活动等。

(四)降压药物治疗对象

高血压 2 级或以上患者≥21.3/13.3 kPa(160/100 mmHg);高血压合并糖尿病、心、脑、肾靶器官损害患者;血压持续升高 6 个月以上,改善生活方式后血压仍未获得有效控制者。从心血管危险分层的角度,高危和极高危患者应立即开始使用降压药物强化治疗。中危和低危患者则先继续监测血压和其他危险因素,之后再根据血压状况决定是否开始药物治疗。

(五)降压药物治疗

1.降压药物分类

现有的降压药种类很多,目前常用降压药物可归纳为以下几大类(表2-3):利尿剂、β受体阻滞剂、钙通道阻滞剂、血管紧张素转换酶抑制剂和血管紧张素Ⅱ受体阻滞剂、α受体阻滞剂。

表 2-3　常用降压药物名称、剂量及用法

药物种类	药名	剂量(mg)	用法(每天)
利尿剂	氢氯噻嗪	12.5～25	1～3 次
	呋塞米	20	1～2 次
	螺内酯	20	1～3 次
β受体阻滞剂	美托洛尔	12.5～50	2 次
	阿替洛尔	12.5～25	1～2 次
钙通道阻滞剂	硝苯地平控释片	30	1 次
	地尔硫䓬缓释片	90～180	1 次

续表

药物种类	药名	剂量(mg)	用法(每天)
血管紧张素转换酶抑制剂	卡托普利	25～50	2～3次
	依那普利	5～10	1～2次
血管紧张素Ⅱ受体阻滞剂	缬沙坦	80～160	1次
	伊贝沙坦	150	1次
α受体阻滞剂	哌唑嗪	0.5～3	2～3次
	特拉唑嗪	1～8	1次

2.联合用药

临床实际使用降压药时,由于患者心血管危险因素状况、并发症、靶器官损害、降压疗效、药物费用及不良反应等,都可能影响降压药的具体选择。任何药物在长期治疗中均难以完全避免其不良反应,联合用药可使不同的药物互相取长补短,有可能减轻或抵消某些不良反应。联合用药可减少单一药物剂量,提高患者的耐受性和依从性。现在认为,2级高血压≥21.3/13.3 kPa(160/100 mmHg)患者在开始时就可以采用两种降压药物联合治疗,有利于血压在相对较短的时间内达到目标值。比较合理的两种降压药联合治疗方案是利尿药与β受体阻滞剂;利尿药与ACEI或血管紧张素受体拮抗剂(ARB);二氢吡啶类钙通道阻滞剂与β受体阻滞剂;钙通道阻滞剂与ACEI或ARB,α阻滞剂和β阻滞剂。必要时也可用其他组合,包括中枢作用药如α₂受体激动剂、咪哒唑啉受体调节剂,以及ACEI与ARB;国内研制了多种复方制剂,如复方降压片、降压0号等,以当时常用的利舍平、双肼屈嗪、氢氯噻嗪为主要成分,因其有一定降压效果,服药方便且价格低廉而广泛使用。

(六)高血压急症的治疗

高血压急症是指短时期内血压重度升高,收缩压>26.7 kPa(200 mmHg)和/或舒张压>17.3 kPa(130 mmHg),伴有重要器官组织如大动脉、心脏、脑、肾脏、眼底的严重功能障碍或不可逆性损害。需要做紧急处理。

1.迅速降压

(1)硝普钠:同时直接扩张动脉和静脉,降低前、后负荷。开始时以50 mg/500 mL浓度每分钟10～25 μg速率静脉滴注,即刻发挥降压作用。使用硝普钠必须密切观察血压,避光静脉滴注,根据血压水平仔细调节滴注速度,硝普钠可用于各种高血压急症。一般使用不超过7天,长期或大剂量使用应注意可能发生氰化物中毒。

(2)硝酸甘油:选择性扩张冠状动脉与大动脉和扩张静脉。开始时以每分钟5～10 μg速度静脉点滴,然后根据血压情况增加滴注速度至每分钟20～50 μg。降压起效快,停药后作用消失亦快。硝酸甘油主要用于急性冠脉综合征或急性心力衰竭时的高血压急症。不良反应有头痛、心动过速、面部潮红等。

(3)地尔硫䓬:非二氢吡啶类钙通道阻滞剂,降压同时具有控制快速性室上性心律失常和改善冠状动脉血流量作用。配制成50～60 mg/500 mL浓度,以每小时5～15 mg速度静脉点滴,根据血压变化调整静脉输液速度。地尔硫䓬主要用于急性冠脉综合征、高血压危象。不良作用有面部潮红、头痛等。

(4)酚妥拉明:配制成10～30 mg/500 mL浓度缓慢静脉滴注,主要用于嗜铬细胞瘤高血压危象。

(5)其他药物:对血压明显增高,但症状不严重者,可舌下含用硝苯地平 10 mg,或口服卡托普利12.5～25.0 mg,哌唑嗪 1～2 mg 等。降压不宜过快过低。血压控制后,需口服降压药物,或继续注射降压药物以维持疗效。

2.制止抽搐

可用地西泮 10～20 mg 静脉注射,苯巴比妥 0.1～0.2 g 肌内注射。亦可予 25％硫酸镁溶液 10 mL 深部肌内注射,或以 5％葡萄糖溶液 20 mL 稀释后缓慢静脉注射。

3.脱水、排钠、降低颅内压

(1)呋塞米 20～40 mg 或依他尼酸钠 25～50 mg,加入 50％葡萄糖溶液 20～40 mL 中,静脉注射。

(2)20％甘露醇或 25％山梨醇静脉快速滴注,半小时内滴完。

4.其他并发症的治疗

对主动脉夹层分离,应采取积极的降压治疗,诊断确定后,宜施行外科手术治疗。

九、护理

(一)一般护理

1.休息

早期高血压患者可参加工作,但不要过度疲劳,坚持适当的锻炼,如骑自行车、跑步、做体操及打太极拳等。要有充足的睡眠,保持心情舒畅,避免精神紧张和情绪激动,消除恐惧、焦虑、悲观等不良情绪。晚期血压持续增高,伴有心、肾、脑病时应卧床休息。关心体贴患者,使其精神愉快,鼓励患者树立战胜疾病的信心。

2.饮食

饮食方面应给低盐、低脂肪、低热量饮食,以减轻体重。因为摄入总热量太大超过消耗量,多余的热量转化为脂肪,身体就会发胖,体重增加,提高血液循环的要求,必定提高血压。鼓励患者多食水果、蔬菜、戒烟、控制饮酒、咖啡、浓茶等刺激性饮料。少吃胆固醇含量多的食物,对服用排钾利尿剂的患者应注意补充含钾高的食物如蘑菇、香蕉、橘子等。肥胖者应限制热能摄入,控制体重在理想范围之内。

3.病房环境

病房环境应整洁、安静、舒适、安全。

(二)对症护理及病情观察护理

1.剧烈头痛

当出现剧烈头痛伴恶心、呕吐,常系血压突然升高、高血压脑病,应立即让患者卧床休息,并测量血压及脉搏、心率、心律,积极协助医师采取降压措施。

2.呼吸困难、发绀

呼吸困难、发绀系高血压引起的左心衰竭所致,应立即给予舒适的半卧位,及时给予氧气吸入。按医嘱应用洋地黄治疗。

3.心悸

严密观察脉搏、心率、心律变化并做好记录。安静休息,严禁下床,并安慰患者消除紧张情绪。

4.水肿

晚期高血压伴心肾衰竭时可出现水肿。护理中注意严格记录出入量,限制钠盐和水分摄入。严格卧床休息,注意皮肤护理,严防压疮发生。

5.昏迷、瘫痪

昏迷、瘫痪系晚期高血压引起脑血管意外所引起。应注意安全护理,防止患者坠床、窒息、肢体烫伤等。

6.病情观察护理

对血压持续增高的患者,应每天测量血压 2～3 次,并做好记录,必要时测立、坐、卧位血压,掌握血压变化规律。如血压波动过大,要警惕脑出血的发生。如在血压急剧增高的同时,出现头痛、视物模糊、恶心、呕吐、抽搐等症状,应考虑高血压脑病的发生。如出现端坐呼吸、喘憋、发绀、咳粉红色泡沫痰等,应考虑急性左心衰竭的发生。出现上述各种表现时均应立即送医院进行紧急救治。另外,在变换体位时也应动作缓慢,以免发生意外。有些降压药可引起水钠潴留。因此,需每天测体重,准确记录出入量,观察水肿情况,注意保持出入量的平衡。

(三)用药观察与护理

1.用药原则

终身用药,缓慢降压,从小剂量开始逐步增加剂量,即使血压降至理想水平后,也应服用维持量,老年患者服药期间改变体位要缓慢,以免发生意外,合理联合用药。

2.药物不良反应观察

使用噻嗪类和襻利尿剂时应注意血钾、血钠的变化;用 β 受体阻滞剂应注意其抑制心肌收缩力、心动过缓、房室传导时间延长、支气管痉挛、低血糖、血脂升高的不良反应;钙通道阻滞剂硝苯地平的不良反应有头痛、面红、下肢水肿、心动过速;血管紧张素转换酶抑制剂可有头晕、乏力、咳嗽、肾功能损害等不良反应。

(四)心理护理

患者多表现有易激动、焦虑及抑郁等心理特点,而精神紧张、情绪激动、不良刺激等因素均与高血压密切相关。因此,对待患者应耐心、亲切、和蔼、周到。根据患者特点,有针对性地进行心理疏导。同时,让患者了解控制血压的重要性,帮助患者训练自我控制的能力,参与自身治疗护理方案的制定和实施,指导患者坚持长期的饮食、药物、运动治疗,将血压控制在接近正常的水平,以减少对靶器官的进一步损害,定期复查。

十、出院指导

(一)饮食调节指导

强调高血压患者要以低盐、低脂肪、低热量、低胆固醇饮食为宜;少吃或不吃含饱和脂肪的动物脂肪,多食含维生素的食物,多摄入富含钾、钙的食物,食盐量应控制在 3～5 g/d,严重高血压病患者的食盐量控制在 1～2 g/d。饮食要定量、均衡、不暴饮暴食;同时适当地减轻体重,有利于降压。戒烟和控制酒量。

(二)休息和锻炼指导

高血压患者的休息和活动应根据患者的体质、病情适当调节,病重体弱者,应以休息为主。随着病情好转,血压稳定,每天适当从事一些工作、学习、劳动将有益身心健康;还可以增加一些适宜的体能锻炼,如散步、慢跑、打太极拳、体操等有氧活动。患者应在运动前了解自己的身体状况,以此来决定自己的运动种类、强度、频度和持续时间。注意规律生活,保证充足的休息和睡眠,对于睡眠差、易醒、早醒者,可在睡前饮热牛奶 200 mL,或用 40～50 ℃ 温水泡足 30 分钟,或选择自己喜爱的放松精神情绪的音乐协助入睡。总之,要注意劳逸结合,养成良好的生活习惯。

(三)心理健康指导

高血压病的发病机制是除躯体因素外,心理因素占主导地位,强烈的焦虑、紧张、愤怒及压抑常为高血压病的诱发因素,因此教会患者自我调节和自我控制能力是关键。护士要鼓励患者保持豁达、开朗愉快的心境和稳定的情绪,培养广泛的爱好和兴趣。同时指导家属为患者创造良好的生活氛围,避免引起患者情绪紧张、激动和悲哀等不良刺激。

(四)血压监测指导

建议患者自行购买血压计,随时监测血压。指导患者和家属正确测量血压的方法,监测血压、做好记录,复诊时对医师加减药物剂量会有很好的参考依据。

(五)用药指导

由于高血压是一种慢性病,需要长期的、终身的服药治疗,而这种治疗要患者自己或家属配合进行,所以患者及家属要了解服用的药物种类及用药剂量、用药方法、药物的不良反应、服用药物的最佳时间,以便发挥药物的最佳效果和减少不良反应。出现不良反应,要及时报告主诊医师,以便调整药物及采取必要的处理措施。切不可血压降下来就停药,血压上升又服药,血压反复波动,对健康极为不利。由于这类患者大多是年纪较大,容易遗忘服药,可建议患者在家中醒目之处做标记,以起到提示作用。对血压明显升高多年的患者,血压不宜下降过快,因为患者往往不能适应,并可导致心、脑、肾血液的供应不足而引起脑血管意外,如使用可引起明显直立性低血压药物时,应向患者说明平卧起立或坐位起立时,动作要缓慢,以免血压突然下降,出现晕厥而发生意外。

(六)按时就医

服完药出现血压升高或过低;血压波动大;出现眼花、头晕、恶心呕吐、视物不清、偏瘫、失语、意识障碍、呼吸困难、肢体乏力等情况时立即到医院就医。如病情危重,可求助 120 急救中心。

(曹秋美)

第四节　继发性高血压

继发性高血压是指继发于其他疾病或原因的高血压,也称为症状性高血压,只占人群高血压的 5％～10％。血压升高仅是这些疾病的一个临床表现。继发性高血压的临床表现、并发症和后果与原发性高血压相似。继发性高血压的原发病可以治愈,而原发病治愈之后高血压症状也随之消失,而延误诊治又可产生各种严重并发症,故需及时早期诊断,早期治疗继发性高血压是非常重要的。继发性高血压的主要病因有以下几点。①肾脏病变:如急慢性肾小球肾炎、慢性肾盂肾炎、肾动脉狭窄、糖尿病性肾炎、先天遗传性肾病、红斑狼疮、多囊肾及肾积水等。②大血管病变:如肾动脉粥样硬化、肾动脉痉挛、肾动脉先天性异常、动脉瘤等大血管畸形(先天性主动脉缩窄)、多发性大动脉炎等。③妊娠高血压综合征:多发生于妊娠晚期,严重时要终止妊娠。④内分泌性病变:如嗜铬细胞瘤、原发性醛固酮增多症、皮质醇增多症等。⑤脑部疾病:如脑瘤、脑部创伤、颅内压升高等。⑥药源性因素:如长期口服避孕药、器官移植长期应用激素等。

下面叙述常见的继发性高血压。

一、肾实质性高血压

(一)病理生理

发生高血压主要和肾脏病变导致钠水排泄障碍、产生高血容量状态及肾脏病变可能促使肾性升压物质分泌增加有关。

(二)临床表现

1.急性肾小球肾炎

急性肾小球肾炎多见于青少年,有急性起病及链球菌感染史,有发热、血尿、水肿史。

2.慢性肾小球肾炎

慢性肾小球肾炎与原发性高血压伴肾功能损害者区别不明显,但有反复水肿史、贫血、血浆蛋白低、蛋白尿出现早而血压升高相对轻,眼底病变不明显。

3.糖尿病肾病

无论是胰岛素依赖性型糖尿病或是非胰岛素依赖性型,均可发生肾损害而有高血压,肾小球硬化。肾小球毛细血管增厚为主要的病理改变。早期肾功能正常,仅有微量清蛋白尿,血压也可能正常,伴随病情发展,出现明显蛋白尿及肾功能不全而诱发血压升高。

4.慢性肾盂肾炎

患者既往有急性尿感染病史,出现尿急、尿痛、尿频症状,尿常规可见白细胞,尿细菌培养阳性,一般肾盂肾炎不引起血压升高,当肾功能损害程度重时,可以出现高血压症状,肾衰竭。

(三)治疗

同原发性高血压及相关疾病治疗。

二、肾动脉狭窄性高血压

(一)病理生理

发生高血压主要是肾动脉主干及分支狭窄,造成肾实质缺血,以及肾素-血管紧张素-醛固酮系统、激肽释放酶-激肽-前列腺素系统的升压、降压作用失衡,即可出现高血压症状。在我国由于肾动脉狭窄引起的高血压病患者中,大动脉炎占70%,纤维肌性发育不良占20%、动脉粥样硬化仅占5%。可为单侧或双侧性。

(二)临床表现

患者多为中青年女性,多无高血压家族史;高血压的病程短,进展快,多呈恶性高血压表现;一般降压治疗反应差,本病多有舒张压中、重度升高,腹部及腰部可闻及血管性杂音,眼底呈缺血性改变。大剂量断层静脉肾盂造影,放射性核素肾图有助于诊断,肾动脉造影可明确诊断。

(三)治疗

治疗手段包括手术、经皮肾动脉成形术和药物治疗。手术治疗包括血流重建术、肾移植术、肾切除术。经皮穿刺肾动脉成形术是治疗肾动脉狭窄的主要方法,其成功率达80%~90%;创伤小,疗效好,为首选治疗方法。使用降压药物时,选药原则同原发性高血压。但对一般降压药物反应不佳。ACEI有降压效果,但可能使肾小球滤过率进一步降低,使肾功能不全恶化。钙通道阻滞剂有降压作用,并不明显影响肾功能。

63

三、嗜铬细胞瘤

（一）病理生理

嗜铬细胞瘤是肾上腺髓质或交感神经节等内皮组织嗜铬细胞的肿瘤的通称。最早发现的肿瘤在肾上腺，后来在交感神经元组织中也发现了具有相同生物特性的肿瘤。肾上腺部位的嗜铬细胞瘤产生肾上腺素和去甲肾上腺素，二者通过兴奋细胞膜的肾上腺素能 α 和 β 受体而发生效能，从而引起血压升高及其他心血管和代谢改变。

（二）临床表现

血压波动明显，阵发性血压增高伴心动过速、头痛、出汗、面色苍白等症状，严重时可有心律失常、心绞痛、急性心力衰竭、脑卒中等。发作时间一般为数分钟至数小时，多为诱发因素引起，如体位改变、情绪波动、触摸肿瘤部位等。对一般降压药物无效，或高血压伴血糖升高，代谢亢进等表现者应疑及本病。在血压增高期测定血与尿中儿茶酚胺及其代谢产物香草基杏仁酸（VMA）测定有助于诊断，酚苄明试验（10 mg 每天 3 次），3 天内血压降至正常，对诊断有价值。B 超、CT、MRT 检查可发现并确定肿瘤的部位及形态，大多数嗜铬细胞瘤为良性，可做手术切除，效果好，约 10% 嗜铬细胞瘤为恶性，肿瘤切除后可有多处转移灶。

（三）治疗

手术治疗为首选的治疗方法。只有临床上确诊为恶性嗜铬细胞瘤已转移，或患者不能耐受手术时，才行内科治疗。

四、原发性醛固酮增多症

（一）病理生理

肾上腺皮质增生或肿瘤分泌过多醛固酮所致。过量分泌的醛固酮通过其水钠潴留效应导致高血压。水钠潴留使细胞外液容量明显增加，故心排量增多引起血压升高。最初，高血压是容量依赖性的，血压升高与钾丢失同时存在。随着病程延长，长期细胞内钠浓度升高和细胞内低钾直接导致血管平滑肌收缩，使外周血管阻力升高，逐渐出现阻力性高血压。

（二）临床表现

临床上以长期高血压伴顽固的低钾血症为特征，可有肌无力、周期性瘫痪、烦渴、多尿、室性期前收缩及其他室性心律失常，心电图可有明显 U 波、Q-T 间期延长等表现。血压多为轻、中度增高。实验室检查有低钾血症、高钠血症、代谢性碱中毒，血浆肾素活性降低，尿醛固酮排泄增多等。螺内酯试验阳性，具有诊断价值。

（三）治疗

大多数原发性醛固酮增多症是由单一肾上腺皮质腺瘤所致，手术切除是最好的治疗方法，术前应控制血压，纠正低钾。药物治疗，尤其适用于肾上腺皮质增生引起的特发性醛固酮增多症，可做肾上腺大部切除术，但效果差、一般需用药物治疗。常用药物有螺内酯、钙通道阻滞剂、糖皮质激素等。

五、皮质醇增多症

（一）病理生理

肾上腺皮质肿瘤或增生分泌糖皮质激素过多所致，又称为库欣综合征，为促肾上腺皮质激素

（ACTH）过多或肾上腺病变所致。此外,长期大量应用糖皮质激素治疗某种病可引起医源性类库欣综合征;患者本身垂体肾上腺皮质受到抑制、功能减退,一旦停药或遭受应激,可发生肾上腺功能低下。

（二）临床表现

除高血压外,尚有向心性肥胖,满月脸,多毛,皮肤细薄而有紫纹,血糖增高等特征性表现。实验室检查24小时尿中17-羟皮质类固醇或17-酮皮质类固醇增多、地塞米松抑制试验及促肾上腺皮质激素兴奋试验阳性有助于诊断。颅内蝶鞍X线检查,肾上腺CT放射性碘化胆固醇肾上腺扫描可用于病变定位诊断。

（三）治疗

皮质醇增多症病因复杂,治疗方法也各不相同。已知的病因有垂体性库欣病、肾上腺瘤、肾上腺癌、不依赖于ACTH双侧肾上腺增生、异位ACTH综合征等。治疗方法涉及手术、放射治疗及药物治疗。

六、主动脉缩窄

（一）病理生理

多数为先天性血管畸形,少数为多发性大动脉炎所引起高血压。

（二）临床表现

上肢血压增高,而下肢血压不高或降低,呈上肢血压高于下肢的反常现象,腹主动脉、股动脉及其他下肢动脉搏动减弱或不能触及,右肩胛间区、腋部可有侧支循环动脉的搏动和杂音或腹部听诊有血管杂音。检查胸部X线摄影可显示左心室扩大迹象,主动脉造影可明确诊断。

（三）治疗

对缓解期慢性期患者考虑外科手术治疗,急性期的可应用甲氨蝶呤和糖皮质激素,要密切监测血压,另外抗血栓应用阿司匹林对症治疗,应用扩血管及降压药。

七、妊娠高血压疾病

妊娠高血压疾病(旧称妊高征),平均发病率为9.2%,是造成母婴围生期发病和死亡的重要原因之一。

（一）病理生理

妊娠高血压疾病基本病变为全身小动脉痉挛,导致全身脏器血流不畅,微循环供血不足,组织缺血缺氧,血管痉挛和血压升高导致血管内皮功能紊乱和损害,前列腺素合成减少,血栓素产生增多。结果血小板和纤维蛋白原等物质通过损伤处沉积在血管内皮下,进一步使管腔狭窄,加重组织缺血、缺氧,又刺激血管收缩,使周围循环阻力增大,血压进一步升高。

（二）临床表现

妊娠高血压疾病常于妊娠20周后开始发病,以血压升高、蛋白尿及水肿为特征。表现为体重增加过多,每周增加>0.5 kg,经休息水肿不消退,后出现高血压。病情继续发展出现先兆子痫、子痫。重度妊娠高血压疾病血管病变明显,可导致重要脏器损害,出现严重并发症。妊娠高血压疾病时血细胞比容<35%,血小板计数<$100×10^9$/L(10万/立方毫米),呈进行性下降,白/球比例倒置;重度妊娠高血压疾病可出现溶血。妊娠高血压疾病主要应与慢性高血压或肾脏病合并妊娠相鉴别。

(三)治疗

1.一般治疗

注意休息,轻症无须住院,中、重度患者应入院治疗。保证足够睡眠及思想放松。休息、睡眠时取左侧卧位,少食盐及刺激性食物,戒酒。保证能量供应及足够蛋白质;对于中、重度患者每4小时测一次血压,密切注意血压变化。

2.药物治疗

轻度患者适当服用镇静药物,如地西泮、苯巴比妥等,以保证休息。一般不用降压药物和解痉药。中度患者,硫酸镁是首选解痉药,硫酸镁血浓度治疗量为 $2\sim3$ mmol/L, >3.5 mmol/L时膝腱反射消失, >7.5 mmol/L时可出现心跳呼吸停止。由于硫酸镁的中毒量和治疗量很接近,因此使用时应严防中毒。妊娠高血压疾病当血压 $>22.0/15.1$ kPa(165/113 mmHg)时,可能引起孕产妇脑血管意外、视网膜剥脱、胎盘灌流减少和胎盘早剥等。因此降压治疗是重要措施之一。应避免血压下降过快、过低而影响胎盘灌流导致胎儿缺血缺氧。对重度妊娠高血压疾病的心力衰竭伴水肿,可疑早期急性肾衰竭、子痫和脑水肿者,可应用快速利尿剂和20%甘露醇脱水降颅压。

3.扩容治疗

重度妊娠高血压疾病时因小动脉痉挛导致血容量相对不足,因此扩容应在解痉治疗的基础上进行。

八、护理措施及出院指导

参阅原发性高血压有关护理部分。

(陈　瑾)

第五节　急性心力衰竭

急性心力衰竭是指因急性心脏病变引起心排血量急剧降低而导致的组织器官灌注不足和急性淤血综合征。临床上以急性左心衰竭较为常见,主要表现为肺水肿或心源性休克,是严重的急危重症,抢救是否及时合理与患者预后密切相关。急性右心衰竭即急性肺源性心脏病,主要由大面积肺梗死所致。

一、病因与发病机制

使心排血量急剧降低和肺静脉压突然升高的心脏结构或功能性突发异常,均可导致急性左心衰竭。

(一)急性弥漫性心肌损害

急性弥漫性心肌损害引起心肌收缩力急剧下降,如急性广泛心肌梗死、急性重症心肌炎等。

(二)急性机械性阻塞

急性机械性阻塞引起心脏压力负荷突然加重,排血受阻,如严重的心瓣膜狭窄、心室流出道梗阻、心房内血栓或黏液瘤嵌顿、动脉主干或大分支栓塞等。

(三)急性心脏容量负荷加重

如外伤、急性心肌梗死或感染性心内膜炎等引起的心瓣膜损害穿孔、腱索断裂致瓣膜急性反流、心室乳头肌功能不全、间隔穿孔,主动脉窦动脉瘤破裂入心腔,以及静脉输血或输液过多或过快等。

(四)急性心室舒张受限

如急性大量心包积液或积血、快速异位心律等。

(五)严重的心律失常

严重的心律失常使心脏暂停排血或排血量明显减少,如心室颤动和其他严重的室性心律失常、心室暂停、明显的心动过缓等。

上述原因导致心排血量急剧减少,左室舒张末期压迅速升高,肺静脉回流不畅,肺静脉压快速升高,肺毛细血管压随之升高,使血管内液体渗入到肺间质和肺泡内,形成急性肺水肿。肺水肿早期可因交感神经激活使血压升高,但随着病情的持续进展,血管反应性减弱,血压将逐步下降。

二、临床表现

根据心排血功能减退的程度、速度、持续时间及代偿程度的不同,急性心力衰竭可表现为晕厥、休克、急性肺水肿和心搏骤停。主要为急性肺水肿,表现为突发严重的呼吸困难,呼吸频率常达 30~40 次/分,患者强迫坐位,面色灰白,发绀,大汗,烦躁,同时频繁咳嗽,咳粉红色泡沫状痰,极重者可因脑缺氧而致神志模糊。发病开始可有一过性血压升高,病情如不缓解,血压则持续下降直至休克;两肺满布湿性啰音和哮鸣音,心率快,心尖部第一心音减弱,可同时伴有舒张早期第三心音奔马律,肺动脉瓣第二心音亢进。

三、治疗

急性左心衰竭病情危急,其高度呼吸困难和缺氧是致命性威胁,必须尽快使之缓解。

(一)体位

患者取坐位或半卧位,两腿下垂,以减少静脉回流,降低心脏前负荷。

(二)吸氧

立即高流量鼻导管给氧,对病情特别严重者应采用面罩呼吸机持续加压给氧,以增加肺泡内压,加强气体交换并对抗组织液向肺泡内渗透。在吸氧的同时使用抗泡沫剂,可使肺泡内泡沫消失,增加气体交换面积。一般可用 20%~30%乙醇置于氧气滤瓶中随氧气吸入,若患者不能耐受,可降低乙醇浓度或间断给予。

(三)镇静

吗啡 3~5 mg 稀释后缓慢静脉注射,必要时每隔 15 分钟重复一次,共 2~3 次。吗啡既可迅速扩张体静脉,减少回心血量,降低左心房压力和心脏前负荷,又可减少躁动和呼吸困难,降低周围小血管阻力,减轻心脏后负荷,增加心排血量。但对老年患者尤其伴有阻塞性肺病、低血压或休克等患者,吗啡易致呼吸抑制,应慎用或禁用,需要时可酌减剂量或改为肌内注射或改用哌替啶。

(四)快速利尿

呋塞米 20~40 mg 于 2 分钟内静脉注射,10 分钟内可起效,15~30 分钟尿量开始增多,

60 分钟药效达高峰,作用持续 3～4 小时,4 小时后可重复一次。除利尿作用外,本药还有静脉扩张作用,有利于肺水肿的缓解。

(五)血管扩张剂

1.硝普钠

动、静脉血管扩张剂,尤其用于高血压性心脏病引起的肺水肿,静脉用药后 2～5 分钟起效。一般初始剂量为 0.5 μg/min 静脉滴注,然后根据血压调整用量,一般每 5 分钟增加 5～10 μg/min,直至症状缓解或使收缩压维持在 13.3 kPa(100 mmHg)左右。注意在调整用药剂量的最初阶段,更要密切观察血压变化,以免血压发生极端变化。对原有高血压者,血压降低幅度(绝对值)以不超过 4.0 kPa(30 mmHg)为度。硝普钠含有氰化物,长期连续用药可致氰化物中毒,一般要求连续用药不宜超过 7 天。

2.硝酸甘油

硝酸甘油可扩张小静脉,降低回心血量,使左心室舒张期末压及肺血管压降低,大剂量还可扩张小动脉而具有降压作用。可先试用舌下含服,也可直接以 10 μg/min 开始静脉滴注,然后每 5～10 分钟增加 5～10 μg/min,直至症状缓解或血压达到上述水平。

(六)其他辅助治疗

1.氨茶碱

氨茶碱可解除支气管痉挛,并有一定的正性肌力、扩血管和利尿作用,对缓解症状起辅助作用。

2.洋地黄制剂

洋地黄制剂最适合用于室上性快速性心律失常引起的肺水肿。毛花苷 C 首剂 0.4～0.8 mg,稀释后静脉注射,2 小时后可酌情再给予 0.2～0.4 mg;地高辛 0.5～0.75 mg,稀释后静脉注射。注意洋地黄类药物对二尖瓣狭窄所致肺水肿无效,但对伴有心房颤动并快速心室率者,洋地黄可减慢心室率,有利于肺水肿的缓解。

3.α_1 受体阻滞剂

α_1 受体阻滞剂以扩张小动脉为主。酚妥拉明以 0.1～1 mg/min 开始静脉滴注,根据血压每 5～10 分钟调整一次剂量,最大剂量可增至 1.5～2 mg/min,注意监测血压。本药可引起心动过速,目前已较少应用。乌拉地尔 25 mg 静脉注射,如血压无明显降低,可重复用药,然后以 0.4～2 mg/min 的速度静脉滴注,并根据血压调整滴速。

4.低血压患者

伴有低血压者,宜先用多巴酚丁胺 2.88～14.4 mg/(kg·d)保持收缩压在 13.3 kPa(100 mmHg)以上,再用扩血管药物。

5.静脉穿刺

放血 300～500 mL,尤用于血容量负荷过重所致的肺水肿。

6.重症患者

重症患者应采用漂浮导管行床边血流动力学监测,以参考动脉血压及肺毛细血管压的变化调整用药。

7.其他

急性症状缓解后,应着手解除诱因和治疗基本病因。

四、护理

（1）立即协助患者取坐位，双腿下垂，减少回心血量而减轻肺水肿。

（2）高流量氧气吸入 6～8 L/min，并通过 20%～30% 的乙醇湿化，使肺泡内泡沫的表面张力降低而破裂，改善肺泡通气。吸氧时间不宜过长，以免引起乙醇中毒。

（3）严密观察病情变化，注意观察患者的生命体征，判断呼吸困难的程度，观察咳痰的情况、痰的性质和量，肺内啰音的变化，定时给患者叩背，协助患者咳嗽、排痰、保持呼吸道通畅。

（4）迅速建立静脉通道，遵医嘱正确使用药物，观察药物不良反应。使用利尿剂应严格记录尿量；使用血管扩张剂要注意输液速度和血压变化，防止低血压发生。硝普钠要现用现配，避光静脉滴注，防止低血压；洋地黄制剂静脉使用时要注意稀释、速度缓慢、均匀，并注意心率变化。

（5）注意监测尿量、血气分析结果、心电图的变化，对于安置气囊漂浮导管的患者应监测各项指标的变化。

（6）急性心功能不全患者常因严重呼吸困难而烦躁不安，当发生焦虑或恐惧时，应多陪伴患者，向其解释检查和治疗的目的，告诉患者医护人员正在积极采取措施，不适症状会逐渐控制。严重躁动的患者可遵医嘱给予吗啡镇静。

（张涵玉）

第六节　慢性心力衰竭

慢性心力衰竭也称慢性充血性心力衰竭，是大多数心血管疾病的最终归宿，也是最主要的死亡原因。在西方国家心力衰竭的基础心脏病构成以高血压、冠心病为主，我国过去以心瓣膜病为主，但近年来高血压、冠心病所占比例呈明显上升趋势。

一、病因

（一）基本病因

几乎所有的心脏或大血管疾病最终均可引起心力衰竭。心力衰竭反映心脏的泵血功能发生障碍，即心肌的舒缩功能不全。引起心力衰竭的最常见病因是心肌本身的病变，也可以是心脏负荷过重，或是心脏舒张受限，或上述因素并存。

1.原发性心肌损害

（1）缺血性心肌损害：心肌缺血和心肌梗死是引起心力衰竭最常见原因之一。

（2）心肌炎和心肌病：心肌炎症、变性或坏死（如风湿性或病毒性心肌炎、白喉性心肌坏死等）及各种类型的心肌病和结缔组织病心肌损害等，均可引起节段性或弥漫性心肌损害，导致心肌舒缩功能障碍，其中以病毒性心肌炎和原发性扩张型心肌病最为常见。

（3）心肌代谢障碍性疾病：可见于原发心肌病变如冠心病、肺心病等所致的心肌能量代谢障碍，也可见于继发性代谢障碍如糖尿病心肌病、高原病、休克、严重贫血，以及少见的维生素 B_1 缺乏和心肌淀粉样变性等。

2.心脏负荷过重

(1)压力负荷过重:压力负荷即后负荷,是指心脏在收缩时所承受的阻抗负荷。引起左、右心室压力负荷过重的常见疾病包括高血压、主动脉流出道受阻(如主动脉瓣狭窄、主动脉狭窄、梗阻性肥厚型心肌病)及肺动脉血流受阻(如肺动脉高压、肺动脉瓣狭窄、肺动脉狭窄、阻塞性肺病、肺栓塞)等。为了克服增高的射血阻力,保证射血量,心室肌早期会发生代偿性肥厚;而持久的负荷过重,会导致心肌发生结构和功能改变,心脏功能代偿失调,最终导致心力衰竭。

(2)容量负荷过重:容量负荷即前负荷,是指心脏在舒张期所承受的容量负荷。容量负荷过重见于以下情况:①心脏瓣膜关闭不全,引起血液反流,加重受血心腔负担,如主动脉瓣、二尖瓣、肺动脉瓣或三尖瓣的关闭不全。②先天性分流性心血管病,包括左向右或右向左分流,如房间隔缺损、室间隔缺损、动脉导管未闭和动-静脉瘘等,可加重供血心腔负担。③伴有全身血容量增多或循环血量增多的疾病,如慢性或严重贫血、甲状腺功能亢进、脚气性心脏病等。在容量负荷增加早期,心室腔代偿性扩大,心肌收缩功能尚能维持正常,但超过一定限度后,心肌结构和功能将发生改变,即出现心功能失代偿,最终导致心力衰竭。

3.心脏舒张受限

心脏舒张受限见于二尖瓣狭窄、心包缩窄、心脏压塞和原发性限制型心肌病等,可引起心室充盈受限,回心血量下降,导致肺循环或体循环充血。

(二)诱因

心力衰竭往往由一些增加心脏负荷的因素所诱发。常见诱发因素有以下几点。

1.感染

呼吸道感染最常见,其他感染如风湿活动、感染性心内膜炎、泌尿系统感染和各种变态反应性炎症等,也可诱发心力衰竭。感染可直接造成心肌损害,也可因其所致发热、代谢亢进和窦性心动过速等增加心脏负荷。

2.心律失常

各种类型的快速性心律失常可导致心排血量下降,增加心肌耗氧量,诱发或加重心肌缺血,其中心房颤动是器质性心脏病最常见的心律失常之一,也是心力衰竭最重要的诱发因素。严重的缓慢性心律失常可直接降低心排血量,诱发心力衰竭。

3.血容量增加

如饮食过度,摄入钠盐过多,输入液体过快,短期内输入液体过多等,均可诱发心力衰竭。

4.过度体力活动或情绪激动

体力活动、情绪激动和气候变化等,可增加心脏负荷,诱发心力衰竭。

5.贫血或出血

慢性贫血可致心排血量和心脏负荷增加,同时血红蛋白摄氧量减少,使心肌缺血缺氧甚至坏死,可导致贫血性心脏病。大量出血使血容量减少,回心血量和心排血量降低,并使心肌供血量减少和反射性心率加快,心肌耗氧量增加,导致心肌缺血缺氧,诱发心力衰竭。

6.其他因素

(1)妊娠和分娩。

(2)肺栓塞。

(3)治疗方法不当,如洋地黄过量或不足,不恰当停用降血压药等。

(4)原有心脏病变加重或并发其他疾病,如心肌缺血进展为心肌梗死、风湿性心瓣膜病风湿活动合并甲状腺功能亢进等。

二、病理解剖和病理生理

慢性心力衰竭的病理解剖改变包括以下几种。①心脏改变：如心肌肥厚和心腔扩大等。②器官充血性改变：包括肺循环和体循环充血。③血栓形成：包括心房和心室附壁血栓、动脉或静脉血栓形成及器官梗死。心腔内附壁血栓是心力衰竭较特异的病理改变，常见于左、右心耳和左心室心尖部；左侧心腔附壁血栓脱落，可引起体循环动脉的栓塞，栓塞部位多见于腹主动脉分支和主动脉分叉处，可导致脑、肾、四肢、脾和肠系膜等梗死。静脉血栓形成大都由于长期卧床、血流迟缓引起，多见于下肢静脉，可导致肺栓塞和肺梗死。

心力衰竭时的病理生理改变十分复杂，当心肌舒缩功能发生障碍时，最根本的问题是出现心排血量下降和血流动力学障碍。此时机体可通过多种代偿机制使心功能在一定时期内维持相对正常，但这些代偿机制的作用有限，且过度代偿均有其负性效应，各种代偿机制相互作用，还会衍生出更多反应，因此，最终会发生心功能失代偿，出现心力衰竭。

(一)代偿机制

1.Frank-Starling 机制

正常情况下，心搏量或心排血量与其前负荷(即回心血量)的大小成正比，即增加心脏的前负荷，可使回心血量增多，心室舒张末期容积增加，从而在一定程度上增加心排血量，提高心脏做功，维持心脏功能。但前负荷的增加，同时意味着心室扩张和舒张末期压升高，于是心房压和静脉压也升高，当后者高达一定程度时，就会出现肺静脉或腔静脉系统的充血。因此，前负荷不足或增加过度，均可导致心搏量的减少。对左心室而言，使其心搏量达峰值的舒张末期压为 $2.0\sim2.4$ kPa(15～18 mmHg)。

2.心肌肥厚

心肌肥厚常常是心脏后负荷增高时的主要代偿机制。心肌肥厚可增强心肌收缩力，克服后负荷阻力，使心排血量在相当长的时间内维持正常，患者可无心功能不全的症状。但肥厚的心肌顺应性差，舒张功能降低，心室舒张末期压升高，客观上已存在心功能障碍。心肌肥厚时，心肌细胞数并不增多，而是以心肌纤维增多为主，细胞核及作为供能物质的线粒体也增大、增多，但增大程度和速度均落后于心肌纤维的增多，故整体上表现为心肌能源的不足，最终会导致心肌细胞死亡。

3.神经体液的改变

当心排血量不足、心腔压力升高时，机体全面启动神经体液调节机制进行代偿。

(1)交感-肾上腺素能系统(SAS)活性增强：心力衰竭时心搏量和血压降低，通过动脉压力感受器反射性激活 SAS，使肾上腺儿茶酚胺分泌增多，产生一系列改变。①去甲肾上腺素作用于心肌细胞 β_1 肾上腺素能受体，增强心肌收缩力并提高心率，在一定程度上增加心排血量。②交感神经兴奋可使外周血管收缩，增加回心血量和提高动脉压，以保证重要脏器的血液供应。然而，交感神经张力的持续和过度增高，其一增加心脏后负荷，加快心率，增加心肌耗氧量；其二引起心脏 β 受体下调，使其介导的腺苷酸环化酶活性降低，并激活肾素-血管紧张素-醛固酮系统；其三去甲肾上腺素对心肌细胞有直接的毒性作用，可促使心肌细胞凋亡，参与心脏重构。③交感活性升高，使肾灌注压下降，刺激肾素释放，激活肾素-血管紧张素系统(RAS)。④兴奋心脏 α_1 和 β 受体，促进心肌细胞生长。

(2)肾素-血管紧张素-醛固酮系统（RAAS）活性增强：心排血量降低，肾血流量随之减少，RAAS因此被激活。RAAS激活后，一方面可使心肌收缩力增强，周围血管收缩，以维持血压，调节血液再分配，保证心、脑等重要脏器的血液供应；另一方面，醛固酮分泌增加，使钠、水潴留，增加总血容量和心脏前负荷，维持心排血量，改善心功能。但血容量的过度增加会加重心力衰竭。

（二）心肌损害和心室重构

原发性心肌损害和心脏负荷过重使心脏功能受损，导致上述心室扩大或心室肥厚等各种组织结构性变化，这一病理过程称为心室重构。心室重构包括心肌细胞、细胞外基质、胶原纤维网等一系列改变，临床表现为心肌重量和心室容量的增加，以及心室形态的改变（横径增加呈球形）。大量研究表明，心力衰竭发生和发展的基本机制是心室重构。由于基础心脏病的性质和进展速度不同，各种代偿机制复杂多样，心室扩大及肥厚的程度与心功能状态并不平行，如有些患者心脏扩大或肥厚已十分明显，但临床上可无心力衰竭表现。如果基础心脏病病因不能解除，即使没有新的心肌损害，但随着时间的推移，心室重构自身过程仍可不断发展，最终必然会出现心力衰竭。在心力衰竭发生过程中，除各种代偿机制的负面影响外，心肌细胞的能量供应相对或绝对不足，以及能量利用障碍导致心肌细胞坏死和纤维化，也是一个重要的因素。心肌细胞的减少使心肌整体收缩力下降，纤维化的增加又使心室的顺应性下降，重构更趋明显，心力衰竭更加严重。

（三）舒张功能不全

心脏舒张功能不全可分为两种，一种是主动舒张功能障碍，多因心肌细胞能量供应不足，Ca^{2+}不能及时被肌浆网摄回和泵出胞外所致，如冠心病有明显心肌缺血时，在出现收缩功能障碍前即可出现舒张功能障碍；另一种是由心室肌的顺应性减退及充盈障碍所致，主要见于心室肥厚如高血压和肥厚性心肌病时，这一类病变可明显影响心室的充盈，当左心室舒张末期压过高时，肺循环出现高压和淤血，即舒张性心功能不全，此时心肌的收缩功能尚可保持较好，心排血量也可无明显降低，这种情况多见高血压和冠心病。但需要指出的是，当容量负荷增加、心室扩大时，心室的顺应性是增加的，此时即使有心室肥厚也不致出现此类舒张性心功能不全。

三、临床表现

临床上左心衰竭最为常见，单纯右心衰竭较少见。全心衰竭可由左心衰竭后继发右心衰竭而致，但更多见于严重广泛心肌病变而同时波及左心和右心者。

（一）左心衰竭

左心衰竭以肺循环淤血及心排血量降低为主要表现。

1.症状

(1)呼吸困难：是左心衰竭最主要的症状。①劳力性呼吸困难是左心衰竭最早出现的症状，是指劳力导致的呼吸困难。因为运动可使回心血量增加，左心房压力升高，从而加重肺淤血。引起呼吸困难的运动量随心力衰竭程度的加重而降低。②端坐呼吸：当肺淤血达到一定程度时，患者便不能平卧，而被迫坐位或半卧位呼吸。因平卧时回心血量增多且膈肌上抬，使呼吸更为困难，患者必须呈高枕卧位、半卧位甚至端坐位，方可使憋气减轻。③夜间阵发性呼吸困难又称"心源性哮喘"，是左心室衰竭早期的典型表现，患者表现为在入睡后突然因憋气、窒息或恐惧感而惊醒，并被迫迅速采取坐位，以期缓解喘憋症状。发作时可伴有呼吸深快，重者可有肺部哮鸣音。

发生机制主要是平卧使血液重新分配,肺血量增加。夜间迷走神经张力增加、小支气管收缩、膈肌上抬和肺活量减少等也是促发因素。④急性肺水肿是"心源性哮喘"的进一步发展,是左心衰竭所致呼吸困难最严重的表现形式。

(2)咳嗽、咳痰、咯血:咳嗽、咳痰是肺泡和支气管黏膜淤血所致,开始常发生于夜间,以白色浆液性泡沫状痰为特点,偶可见痰中带血丝,坐位或立位可使咳嗽减轻。长期慢性淤血性肺静脉压力升高,可促发肺循环与支气管血液循环之间形成侧支,并在支气管黏膜下形成扩张的血管床,这种血管很容易破裂而引起大咯血。

(3)乏力、疲倦、头晕、心慌:这些症状是由心排血量不足致器官、组织灌注不足,以及代偿性心率加快所致。

(4)陈-施呼吸:见于严重心力衰竭患者,示预后不良。表现为呼吸有节律地由暂停逐渐加快、加深,再逐渐减慢、变浅,直至呼吸暂停,0.5～1分钟再呼吸,如此周而复始。发生机制为心力衰竭致脑部缺血缺氧,呼吸中枢敏感性降低,呼吸减弱,二氧化碳潴留;待二氧化碳潴留到一定量时兴奋呼吸中枢,使呼吸加快加深,排出二氧化碳;随着二氧化碳的排出,呼吸中枢又逐渐转入抑制状态,呼吸又减弱直至暂停。严重脑缺氧者,还可伴有嗜睡、烦躁和神智错乱等。

(5)泌尿系统症状:严重的左心衰竭使血液进行再分配时,首先是肾血流量的明显减少,患者可出现少尿。长期慢性肾血流量减少,可有肾功能不全的相应症状。

2.体征

除原有心脏病体征外,还可有以下体征。

(1)一般体征:重症者可出现发绀、黄疸、颧部潮红,以及脉快、脉压减小、收缩压降低等;外周血管收缩,可表现为四肢末梢苍白、发冷和指趾发绀等。

(2)心脏体征:慢性左心衰竭者,一般均有心脏扩大(单纯舒张性左心衰竭除外),肺动脉瓣区第二心音亢进,心尖区可闻及收缩期杂音和舒张期奔马律,可出现交替脉。

(3)肺部体征:肺底部湿啰音是左心衰竭肺部的主要和早期体征,是由肺毛细血管压增高使液体渗出到肺泡所致。随着病情由轻到重,湿啰音可从局限于肺底部逐渐扩展,直至全肺。此种湿啰音有别于炎症性啰音而成"移动性",即啰音较多出现在卧位时朝下一侧的胸部。间质性肺水肿时,肺部无干湿啰音,仅有呼吸音降低。约25%的患者出现胸腔积液。

(二)右心衰竭

右心衰竭以体静脉淤血为主要表现。

1.症状

(1)消化道症状:为右心衰竭最常见症状,包括腹胀、食欲减退、恶心、呕吐、便秘和上腹隐痛及右上腹不适、肝区疼痛等,系胃肠道和肝脏淤血所致。

(2)劳力性呼吸困难:无论是继发于左心衰竭的右心衰竭,还是分流性先天性心脏病或肺部疾病所致的单纯性右心衰竭,均可出现不同程度的呼吸困难。

(3)泌尿系统症状:肾淤血可引起肾功能减退,白天尿少,夜尿增多。

2.体征

除原有心脏病体征外,还可有以下体征。

(1)颈静脉:颈静脉搏动增强、充盈、怒张是右心衰竭时的早期征象,为静脉压增高所致,常以右侧颈静脉较明显。表现为半卧位或坐位时在锁骨上方见颈外静脉充盈,或充盈最高点距胸骨角水平10 cm以上。肝-颈静脉反流征可呈阳性。

（2）肝大、压痛和腹水：是右心衰竭较早出现和最重要的体征之一。肝脏因淤血肿大常伴压痛，持续慢性右心衰竭可导致心源性肝硬化，晚期可出现黄疸、肝功能损害和大量腹水。

（3）水肿：发生于颈静脉充盈和肝大之后。体静脉压力升高使皮肤等软组织出现水肿，其特征为最先出现于身体最低垂的部位如踝部或骶部，并随病情的加重逐渐向上进展，直至延及全身；水肿发展缓慢，常为对称性和可压陷性。

（4）胸腔和心包积液：由体静脉压力增高所致，因胸膜静脉有一部分回流到肺静脉，故胸腔积液更多见于全心衰竭，以双侧多见，如为单侧则以右侧更为多见，这可能与右膈下肝淤血有关。有时出现少量心包积液，但不会引起心脏压塞。

（5）心脏体征：可因右心室明显扩大而出现相对性三尖瓣关闭不全的反流性杂音，有时在心前区听到舒张早期奔马律。

（三）全心衰竭

左心衰竭可继发右心衰竭而形成全心衰竭。当右心衰竭出现之后，右心排血量减少，此时由左心衰竭引起的阵发性呼吸困难等肺淤血症状反而有所减轻。扩张型心肌病等表现为左、右心同时衰竭者，肺淤血症状往往不很严重，左心衰竭的主要表现是心排血量减少的相关症状和体征。

（四）舒张性心力衰竭

舒张性心力衰竭是指在心室收缩功能正常的情况下，心室松弛性和顺应性降低使心室充盈量减少和充盈压升高，导致肺循环和体循环淤血的综合征。研究表明，20%～40%的心力衰竭患者左心室收缩功能正常（除外心瓣膜病）而存在心室舒张功能受损，并引起症状，其余为收缩性心力衰竭合并不同程度的舒张性心力衰竭，且后者往往早于前者出现。舒张性心力衰竭的临床表现可从无症状、运动耐力下降到气促、肺水肿。多普勒超声心动图可用于诊断舒张性心力衰竭。

（五）心功能的判断和分级

对心力衰竭患者进行心功能分级，可大体上反映病情的严重程度，有助于治疗措施的选择、劳动能力的评定及患者预后的判断。

NYHA分级即1978年美国纽约心脏病学会（NYHA）提出的分级方案，该分级方法简便易行，几十年来为临床医师所习用。主要是根据患者的自觉症状将心功能分为4级。

1.Ⅰ级

患有心脏病，但体力活动不受限，日常活动不引起过度乏力、心悸、呼吸困难或心绞痛等症状。

2.Ⅱ级

患有心脏病，体力活动轻度受限，休息时无症状，但日常活动可出现上述症状。也称Ⅰ度或轻度心力衰竭。

3.Ⅲ级

患有心脏病，体力活动明显受限，轻于日常的活动即可引起上述症状。也称Ⅱ度或中度心力衰竭。

4.Ⅳ级

患有心脏病，不能从事任何体力活动，休息状态下也可出现心力衰竭症状，并在任何体力活动后加重。也称Ⅲ度或重度心力衰竭。

四、辅助检查

(一)常规检查

1.末梢血液检查

检查结果可有贫血、白细胞计数增加及核左移等。

2.尿常规检查

检查结果可有蛋白尿、管型尿等。

3.水电解质检查

检查结果可有低钾血症、低钠血症和代谢性酸中毒等。

4.肝肾功能检查

检查结果可有肝功能异常和血尿素氮、肌酐水平升高等。

(二)超声心动图检查

该检查比 X 线能更准确地提供心包、各心腔大小变化、心瓣膜结构及心功能等情况。

1.收缩功能

射血分数(EF)可以反映心室的收缩功能,以心室收缩末及舒张末的容量差值来计算 EF 值,虽不够精确,但方便实用。正常左心室射血分数(LVEF)值＞50％,运动时至少增加 5％。

2.舒张功能

超声多普勒是临床上最实用的判断心室舒张功能的方法。若心动周期中舒张早期心室充盈速度最大值为 E 峰,舒张晚期(心房收缩期)心室充盈最大值为 A 峰,则 E/A 值可反映心室舒张功能。正常人 E/A 值≥1.2,中青年应更大。心室舒张功能不全时,E 峰下降,A 峰增高,则 E/A 值降低。如同时记录心音图还可测定心室等容舒张期时间(C-D 值),该指标可反映心室的主动舒张功能。

(三)X 线检查

1.心脏扩大

心影的大小及外形不仅为心脏病的病因诊断提供重要的参考资料,还可根据心脏扩大的程度和动态改变间接地反映心脏功能状态。

2.肺淤血

肺淤血的有无及其程度直接反映心功能状态。早期肺静脉压升高时,主要表现为肺静脉扩张,肺门血管影增强,上肺血管影增多,甚至多于下肺。当肺静脉压力超过 3.3～4.0 kPa(25～30 mmHg)时,出现间质性肺水肿,肺野模糊,在肺野外侧还可出现水平线状影 Kerley B 线,提示肺小叶间隔内积液,是慢性肺淤血的特征性表现,严重者可出现胸腔积液。急性肺泡性肺水肿时肺门呈蝴蝶状,肺野可见大片融合阴影。

(四)放射性核素心室造影及核素心肌灌注显像

核素心室造影可准确测定左心室容量、LVEF 及室壁运动情况;核素心肌灌注显像可诊断心肌缺血和心肌梗死,对鉴别扩张型心肌病和缺血性心肌病有一定帮助。

(五)心-肺吸氧运动试验

本试验仅适用于慢性稳定性心力衰竭患者。在运动状态下测定患者对运动的耐受量,更能说明心脏的功能状态。由于运动时肌肉的耗氧量增高,故所需心排血量也相应地增加。正常人耗氧量每增加100 mL/(min·m²),心排血量需增加 600 mL/(min·m²)。当患者的心排血量不能满足运动的需要时,肌肉组织就需要从流经自身的单位容积的血液中摄取更多的氧,结果使动-静脉血氧差值增大。此时当氧供应绝对不足时,就会出现无氧代谢,乳酸增加,呼气中二氧化碳含量增加。

1.最大耗氧量

该试验中的最大耗氧量(VO_{2max})是指即使运动量继续增加,耗氧量也不再增加(已达峰值)时的氧耗量,表明此时心排血量已不能按需要继续增加。心功能正常时,$VO_{2max}>20$ mL/(min·kg),轻至中度心功能受损时为$16\sim20$ mL/(min·kg),中至重度损害时为$10\sim15$ mL/(min·kg),极重度损害时低于10 mL/(min·kg)。

2.无氧阈值

无氧阈值即呼气中二氧化碳的增长超过了氧耗量的增长,标志着无氧代谢的出现。通常用开始出现两者增加不成比例时的氧耗量作为代表值,此值越低,说明心功能越差。

(六)有创性血流动力学检查

床边漂浮导管仍然是常用的心功能有创检查方法。方法为经静脉插管直至肺小动脉,测定各部位的压力及血液含氧量,再计算心脏指数(CI)及肺小动脉楔压(PCWP),可直接反映左心功能。正常值:CI>2.5 L/(min·m²),PCWP<1.6 kPa(12 mmHg)。

五、治疗

(一)治疗原则和目的

慢性心力衰竭的短期治疗如纠正血流动力学异常、缓解症状等,并不能降低患者病死率和改善长期预后。因此,治疗心力衰竭必须从长计议,采取综合措施,包括治疗病因,调节心力衰竭代偿机制,以及减少其负面效应如拮抗神经体液因子的过分激活等,既要改善症状,又要达到下列目的:①提高运动耐量,改善生活质量。②阻止或延缓心室重构,防止心肌损害进一步加重。③延长寿命,降低病死率。

(二)治疗方法

1.病因治疗

(1)治疗基本病因:大多数心力衰竭的病因都有针对性治疗方法,如控制高血压、改善冠心病心肌缺血、手术治疗心瓣膜病及纠治先天畸形等。但病因治疗的最大障碍是发现和治疗太晚,很多患者常满足于短期治疗缓解症状而拖延时日,最终发展为严重的心力衰竭而失去良好的治疗时机。

(2)消除诱因:最常见诱因为感染,特别是呼吸道感染,应积极选用适当的抗生素治疗;对于发热持续1周以上者应警惕感染性心内膜炎的可能。心律失常特别是心房颤动是诱发心力衰竭的常见原因,对于心室率很快的心房颤动,如不能及时复律则应尽快控制心室率。潜在的甲状腺功能亢进、贫血等也可能是心力衰竭加重的原因,应注意诊断和纠正。

2.一般治疗

(1)休息和镇静:包括控制体力和心理活动,必要时可给予镇静剂以保障休息,但对严重心力衰竭患者应慎用镇静剂。休息可以减轻心脏负荷,减慢心率,增加冠状动脉供血,有利于改善心功能。但长期卧床易形成下肢静脉血栓,甚至导致肺栓塞,同时也使消化吸收功能减弱,肌肉萎缩。

(2)控制钠盐摄入:心力衰竭患者体内水钠潴留,血容量增加,因此减少钠盐的摄入,有利于减轻水肿等症状,并降低心脏负荷,改善心功能。但应注意应用强效排钠利尿剂时,过分限盐会导致低钠血症。

3.药物治疗

(1)利尿剂的应用:利尿剂是治疗慢性心力衰竭的基本药物,对有液体潴留证据或原有液体潴留的所有心力衰竭患者,均应给予利尿剂。利尿剂可通过排钠排水减轻心脏容量负荷,改善心功能,对缓解淤血症状和减轻水肿有十分明显的效果。常用利尿剂的作用和剂量见表2-4。

表 2-4 常用利尿剂的作用和剂量

种类	作用于肾脏位置	每天剂量(mg)
排钾类		
氢氯噻嗪	远曲小管	25～100,口服
呋塞米	Henle襻上升支	20～100,口服,静脉注射
保钾类		
螺内酯	集合管醛固酮拮抗剂	25～100,口服
氨苯蝶啶	集合管	100～300,口服
阿米洛利	集合管	5～10,口服

(2)血管紧张素转换酶抑制剂的应用:血管紧张素转换酶(ACE)抑制剂是治疗慢性心力衰竭的基本药物,可用于所有左心功能不全者。其主要作用机制是抑制 RAS 系统,包括循环 RAS 和心脏组织中的 RAS,从而具有扩张血管、抑制交感神经活性及改善和延缓心室重构等作用;同时,ACE 抑制剂还可抑制缓激肽降解,使具有血管扩张作用的前列腺素生成增多,并有抗组织增生作用。ACE 抑制剂也可以明显改善其远期预后,降低病死率。因此,以及早(如在心功能代偿期)开始应用 ACE 抑制剂进行干预,是慢性心力衰竭药物治疗的重要进展。ACE 抑制剂种类很多,临床常用 ACE 抑制剂有卡托普利、依那普利等。

(3)增加心排血量的药物包括以下几种。①洋地黄制剂:通过抑制心肌细胞膜上的 Na^+-K^+-ATP 酶,使细胞内 Na^+ 浓度升高,K^+ 浓度降低;同时 Na^+ 与 Ca^{2+} 进行交换,又使细胞内 Ca^{2+} 浓度升高,从而使心肌收缩力增强,增加心脏每搏血量,从而使心脏收缩末期残余血量减少,舒张末期压力下降,有利于缓解各器官淤血,尿量增加。一般治疗剂量下,洋地黄可抑制心脏传导系统,对房室交界区的抑制最为明显,可以减慢窦性心律,减慢心房扑动或颤动时的心室率;但大剂量时可提高心房、交界区及心室的自律性,当血钾过低时,更易发生各种快速性心律失常。常用制剂地高辛是一种安全、有效、使用方便、价格低廉的心力衰竭辅助用药。本制剂0.25 mg/d,适用于中度心力衰竭的维持治疗,但对 70 岁以上或肾功能不良患者宜减量。毛花苷 C 为静脉注射用制剂,适用于急性心力衰竭或慢性心力衰竭加重时,特别适用于心力衰竭伴快速心房颤动者。注射后 10 分钟起效,1～2 小时达高峰。每次用量 0.2～0.4 mg,稀释后静脉注射。②非洋地黄类正性肌力药物:多巴胺和多巴酚丁胺只能短期静脉应用;米力农对改善心力衰竭的症状效果肯定,但大型前瞻性研究和其他相关研究均证明,长期应用该类药物治疗重症慢性心力衰竭,其死亡率较不用者更高。

(4)β受体阻滞剂的应用:β受体阻滞剂可对抗心力衰竭代偿机制中的"交感神经活性增强"这一重要环节,对心肌产生保护作用,可明显提高其运动耐量,降低死亡率。β受体阻滞应该用于 NYHA 心功能Ⅱ级或Ⅲ级、LVEF<40%且病情稳定的所有慢性收缩性心力衰竭患者,但应

在 ACE 抑制剂和利尿剂的基础上应用;同时,因其具有负性肌力作用,用药时仍应十分慎重。一般宜待病情稳定后,从小量开始用起,然后根据治疗反应每隔 2～4 周增加一次剂量,直达最大耐受量,并适量长期维持。症状改善常在用药后 2～3 个月出现。长期应用时避免突然停药。临床常用制剂有:①选择性 β_1 受体阻滞剂,无血管扩张作用,如美托洛尔初始剂量 12.5 mg/d,比索洛尔初始剂量 1.25 mg/d。②非选择性 β 受体阻滞剂,如卡维地洛属第三代 β 受体阻滞剂,可全面阻滞 α_1、β_1 和 β_2 受体,同时具有扩血管作用,初始剂量 3.125 mg,2 次/天。β 受体阻滞剂的禁忌证为支气管痉挛性疾病、心动过缓及二度或二度以上房室传导阻滞(安装心脏起搏器者除外)。

(5)血管扩张剂的应用:心力衰竭时,由于各种代偿机制的作用,使周围循环阻力增加,心脏的前负荷也增大。扩血管治疗,可以减轻心脏前、后负荷,改善心力衰竭症状。因此心力衰竭时,可考虑应用小静脉扩张剂如硝酸异山梨酯、阻断 α_1 受体的小动脉扩张剂如肼屈嗪及均衡扩张小动脉和小静脉制剂如硝普钠等静脉滴注。

六、预防

(一)防止初始心肌损伤

冠状动脉性疾病和高血压已逐渐成为心力衰竭的主要病因,积极控制高血压、高血糖、高血脂和戒烟等,可减少发生心力衰竭的危险性;同时,积极控制 A 组 β 溶血性链球菌感染,预防风湿热和瓣膜性心脏病,以及戒除酗酒,防止乙醇中毒性心肌病等,亦是防止心肌损伤的重要措施。

(二)防止心肌进一步损伤

急性心肌梗死再灌注治疗,可以有效再灌注缺血心肌节段,防止缺血性损伤,降低病死率和发生心力衰竭的危险性。对于近期心肌梗死恢复者,应用神经内分泌拮抗剂(如 ACE 抑制剂或 β 受体阻滞剂),可降低再梗死或死亡的危险性,特别是对于心肌梗死伴有心力衰竭时。对于急性心肌梗死无心力衰竭患者,应用阿司匹林可降低再梗死危险,有利于防止心力衰竭的发生。

(三)防止心肌损伤后恶化

众多临床试验已经证实,对已有左心功能不全者,不论是否伴有症状,应用 ACE 抑制剂均可降低其发展为严重心力衰竭的危险性。

七、护理

(一)一般护理

1.休息与活动

休息是减轻心脏负荷的重要方法,包括体力的休息、精神的放松和充足的睡眠。应根据患者心功能分级及患者基本状况决定活动量。

(1)Ⅰ级:不限制一般的体力活动,积极参加体育锻炼,但要避免剧烈运动和重体力劳动。

(2)Ⅱ级:适当限制体力活动,增加午休,强调下午多休息,可不影响轻体力工作和家务劳动。

(3)Ⅲ级:严格限制一般的体力活动,每天有充分的休息时间,但日常生活可以自理或在他人协助下自理。

(4)Ⅳ级:绝对卧床休息,生活由他人照顾。可在床上做肢体被动运动,轻微的屈伸运动和翻身,逐步过渡到坐或下床活动。鼓励患者不要延长卧床时间,当病情好转后,应尽早做适量的活动,因为长期卧床易导致血栓形成、肺栓塞、便秘、虚弱、直立性低血压的发生。

2.饮食

饮食给予低盐、低脂、低热量、高蛋白、高维生素、清淡易消化的饮食,少食多餐。

(1)限制食盐及含钠食物:Ⅰ度心力衰竭患者每天钠摄入量应限制在 2 g(相当于氯化钠 5 g)左右,Ⅱ度心力衰竭患者每天钠摄入量应限制在 1 g(相当于氯化钠 2.5 g)左右,Ⅲ度心力衰竭患者每天钠摄入量应限制在 0.4 g(相当于氯化钠 1 g)左右。但应注意在用强效利尿剂时,可放宽限制,以防发生电解质紊乱。

(2)限制饮水量,高度水肿或伴有腹水者,应限制饮水量,24 小时饮水量一般不超过 800 mL,应尽量安排在白天间歇饮水,避免大量饮水,以免增加心脏负担。

3.排便的护理

指导患者养成按时排便的习惯,预防便秘。排便时切忌过度用力,以免增加心脏负担,诱发严重心律失常。

(二)对症护理及病情观察护理

1.呼吸困难

(1)休息与体位:让患者取半卧位或端坐卧位安静休息,鼓励患者多翻身、咳嗽,尽量做缓慢的深呼吸。

(2)吸氧:根据缺氧程度及病情选择氧流量。

(3)遵医嘱给予强心、利尿、扩血管药物,注意观察药物作用及不良反应,如血管扩张剂可致头痛及血压下降等;血管紧张素转换酶抑制剂的不良反应有直立性低血压、咳嗽等。

(4)病情观察:应观察呼吸困难的程度、发绀情况、肺部啰音的变化、血气分析和血氧饱和度等,以判断药物疗效和病情进展。

2.水肿

(1)观察水肿的消长程度,每天测量体重,准确记录出入液量并适当控制液体摄入量。

(2)限制钠盐摄入,每天食盐摄入量少于 5 g,服利尿剂者可适当放宽。限制含钠高的食品、饮料和调味品如发酵面食、腌制品、味精、糖果、番茄酱、啤酒、汽水等。

(3)加强皮肤护理,协助患者经常更换体位,嘱患者穿质地柔软的衣服,经常按摩骨隆突处,预防压疮的发生。

(4)遵医嘱正确使用利尿剂,密切观察其不良反应,主要为水、电解质紊乱。利尿剂的应用时间选择早晨或日间为宜,避免夜间排尿过频而影响患者的休息。

(三)用药观察与护理

1.利尿剂

电解质紊乱是利尿剂最易出现的不良反应,应随时注意观察。氢氯噻嗪类排钾利尿剂,作用于肾远曲小管,抑制 Na^+ 的重吸收,并可通过 Na^+-K^+ 交换机制降低 K^+ 的吸收易出现低钾血症,应监测血钾浓度,给予含钾丰富的食物,遵医嘱及时补钾;氨苯蝶啶:直接作用于肾远曲小管远端,排钠保钾,利尿作用不强,常与排钾利尿剂合用,起保钾作用。出现高钾血症时,遵医嘱停用保钾利尿剂,嘱患者禁食含钾高的食物,严密观察心电监护变化,必要时予胰岛素等紧急降钾处理。

2.血管紧张素转换酶抑制剂

ACE 抑制剂的不良反应有低血压、肾功能一过性恶化、高钾血症、干咳、血管神经性水肿及少见的皮疹、味觉异常等。对无尿性肾衰竭、妊娠哺乳期妇女和对该类药物过敏者禁止应用,双侧肾动脉狭窄、血肌酐水平明显升高($>$225 μmol/L)、高钾血症($>$5.5 mmol/L)、低血压[收缩压$<$12.0 kPa(90 mmHg)]或不能耐受本药者也不宜应用本类药物。

3.洋地黄类药物

洋地黄类药物可以加强心肌收缩力,减慢心率,从而改善心功能不全患者的血流动力学变化。其用药安全范围小,易发生中毒反应。

(1)严格按医嘱给药,教会患者服地高辛时应自测脉搏,如脉搏$<$60 次/分或节律不规则应暂停服药并告诉医师;毛花苷 C 或毒毛花苷 K 静脉给药时须稀释后缓慢静脉注射,并同时监测心率、心律及心电图变化。

(2)密切观察洋地黄中毒表现。①心律失常:洋地黄中毒最重要的反应是出现各种类型的心律失常,是由心肌兴奋性过强和传导系统传导阻滞所致,最常见者为室性期前收缩(多表现为二联律)、非阵发性交界区心动过速、房性期前收缩、心房颤动及房室传导阻滞,快速房性心律失常伴房室传导阻滞是洋地黄中毒的特征性表现。洋地黄可引起心电图 ST-T 改变,但不能据此诊断为洋地黄中毒。②消化道症状:食欲减退、恶心、呕吐等(需与心力衰竭本身或其他药物所引起的胃肠道反应相鉴别)。③神经系统症状:头痛、头昏、忧郁、嗜睡、精神改变等。④视觉改变:视力模糊、黄视、绿视等。测定血药浓度有助于洋地黄中毒的诊断。

(3)洋地黄中毒的处理:①发生中毒后应立即停用洋地黄药物及排钾利尿剂。②单发室性期前收缩、一度房室传导阻滞等在停药后常自行消失。③对于快速性心律失常患者,若血钾浓度低则静脉补钾,如血钾不低可用利多卡因或苯妥英钠;有传导阻滞及缓慢性心律失常者,可用阿托品 0.5～1 mg 皮下或静脉注射,需要时安置临时心脏起搏器。

4.β受体阻滞剂

必须从极小剂量开始逐渐加大剂量,每次剂量增加的时间梯度不宜短于 5～7 天,同时严密监测血压、体重、脉搏及心率变化,防止出现传导阻滞和心力衰竭加重。

5.血管扩张剂

(1)硝普钠:用药过程中,要严密监测血压,根据血压调节滴速,一般剂量 0.72～4.32 mg/(kg·d),连续用药不超过 7 天,嘱患者不要自行调节滴速,体位改变时动作宜缓慢,防止直立性低血压发生;注意避光,现配现用,液体配制后无论是否用完需 6～8 小时更换;长期用药者,应监测血氰化物浓度,防止氰化物中毒,临床用药过程中发现老年人易出现精神方面的症状,应注意观察。

(2)硝酸甘油:用药过程中可出现头胀、头痛、面色潮红、心率加快等不良反应,改变体位时易出现直立性低血压。用药时从小剂量开始,严格控制输液速度,做好宣教工作,以取得配合。

(四)心理护理

(1)护士自身应具备良好的心理素质,沉着、冷静,用积极乐观的态度影响患者及家属,使患者增强战胜疾病的信心。

(2)建立良好的护患关系,关心体贴患者,简要解释使用监测设备的必要性及作用,得到患者的充分信任。

(3)对患者及家属进行适时的健康指导,强调严格遵医嘱服药、不随意增减或撤换药物的重要性,如出现中毒反应,应立即就诊。

(五)出院指导

1.活动指导

患有慢性心力衰竭的患者,往往过分依赖药物治疗,而忽略运动保健。指导患者合理休息与活动,活动应循序渐进,活动量以不出现心悸、气急为原则。适应一段时间后再逐渐缓慢增加活动量。病情好转,可到室外活动。漫步、体操、太极拳、气功等都是适宜的保健方法。如活动不引起胸闷、气喘,表明活动量适度,以后根据各人的不同情况,逐渐增加活动时间。但必须以轻体力、小活动量、长期坚持为原则。

2.饮食指导

坚持合理饮食,进食低盐、低脂、低热量、高蛋白、高维生素、清淡易消化的饮食。适当限制钠盐的摄入,可减轻体液的潴留,减轻心脏负担。一般钠盐(食盐、酱油、黄酱、咸菜等)可限制到每天 5 g 以下,病情严重者限制在每天不超过 3 g。但服用强力利尿剂的患者钠盐的限制不必过严;在严格限制钠摄入时,一般可不必严格限制水分,液体摄入量以每天 1.5～2 L 为宜,但重症心力衰竭的患者应严格限制钠盐及水的摄入。少量多餐,避免过饱。

3.疾病知识指导

给患者讲解心力衰竭最常见的诱因有呼吸道感染、过重的体力劳动、心律失常、情绪激动、饮食不当等。因此一定要注意预防感冒,防止受凉,根据气温变化随时增减衣服;保持乐观情绪平时根据心功能情况适当参加体育锻炼,避免过度劳累。

4.用药指导

告诉患者及家属强心药、利尿剂等药物的名称、服用方法、剂量、不良反应及注意事项。定期复查,如有不适,及时复诊。

(张涵玉)

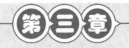

消化内科护理

第一节　上消化道大出血

一、疾病概述

(一)概念和特点

上消化道出血是指屈氏韧带以上的消化道,包括食管、胃、十二指肠、胰腺、胆管等病变引起的出血,以及胃空肠吻合术的空肠病变引起的出血。上消化道大出血是指数小时内失血量超过1 000 mL或循环血容量的20%,主要表现为呕血和/或黑便,常伴有血容量减少而引起急性周围循环衰竭,是临床的急症,严重者可导致失血性休克而危及生命。

近年来,本病的诊断和治疗水平有很大的提高。临床资料统计显示,80%~85%急性上消化道大出血患者短期内能自行停止,仅15%~20%患者出血不止或反复出血,最终死于出血并发症,其中急性非静脉曲张性上消化道出血的发病率在我国仍居高不下,严重威胁人民的生命健康。

(二)相关病理生理

上消化道出血多起因于消化性溃疡侵蚀胃基底血管导致其破裂而引发出血。出血后逐渐影响周围血液循环量,如因出血量多引起有效循环血量减少,进而引发血液循环系统代偿,以致血压降低、心悸、出汗,需即刻处理。出血处可能因血块形成而自动止血,但也可能再次出血。

(三)上消化道出血的病因

上消化道出血的病因包括溃疡性疾病、炎症、门脉高压、肿瘤、全身性疾病等。临床上最常见的病因是消化性溃疡,其他依次为急性糜烂出血性胃炎、食管胃底静脉曲张破裂和胃癌。现将病因归纳如下。

1.上消化道疾病

(1)食管疾病、食管物理性损伤、食管化学性损伤。

(2)胃、十二指肠疾病:消化性溃疡、Zollinger-Ellison综合征、胃癌等。

(3)空肠疾病:胃肠吻合术后空肠溃疡、空肠Crohn病。

2.门静脉高压引起的食管胃底静脉曲张破裂出血

(1)各种病因引起的肝硬化。

(2)门静脉阻塞:门静脉炎、门静脉血栓形成、门静脉受邻近肿块压迫。

（3）肝静脉阻塞：如 Budd-Chiari 综合征。

3.上消化道邻近器官或组织的疾病

（1）胆管出血：胆囊或胆管结石、胆管蛔虫、胆管癌、肝癌、肝脓肿或肝血管瘤破入胆管等。

（2）胰腺疾病：急慢性胰腺炎、胰腺癌、胰腺假性囊肿、胰腺脓肿等。

（3）其他：纵隔肿瘤或囊肿破入食管、主动脉瘤、肝或脾动脉瘤破入食管等。

4.全身性疾病

（1）血液病：白血病、血友病、再生障碍性贫血、DIC 等。

（2）急性感染：脓毒症、肾综合征出血热、钩端螺旋体病、重症肝炎等。

（3）脏器衰竭：尿毒症、呼吸衰竭、肝衰竭等。

（4）结缔组织病：系统性红斑狼疮、结节性多动脉炎、皮肌炎等。

5.诱因

（1）服用水杨酸类或其他非甾体类抗炎药物或大量饮酒。

（2）应激相关胃黏膜损伤：严重感染、休克、大面积烧伤、大手术、脑血管意外等应激状态下，会引起应激相关胃黏膜损伤。应激性溃疡可引起大出血。

（四）临床表现

上消化道大量出血的临床表现主要取决于出血量及出血速度。

1.呕血与黑便

呕血与黑便是上消化道出血的特征性表现。上消化道出血之后，均有黑粪。出血部位在幽门以上者常有呕血。若出血量较少、速度慢亦可无呕血。反之，幽门以下出血如出血量大，速度快，可因血反流入胃腔引起恶心、呕吐而表现为呕血。

呕血多棕褐色呈咖啡渣样，如出血量大，未经胃酸充分混合即呕出，则为鲜红色或有血块。黑粪呈柏油样，黏稠而发亮，当出血量大，血液在肠内推进快，粪便可呈暗红甚至鲜红色。

2.失血性周围循环衰竭

急性大量失血由于循环血容量迅速减少而导致周围循环衰竭。一般表现为头昏、心慌、乏力，突然起立发生晕厥、肢体冷感、心率加快、血压偏低等。严重者呈休克状态。

3.发热

大量出血后，多数患者在 24 小时内出现低热，持续 3～5 天后降至正常。发热原因可能与循环血量减少和周围循环衰竭导致体温调节中枢功能紊乱等因素有关。

4.氮质血症

上消化道大量出血后，由于大量血液蛋白质的消化产物在肠道被吸收，血中尿素氮浓度可暂时增高，称为肠源性氮质血症。一般于一次出血后数小时血尿素氮开始上升，24～48 小时达到高峰，一般不超过 14.3 mmol/L(40 mg/dL)，3～4 天后降至正常。

5.贫血和血常规

急性大量出血后均有失血性贫血。但在出血的早期，血红蛋白浓度、红细胞计数与血细胞比容可无明显变化。在出血后，组织液渗入血管内，使血液稀释，一般经 3～4 小时才出现贫血，出血后 24～72 小时血液稀释到最大限度。贫血程度除取决于失血量外，还和出血前有无贫血、出血后液体平衡状态等因素相关。

急性出血患者为正细胞正色素性贫血，在出血后骨髓有明显代偿性增生，可暂时出现大细胞性贫血，慢性失血则呈小细胞低色素性贫血。出血 24 小时内网织红细胞即见增高，出血停止后逐渐降至正常。白细胞计数在出血后 2～5 小时轻至中度升高,血止后 2～3 天才恢复正常。但在肝硬化患者中,如同时有脾功能亢进,则白细胞计数可不升高。

(五)辅助检查

1.实验室检查

测定红细胞、白细胞和血小板计数,血红蛋白浓度、血细胞比容、肝肾功能、大便隐血检查等(以了解其病因、诱因及潜在的护理问题)。

2.内镜检查

出血后 24～48 小时内行急诊内镜检查,可以直接观察出血部位,明确出血的病因,同时对出血灶进行止血治疗是上消化道出血病因诊断的首选检查方法。

3.X 线钡餐检查

对明确病因亦有价值。主要适用于不宜或不愿进行内镜检查者或胃镜检查未能发现出血原因,需排除十二指肠降段以下的小肠段有无出血病灶者。

4.其他

放射性核素扫描或选择性动脉造影如腹腔动脉、肠系膜上动脉造影帮助确定出血部位,适用于内镜及 X 线钡剂造影未能确诊而又反复出血者。不能耐受 X 线、内镜或动脉造影检查的患者,可做吞线试验,根据棉线有无沾染血迹及其部位,可以估计活动性出血部位。

(六)治疗原则

上消化道大量出血为临床急症,应采取积极措施进行抢救。迅速补充血容量,纠正水电解质失衡,预防和治疗失血性休克,给予止血治疗,同时积极进行病因诊断和治疗。

药物治疗:包括局部用药和全身用药两部分。

1.局部用药

经口或胃管注入消化道内,对病灶局部进行止血,主要如下。

(1)8～16 mg 去甲肾上腺素溶于 100～200 mL 冰盐水口服,强烈收缩出血的小动脉而止血,适用于胃、十二指肠出血。

(2)口服凝血酶,经接触性止血,促使纤维蛋白原转变为纤维蛋白,加速血液凝固,近年来广泛应用于局部止血。

2.全身用药

经静脉进入体内,发挥止血作用。

(1)抑制胃酸分泌药:对消化性溃疡和急性胃黏膜损伤引起的出血,常规给予 H_2 受体拮抗剂或质子泵阻滞剂,以提高和保持胃内较高的 pH,有利于血小板聚集及血浆凝血功能所诱导的止血过程。常用药物有:西咪替丁 200～400 mg,每 6 小时 1 次;雷尼替丁 50 mg,每 6 小时 1 次;法莫替丁 20 mg,12 小时 1 次;奥美拉唑 40 mg,每 12 小时 1 次。急性出血期均为静脉用药。

(2)降低门静脉压力药:①血管升压素及其拟似物,为常用药物,其机制是收缩内脏血管,从而减少门静脉血流量,降低门静脉及其侧支循环的压力。用法为血管升压素 0.2 U/min 持续静脉滴注,视治疗反应,可逐渐加至 0.4 U/min。同时用硝酸甘油静脉滴注或含服,以减轻大剂量用血管升压素的不良反应,并且硝酸甘油有协同降低门静脉压力的作用。②生长抑素及其拟似物,止血效果好,可明显减少内脏血流量,并减少奇静脉血流量,而奇静脉血流量是食管静脉血流量的标志。14 肽天然生长抑素,用法为首剂 250 μg 缓慢静脉注射,继以 250 μg/h 持续静脉滴注。人工合成剂奥曲肽,常用首剂 100 μg 缓慢静脉注射,继以 25～50 μg/h 持续静脉滴注。

（3）促进凝血和抗纤溶药物：补充凝血因子，如静脉注入纤维蛋白原和凝血酶原复合物对凝血功能异常引起出血者有明显疗效。抗血纤溶芳酸和 6-氨基己酸有对抗或抑制纤维蛋白溶解的作用。

二、护理评估

（一）一般评估

1.生命体征

大量出血患者因血容量不足，外周血管收缩，体温可能偏低，出血后 2 天内多有发热，一般不超过38.5 ℃，持续 3～5 天；脉搏增快（＞120 次/分）或细速；呼吸急促、浅快；血压降低，收缩压降至 10.7 kPa(80 mmHg)以下，甚至可持续下降至测不出，脉压减少，小于 3.3 kPa(25 mmHg)。

2.患者主诉

有无头晕、乏力、心慌、气促、冷、口干口渴等症状。

3.相关记录

呕血颜色、量，皮肤、尿量、出入量、黑便颜色和量等记录结果。

（二）身体评估

1.头颈部

上消化道大量出血，有效循环血容量急剧减少，患者可出现精神萎靡、嗜睡、表情淡漠、烦躁不安、意识模糊甚至昏迷。

2.腹部

（1）有无肝脾大，如果脾大、蜘蛛痣、腹壁静脉曲张或有腹水者，提示肝硬化门脉高压食管静脉破裂出血；肝大、质地硬、表面凹凸不平或有结节，提示肝癌。

（2）腹部肿块的质地软硬度，如果质地硬、表面凹凸不平或有结节应考虑胃、胰腺、肝胆肿瘤。

（3）中等量以上的腹水可有移动性浊音。

（4）肠鸣音活跃，肠蠕动增强，肠鸣音达 10 次/分以上，但音调不特别高调，提示有活动性出血。

（5）直肠和肛门有无结节、触痛和肿块、狭窄等异常情况。

3.其他

（1）出血部位与出血性质的评估：上消化道出血不包括口、鼻、咽喉等部位出血及咯血，应注意鉴别。出血部位在幽门以上，呕血及黑粪可同时发生，而幽门以下部位出血，多以黑粪为主。下消化道出血较少时，易被误认为是上消化道出血。下消化道出血仅有便血，无呕血，粪便鲜红、暗红或有血块，患者常感下腹部疼痛等不适感。进食动物血、肝，服用骨炭、铁剂、铋剂或中药也可使粪便发黑，但黑而无光泽。

（2）出血量的评估：粪便隐血试验阳性，表示每天出血量大于 5 mL；出现黑便时表示每天出血量在50～70 mL，胃内积血量达 250～300 mL，可引起呕血；急性出血量＜400 mL 时，组织液及脾贮血补充失血量，可无临床表现，若大量出血，数小时内失血量超过 1 000 mL 或循环血容量的 20%，引起急性周围循环衰竭，导致急性失血性休克而危及患者生命。

（3）失血程度的评估：失血程度除按出血量评估外，还应根据全身状况来判断。失血的表现多伴有全身症状，表现为：①轻度失血，失血量达全身总血量 10%～15%，患者表现为皮肤苍白、头晕、怕冷，血压可正常但有波动，脉搏稍快，尿量减少。②中度失血：失血量达全身总血量 20%

以上,患者表现为口干、眩晕、心悸,血压波动、脉压变小,脉搏细数,尿量减少。③重度失血,失血量达全身总血量30%以上,患者表现为烦躁不安、意识模糊、出冷汗、四肢厥冷、血压显著下降、脉搏细数超过120次/分,尿少或尿闭,重者失血性休克。

(4)出血是否停止的评估:①反复呕血,呕吐物由咖啡色转为鲜红色,黑便次数增多且粪便稀薄、色泽转为暗红色,伴肠鸣音亢进;②周围循环衰竭的表现经充分补液、输血仍未见明显改善,或暂时好转后又恶化,血压不稳、中心静脉压不稳定;③红细胞计数、血细胞比容、血红蛋白测定不断下降,网织红细胞计数持续增高;④在补液足够、尿量正常时,血尿素氮升高;⑤门脉高压患者的脾大,因出血而暂时缩小,如不见脾恢复肿大,提示出血未止。

(三)心理-社会评估

患者发生呕血与黑便时都可导致紧张、烦躁不安、恐惧、焦虑等反应。病情危重者可出现濒死感,而此时其家属表现伤心状态,使患者出现较强烈的紧张及恐惧感。慢性疾病或全身性疾病致反复呕血与黑便者,易对治疗和护理失去信心,表现为护理工作上不合作。患者及其家庭对疾病的认识及态度影响患者的生活质量,影响其工作、学习、社交等活动。

(四)辅助检查结果评估

1.血常规

上消化道出血后均有急性失血性贫血;出血后6～12小时红细胞计数、血红蛋白浓度及血细胞比容下降;在出血后2～5小时白细胞数开始增高,血止后2～3天降至正常。

2.血尿素氮测定

呕血的同时因部分血液进入肠道,血红蛋白的分解产物在肠道被吸收,故在出血数小时后尿素氮开始不升,24～48小时可达高峰,持续时间不等,与出血时间长短有关。

3.粪便检查

隐血试验(OBT)阳性,但检查前需禁止食动物血、肝、绿色蔬菜等3～4天。

4.内镜检查

直接观察出血的原因和部位,黏膜皱襞迂曲可提示胃底静脉曲张。

(五)常用药物治疗效果的评估

1.输血

输血前评估患者的肝功能,肝功能受损宜输新鲜血,因库存血含氨量高,易诱发肝性脑病。同时要评估患者年龄、病情、周围循环动力学及贫血状况,注意因输液、输血过快、过多导致肺水肿,原有心脏病或老年患者必要时可根据中心静脉压调节输液量。

2.血管升压素

滴注速度应准确,并严密观察有无出现腹痛、血压升高、心律失常、心肌缺血,甚至发生心肌梗死等不良反应。评估是否药液外溢,一旦外溢用50%硫酸镁湿敷,因该药有抗利尿作用,突然停用血管升压素会引起反射性尿液增多,故应观察尿量并向家属做好解释工作。同时,孕妇、冠心病、高血压患者禁用血管升压素。

3.凝血酶

口服凝血酶时评估有无有恶心、头昏等不良反应,并指导患者更换体位。此药不能与酸碱及重金属等药物配伍,应现用现配,若出现变态反应应立即停药。

4.镇静剂

评估患者的肝功能,肝病患者忌用吗啡、巴比妥类等强镇静药物。

三、主要护理诊断/问题

(一)体液不足

体液不足与上消化道大量出血有关。

(二)活动无耐力

活动无耐力与上消化道出血所致周围循环衰竭有关。

(三)营养失调

低于机体需要量:与急性期禁食及贫血有关。

(四)恐惧

恐惧与急性上消化道大量出血有关。

(五)知识缺乏

缺乏有关出血的知识及防治的知识。

(六)潜在并发症

休克、急性肾衰竭。

四、护理措施

(一)一般护理

1.休息与体位

少量出血者应卧床休息,大出血时绝对卧床休息,取平卧位并将下肢略抬高,以保证脑部供血。呕吐时头偏向一侧,防止窒息或误吸。指导患者坐起、站起时动作要缓慢,出现头晕、心慌、出汗时立即卧床休息并告知护士。病情稳定后,逐渐增加活动量。

2.饮食护理

急性大出血伴恶心、呕吐者应禁食。少量出血无呕吐者,可进食温凉、清淡流质食物。出血停止后改为营养丰富、易消化、无刺激性半流质、软食,少量多餐逐渐过渡到正常饮食。食管胃底静脉曲张破裂出血者避免粗糙、坚硬、刺激性食物,且应细嚼慢咽。防止损伤曲张静脉而再次出血。

3.安全护理

轻症患者可起身稍做活动,可上厕所大小便。但应注意有活动性出血时,患者常因有便意而至厕所,在排便时或便后起立时晕厥,因此必要时由护士陪同如厕或暂时改为在床上排泄。重症患者应多巡视,用床栏加以保护。

(二)病情观察

上消化道大量出血时,有效循环血容量急剧减少,可导致休克或死亡,所以要严密监测。①精神和意识状态:是否精神萎靡、嗜睡、表情淡漠、烦躁不安、意识模糊甚至昏迷。②生命体征:体温不升或发热、呼吸急促、脉搏细弱、血压降低、脉压变小,必要时行心电监护。③周围循环状况:观察皮肤和甲床色泽,肢体温暖或是湿冷,周围静脉特别是颈静脉充盈情况。④准确记录24小时出入量,测每小时尿量,应保持尿量大于每小时30 mL,并记录呕吐物和粪便的性质、颜色及量。⑤定期复查红细胞计数、血细胞比容、血红蛋白、网织红细胞计数、血尿素氮、粪潜血,以了解贫血程度、出血是否停止。

(三)用药护理

立即建立静脉通道,遵医嘱迅速、准确地实施输血、输液、各种止血治疗及用药等抢救措施,并观察治疗效果及不良反应。血管升压素可引起腹痛、血压升高、心律失常、心肌缺血,甚至发生心肌梗死,故滴注速度应准确,并严密观察不良反应。同时,孕妇、冠心病、高血压患者禁用血管升压素。肝病患者忌用吗啡、巴比妥类药物,宜输新鲜血,因库存血含氨量高,易诱发肝性脑病。

(四)三腔两囊管护理

插管前应仔细检查,确保三腔气囊管通畅,无漏气,并分别做好标记,以防混淆,备用。插管后检查管道是否在胃内,抽取胃液,确定管道在胃内分别向胃囊和食管囊注气,将食管引流管、胃管连接负压吸引器,定时抽吸,观察出血是否停止,并记录引流液的性状及量。并做好留置三腔气囊管期间的护理和出血停止后的观察及拔管。

(五)心理护理

护理人员应关心、安慰患者尤其是反复出血者。解释各项检查、治疗措施,耐心细致地解答患者或家属的提问,消除他们的疑虑。同时,经常巡视,大出血时陪伴患者,以减轻患者的紧张情绪。抢救工作应迅速而不忙乱,使其产生安全感、信任感,保持稳定情绪,帮助患者消除紧张恐惧心理,更好地配合治疗及护理。

(六)健康教育

1.疾病知识指导

应帮助患者和家属掌握有关疾病的病因和诱因,以及预防、治疗和护理知识,以减少再度出血的危险。并且指导患者及家属学会早期识别出血征象及应急措施。

2.饮食指导

合理饮食是避免诱发上消化道出血的重要措施。注意饮食卫生和规律饮食;进食营养丰富、易消化的食物,避免粗糙、刺激性食物,或过冷、过热、产气多的食物、饮料,禁烟、浓茶、咖啡等。

3.生活指导

生活起居要有规律,劳逸结合,情绪乐观,保证身心愉悦,避免长期精神紧张。应在医师指导下用药,同时,慢性病者应定期门诊随访。

4.自我观察

教会患者出院后早期识别出血征象及应急措施:出现头晕、心悸等不适,或呕血、黑便时,立即卧床休息,保持安静,减少身体活动;呕吐时取侧卧位以免误吸;立即送医院治疗。

5.及时就诊的指标

(1)有呕血和黑便。

(2)出现血压降低、头晕、心悸等不适。

五、护理效果评估

(1)患者呕血和黑便停止,生命体征正常。

(2)患者活动耐受力增加,活动时无晕厥、跌倒危险。

(3)患者置管期间无窒息、意外吸入,食管胃底黏膜无溃烂、坏死。

(4)患者体重逐渐恢复正常,营养状态良好。

(唐红英)

第二节 消化性溃疡

一、疾病概述

(一)概念和特点

消化性溃疡主要指发生在胃和十二指肠的慢性溃疡,即胃溃疡(gastric ulcer,GU)和十二指肠溃疡(duodenal ulcer,DU),因溃疡的形成与胃酸/胃蛋白酶的消化作用有关而得名。溃疡的黏膜缺损超过黏膜肌层,不同于糜烂。

消化性溃疡是全球常见疾病,其患病率在近年来呈下降趋势。本病可发生于任何年龄,但中年最为常见,DU多见于青壮年,而GU多见于中老年,后者发病高峰比前者约迟10年。男性患病比女性多见。临床上DU比GU多见,两者之比为(2~3):1,但有地区差异。

(二)相关病理、生理

目前,对消化性溃疡的病理、生理的认识主要是基于Shay和Sun等人提出的"平衡学说"。即正常情况下,胃黏膜的攻击因子与防御因子应保持生理上的平衡,若攻击因子过强或防御因子减弱,就会造成胃黏膜损伤而引起溃疡。攻击因子主要有胃酸、胃蛋白酶、幽门螺杆菌等。防御因子主要有碳酸氢盐、胃黏液屏障和前列腺素等细胞保护因子。因此,"平衡学说"实际上就是胃酸分泌系统与胃黏膜保护系统之间的平衡。

(三)消化性溃疡的病因

1.幽门螺杆菌感染和非类固醇抗炎药

近年的研究已经明确,幽门螺杆菌(Hp)感染和服用非类固醇抗炎药(NSAID)是最常见病因。溃疡发生是黏膜侵袭因素和防御因素失平衡的结果,胃酸在溃疡的形成中起关键作用。对胃、十二指肠黏膜有损伤的侵袭因素包括胃酸和胃蛋白酶的消化作用,Hp的感染、NSAID,以及其他如胆盐、胰酶、酒精等,其中Hp和NSAID是损害胃黏膜屏障导致消化性溃疡的最常见病因。

2.下列因素与消化性溃疡发病有不同程度的关系

(1)吸烟:吸烟者消化性溃疡的发生率比不吸烟者高,吸烟影响溃疡愈合和促进溃疡复发。

(2)遗传:消化性溃疡的家族史可能是Hp感染"家庭聚集"现象,O型血胃上皮细胞表面表达更多黏附受体而有利于Hp定植,故O型血者易患消化性溃疡。

(3)急性应激:情绪应激可能主要起诱因作用,可能通过神经内分泌途径影响胃十二指肠分泌、运动和黏膜血流的调节。

(4)胃十二指肠运动异常:胃肠运动障碍不大可能是原发病因,但可加重Hp或NSAID对黏膜的损害。

因此,消化性溃疡是一种多因素疾病,其中Hp感染和服用NSAID是已知的主要病因,溃疡发生是黏膜侵袭因素和防御因素失平衡的结果,胃酸在溃疡形成中起关键作用。

(四)临床表现

上腹痛是消化性溃疡的主要症状,但部分患者可无症状或症状较轻以至于不为患者所注意,而以出血、穿孔等并发症为首发症状。

典型的消化性溃疡有如下临床特点：①慢性过程，病史可达数年至数十年；②周期性发作，发作与自发缓解相交替，发作期可为数周或数月，缓解期亦长短不一，短者数周、长者数年；发作常有季节性，多在秋冬季或冬春之交发病，可因精神情绪不良或过劳而诱发；③发作时上腹痛呈节律性，表现为空腹痛即餐后2~4小时和/或午夜痛，腹痛多为进食或服用抗酸药所缓解，典型节律表现在GU多见。

1.症状

上腹痛为主要症状，性质多为灼痛，亦可为钝痛、胀痛、剧痛或饥饿样不适感。多位于中上腹，可偏右或偏左。一般为轻至中度持续性痛。疼痛常有典型的节律性如上述。腹痛多在进食或服用抗酸药后缓解。

2.体征

溃疡活动时上腹部可有局限性轻压痛，缓解期无明显体征。

(五)辅助检查

1.实验室检查

血常规、尿和便常规(粪便潜血试验)、生化、肝肾功能检查(以了解其病因、诱因及潜在的护理问题)。

2.胃镜和胃黏膜活组织检查

胃镜和胃黏膜活组织检查是确诊消化性溃疡首选的检查方法。内镜下消化性溃疡多呈圆形或椭圆形，也有呈线形，边缘光整，底部覆有灰黄色或灰白色渗出物，周围黏膜可有充血、水肿，可见皱襞向溃疡集中。内镜下溃疡可分为活动期(A)、愈合期(H)和瘢痕期(S)3个病期。

3.X线钡餐检查

其适用于对胃镜检查有禁忌或不愿接受胃镜检查者。溃疡的X线征象有直接和间接两种：龛影是直接征象，对溃疡有确诊价值；局部压痛、十二指肠球部激惹和球部畸形、胃大弯侧痉挛性切迹均为间接征象，仅提示可能有溃疡。

4.Hp检测

该检测应列为消化性溃疡诊断的常规检查项目，因为有无Hp感染决定治疗方案的选择。监测方法分为侵入性和非侵入性两大类。前者需通过胃镜检查取胃黏膜活组织进行监测，主要包括快速尿素酶试验、组织学检查和Hp培养；后者主要有^{13}C或^{14}C尿素呼气试验、粪便Hp抗原检测及血清学检查。

(六)治疗原则

消化性溃疡的治疗目的：消除病因、缓解症状、愈合溃疡、防止复发和防治并发症。针对病因的治疗，例如根除Hp，有可能彻底治愈溃疡病，是近年来消化性溃疡治疗的一大进展。

1.药物治疗

治疗消化性溃疡的药物可分为抑制胃酸分泌的药物和保护胃黏膜的药物两大类，主要起缓解症状和促进溃疡愈合的作用，常与根除Hp治疗配合使用。

(1)抑制胃酸药物：溃疡的愈合与抑酸治疗的强度和时间成正比。抗酸药具有中和胃酸作用，可迅速缓解疼痛症状，但一般剂量难以促进溃疡愈合，故目前多作为加强止痛的辅助治疗。常用的抑制胃酸的药物有碱性抗酸剂：氢氧化铝、铝碳酸镁等及其复方制剂；H_2受体拮抗剂：西咪替丁800 mg，每晚1次或400 mg，2次/天；雷尼替丁300 mg，每晚1次或150 mg，2次/天；法莫替丁40 mg,每晚1次或20 mg,2次/天;尼扎替丁300 mg,每晚1次或150 mg,2次/天;质子泵抑制剂:奥美拉唑20 mg,1次/天;兰索拉唑30 mg,1次/天。

(2)保护胃黏膜药物:硫糖铝和胶体铋目前已少用作治疗消化性溃疡的一线药物。枸橼酸铋钾因兼有较强抑制幽门螺杆菌作用,可作为根除Hp联合治疗方案的组分,但要注意此药不能长期服用,因会过量蓄积而引起神经毒性。米索前列醇具有抑制胃酸分泌、增加胃十二指肠黏膜的黏液及碳酸氢盐分泌和增加黏膜血流等作用,主要用于NSAID溃疡的预防,腹泻是常见不良反应,因引起子宫收缩故孕妇忌服。

常用的有硫糖铝1 g,4次/天;前列腺素类药物:米索前列醇200 μg,4次/天;胶体铋:枸橼酸铋钾120 mg,4次/天。

根除幽门螺杆菌治疗:凡有Hp感染的消化性溃疡,无论初发或复发、活动或静止、有无合并症,均应予以根除Hp治疗。根除Hp治疗结束后,继续给予一个常规疗程的抗溃疡治疗是最理想的,这对有并发症或溃疡面积大的患者尤为必要。

2.其他治疗

外科手术,仅限于少数有并发症者,包括:①大量出血经内科治疗无效;②急性穿孔;③瘢痕性幽门梗阻;④胃溃疡癌变;⑤严格内科治疗无效的顽固性溃疡。

二、护理评估

(一)一般评估

1.患病及治疗经过

询问发病的有关诱因和病因,例如发病是否与天气变化、饮食不当或情绪激动有关;有无暴饮暴食、喜食酸辣等刺激性食物的习惯;是否嗜烟酒;有无经常服用NSAID药物史;家族中有无溃疡病者等。询问患者的病程经过,例如首次疼痛发作的时间,疼痛与进食的关系,是餐后还是空腹出现,有无规律,部位及性质如何,应用何种方法能缓解疼痛。曾做过何种检查和治疗,结果如何。

2.患者主诉与一般情况

有无恶心、呕吐、嗳气、泛酸等其他消化道症状,有无呕血、黑便、频繁呕吐等症状。询问此次发病与既往有无变化,日常休息与活动如何等。

3.相关记录

腹痛、体重、体位、饮食、药物、出入量等记录结果。

(二)身体评估

1.头颈部

有无痛苦表情、消瘦、贫血貌等。

2.腹部

(1)上腹部有无固定压痛点,有无胃蠕动波,全腹有无压痛、反跳痛,有无腹肌紧张。

(2)有无空腹振水音,腹部有无肠鸣音变化(亢进、减弱或消失)(结合病例综合考虑)。

3.其他

有无因腹部疼痛而发生的体位改变等。

(三)心理-社会评估

患者及家属对疾病的认识程度,患者有无焦虑或恐惧等心理,患者在疾病治疗过程中的心理反应与需求,家庭及社会支持情况。

(四)辅助检查结果评估

(1)血常规:有无红细胞计数、血红蛋白含量减少。

(2)粪便潜血试验:是否为阳性。

(3)Hp 检测:是否为阳性。

(4)胃液分析:基础排酸量和最大排酸量是增高、减少还是正常。

(5)X 线钡餐造影:有无典型的溃疡龛影及其部位。

(6)胃镜及黏膜活检:溃疡的部位、大小及性质如何,有无活动性出血。

(五)常用药物治疗效果的评估

1.抗酸药评估要点

(1)用药剂量/天、时间、用药的方法(静脉注射、口服)的评估与记录。

(2)有无磷缺乏症表现:食欲不振、软弱无力等症状,甚至有骨质疏松的表现。

(3)有无严重便秘、代谢性碱中毒与钠潴留,甚至肾损害。服用镁剂应注意有无腹泻。

2.H_2 受体拮抗剂评估要点

(1)用药剂量/天、时间、用药的方法(静脉注射、口服)的评估与记录,静脉给药应注意控制速度,速度过快可引起低血压和心律失常。

(2)注意监测肝、肾功能,注意有无头痛、头晕、疲倦、腹泻及皮疹等反应。因药物可随母乳排出,哺乳期应停止用药。

3.质子泵抑制剂的评估要点

(1)患者自觉症状:有无头晕、腹泻等症状。

(2)有无皮肤等反应:例如荨麻疹、皮疹、瘙痒、头痛、口苦和肝功能异常等。

三、主要护理诊断

(1)腹痛:与胃酸刺激溃疡面引起化学性炎症反应有关。

(2)营养失调,低于机体需要量:与疼痛致摄入减少及消化吸收障碍有关。

(3)知识缺乏:缺乏有关消化性溃疡病因及预防知识。

(4)潜在并发症:上消化道大量出血、穿孔、幽门梗阻和癌变。

四、护理措施

(一)休息与活动

溃疡活动期且症状较重者,嘱其卧床休息几天至 2 周,可使疼痛等症状缓解。病情较轻者则应鼓励其适当活动,以分散注意力。

(二)指导缓解疼痛

注意观察及详细了解患者疼痛的规律和特点,并按其疼痛特点指导缓解疼痛的方法。如DU 表现为空腹痛或午夜痛,指导患者在疼痛前或疼痛时进食碱性食物(如苏打饼干等),或服用制酸剂。也可采用局部热敷或针灸止痛。

(三)合理饮食

选择营养丰富、易消化的食物。症状重者以面食为主。避免食用机械性和化学性刺激强的食物。以少食多餐为主,每天进食 4～5 次,避免过饱,进食宜细嚼慢咽,以增加唾液分泌,稀释和中和胃酸。

（四）用药护理

应严格按医嘱用药,并注意观察常用药的毒副作用,发现问题及时处理。

（五）心理护理

多关心体贴患者,使患者保持良好的情绪,因为过分焦虑和恐惧往往更易诱发和加重消化性溃疡。

（六）健康教育

1.帮助患者认识和去除病因

讲解引起和加重溃疡病的相关因素,指导其保持乐观情绪,规律生活。

2.饮食指导

建立合理的饮食习惯和结构,戒除烟酒,避免摄入刺激性食物。饮食宜清淡、易消化、富营养,少食多餐。

3.用药原则

指导患者按医嘱正确服药,学会观察药效及不良反应,不随便停药或减量,防止溃疡复发。指导患者慎用或勿用致溃疡的药物,如阿司匹林、咖啡因、泼尼松等。

4.适当活动计划

制订个体化的活动计划,选择合适的锻炼方式,提高机体抵抗力。

5.自我观察

教会患者出院后的某些重要指标的自我监测:如腹痛、呕吐、黑便等监测并正确记录。

6.及时就诊的指标

(1)上腹疼痛节律发生变化或疼痛加剧。

(2)出现呕血、黑便等。

（鲁大苓）

第三节　反流性食管炎

反流性食管炎(reflux esophagitis,RE)是指胃、十二指肠内容物反流入食管所引起的食管黏膜炎症、糜烂、溃疡和纤维化等病变,甚至引起咽喉、气道等食管以外的组织损害。其发病男性多于女性,男女比例为(2～3)：1,发病率为1.92％。随着年龄的增长,食管下段括约肌收缩力的下降,胃、十二指肠内容物自发性反流,而使老年人反流性食管炎的发病率有所增加。

一、病因与发病机制

（一）抗反流屏障削弱

食管下括约肌是指食管末端3～4 cm长的环形肌束。正常人静息时压力为1.3～4.0 kPa(10~30 mmHg),为一高压带,防止胃内容物反流入食管。由于年龄的增长,机体老化导致食管下括约肌的收缩力下降引起食物反流。一过性食管下括约肌松弛也是反流性食管炎的主要发病机制。

(二)食管清除作用减弱

正常情况下,一旦发生食物的反流,大部分反流物通过1～2次食管自发和继发性的蠕动性收缩将食管内容物排入胃内,即容量清除,剩余的部分则由唾液缓慢地中和。老年人食管蠕动缓慢和唾液产生减少,影响了食管的清除作用。

(三)食管黏膜屏障作用下降

反流物进入食管后,可以凭借食管上皮表面黏液、不移动水层和表面 HCO_3^-、复层鳞状上皮等构成上皮屏障,以及黏膜下丰富的血液供应构成的后上皮屏障,发挥其抗反流物对食管黏膜损伤的作用。随着机体老化,食管黏膜逐渐萎缩,黏膜屏障作用下降。

二、护理评估

(一)健康史

询问患者的饮食结构及习惯、有无长期服用药物史。

(二)身体评估

1.反流症状

反酸、反食、反胃(指胃内容物在无恶心和不用力的情况下涌入口腔)、嗳气等,多在餐后明显或加重,平卧或躯体前屈时易出现。

2.反流物引起的刺激症状

胸骨后或剑突下烧灼感、胸痛、吞咽困难等。常由胸骨下段向上伸延,常在餐后1小时出现,平卧、弯腰或腹压增高时可加重。反流物刺激食管痉挛导致胸痛,常发生在胸骨后或剑突下。严重时可为剧烈刺痛,可放射到后背、胸部、肩部、颈部、耳后,有的酷似心绞痛的特点。

3.其他症状

咽部不适,有异物感、棉团感或堵塞感,可能与酸反流引起食管上段括约肌压力升高有关。

4.并发症

(1)上消化道出血:因食管黏膜炎症、糜烂及溃疡可以导致上消化道出血。

(2)食管狭窄:食管炎反复发作致使纤维组织增生,最终导致瘢痕性狭窄。

(3)Barrett 食管:在食管黏膜的修复过程中,食管-贲门交界处 2 cm 以上的食管鳞状上皮被特殊的柱状上皮取代,称之为 Barrett 食管。Barrett 食管发生溃疡时,又称 Barrett 溃疡。Barrett食管是食管癌的主要癌前病变,其腺癌的发生率较正常人高 30～50 倍。

(三)辅助检查

1.内镜检查

内镜检查是反流性食管炎最准确、最可靠的诊断方法,能判断其严重程度和有无并发症,结合活检可与其他疾病相鉴别。

2.24 小时食管 pH 监测

应用便携式 pH 记录仪在生理状态下对患者进行 24 小时食管 pH 连续监测,可提供食管是否存在过度酸反流的客观依据。在进行该项检查前 3 天,应停用抑酸药与促胃肠动力的药物。

3.食管吞钡 X 线检查

对不愿意接受或不能耐受内镜检查者行该检查。严重患者可发现阳性 X 线征。

(四)心理社会状况

反流性食管炎长期持续存在,病情反复、病程迁延,因此患者会出现食欲减退,体重下降,导致患者心情烦躁、焦虑;合并消化道出血时会使患者紧张、恐惧。应注意评估患者的情绪状态及对本病的认知程度。

三、常见护理诊断及问题

(一)疼痛
疼痛与胃食管黏膜炎性病变有关。

(二)营养失调:低于机体需要量
营养失调:低于机体需要量与害怕进食、消化吸收不良等有关。

(三)有体液不足的危险
有体液不足的危险与合并消化道出血引起活动性体液丢失、呕吐及液体摄入量不足有关。

(四)焦虑
焦虑与病情反复、病程迁延有关。

(五)知识缺乏
缺乏对反流性食管炎病因和预防知识的了解。

四、诊断要点与治疗原则

(一)诊断要点
临床上有明显的反流症状,内镜下有反流性食管炎的表现,食管过度酸反流的客观依据即可做出诊断。

(二)治疗原则
以药物治疗为主,对药物治疗无效或发生并发症者可做手术治疗。

1.药物治疗

目前多主张采用递减法,即开始使用质子泵抑制剂加促胃肠动力药,迅速控制症状,待症状控制后再减量维持。

(1)促胃肠动力药:目前主要常用的药物是西沙必利。常用量为每次 5～15 mg,每天 3～4 次,疗程8～12 周。

(2)抑酸药:①H_2 受体拮抗剂(H_2RA),西咪替丁 400 mg、雷尼替丁 150 mg、法莫替丁 20 mg,每天2次,疗程 8～12 周。②质子泵抑制剂(PPI),奥美拉唑 20 mg、兰索拉唑 30 mg、泮托拉唑 40 mg、雷贝拉唑 10 mg 和埃索美拉唑 20 mg,1 天 1 次,疗程 4～8 周。③抗酸药,仅用于症状轻、间歇发作的患者作为临时缓解症状用。反流性食管炎有并发症或停药后很快复发者,需要长期维持治疗。H_2RA、西沙必利、PPI 均可用于维持治疗,其中以 PPI 效果最好。维持治疗的剂量因患者而异,以调整至患者无症状的最低剂量为合适剂量。

2.手术治疗

手术为不同术式的胃底折叠术。手术指征为:①严格内科治疗无效。②虽经内科治疗有效,但患者不能忍受长期服药。③经反复扩张治疗后仍反复发作的食管狭窄。④确证由反流性食管炎引起的严重呼吸道疾病。

3.并发症的治疗

(1)食管狭窄:大部分狭窄可行内镜下食管扩张术治疗。扩张后予以长程 PPI 维持治疗可防止狭窄复发。少数严重瘢痕性狭窄需行手术切除。

（2）Barrett 食管：药物治疗是预防 Barrett 食管发生和发展的重要措施，必须使用 PPI 治疗及长期维持。

五、护理措施

（一）一般护理

为减少平卧时及夜间反流可将床头抬高 15～20 cm。避免睡前 2 小时内进食，白天进餐后亦不宜立即卧床。应避免食用使食管下括约肌压力降低的食物和药物，如高脂肪、巧克力、咖啡、浓茶及硝酸甘油、钙拮抗剂等。应戒烟及禁酒。减少一切影响腹压增高的因素，如肥胖、便秘、紧束腰带等。

（二）用药护理

遵医嘱给予药物治疗，注意观察药物的疗效及不良反应。

1.H_2 受体拮抗剂

药物应在餐中或餐后即刻服用，若需同时服用抗酸药，则两药应间隔 1 小时以上。若静脉给药应注意控制速度，过快可引起低血压和心律失常。西咪替丁对雄性激素受体有亲和力，可导致男性乳腺发育、阳痿及性功能紊乱，应做好解释工作。该药物主要通过肾排泄，用药期间应监测肾功能。

2.质子泵抑制剂

奥美拉唑可引起头晕，应嘱患者用药期间避免开车或做其他必须高度集中注意力的工作。兰索拉唑的不良反应包括荨麻疹、皮疹、瘙痒、头痛、口苦、肝功能异常等，轻度不良反应不影响继续用药，较严重时应及时停药。泮托拉唑的不良反应较少，偶可引起头痛和腹泻。

3.抗酸药

该药在饭后 1 小时和睡前服用。服用片剂时应嚼服，乳剂给药前应充分摇匀。

抗酸剂应避免与奶制品、酸性饮料及食物同时服用。

（三）饮食护理

（1）指导患者有规律地定时进餐，饮食不宜过饱，选择营养丰富，易消化的食物。避免摄入过咸、过甜、过辣的刺激性食物。

（2）制定饮食计划：与患者共同制订饮食计划，指导患者及家属改进烹饪技巧，增加食物的色、香、味，刺激患者食欲。

（3）观察并记录患者每天进餐次数、量、种类，以了解其摄入营养素的情况。

六、健康指导

（一）疾病知识的指导

向患者及家属介绍本病的有关病因，避免诱发因素。保持良好的心理状态，平时生活要有规律，合理安排工作和休息时间，注意劳逸结合，积极配合治疗。

（二）饮食指导

指导患者加强饮食卫生和饮食营养，养成有规律的饮食习惯；避免过冷、过热、辛辣等刺激性食物及浓茶、咖啡等饮料；嗜酒者应戒酒。

（三）用药指导

根据病因及病情进行指导，嘱患者长期维持治疗，介绍药物的不良反应，如有异常及时复诊。

（鲁大苓）

第四节 胃　　炎

胃炎是指不同病因所致的胃黏膜炎症,通常包括上皮损伤、黏膜炎症反应和细胞再生3个过程,是最常见的消化道疾病之一。

一、急性胃炎

急性胃炎是由多种病因引起的急性胃黏膜炎症,内镜检查可见胃黏膜充血、水肿、出血、糜烂及浅表溃疡等一过性病变。临床上,以急性糜烂出血性胃炎最常见。

(一)病因与发病机制

1.药物

最常引起胃黏膜炎症的药物是非类固醇抗炎药(non-steroidal anti-inflammatory drug,NSAID),如阿司匹林、吲哚美辛等,可破坏胃黏膜上皮层,引起黏膜糜烂。

2.急性应激

严重的重要脏器衰竭、严重创伤、大手术、大面积烧伤、休克甚至精神心理因素等引起的急性应激,导致胃黏膜屏障破坏和H^+弥散进入黏膜,引起胃黏膜糜烂和出血。

3.其他

酒精具有亲脂性和溶脂能力,高浓度酒精可直接破坏胃黏膜屏障。某些急性细菌或病毒感染、胆汁和胰液反流、胃内异物及肿瘤放射治疗(以下简称放疗)后的物理性损伤,可造成胃黏膜损伤引起上皮细胞损害、黏膜出血和糜烂。

(二)临床表现

1.症状

轻者大多无明显症状;有症状者主要表现为非特异性消化不良的表现。上消化道出血是该病突出的临床表现。

2.体征

上腹部可有不同程度的压痛。

(三)辅助检查

1.实验室检查

大便潜血试验呈阳性。

2.内镜检查

纤维胃镜检查是诊断的主要依据。

(四)治疗要点

治疗原则是去除致病因素和积极治疗原发病。药物引起者,立即停药。急性应激者,在积极治疗原发病的同时,给予抑制胃酸分泌的药物。发生上消化道大出血时,按上消化道出血处理。

(五)护理措施

1.休息与活动

注意休息,减少活动。急性应激致病者应卧床休息。

2.饮食护理

定时、规律进食,少食多餐,避免辛辣刺激性食物。

3.用药指导

指导患者遵医嘱慎用或禁用对胃黏膜有刺激作用的药物,并指导患者正确服用抑酸剂、胃黏膜保护剂等药物。

二、慢性胃炎

慢性胃炎是由各种病因引起的胃黏膜慢性炎症。其发病率在各种胃病中居首位。

(一)病因与发病机制

1.幽门螺杆菌感染

幽门螺杆菌感染被认为是慢性胃炎最主要的病因。

2.饮食和环境因素

饮食中高盐和缺乏新鲜蔬菜、水果与发生慢性胃炎相关。幽门螺杆菌可增加胃黏膜对环境因素损害的易感性。

3.物理及化学因素

物理及化学因素可削弱胃黏膜的屏障功能,使其易受胃酸-胃蛋白酶的损害。

4.自身免疫

由于壁细胞受损,机体产生壁细胞抗体和内因子抗体,使胃酸分泌减少乃至缺失,还可影响维生素 B_{12} 吸收,导致恶性贫血。

5.其他因素

慢性胃炎与年龄相关。

(二)临床表现

1.症状

70%～80%的患者可无任何症状,部分患者表现为非特异性的消化不良,症状常与进食或食物种类有关。

2.体征

体征多不明显,有时上腹部轻压痛。

(三)辅助检查

1.实验室检查

胃酸分泌正常或偏低。

2.幽门螺杆菌检测

可通过侵入性和非侵入性方法检测。

3.胃镜及胃黏膜活组织检查

胃镜及胃黏膜活组织检查是诊断慢性胃炎最可靠的方法。

(四)治疗要点

治疗原则是消除病因、缓解症状、控制感染、防治癌前病变。

1.根除幽门螺杆菌感染

对幽门螺杆菌感染引起的慢性胃炎,尤其在活动期,目前多采用三联疗法,即一种胶体铋剂或一种质子泵抑制剂加上两种抗菌药物。

2.根据病因给予相应处理

若因非类固醇抗炎药引起,应停药并给予抑酸剂或硫糖铝;若因胆汁反流,可用氢氧化铝凝胶来吸附,或予以硫糖铝及胃动力药物以中和胆盐,防止反流。

3.对症处理

有胃动力学改变者,可服用多潘立酮、西沙必利等;自身免疫性胃炎伴有恶性贫血者,遵医嘱肌内注射维生素 B_{12}。

(五)护理措施

1.一般护理

(1)休息与活动:急性发作或伴有消化道出血时应卧床休息,并可用转移注意力、做深呼吸等方法来减轻焦虑、缓解疼痛。病情缓解时,进行适当的运动和锻炼,注意避免过度劳累。

(2)饮食护理:以高热量、高蛋白、高维生素及易消化的饮食为原则,宜定时定量、少食多餐、细嚼慢咽,避免摄入过咸、过甜、过冷、过热及辛辣刺激性食物。

2.病情观察

观察患者消化不良症状,腹痛的部位及性质,呕吐物和粪便的颜色、量及性状等,用药前后患者的反应。

3.用药护理

注意观察药物的疗效及不良反应。

(1)慎用或禁用阿司匹林、吲哚美辛等对胃黏膜有刺激的药物。

(2)胶体铋剂:枸橼酸铋钾宜在餐前半小时用吸管吸入服用。部分患者服药后出现便秘和大便呈黑色,停药后可自行消失。

(3)抗菌药物:服用阿莫西林前应询问患者有无青霉素过敏史,应用过程中注意有无迟发性变态反应。甲硝唑可引起恶心、呕吐等胃肠道反应。

4.症状、体征的护理

腹部疼痛或不适者,避免精神紧张,采取转移注意力、做深呼吸等方法缓解疼痛;或用热水袋热敷胃部,以解除痉挛,减轻腹痛。

5.健康指导

(1)疾病知识指导:向患者及家属介绍本病的相关病因和预后,避免诱发因素。

(2)饮食指导:指导患者加强饮食卫生和营养,规律饮食。

(3)生活方式指导:指导患者保持良好的心态,生活要有规律,合理安排工作和休息时间,劳逸结合。

(4)用药指导:指导患者遵医嘱服药,如有异常及时就诊,定期门诊复查。

(鲁大苓)

第五节　细菌性肝脓肿

一、概述

(一)病因

因化脓性细菌侵入肝脏形成的肝化脓性病灶,称为细菌性肝脓肿。细菌性肝脓肿的主要病因是继发于胆管结石、胆管感染,尤其是肝内胆管结石并引发化脓性胆管炎时,在肝内胆管结石梗阻的近端部位可引起散在多发小脓肿。此外,在肝外任何部位或器官的细菌性感染病灶,均可因脓毒血症的血行播散而发生本病。总之,不论何种病因引起细菌性肝脓肿,绝大多数都为多发性,其中可能有一个较大的脓肿,单个细菌性脓肿很少见。

(二)病理

化脓性细菌侵入肝脏后,正常肝脏在巨噬细胞作用下不发生脓肿。当机体抵抗力下降时,细菌在组织中发生炎症,形成脓肿。血源性感染通常为多发性,胆源性感染脓肿也为多发性,且与胆管相通。肝脓肿形成发展过程中,大量细菌毒素被吸收而引起败血症、中毒性休克、多器官功能衰竭或形成膈下脓肿、腹膜炎等。

二、护理评估

(一)健康史

了解患者的饮食、活动等一般情况,是否有胆管病史及胆管感染病史,体内部位有无化脓性病变,是否有肝外伤史。

(二)临床表现

(1)寒战和高热:是最常见的症状。往往寒热交替,反复发作,多呈1天数次的弛张热,体温38～41℃,伴有大量出汗,脉率增快。

(2)腹痛:为右上腹肝区持续性胀痛,如位于肝右叶膈顶部的脓肿,则可引起右肩部放射痛。

(3)肝大:肝大而有压痛,如脓肿在肝脏面的下缘,则在右肋缘下可扪到肿大的肝或波动性肿块,有明显触痛及腹肌紧张;如脓肿浅表,则可见右上腹隆起;如脓肿在膈面,则横膈抬高,肝浊音界上升。

(4)乏力、食欲不振、恶心和呕吐:少数患者还出现腹泻、腹胀及难以忍受的呃逆等症状。

(5)黄疸:可有轻度黄疸;若继发于胆管结石胆管炎,可有中度或重度黄疸。

(三)辅助检查

(1)实验室检查:血常规检查提示白细胞明显升高,中性粒细胞在0.90以上,有核左移现象或中毒颗粒。肝功能、血清转氨酶、碱性磷酸酶升高。

(2)影像学检查:X线检查能分辨肝内直径2 cm的液性病灶,并明确部位与大小,CT、磁共振检查有助于诊断肝脓肝。

(3)诊断性穿刺:B超可以测定脓肿部位、大小及距体表深度,为确定脓肿穿刺点或手术引流提供了方便,可作为首选的检查方法。

（四）治疗原则

非手术治疗,应在治疗原发病灶的同时,使用大剂量有效抗生素和全身支持疗法。手术治疗,可进行脓肿切开引流术和肝切除术。

三、护理问题

（一）疼痛

疼痛与腹腔内感染、手术切口、引流管摩擦牵拉有关。

（二）体温过高

这与感染、手术损伤有关。

（三）焦虑

其与环境改变及不清楚疾病的预后、病情危重有关。

（四）口腔黏膜改变

这与高热、进食、进水量少有关。

（五）体液不足

体液不足与高热后大汗、液体摄入不足、引流液过多有关。

（六）潜在并发症

并发症如腹腔感染。

四、护理目标

（一）患者疼痛减轻或缓解

其表现为能识别并避免疼痛的诱发因素,能运用减轻疼痛的方法自我调节,不再应用止痛药。

（二）患者体温降低

这表现为体温恢复至正常范围或不超过 38.5 ℃,发热引起的身心反应减轻或消失,舒适感增加。

（三）患者焦虑减轻

其表现为能说出焦虑的原因及自我表现;能有效运用应对焦虑的方法;焦虑感减轻,生理和心理上舒适感有所增加;能客观地正视存在的健康问题,对生活充满信心。

（四）患者口腔黏膜无改变

这主要表现为患者能配合口腔护理;口腔清洁卫生,无不适感;口腔黏膜完好。

（五）患者组织灌注良好

组织灌注良好表现为患者循环血容量正常,皮肤黏膜颜色、弹性正常;生命体征平稳,体液平衡,无脱水现象。

（六）患者不发生并发症

不发生并发症或并发症能及时被发现和处理。

五、护理措施

（一）减轻或缓解疼痛

(1)观察、记录疼痛的性质、程度、伴随症状,评估诱发因素。

（2）加强心理护理，给予精神安慰。

（3）咳嗽、深呼吸时用手按压腹部，以保护伤口，减轻疼痛。

（4）妥善固定引流管，防止引流管来回移动所引起的疼痛。

（5）严重时注意生命体征的改变及疼痛的演变。

（6）指导患者使用松弛术、分散注意力等方法，如听音乐、相声或默数，以减轻患者对疼痛的敏感性，减少止痛药物的用量。

（7）在疼痛加重前，遵医嘱给予镇痛药，并观察、记录用药后的效果。

（8）向患者讲解用药知识，如药物的主要作用、用法，用药间隔时间，疼痛时及时应用止痛药。

（二）降低体温，妥善保暖

（1）评估体温升高程度及变化规律，观察生命体征、意识状态变化及食欲情况，以便及时处理。

（2）调节病室温度、湿度，保持室温在 18 ～20 ℃，湿度在 50％～70％，保证室内通风良好。

（3）给予清淡、易消化的高热量、高蛋白、高维生素的流质或半流质饮食，鼓励患者多饮水或饮料。

（4）嘱患者卧床休息，保持舒适体位，保持病室安静，以免增加烦躁情绪。

（5）有寒战者，增加盖被或用热水袋、电热毯保暖，并做好安全护理，防止坠床。

（6）保持衣着及盖被适中，大量出汗后要及时更换内衣、床单，可在皮肤与内衣之间放入毛巾，以便更换。

（7）物理降温。体温超过 38.5 ℃，根据病情选择不同的降温方法，如冰袋外敷、温水或酒精擦浴、冰水灌肠等，降温半小时后测量体温 1 次，若降温时出现颤抖等不良反应，立即停用。

（8）药物降温。经物理降温无效后，可遵医嘱给予药物降温，并注意用药后反应，防止因大汗致使虚脱发生。

（9）高热患者应给予吸氧，氧浓度不超过 40％，流量 2～4 L/min，可保证各重要脏器有足够的氧供应，减轻组织缺氧。

（10）保持口腔、皮肤清洁，口唇干燥应涂抹液状石蜡或护唇油，预防口腔、皮肤感染。

（11）定时测量并记录体温，观察、记录降温效果。

（12）向患者及家属介绍简单物理降温方法及发热时的饮食、饮水要求。

（三）减轻焦虑

（1）评估患者焦虑表现，协助患者寻找焦虑原因。

（2）向患者讲解情绪与疾病的关系，以及保持乐观情绪的重要性；总结以往对付挫折的经验，探讨正确的应对方式。

（3）为患者创造安全、舒适的环境：①多与患者交谈，但应避免自己的情绪反应与患者情绪反应相互起反作用。②帮助患者尽快熟悉环境。③用科学、熟练、安全的技术护理患者，取得患者信任。④减少对患者的不良刺激，如限制患者与其他焦虑情绪的患者或家属接触。

（4）帮助患者减轻情绪反应：①鼓励患者诉说自己的感觉，让其发泄愤怒、焦虑情绪。②理解、同情患者，耐心倾听，帮助其树立战胜疾病的信心。③分散患者注意力，如听音乐、与人交谈等。④消除对患者产生干扰的因素，如解决失眠等问题。

（5）帮助患者正确估计目前病情，配合治疗及护理。

(四)做好口腔护理

(1)评估口腔黏膜完好程度:讲解保持口腔清洁的重要性,使患者接受。

(2)向患者及家属讲解引起口腔黏膜改变的危险因素,介绍消除危险因素的有效措施,让其了解预防口腔感染的目的和方法。

(3)保持口腔清洁、湿润,鼓励进食后漱口,早、晚刷牙,必要时进行口腔护理。

(4)鼓励患者进食、饮水,温度要适宜,避免过烫、过冷饮食以损伤黏膜。

(5)经常观察口腔黏膜情况,倾听患者主诉,以及早发现异常情况。

(五)纠正体液不足

(1)评估出血量、出汗量、引流量、摄入量等与体液有关的指标。

(2)准确记录出入水量,及时了解每小时尿量。若尿量<30 mL/h,表示体液或血容量不足,应及时报告医师给予早期治疗。

(3)鼓励患者进食、进水,提供可口、营养丰富的饮食,增加机体摄入量。

(4)若有恶心、呕吐,应对症处理,防止体液丧失严重而引起代谢失衡。

(5)抽血监测生化值,及时纠正失衡。

(6)密切观察生命体征变化及末梢循环情况。

(7)告诉患者体液不足的症状及诱因,使之能及时反映情况并配合治疗、护理。

(六)腹腔感染的防治

(1)严密监测患者体温、外周血白细胞计数、腹部体征,定期做引流液或血液的培养、抗生素敏感试验,以指导用药。

(2)指导患者妥善固定引流管的方法,活动时勿拉扯引流管,保持适当的松度,防止滑脱而使管内脓液流入腹腔。

(3)保持引流管通畅,避免扭曲受压,如有堵塞,可用少量等渗盐水低压冲洗及抽吸。

(4)观察引流液的量、性质,并做好记录。

(5)注意保护引流管周围皮肤,及时更换潮湿的敷料,保持其干燥,必要时涂以氧化锌软膏。

(6)在换药及更换引流袋时,严格执行无菌操作,避免逆行感染。

(7)告诉患者腹部感染时的腹痛变化情况,并应及时报告。

六、健康教育

(1)合理休息,注意劳逸结合,保持心情舒畅,增加患者适应性反应,减少心理应激,从而促进疾病康复。

(2)合理用药,有效使用抗生素,并给予全身性支持治疗,改善机体状态。

(3)保持引流有效性,注意观察引流的量、颜色,防止引流管脱落。

(4)当出现高热、腹痛等症状时,应及时有效处理,控制疾病进展。

(5)向患者讲解疾病相关知识,了解疾病病因、症状及注意事项,指导患者做好口腔护理,多饮水,预防并发症发生。

(唐红英)

第六节 肝 硬 化

一、疾病概述

(一)概念和特点

肝硬化是各种慢性肝病发展的晚期阶段。病理上以肝脏弥漫性纤维化、再生结节和假小叶形成为特征。临床上,起病隐匿,病程发展缓慢,晚期以肝功能减退和门静脉高压为主要表现,常出现多种并发症。

肝硬化是常见病,世界范围内的年发病率为(25～400)/10万,发病高峰年龄在35～50岁,男性多见,出现并发症时病死率高。

(二)相关病理、生理

肝硬化的病理改变主要是正常肝小叶结构被假小叶所替代后,在大体形态上:肝脏早期肿大、晚期明显缩小,质地变硬。

肝硬化的病理、生理改变主要是肝功能减退(失代偿)和门静脉高压,临床上表现为由此而引起的多系统、多器官受累所产生的症状和体征,进一步发展可产生一系列并发症。

(三)肝硬化的病因

引起肝硬化的病因很多,在我国以病毒性肝炎为主,欧美国家以慢性酒精中毒多见。

(1)病毒性肝炎:主要为乙型、丙型和丁型肝炎病毒的感染,通常经过慢性肝炎阶段演变而来,急性或亚急性肝炎如有大量肝细胞坏死和肝纤维化可以直接演变为肝硬化,乙型和丙型或丁型肝炎病毒的重叠感染可加速发展至肝硬化。

(2)慢性酒精中毒:长期大量饮酒(一般为每天摄入酒精80 g达10年以上),酒精及其代谢产物(乙醛)的毒性作用,引起酒精性肝炎,继而可发展为肝硬化。

(3)非酒精性脂肪性肝炎:非酒精性脂肪性肝炎可发展成肝硬化。

(4)胆汁淤积:持续肝内胆汁淤积或肝外胆管阻塞时,高浓度胆酸和胆红素对肝细胞有损害作用,引起原发性胆汁性肝硬化或继发性胆汁性肝硬化。

(5)肝静脉回流受阻:慢性充血性心力衰竭、缩窄性心包炎、肝静脉阻塞综合征、肝小静脉闭塞等引起肝脏长期淤血缺氧,引起肝细胞坏死和纤维化。

(6)遗传代谢性疾病:先天性酶缺陷疾病,致使某些物质不能被正常代谢而沉积在肝脏,如肝豆状核变性(铜沉积)、血色病(铁沉积)、α_1-抗胰蛋白酶缺乏症等。

(7)工业毒物或药物:长期接触四氯化碳、磷、砷等或服用双醋酚汀、甲基多巴、异烟肼等可引起中毒性或药物性肝炎而演变为肝硬化;长期服用甲氨蝶呤可引起肝纤维化而发展为肝硬化。

(8)自身免疫性肝炎可演变为肝硬化。

(9)血吸虫病:虫卵沉积于汇管区,引起肝纤维化组织增生,导致窦前性门静脉高压,亦称为血吸虫病性肝硬化。

(10)隐源性肝硬化:部分原因不明的肝硬化。

(四)临床表现

1.代偿期肝硬化

代偿期肝硬化症状轻且无特异性。可有乏力、食欲减退、腹胀不适等。患者营养状况一般,可触及肿大的肝脏、质偏硬,脾可大。肝功能检查正常或仅有轻度酶学异常。常在体检或手术中被偶然发现。

2.失代偿期肝硬化

临床表现明显,可发生多种并发症。

(1)症状:①全身症状,乏力为早期症状,其程度可自轻度疲倦至严重乏力。体重下降往往随病情进展而逐渐明显。少数患者有不规则低热,与肝细胞坏死有关,但注意与合并感染、肝癌鉴别。②消化道症状,食欲不振为常见症状,可有恶心、偶伴呕吐。腹胀亦常见,与胃肠积气、腹水和肝脾大等有关,腹水量大时,腹胀成为患者最难忍受的症状。腹泻往往表现为对脂肪和蛋白质耐受差,稍进油腻肉食即易发生腹泻。部分患者有腹痛,多为肝区隐痛,当出现明显腹痛时要注意合并肝癌、原发性腹膜炎、胆道感染、消化性溃疡等情况。③出血倾向,可有牙龈、鼻腔出血、皮肤紫癜,女性月经过多等。④与内分泌紊乱有关的症状,男性可有性功能减退、男性乳房发育,女性可发生闭经、不孕。部分患者有低血糖的表现。⑤门脉高压症状,如食管胃底静脉曲张破裂而致上消化道出血时,表现为呕血及黑粪;脾功能亢进可致血细胞减少,贫血而出现皮肤黏膜苍白。

(2)体征:①患者呈肝病容,面色黝黑而无光泽。晚期患者消瘦、肌肉萎缩。皮肤可见蜘蛛痣、肝掌、男性乳房发育。腹壁静脉以脐为中心显露至曲张,严重者脐周围静脉突起呈水母状并可听见静脉杂音。黄疸提示肝功能储备已明显减退,黄疸呈持续性或进行性加深提示预后不良。腹水伴或不伴下肢水肿是失代偿期肝硬化最常见表现,部分患者可伴肝性胸腔积液,以右侧多见。②肝脏早期肿大可触及,质硬而边缘钝;后期缩小,肋下常触不到。半数患者可触及肿大的脾,常为中度,少数重度。③各型肝硬化起病方式与临床表现并不完全相同。如大结节性肝硬化起病较急进展较快,门静脉高压症相对较轻,但肝功能损害则较严重;血吸虫病性肝纤维化的临床表现则以门静脉高压症为主,巨脾多见,黄疸、蜘蛛痣、肝掌少见,肝功能损害较轻,肝功能试验多基本正常。

(五)辅助检查

1.实验室检查

血常规、尿、粪常规、血清免疫学、内镜、腹腔镜、腹水和门静脉压力生化检查(以了解其病因、诱因及潜在的护理问题)。

2.肝功能检查

代偿期大多正常或仅有轻度的酶学异常,失代偿期普遍异常,且异常程度往往与肝脏的储备功能减退程度相关。具体表现为转氨酶升高,血清蛋白下降,球蛋白升高,A/G倒置,凝血酶原时间延长,结合胆红素升高等。

3.影像学检查

(1)X线检查:食管静脉曲张时行食管吞钡X线检查显示虫蚀样或蚯蚓状充盈缺损,纵行黏膜皱襞增宽,胃底静脉曲张时胃肠钡餐可见菊花瓣样充盈缺损。

(2)腹部超声检查:B超检查常示肝脏表面不光滑、肝叶比例失调、肝实质回声不均匀等,以及脾大、门静脉扩张和腹水等超声图像。

(3)CT和MRI检查对肝硬化的诊断价值与B超检查相似。

(六)治疗原则

本病目前无特效治疗,关键在于早期诊断,针对病因给予相应处理,阻止肝硬化进一步发展,后期积极防治并发症,终末期则只能有赖于肝移植。

二、护理评估

(一)一般评估

1.生命体征

伴感染时可有发热、有心脏功能不全时可有呼吸、脉搏和血压的改变,余无明显特殊变化。

2.患病及治疗经过

询问本病的有关病因,例如有无肝炎或输血史、心力衰竭、胆道疾病;有无长期接触化学毒物、使用损肝药物或嗜酒,其用量和持续时间。有无慢性肠道感染、消化不良、消瘦、黄疸、出血史。有关的检查、用药和其他治疗情况。

3.患者主诉及一般情况

饮食及消化情况,例如食欲、进食量及食物种类、饮食习惯及爱好。有无食欲减退甚至畏食,有无恶心、呕吐、腹胀、腹痛,呕吐物和粪便的性质及颜色。日常休息及活动量、活动耐力、尿量及颜色等。

4.相关记录

体重、饮食、皮肤、肝脏大小、出入量、出血情况、意识等记录结果。

(二)身体评估

1.头颈部

(1)面部颜色,有无肝病面容,脱发。

(2)患者的精神状态,对人物、时间、地点的定向力(表情淡漠、性格改变或行为异常多为肝脏病的前驱表现)。

2.胸部

呼吸的频率和节律,有无呼吸浅速、呼吸困难和发绀,有无因呼吸困难、心悸而不能平卧,有无胸腔积液形成。

3.腹部

(1)测量腹围有无腹壁紧张度增加、脐疝、腹式呼吸减弱等腹水征象。

(2)腹部有无移动性浊音,大量腹水可有液波震颤。

(3)有无腹壁静脉显露,腹壁静脉曲张时在剑突下,脐周腹壁静脉曲张处可听见静脉连续性潺潺声(结合病例综合考虑)。

(4)肝脾大小、质地、表面情况及有无压痛(结合 B 超检查结果综合考虑)。

4.其他

是否消瘦,皮下脂肪消失、肌肉萎缩;皮肤是否干枯、有无黄染、出血点、蜘蛛痣、肝掌等。

(三)心理-社会评估

评估时应注意患者的心理状态,有无个性、行为的改变,有无焦虑、抑郁、易怒、悲观等情绪。并发肝性脑病时,患者可出现嗜睡、兴奋、昼夜颠倒等神经精神症状,应注意鉴别。评估患者及家属对疾病的认识及态度、家庭经济情况和社会支持等。

(四)辅助检查结果评估

1.血常规检查

有无红细胞减少或全血细胞减少。

2.血生化检查

肝功能有无异常,有无电解质和酸碱平衡紊乱,血氨是否增高,有无氮质血症。

3.腹水检查

腹水的性质是漏出液或渗出液,有无找到病原菌或恶性肿瘤细胞。

4.其他检查

钡餐造影检查有无食管胃底静脉曲张,B超检查有无静脉高压征象等。

(五)常用药物治疗效果的评估

1.准确记录患者出入量(尤其是 24 小时尿量)

大量利尿可引起血容量过度降低,心输血量下降,血尿素氮增高。患者皮肤弹性降低,出现直立性低血压和少尿。

2.血生化检查的结果

长期使用噻嗪类利尿剂有可能导致水、电解质紊乱,产生低钠、低氯和低钾血症。

三、主要护理诊断

(一)营养失调:低于机体需要量

低于机体需要量与肝功能减退、门静脉高压引起食欲减退、消化和吸收障碍有关。

(二)体液过多

体液过多与肝功能减退、门静脉高压引起水钠潴留有关。

(三)潜在并发症

1.上消化道出血

上消化道出血与食管胃底静脉曲张破裂有关。

2.肝性脑病

肝性脑病与肝功能障碍、代谢紊乱致神经系统功能失调有关。

四、护理措施

(一)休息与活动

睡眠应充足,生活起居有规律。代偿期患者无明显的精神、体力减退,可适当参加工作,避免过度疲劳;失代偿期患者以卧床休息为主,并视病情适量活动,活动量以不加重疲劳感和其他症状为度。腹水患者宜平卧位,可抬高下肢,以减轻水肿。阴囊水肿者可用拖带托起阴囊,大量腹水者卧床时可取半卧位,以减轻呼吸困难和心悸。

(二)合理饮食

既保证饮食营养又遵守必要的饮食限制是改善肝功能、延缓病情进展的基本措施。与患者共同制订符合治疗需要而又为其接受的饮食计划。饮食治疗原则:高热量、高蛋白质、高维生素、限制水钠、易消化饮食,并根据病情变化及时调整。

(三)用药护理

应严格按医嘱用药,并注意观察常用药的毒副作用,发现问题及时处理。如使用利尿药注意维持水电解质和酸碱平衡,利尿速度不宜过快,以每天体重减轻≤0.5 kg为宜。

(四)心理护理

多关心体贴患者,使患者保持愉快心情,树立治病的信心。

(五)健康教育

1.饮食指导

切实遵循饮食治疗原则和计划,禁酒。

2.用药原则

遵医嘱按时、正确服用相关药物,加用药物需征得医师同意,以免加重肝脏负担和肝功能损害。让患者了解常用药物不良反应及自我观察要点。

3.预防感染的措施

注意保暖和个人卫生保健。

4.适当活动计划

睡眠应充足,生活起居有规律。制订个体化的活动计划,避免过度疲劳。

5.皮肤的保护

沐浴时应注意避免水温过高,或使用有刺激性的皂类和沐浴液,沐浴后使用性质柔和的润肤品;皮肤瘙痒者给予止痒处理,嘱患者勿用手抓搔,以免皮肤破损。

6.及时就诊的指标

(1)患者出现性格、行为改变等可能为肝性脑病的前驱症状时。

(2)出现消化道出血等其他并发症时。

(唐红英)

第七节　胆道蛔虫病

蛔虫进入胆总管、肝内胆管和胆囊引起急腹症统称为胆道蛔虫病,本病发病率与卫生条件有关,我国农村发病率较高,多发于青少年。近年由于卫生条件的改善,发病率明显下降,在大城市医院已成为少见病。

蛔虫寄生在小肠中下段,厌酸喜碱,具有钻孔习性。当宿主高热、消化功能紊乱、饮食不节、驱蛔虫不当、胃酸降低、Oddi括约肌功能失调,肠道内环境改变时,蛔虫窜动,经十二指肠乳头钻入胆道,刺激Oddi括约肌发生痉挛,引起胆绞痛、胆道梗阻、胆道感染、肝脓肿、胰腺炎及胆道结石。蛔虫还可经胆囊管钻入胆囊,引起胆囊穿孔。

一、护理评估

(一)健康史

应注意询问患者的饮食卫生习惯,有无肠道蛔虫病史。

(二)身体状况

(1)症状:①腹痛,突起剑突下阵发性钻顶样绞痛,可放射至右肩及背部,患者常弯腰捧腹,坐卧不宁,大汗淋漓,表情痛苦。不痛时安然如常。如此反复发作,持续时间不一。②恶心、呕吐,

30％的患者呕出蛔虫。③发热、黄疸,提示合并胆道梗阻、感染。

(2)体征:单纯性胆道蛔虫病,腹软,剑突右下方仅有轻度深压痛,此种体征与症状不相符合,是胆道蛔虫的最大特点。若并发胆道感染、胰腺炎、肝脓肿等,则有相应的体征。

(三)心理-社会状况

由于患者突发剧烈疼痛,难以忍受,使患者及其亲属十分恐惧。

(四)辅助检查

(1)实验室检查:大便内可找到蛔虫卵,白细胞计数及嗜酸性粒细胞计数比例可升高。

(2)B超检查:可能显示胆道内蛔虫。

(3)ERCP:偶可见胆总管开口处有蛔虫。

(五)治疗要点

多数胆道蛔虫病,可通过中西医结合,以解痉、止痛、消炎利胆、排蛔,并驱除肠道蛔虫等非手术治疗可治愈。少数患者因非手术治疗无效或出现严重胆道感染时才考虑手术取蛔虫。

二、护理诊断及合作性问题

(一)急性疼痛

急性疼痛与蛔虫钻入胆道,Oddi 括约肌阵发性痉挛有关。

(二)体温过高

体温过高与蛔虫携带细菌进入胆道,引起继发感染,并发胆道炎症、胆源性肝脓肿等有关。

(三)知识缺乏

卫生基本知识缺乏,卫生习惯不良。

三、护理措施

(一)密切观察及时施治

注意观察体温、腹痛情况,遵医嘱及时给予解痉、止痛、输液、抗感染等治疗。出现高热、黄疸等症状提示有严重胆道感染,应及时报告医师做进一步处理。

(二)驱虫护理

驱虫尽量在症状缓解期进行,于清晨空腹或晚上临睡前服药;服药后注意观察有无蛔虫排出。

(三)手术准备

如患者出现严重胆道感染,需要手术治疗,应积极完成术前各项准备。

(四)健康指导

宣传卫生知识,养成良好的饮食卫生习惯。

(鲁大苓)

第八节　急性胰腺炎

一、疾病概述

(一)概念和特点

急性胰腺炎是消化系统常见疾病,是多种病因导致的胰酶在胰腺内被激活后引起胰腺组织自身消化所致的化学性炎症。临床表现以急性腹痛,发热伴有恶心、呕吐及血和尿淀粉酶增高为特点。

本病可见于任何年龄,但以青壮年居多。

急性胰腺炎根据其病情轻重分为轻型和重症急性胰腺炎,前者以胰腺水肿为主,临床多见,病情常呈自限性,预后良好。后者临床少见,常继发感染、腹膜炎和休克等多种并发症,病死率高。

(二)相关病理、生理

急性胰腺炎根据其病理改变一般分为两型。

1.急性水肿型

胰腺肿大、间质水肿、充血和炎性细胞浸润等改变。水肿型多见,病情常呈自限性,于数天内自愈。

2.出血坏死型

胰腺肿大、腺泡坏死、血管出血坏死为主要特点。出血坏死型则病情较重,易并发休克、腹膜炎、继发感染等,病死率高。

(三)急性胰腺炎病因

急性胰腺炎的病因在国内以胆道疾病多见,饮食因素次之;在国外除胆石症外,酗酒则为重要原因。

1.胆道系统疾病

国内胆石症、胆道感染、胆道蛔虫是急性胰腺炎发病的主要因素,占50%以上。胆石、感染、蛔虫等因素可致 Oddi 括约肌水肿、痉挛,使十二指肠壶腹部出口梗阻,胆道内压力高于胰管内压力,胆汁逆流入胰管,引起胰腺炎。

2.胰管梗阻

常见病因是胰管结石。胰管狭窄、肿瘤或蛔虫钻入胰管等均可引起胰管阻塞,胰管内压过高,使胰管小分支和胰腺泡破裂,胰液与消化酶渗入间质引起急性胰腺炎。

3.酗酒和暴饮暴食

大量饮酒和暴饮暴食均可致胰液分泌增加,并刺激 Oddi 括约肌痉挛,十二指肠乳头水肿,胰液排出受阻,使胰管内压增加,引起急性胰腺炎。

4.其他

腹腔手术、腹部创伤、内分泌和代谢性疾病、感染、急性传染病、药物、十二指肠球后穿透性溃疡、胃部手术后输入襻综合征等均与胰腺炎的发病有关。

(四)临床表现

1.症状

(1)腹痛:腹痛为本病的主要表现和首发症状,表现为胀痛、钻痛、绞痛或刀割样痛,呈持续性,有时阵发性加剧。腹痛常位于上腹中部,亦可偏左或偏右,向腰背部呈带状放射。水肿型患者 3～5 天后疼痛缓解,出血坏死型患者病情发展迅速,腹痛持续时间长,可为全腹痛。

(2)恶心、呕吐及腹胀:起病后即可出现,有时呕吐较为频繁,呕吐物为胃内容物,重者含有胆汁,甚至血液,呕吐后腹痛不减轻,常伴有明显腹胀,甚至出现麻痹性肠梗阻。

(3)发热:多为中度发热,一般持续 3～5 天。若发热持续 1 周以上并伴有白细胞计数升高,应考虑胰腺脓肿或胆道炎症等继发感染的可能。

(4)水、电解质及酸碱平衡紊乱:患者可出现轻重不等的脱水,呕吐频繁者可出现代谢性碱中毒。病情严重者可伴代谢性酸中毒,低钾、低镁、低钙血症。

(5)低血压或休克:常见于重症胰腺炎患者,可发生在病程的各个时期。患者烦躁不安、皮肤苍白、湿冷等,极少数患者可突然出现休克,甚至发生猝死。

2.体征

(1)轻症急性胰腺炎:腹部体征较轻,仅有上腹部压痛,肠鸣音减弱,无腹肌紧张、反跳痛。

(2)重症急性胰腺炎:患者呈急性重病面容,痛苦表情,脉搏增快、呼吸急促、血压下降。患者上腹压痛显著,并发腹膜炎时全腹压痛明显、反跳痛,腹肌紧张,肠麻痹时腹部膨隆,肠鸣音减弱或消失。少数患者在腰部两侧可出现 Grey-Turner 征,脐周出现 Cullen 征。

3.并发症

主要见于重症急性胰腺炎。局部并发症有胰腺脓肿和假性囊肿;全身并发症于病后数天出现,并发不同程度的多器官功能衰竭,如急性肾衰竭、急性呼吸窘迫综合征、心力衰竭、消化道出血、肺炎、败血症、真菌感染、糖尿病、血栓性静脉炎及弥散性血管内凝血等。

(五)辅助检查

1.白细胞计数

多有白细胞计数增多及中性粒细胞核左移。

2.血清淀粉酶测定

血清淀粉酶在 6～12 小时开始升高,48 小时开始下降,持续 3～5 天,血清淀粉酶超过正常值 3 倍即可确诊。

3.尿液淀粉酶测定

尿淀粉酶升高较晚,发病后 12～14 小时开始升高,下降缓慢,持续 1～2 周。

4.血清脂肪酶测定

血清脂肪酶常在起病后 24～72 小时开始上升,持续 7～10 天,对病后就诊较晚的急性胰腺炎患者有诊断价值。

5.C-反应蛋白(CRP)

CRP 是组织损伤和炎症的非特异性标志物,在胰腺坏死时 CRP 明显升高。

6.生化检查

暂时性血糖升高常见,持久的空腹血糖 >10 mmol/L 反映胰腺坏死,提示预后不良。可有暂时性低钙血症,若 <1.5 mmol/L 则预后不良。此外,可有血清 AST、LDH 增加,血清蛋白降低。

7.影像学检查

X线腹部平片可见"哨兵襻"和"结肠切割征",为胰腺炎的间接指征,并可发现肠麻痹或麻痹性肠梗阻征象。腹部B超、CT扫描、MRI显像检查可见胰腺弥漫增大,轮廓与周围边界不清楚,坏死区呈低回声或低密度图像。MRI胆胰管造影判断有无胆胰管梗阻。

(六)治疗原则

急性胰腺炎的治疗原则为减轻腹痛、减少胰腺分泌、防治并发症。大多数急性胰腺炎属轻症胰腺炎,经3~5天积极治疗可治愈。重症胰腺炎必须采取综合性治疗措施,积极抢救。

1.抑制或减少胰腺分泌

(1)禁食及胃肠减压:轻型胰腺炎患者需短期禁食,肠麻痹、肠胀气明显或需手术者宜行胃肠减压。

(2)抗胆碱能药及止痛治疗:应用阿托品、山莨菪碱等,可减少胃酸分泌,缓解胃、胆管及胰管痉挛。注意有肠麻痹、严重腹胀时不宜使用。腹痛剧烈者可给予哌替啶肌内注射。

(3)H_2受体拮抗剂:常用西咪替丁、雷尼替丁、法莫替丁静脉滴注,可减少胃酸分泌,从而减少胰腺分泌,可预防应激性溃疡。

(4)减少胰液分泌:抑制胰液和胰酶分泌是治疗出血坏死型急性胰腺炎的有效方法,尤以生长抑素和其类似物奥曲肽疗效较好。

2.抗休克及纠正水电解质平衡失调

根据病情积极补充液体和电解质,避免低钾、低钠、低钙。休克者可输入血浆、清蛋白、全血及血浆代用品;血压不升者可用血管活性药,如多巴胺、间羟胺等。代谢性酸中毒时,应用碱性药物纠正。

3.抗感染

通常选用对肠道移位细菌敏感且对胰腺有较好渗透性的抗生素,常用药物有氧氟沙星、环丙沙星、克林霉素、甲硝唑及头孢菌素类抗生素,注意联合用药、足量使用。

4.并发症的处理

对于急性出血坏死型胰腺炎伴腹腔内大量渗液者,或伴急性肾衰竭者,可采用腹膜透析治疗;并发糖尿病者可使用胰岛素。

5.手术治疗

对于急性出血坏死型胰腺炎经内科治疗无效,或怀疑肠穿孔、胰腺脓肿、弥漫性腹膜炎、肠梗阻及肠麻痹坏死、胆道梗阻加重者宜尽早外科手术治疗。

二、护理评估

(一)一般评估

1.一般情况

了解患者的年龄、性别、职业、是否爱好饮酒、有无暴饮暴食的习惯;有无胆道系统疾病、胰腺疾病等病史、有无高脂血症史、有无创伤史、有无高血压、糖尿病等其他疾病史、有无过敏史。

2.患者主诉

有无皮肤苍白、发热、腹痛、腹胀、黄疸、恶心、呕吐、低血压、休克等症状。注意有无放射痛,放射痛的部位。

3.相关记录

体重、体位、饮食、皮肤、用药等记录结果。

(二)身体评估

1.头颈部

患者有无急性痛苦面容,巩膜黄染等。

2.腹部

下腹部皮肤有无出现大片青紫色瘀斑;脐周皮肤有无出现颜色(呈蓝色)改变;患者有无出现呕吐,注意评估呕吐物的量及性质;患者有无腹痛、压痛、反跳痛、腹肌紧张;有无移动性浊音;有无肠鸣音减弱或消失。

3.其他

有无皮肤苍白、湿冷,皮肤黏膜弹性有无减退。

(三)心理-社会评估

患者及家属对疾病的认识程度,对治疗方案与疾病预后的了解程度;患者在严重腹痛时的恐惧、焦虑程度和对该疾病心理承受能力;患者的家人、同事、朋友对患者的关心程度;患者的经济承受能力状况及医疗保障系统支持程度。

(四)辅助检查结果评估

1.血清淀粉酶

评估患者血清淀粉酶是否在 6～12 小时开始升高,是否超过正常值 3 倍。

2.尿液淀粉酶

评估患者尿淀粉酶是否在 12～14 小时开始升高,并持续 1～2 周。

3.血清脂肪酶

评估患者血清脂肪酶是否在发病后 24～72 小时开始上升,并持续 7～10 天。

4.C-反应蛋白(CRP)

评估患者 CRP 是否明显升高。

5.血糖

评估患者的空腹血糖是否>10 mmol/L,若<1.5 mmol/L 则预后不良。

6.影像学检查

X 线检查腹部平片是否可见"哨兵襻""结肠切割征",有无发现肠麻痹或麻痹性肠梗阻征象。腹部 B 超、CT 扫描、MRI 检查是否可见胰腺弥漫增大,轮廓与周围边界不清楚,坏死区呈低回声或低密度图像。MRI 胆胰管造影有无胆胰管梗阻。

(五)治疗效果的评估

1.禁饮食和胃肠减压

患者恶心、呕吐、腹痛、腹胀、腹肌紧张症状有无消失或明显减轻。

2.镇痛药物

给予患者镇痛药后,注意评估患者用药后有无疼痛减轻、性质有无改变。

3.抗菌药物

给患者使用抗生素后,体温有无恢复正常,患者的感染症状有无控制。病程后期应密切评估有无真菌感染,必要时进行血液与体液标本真菌培养。

4.抗休克治疗

患者经过积极补充液体和电解质后,患者的体温、脉搏、呼吸、血压、神志有无恢复到正常,皮肤黏膜是否红润、干燥,尿量有无增加。重点评估患者的循环血量是否恢复、休克症状的改善状态,是否需要继续补液。

5.手术治疗

经过手术治疗的患者,评估患者术后的情况,生命体征是否平稳,手术切口有无渗出、渗出液的颜色、形状与量。有无使用引流管,带有引流管的患者要保持引流管通畅,观察引流液的颜色、形状与量。

三、主要护理诊断

(一)疼痛:腹痛

腹痛与胰腺组织及其周围组织炎症、水肿或出血性坏死有关。

(二)体温过高

体温过高与急性胰腺炎组织坏死或感染有关。

(三)生活自理能力缺陷

生活自理能力缺陷与患者禁食、发热或腹痛等导致的体质虚弱有关。

(四)潜在并发症

(1)休克:与严重呕吐丢失大量体液或消化道出血有关。

(2)消化道出血:与应激性溃疡或胰腺坏死穿透横结肠有关。

四、护理措施

(一)病情监护

严密观察患者体温、脉搏、呼吸、血压及神志变化。观察患者腹痛的部位及性质,有无放射痛、腹胀等,经治疗后疼痛有无减轻、疼痛性质和特点有无改变。若疼痛持续存在,则考虑是否有局部并发症发生。注意观察患者呕吐物的量及性质,行胃肠减压者,观察和记录引流量及性质。观察患者皮肤黏膜的色泽与弹性有无变化,判断失水程度,准确记录 24 小时出入量。监测患者电解质、血尿淀粉酶、血糖的变化,做好血气分析的测定。

(二)休息与体位

患者应绝对卧床休息,协助患者选择舒适卧位,腹痛时帮助患者采取弯腰、前倾坐位、屈膝侧卧位,缓解疼痛。保持室内环境安静,保证睡眠,促进体力恢复,以改善病情。

(三)饮食护理

急性期患者要禁食、禁饮,要向患者解释禁食、禁饮的意义,以取得患者的配合。当患者疼痛减轻、发热消退、腹痛和呕吐症状基本消失、血尿淀粉酶降至正常后,可给予少量低脂、低糖流质,以后逐步恢复正常饮食,但忌高脂肪、高蛋白质饮食。

(四)用药护理

遵照医嘱给予止痛药,注意药物不良反应,禁用吗啡。

(五)口腔护理与高热护理

禁食期间口渴时可用温开水含漱或湿润口唇;胃肠减压期间,每天可用消毒液状石蜡涂抹鼻腔和口唇,定时用生理盐水清洗口腔,做好口腔护理。高热时给予物理降温,遵医嘱给予退热剂,做好皮肤护理,严格执行无菌操作。

(六)防止低血容量性休克

(1)准备抢救用品,如静脉切开包、人工呼吸机、气管切开包等。

(2)病情严重时转入重症监护病房(ICU)监护,密切监测血压、神志及尿量变化。

(3)嘱患者取平卧位,注意保暖及氧气吸入。

(4)迅速建立静脉通道,必要时静脉切开,遵医嘱输入液体、全血或血浆,补充血容量。如血压仍不上升,按医嘱给予升压药物,根据血压调整给药速度。必要时测定中心静脉压以决定输液量和速度。

(七)健康教育

(1)疾病知识指导:向患者解释本病的主要诱发因素、预后及并发症知识。告诫患者积极治疗胆道疾病,避免该病复发。注意防治蛔虫感染。出院初期应注意避免过度劳累及情绪激动。出现腹痛、腹胀、恶心等表现时,要及时就诊。

(2)饮食指导:指导患者掌握饮食卫生知识、平时养成规律进食习惯、避免暴饮暴食和饱食。腹痛缓解后,应从少量低脂、低糖饮食开始逐渐恢复正常饮食,应避免刺激性强、产气多、高脂肪、高蛋白食物,戒烟戒酒。强调采用低脂易消化饮食,忌食刺激性食物对预防疾病发生及复发的重要性。

(3)及时就诊的指标:告知患者出院后复诊的时间、地点;当出现腹痛、腹胀、恶心、呕吐等症状时要及时就医。

(唐红英)

第九节　炎症性肠病

炎症性肠病是一种病因不明的肠道慢性非特异性炎症性疾病,包括溃疡性结肠炎(ulcerative colitis,UC)和克罗恩病(Crohn's disease,CD)。一般认为,UC和CD是同一疾病的不同亚类,组织损伤的基本病理过程相似,但可能由于致病因素不同,发病的具体环节不同,最终导致组织损害的表现不同。

一、溃疡性结肠炎

UC是一种病因不明的直肠和结肠慢性非特异性炎症性疾病。病变主要位于大肠的黏膜与黏膜下层。主要症状有腹泻、黏液脓血便和腹痛,病程漫长,病情轻重不一,常反复发作。本病多见于20～40岁,男女发病率无明显差别。

(一)病理

病变主要位于直肠和乙状结肠,可延伸到降结肠,甚至整个结肠。病变一般仅限于黏膜和黏膜下层,少数重症者可累及肌层。活动期黏膜呈弥漫性炎症反应,可见水肿、充血与灶性出血,黏膜脆弱,触之易出血。由于黏膜与黏膜下层有炎性细胞浸润,大量中性粒胞在肠腺隐窝底部聚集,形成小的隐窝脓肿。当隐窝脓肿融合破溃,黏膜即出现广泛的浅小溃疡,并可逐渐融合成不规则的大片溃疡。结肠炎症在反复发作的慢性过程中,大量新生肉芽组织增生,常出现炎性息肉。黏膜因不断破坏和修复，丧失其正常结构，并且由于溃疡愈合形成瘢痕，黏膜肌层与肌层增厚，使结肠变形缩短，结肠袋消失，甚至出现肠腔狭窄。少数患者有结肠癌变，以恶性程度较高的未分化型多见。

(二)临床分型

临床上根据本病的病程、程度、范围和病期进行综合分型。

1.根据病程经过分型

(1)初发型：无既往史的首次发作。

(2)慢性复发型：最多见，发作期与缓解期交替。

(3)慢性持续型：病变范围广，症状持续半年以上。

(4)急性暴发型：少见，病情严重，全身毒血症状明显，易发生大出血和其他并发症。

上述后3型可相互转化。

2.根据病情程度分型

(1)轻型：多见，腹泻每天4次以下，便血轻或无，无发热、脉速，贫血轻或无，血沉正常。

(2)重型：腹泻频繁并有明显黏液脓血便，有发热、脉速等全身症状，血沉加快、血红蛋白下降。

(3)中型：介于轻型和重型之间。

3.根据病变范围分型

可分为直肠炎、直肠乙状结肠炎、左半结肠炎、全结肠炎及区域性结肠炎。

4.根据病期分型

可分为活动期和缓解期。

(三)临床表现

起病多数缓慢，少数急性起病，偶见急性暴发起病。病程长，呈慢性经过，常有发作期与缓解期交替，少数症状持续并逐渐加重。

1.症状

(1)消化系统表现：主要表现为腹泻与腹痛。①腹泻为最主要的症状，黏液脓血便是本病活动期的重要表现。腹泻主要与炎症导致大肠黏膜对水钠吸收障碍及结肠运动功能失常有关。粪便中的黏液或黏液脓血，为炎症渗出和黏膜糜烂及溃疡所致。排便次数和便血程度可反映病情程度，轻者每天排便2～4次，粪便呈糊状，可混有黏液、脓血，便血轻或无，重者腹泻每天可达10次以上，大量脓血，甚至呈血水样粪便。病变限于直肠和乙状结肠的患者，偶有腹泻与便秘交替的现象，此与病变直肠排空功能障碍有关。②腹痛，轻者或缓解期患者多无腹痛或仅有腹部不适，活动期有轻或中度腹痛，为左下腹的阵痛，亦可涉及全腹。有疼痛-便意-便后缓解的规律，大多伴有里急后重，为直肠炎症刺激所致。若并发中毒性巨结肠或腹膜炎，则腹痛持续且剧烈。③其他症状可有腹胀、食欲缺乏、恶心、呕吐等。

(2)全身表现：中、重型患者活动期有低热或中等度发热，高热多提示有并发症或急性暴发型。重症患者可出现衰弱、消瘦、贫血、低清蛋白血症、水和电解质平衡紊乱等表现。

(3)肠外表现：本病可伴有一系列肠外表现，包括口腔黏膜溃疡、结节性红斑、外周关节炎、坏疽性脓皮病、虹膜睫状体炎等。

2.体征

患者呈慢性病容，精神状态差，重者呈消瘦贫血貌。轻者仅有左下腹轻压痛，有时可触及痉挛的降结肠和乙状结肠。重症者常有明显腹部压痛和鼓肠。若有反跳痛、腹肌紧张、肠鸣音减弱等应注意中毒性巨结肠和肠穿孔等并发症。

(四)护理

1.护理目标

患者大便次数减少,粪质正常;腹痛缓解,营养改善,体重恢复,未发生并发症,焦虑减轻。

2.护理措施

(1)一般护理:①休息与活动,在急性发作期或病情严重时均应卧床休息,缓解期适当休息,注意劳逸结合。②合理饮食,指导患者食用质软、易消化、少纤维素又富含营养、有足够热量的食物,以利于吸收、减轻对肠黏膜的刺激并供给足够的热量,以维持机体代谢的需要。避免食用冷饮、水果、多纤维的蔬菜及其他刺激性食物,忌食牛乳和乳制品。急性发作期患者,应进流质或半流质饮食,病情严重者应禁食,按医嘱给予静脉高营养,以改善全身状况。应注意给患者提供良好的进餐环境,避免不良刺激,以增进患者食欲。

(2)病情观察:观察患者腹泻的次数、性质,腹泻伴随症状,如发热、腹痛等,监测粪便检查结果。严密观察腹痛的性质、部位及生命体征的变化,以了解病情的进展情况,如腹痛性质突然改变,应注意是否发生大出血、肠梗阻、中毒性巨结肠、肠穿孔等并发症。观察患者进食情况,定期测量患者的体重,监测血红蛋白、血清电解质和清蛋白的变化,了解营养状况的变化。

(3)用药护理:遵医嘱给予柳氮磺吡啶(SASP)、糖皮质激素、免疫抑制剂等治疗,以控制病情,使腹痛缓解。注意药物的疗效及不良反应,如应用 SASP 时,患者可出现恶心、呕吐、皮疹、粒细胞减少及再生障碍性贫血等。应嘱患者餐后服药,服药期间定期复查血常规,应用糖皮质激素者,要注意激素不良反应,不可随意停药,防止反跳现象,应用硫唑嘌呤或巯嘌呤时患者可出现骨髓抑制的表现,应注意监测白细胞计数。

(4)心理护理:安慰鼓励患者,向患者解释病情,使患者以平和的心态应对疾病,自觉地配合治疗。

(5)健康指导:①心理指导,由于病情反复发作,迁延不愈,常给患者带来痛苦,尤其是排便次数的增加,给患者的精神和日常生活带来很多困扰,易产生自卑、忧虑,甚至恐惧心理。应鼓励患者以平和的心态应对疾病,积极配合治疗。②指导患者合理饮食及活动,指导患者食用质软、易消化、少纤维素又富含营养、有足够热量的食物,避免食用冷饮、水果、多纤维的蔬菜及其他刺激性食物,忌食牛乳和乳制品。在急性发作期或病情严重时均应卧床休息,缓解期适当休息,注意劳逸结合。③用药指导,嘱患者坚持治疗,不要随意更换药物或停药。教会患者识别药物的不良反应,出现异常症状要及时就诊,以免耽搁病情。

3.护理评价

患者腹泻、腹痛缓解,营养改善,体重恢复。

二、克罗恩病

CD 是一种病因尚不十分清楚的胃肠道慢性炎性肉芽肿性疾病。病变多见于末段回肠和邻近结肠,但从口腔至肛门各段消化道均可受累,呈节段性或跳跃式分布。临床上以腹痛、腹泻、体重下降、腹块、瘘管形成和肠梗阻为特点,可伴有发热等全身表现及关节、皮肤、眼、口腔黏膜等肠外损害。本病有终生复发倾向,重症患者迁延不愈,预后不良。

（一）病理

病变表现为同时累及回肠末段与邻近右侧结肠者，只涉及小肠者，局限在结肠者。病变可涉及口腔、食管、胃、十二指肠，但少见。

大体形态上，克罗恩病特点为：①病变呈节段性或跳跃性，而不呈连续性。②黏膜溃疡早期呈鹅口疮样溃疡，随后溃疡增大、融合，形成纵行溃疡和裂隙溃疡，将黏膜分割呈鹅卵石样外观。③病变累及肠壁全层，肠壁增厚变硬，肠腔狭窄。

组织学上，克罗恩病的特点为：①非干酪性肉芽肿，由类上皮细胞和多核巨细胞构成，可发生在肠壁各层和局部淋巴结。②裂隙溃疡，呈缝隙状，可深达黏膜下层甚至肌层。③肠壁各层炎症，伴固有膜底部和黏膜下层淋巴细胞聚集、黏膜下层增宽、淋巴管扩张及神经节炎等。肠壁全层病变致肠腔狭窄，可发生肠梗阻。溃疡穿孔引起局部脓肿，或穿透至其他肠段、器官、腹壁，形成内瘘或外瘘。肠壁浆膜纤维素渗出、慢性穿孔均可引起肠粘连。

（二）临床分型

区别本病不同临床情况，有助全面估计病情和预后，制订治疗方案。

1.临床类型

依疾病行为分型，可分为狭窄型（以肠腔狭窄所致的临床表现为主）、穿通型（有瘘管形成）和非狭窄非穿通型（炎症型）。各型可有交叉或互相转化。

2.病变部位

参考影像和内镜结果确定，可分为小肠型、结肠型、回结肠型。如消化道其他部分受累亦应注明。

3.严重程度

根据主要临床表现的程度及并发症计算 CD 活动指数（CDAI），用于疾病活动期与缓解期区分、病情严重程度估计（轻、中、重度）和疗效评定。

（三）临床表现

起病大多隐匿、缓渐，从发病早期症状出现至确诊往往需数月至数年。病程呈慢性，长短不等的活动期与缓解期交替，有终生复发倾向。少数急性起病，可表现为急腹症，酷似急性阑尾炎或急性肠梗阻。腹痛、腹泻和体重下降三大症状是本病的主要临床表现。但本病的临床表现复杂多变，这与临床类型、病变部位、病期及并发症有关。

1.消化系统表现

（1）腹痛：为最常见症状。多位于右下腹或脐周，间歇性发作，常为痉挛性阵痛伴腹鸣。常于进餐后加重，排便或肛门排气后缓解。腹痛的发生可能与进餐引起胃肠反射或肠内容物通过炎症、狭窄肠段，引起局部肠痉挛有关。体检常有腹部压痛，部位多在右下腹。腹痛亦可由部分或完全性肠梗阻引起，此时伴有肠梗阻症状。出现持续性腹痛和明显压痛，提示炎症波及腹膜或腹腔内脓肿形成。全腹剧痛和腹肌紧张，提示病变肠段急性穿孔。

（2）腹泻：亦为本病常见症状，主要由病变肠段炎症渗出、蠕动增加及继发性吸收不良引起。腹泻先是间歇发作，病程后期可转为持续性。粪便多为糊状，一般无脓血和黏液。病变涉及下段结肠或肛门直肠者，可有黏液血便及里急后重。

（3）腹部包块：见于 10%～20% 患者，由于肠粘连、肠壁增厚、肠系膜淋巴结肿大、内瘘或局部脓肿形成所致。多位于右下腹与脐周。固定的腹块提示有粘连，多已有内瘘形成。

（4）瘘管形成：是克罗恩病的特征性临床表现，因透壁性炎性病变穿透肠壁全层至肠外组织或器官而成。瘘分内瘘和外瘘,前者可通向其他肠段、肠系膜、膀胱、输尿管、阴道、腹膜后等处,后者通向腹壁或肛周皮肤。肠段之间内瘘形成可致腹泻加重及营养不良。肠瘘通向的组织与器官因粪便污染可致继发性感染。外瘘或通向膀胱、阴道的内瘘均可见粪便与气体排出。

(5)肛门周围病变:包括肛门周围瘘管、脓肿形成及肛裂等病变,见于部分患者,有结肠受累者较多见。有时这些病变可为本病的首发或突出的临床表现。

2.全身表现

(1)发热:为常见的全身表现之一,与肠道炎症活动及继发感染有关。间歇性低热或中度热常见,少数呈弛张高热伴毒血症。少数患者以发热为主要症状,甚至较长时间不明原因发热之后才出现消化道症状。

(2)营养障碍:由慢性腹泻、食欲减退及慢性消耗等因素所致。主要表现为体重下降,可有贫血、低蛋白血症和维生素缺乏等表现。青春期前患者常有生长发育迟滞。

3.肠外表现

本病肠外表现与溃疡性结肠炎的肠外表现相似,但发生率较高,据我国统计报道以口腔黏膜溃疡、皮肤结节性红斑、关节炎及眼病为常见。

(四)护理

1.护理目标

患者腹泻、腹痛缓解,营养改善,体重恢复,无并发症。

2.护理措施

(1)一般护理:①休息与活动,在急性发作期或病情严重时均应卧床休息,缓解期适当休息,注意劳逸结合。必须戒烟。②合理饮食,一般给高营养低渣饮食,适当给予叶酸、维生素 B_{12} 等多种维生素。重症患者酌用要素饮食或全胃肠外营养,除营养支持外还有助诱导缓解。

(2)病情观察:观察患者腹泻的次数、性质,腹泻伴随症状,如发热、腹痛等,监测粪便检查结果。严密观察腹痛的性质、部位及生命体征的变化,测量患者的体重,监测血红蛋白、血清电解质和清蛋白的变化,了解营养状况的变化。

(3)用药护理:遵医嘱腹痛、腹泻可使用抗胆碱能药物或止泻药,合并感染者静脉途径给予广谱抗生素。给予柳氮磺吡啶(SASP)、糖皮质激素、免疫抑制剂等治疗,以控制病情,使腹痛缓解。注意避免药物的不良反应,如应嘱患者餐后服药,服药期间定期复查血常规,不可随意停药,防止反跳现象等。

(4)心理护理:向患者解释病情,使患者树立战胜疾病信心,自觉地配合治疗。

(5)健康指导:①疾病知识指导,指导患者合理休息与活动,戒烟,食用质软、易消化、少纤维素又富含营养、有足够热量的食物,避免食用冷饮、水果、多纤维的蔬菜及其他刺激性食物,忌食牛乳和乳制品。②安慰鼓励患者,使患者树立信心,积极地配合治疗。③用药指导,嘱患者坚持服药并了解药物的不良反应,病情有异常变化要及时就诊。

3.护理评价

患者腹泻、腹痛缓解,无发热、营养不良,体重增加。

(鲁大苓)

第十节　肠结核和结核性腹膜炎

肠结核和结核性腹膜炎均由结核分枝杆菌感染所致。肠结核是结核分枝杆菌侵犯肠道引起的慢性特异性感染,结核性腹膜炎则是由结核分枝杆菌侵犯腹膜引起的慢性弥漫性腹膜炎症。一般见于青壮年,女性多于男性,男女之比约为 1：2。过去我国肠结核和结核性腹膜炎比较常见,近几十年来,随着卫生条件改善和生活水平的提高,结核患病率逐渐下降。但由于肺结核目前在我国仍然常见,故对本病仍须提高警惕。

一、肠结核

(一)病因与发病机制

肠结核主要由人型结核分枝杆菌引起,约占 90％。少数患者可由牛型结核分枝杆菌感染而致病。其感染途径有以下几种。①经口感染:是最常见的感染途径:患者大多是开放性肺结核或喉结核,经常吞咽含结核分枝杆菌的痰液而引起本病;或经常和开放性肺结核患者密切接触、共餐、餐具未消毒而导致感染;或饮用未经消毒的带菌牛奶或乳制品而感染牛型结核杆菌。结核分枝杆菌进入肠道后,多在回盲部引起结核病变,可能和下列因素有关:含结核分枝杆菌的肠内容物在回盲部停留时间较久,增加了局部肠黏膜的感染机会;结核分枝杆菌易侵犯淋巴组织,而回盲部有丰富的淋巴组织,因此成为肠结核的好发部位。但胃肠道其他部位有时也可受累。②血行播散:肠外结核病灶经血行播散侵犯肠道,多见于粟粒型肺结核。③直接蔓延:由腹腔内结核病灶如女性生殖器结核直接蔓延引起。

结核病的发病是人体和结核分枝杆菌相互作用、相互斗争的结果。经上述途径感染结核杆菌并不一定会发病,只有当入侵的结核分枝杆菌数量较多、毒力较强、人体免疫功能低下、肠功能紊乱引起局部抵抗力削弱时,才会发病。

(二)病理变化

肠结核发病部位主要在回盲部,其他部位依次为升结肠、空肠、横结肠、降结肠、阑尾、十二指肠和乙状结肠等处,少数见于直肠。结核菌数量、毒力及人体对结核菌的免疫反应程度影响本病的病理性质。若人体变态反应强,病变以渗出为主;当侵入的结核分枝杆菌数量多、毒力强,可有干酪样坏死,形成溃疡,称为溃疡型肠结核;若人体免疫状况好、感染轻,则表现为大量肉芽肿和纤维组织增生,使局部肠壁增厚、僵硬,肠腔变窄甚至梗阻,称为增生型肠结核。兼有两种病变者称为混合型或溃疡增生型肠结核,此型并不少见。

(三)临床表现

1.症状

(1)腹痛:多位于右下腹,也可牵涉至上腹或脐周。间歇性发作,疼痛性质一般多为隐痛或钝痛,于进餐后加重,并有排便感,可能是由于进食引起胃肠反射或肠内容物通过炎症、狭窄的肠段,引起局部肠痉挛有关。排便或肛门排气后疼痛有不同程度的缓解。并发肠梗阻时,有腹部绞痛。

(2)腹泻与便秘:溃疡性肠结核的主要表现是腹泻。排便次数因病变严重程度和范围不同而异,一般每天 2~4 次,重者每天可达 10 余次,粪便呈糊状或稀水状,不含黏液、脓血,因直肠未受累,无里急后重感。有时腹泻与便秘交替,粪便呈羊粪状,隔数天再有腹泻,这与病变引起的胃肠功能紊乱有关。增生型肠结核的主要表现是便秘。

(3)全身症状和肠外结核表现:溃疡性肠结核常有结核毒血症及肠外结核,特别是活动性肺结核的表现,如不同热型的长期发热、盗汗、消瘦、倦怠、贫血,随着病程的发展可出现营养不良的表现。增生型肠结核病程较长,全身一般情况较好,无发热或有时低热,多伴有肠外结核表现。

2.体征

腹部肿块常位于右下腹,一般比较固定,质地中等,伴有轻度或中度压痛。腹部肿块主要见于增生型肠结核。当溃疡型肠结核并发局限性腹膜炎、局部病变肠段和周围组织粘连,或同时有肠系膜淋巴结结核时,也可出现腹部肿块。

3.并发症

并发症见于晚期患者,肠梗阻多见,慢性穿孔可有瘘管形成,肠出血少见,也可并发急性肠穿孔、结核性腹膜炎。

(四)实验室及其他辅助检查

1.实验室检查

(1)血常规:溃疡性肠结核可有轻至中度贫血,部分患者血红蛋白、红细胞呈轻、中度降低,无并发症时白细胞总数一般正常。

(2)大便检查:溃疡性肠结核粪便多为糊状,一般无肉眼黏液和脓血,显微镜下可见少量脓细胞和红细胞,隐血试验阳性,粪便浓缩有时可查到结核分枝杆菌,对痰菌阴性者有意义。

(3)血沉:多明显加快,可作为评估结核病活动程度的指标之一。

(4)结核菌素试验:呈强阳性反应有助本病诊断。

2.X 线检查

X 线胃肠钡餐造影和钡剂灌肠检查对肠结核的诊断具有重要价值。溃疡型肠结核 X 线钡影呈跳跃征象,即钡剂在病变段排空快、充盈不佳,呈激惹状态,而在病变的上、下两端钡剂则充盈良好。增生型肠结核表现肠管狭窄,收缩畸形,肠管充盈缺损,黏膜皱襞紊乱等 X 线征象。结核性腹膜炎患者的腹部 X 线平片可见到钙化影,提示钙化的肠系膜淋巴结结核。钡餐造影可发现肠结核、肠粘连、肠瘘、肠腔外肿块等征象,对本病诊断有辅助价值。对并发肠梗阻者只宜做钡剂灌肠检查。

3.纤维结肠镜检查

纤维结肠镜检查对本病诊断有重要价值。可直接观察到全结肠和回肠的病变范围及性质,内镜下见肠黏膜充血、水肿、溃疡(常呈横形、边缘呈鼠咬状)、大小及形态各异的炎症息肉或肠腔变窄等。并可作肠黏膜组织活检,找到结核分枝杆菌或干酪样坏死性肉芽肿,则可以确诊。

(五)诊断要点

如有以下情况应考虑本病:①中青年患者有肠外结核,主要是肺结核;②临床表现有腹痛、腹泻、右下腹压痛,腹部肿块,原因不明的肠梗阻,伴有发热、盗汗等结核毒血症状;③X 线小肠钡剂检查发现跳跃征、溃疡、肠管变形和肠腔狭窄等征象;④结肠镜检查发现回盲部肠黏膜充血、水肿、溃疡、炎症息肉或肠腔狭窄;⑤结核菌素试验强阳性。如活体组织病检发现干酪性肉芽肿可以确诊,活检组织中找到抗酸染色阳性杆菌有助诊断。对疑似病例,试行抗结核治疗 2~6 周,症状明显改善,2~3 个月后肠镜检查病变明显改善或好转,可作出肠结核的临床诊断。

(六)治疗要点

肠结核的治疗目的是消除症状、改善全身情况、促使病灶愈合及防治并发症。及早治疗肠结核,可以使病变逆转。

1.休息与营养

摄取足够的营养,多休息能增强患者的抵抗力,是治疗的基础。

2.抗结核化学药物治疗

有血行播散或严重结核毒血症状时,可加用糖皮质激素短期治疗。

3.对症治疗

对症治疗包括以下几点。①纠正水、电解质酸碱平衡紊乱:对于腹泻或营养摄入不足者,应加强营养,适量补充维生素 A、维生素 D 或静脉高营养,纠正水、电解质代谢紊乱和酸碱平衡失调。②腹痛:可应用解痉、止痛药物。③对不完全肠梗阻者,需行胃肠减压。

4.手术治疗

对以下情况应进行手术治疗:①对内科治疗未见好转的肠梗阻;②急性肠穿孔,或慢性肠穿孔瘘管形成经内科治疗而未能闭合者;③肠道大量出血经积极抢救不能有效止血者;④诊断困难需剖腹探查者。

二、结核性腹膜炎

(一)病因与发病机制

本病由结核分枝杆菌感染腹膜引起,多继发于肺结核或体内其他部位结核病。主要感染途径是由腹腔内的结核病灶直接蔓延感染腹膜引起,如肠结核、肠系膜淋巴结结核、输卵管结核等活动性结核病灶为常见的原发病灶。少数病例可由血行播散引起,常由活动性肺结核、关节、骨、睾丸结核引起,并可伴结核性多浆膜炎、结核性脑膜炎等。

(二)病理变化

根据本病的病理解剖特点,可分为渗血、粘连、干酪三型,以前两型为多见。在本病发展的过程中,上述两种或三种类型的病变可并存,称为混合型。

(三)临床表现

本病因病理类型及机体反应性的不同临床表现各异。一般起病缓慢,早期症状较轻;少数起病急骤,以急性腹痛、高热为主要表现;极少数患者起病隐匿,无明显症状,仅因腹部其他疾病进行手术时,才被意外发现。

1.症状

(1)全身症状:结核毒血症最常见,主要是发热与盗汗。多为低热和中等热,约1/3患者有弛张热,少数可呈稽留热。高热伴有明显毒血症者,主要见于渗血型、干酪型,或见于伴有粟粒型肺结核、干酪样肺炎等严重结核病的患者。部分患者有食欲下降、体重减轻、贫血、水肿等营养不良表现。

(2)腹部症状:①腹痛与腹胀,疼痛多位于脐周、下腹或全腹。早期腹痛不明显,以后可呈持续性隐痛或钝痛,也可始终无腹痛。当并发不完全性肠梗阻时,有阵发性绞痛。偶可出现急腹症表现,系因肠系膜淋巴结结核或腹腔内其他结核的干酪样坏死病灶溃破引起,或肠结核急性穿孔所致,多数患者出现不同程度的腹胀,多为结核毒血症或腹膜炎伴有肠道功能紊乱引起,也可因腹水或肠梗阻所致。②腹泻与便秘,腹泻常见,一般每天不超过 4 次,粪便多呈糊样。腹泻主要由腹膜炎所致的肠功能紊乱引起,也可由溃疡型肠结核导致吸收不良、干酪样坏死病变引起的肠管内瘘等引起。有时腹泻与便秘交替出现。

2.体征

腹壁柔韧感常见。脐周可有大小不一肿块,边缘不整,表面粗糙,活动度小。可有轻微腹部压痛,也可有少量至中等量腹水。

（1）全身情况:慢性病容,后期有消瘦、贫血、水肿、舌炎、口角炎等营养不良表现。

（2）腹部压痛和反跳痛:多数患者有腹部压痛,但一般轻微;少数压痛严重,且有反跳痛,常见于干酪型结核性腹膜炎。

（3）腹部肿块:多位于脐周,大小不一,边缘不整,表面粗糙,有时呈结节感,活动度小。多见于干酪型或粘连型,主要是由增厚的大网膜、肿大的肠系膜淋巴结、粘连成团的肠曲或干酪样坏死性脓性物积聚而成。

（4）腹壁柔韧感:常见,是腹膜受到轻度刺激或慢性炎症引起,是结核性腹膜炎的临床特征。

（5）腹水:多为少量至中量。患者常有腹胀感,与腹水、结核毒血症或腹膜炎导致肠功能紊乱等有关。

3.并发症

肠梗阻常见,也可出现肠瘘、急性肠穿孔及腹腔内脓肿。

肠结核和结核性腹膜炎的临床表现,见表3-1。

表 3-1 肠结核和结核性腹膜炎的临床表现

区别点	肠结核	结核性腹膜炎
腹痛部位	多位于右下腹	多位于脐周,下腹或全腹
腹痛性质	多呈隐痛或钝痛,有时进食可诱发或加重疼痛伴便意,排便后可有不同程度的缓解。并发肠梗阻时,有腹部绞痛	可呈持续性隐痛或钝痛,也可始终无腹痛。如腹痛呈阵发性加剧,应考虑并发不完全型肠梗阻
腹泻	溃疡性肠结核的主要表现是腹泻,每天2～4次不等,重者可达10余次,粪便呈糊状,不含黏液、脓血,无里急后重感。有时患者腹泻与便秘交替。增生型肠结核的主要表现是便秘	腹泻常见,一般每天不超过4次,粪便呈糊状,有时腹泻与便秘交替出现。患者可有不同程度的腹胀
全身症状	溃疡性肠结核常有结核毒血症的表现,如不同热型的长期发热、盗汗伴有倦怠、消瘦,后期可出现营养不良的表现;可同时有肠外结核特别是活动性肺结核的表现。增生型者一般情况较好,多伴有肠外结核表现	结核毒血症状,主要是发热与盗汗。后期可有消瘦、水肿、贫血、舌炎等营养不良表现
体征	主要为腹部肿块,常在右下腹扪及,较固定,质地中等,伴有轻、中度压痛	腹壁柔韧感常见。脐周可有大小不一肿块,边缘不整,表面粗糙,活动度小。可有轻微腹部压痛,也可有少量至中等量腹水
并发症	肠梗阻多见,慢性穿孔可有瘘管形成	肠梗阻常见,也可出现肠瘘及腹腔内脓肿

（四）实验室及其他辅助检查

1.实验室检查

（1）血常规:病程较长而有活动性病变的患者有轻至中度贫血。白细胞计数多正常,有腹腔结核病灶急性扩散或干酪型患者,白细胞计数可增高。

(2)红细胞沉降率:病变活动时血沉增快,病变趋于静止时逐渐正常,故血沉检查可作为活动性病变的指标。

(3)结核菌素试验:试验呈强阳性有助于本病诊断。

2.腹水检查

腹水为渗出液,多呈草黄色,静置后有自然凝固块,少数为淡血色,偶见乳糜性,比重一般超过1.018,蛋白质含量>30 g/L,白细胞计数>500×10⁶/L,以淋巴细胞为主。但有时因低清蛋白血症,腹水蛋白含量减少,腹水性质可接近漏出液,可检测血清—腹水清蛋白梯度来鉴别。腹水腺苷脱氨酶活性增高时,可能是结核性腹膜炎。本病的腹水浓缩找结核分枝杆菌或结核分枝杆菌培养的阳性率都很低。腹水细胞学检查目的是排除癌性腹水,宜作为常规检查。

3.腹部 B 超检查

通过 B 超可发现少量腹水和判断腹部包块性质,并可在 B 超的定位下进行腹腔穿刺抽腹水。

4.X 线检查

腹部 X 线平片检查有时可见到钙化影,提示钙化的肠系膜淋巴结结核。胃肠 X 线钡餐检查可发现肠结核、肠粘连、肠瘘、肠腔外肿块等征象,对本病诊断有辅助价值。

5.腹腔镜检查

腹腔镜检查对诊断有困难者具确诊价值。一般适用于有游离腹水的患者,可见腹膜、网膜、内脏表面有散在或集聚的灰白色结节,浆膜失去正常光泽,呈混浊粗糙,活组织检查有确诊价值。如腹膜有广泛粘连者则不能进行腹腔镜检查。

(五)诊断

有以下情况应考虑本病:①青壮年患者,有结核病史,伴有其他器官结核病证据;②不明原因发热达2周以上,伴有腹痛、腹胀、腹水、腹壁柔韧感或腹部包块;③腹水为渗出液,以淋巴细胞为主,普通细菌培养阴性;④X线胃肠钡餐检查发现肠粘连等征象;⑤结核菌素试验呈强阳性。

典型病例可作出临床诊断,予抗结核治疗 2 周以上,如有效可确诊。不典型病例,主要是有游离腹水病例,行腹腔镜检查并做活检,符合结核改变可确诊。

(六)治疗要点

及早给予合理、足够疗程的抗结核化学药物治疗是本病治疗的关键,其目的是为了达到早日康复、避免复发和防止发生并发症。

1.抗结核化学药物治疗

在用药过程中需注意:对一般渗出型患者,由于腹水及症状消失较快,患者常会自行停药,而导致复发,故必须强调全程规则治疗;对粘连型或干酪型患者,由于大量纤维增生,药物不易进入病灶达到有效浓度,故需联合用药及适当延长抗结核的疗程。

2.腹水治疗

如有大量腹水,可适当放腹水以减轻症状。

3.手术治疗

经内科治疗未见好转的肠梗阻、肠穿孔、肠瘘均可行手术治疗。本病诊断有困难,与急腹症不能鉴别时,可考虑剖腹探查。

三、肠结核和结核性腹膜炎患者的护理

(一)主要护理诊断

1.疼痛:腹痛

腹痛与结核分枝杆菌侵犯肠壁,导致肠蠕动增加、结肠痉挛、肠梗阻、腹膜炎症或盆腔结核有关。

2.腹泻

腹泻与结核分枝杆菌感染、腹膜炎致肠功能紊乱有关。

3.便秘

便秘与肠功能紊乱、肠腔狭窄或梗阻有关。

4.营养失调:低于机体需要量

营养失调:低于机体需要量与结核分枝杆菌毒素所致毒血症、消化吸收功能障碍有关。

5.潜在并发症

潜在并发症肠梗阻、肠穿孔、肠瘘、腹腔脓肿等。

6.体温过高

体温过高与结核毒血症有关。

7.体液过多

体液过多与腹膜炎症致腹水形成有关。

8.焦虑

焦虑与病程长、治疗疗程长有关。

(二)护理措施

1.一般护理

(1)休息与活动:嘱患者卧床休息,减少活动,以降低代谢,减少毒素的吸收。

(2)饮食。①做好解释工作:向患者及其亲属解释结核病是一种慢性消耗性疾病,通过加强营养、多休息、适当活动,保持心情舒畅有利于疾病的康复。②饮食原则:应给予高热量、高蛋白、高维生素、易消化的食物,如新鲜蔬菜、水果、鲜奶、肉类及蛋类等。注意食物的色、香、味以促进患者食欲。腹泻明显的患者应少食乳制品、富含脂肪的食物和粗纤维食物,以免加快肠蠕动。肠梗阻的患者应禁食,并给予静脉营养。③全胃肠外营养:严重营养不良者遵医嘱给予静脉营养治疗,以满足机体代谢需要。④营养状况监测:每周测体重一次,并监测血红蛋白、红细胞、电解质等有关指标,以判断营养改善状况。

2.病情观察

严密观察腹痛的部位、性质、特点,正确评估病程进展状况。如患者疼痛突然加重,压痛明显,或出现便血等应及时报告医师并积极配合采取抢救措施。观察粪便的颜色、量、性质、化验检查结果及伴随症状。

3.用药护理

(1)遵医嘱给予抗结核化学药物:嘱患者按时、按量规则服用药物,可帮助患者制订一个切实可行的用药计划,以免漏服。

(2)解痉、止痛药:向患者解释药物的作用和不良反应,如阿托品可松弛肠道平滑肌,缓解腹痛,但有口干不良反应,应嘱患者多饮水,以解除不适。

4.对症护理

(1)疼痛的护理。①心理护理:护士与患者多交流,分散其注意力,教会患者相应心理防卫机制,以提高疼痛阈值,使疼痛感减轻。②物理止痛:可采用热敷、按摩、针灸等方法来缓解疼痛。③药物止痛:遵医嘱给患者抗胆碱能药、止痛药。④对肠梗阻所致疼痛加重者,应行胃肠减压。

(2)腹泻的护理:①选择恰当的饮食,应少食乳制品及富含脂肪和粗纤维的食物,以免加快肠蠕动;②注意腹部保暖;③加强肛周皮肤的护理。

5.心理护理

由于慢性结核毒血症状,以及腹痛、腹泻等不适,加之病程长,需长期服药,患者易产生焦虑情绪。护理人员应向患者及亲属介绍有关肠结核和结核性腹膜炎的相关知识,告之只要早期、足量、合理应用抗结核药物,症状可以逐渐缓解和治愈,从而增强患者战胜疾病的信心。指导患者转移注意力,保持轻松愉快的心情,以缓解紧张、焦虑。

6.健康教育

(1)病因及疾病预防指导。向患者及亲属解释该病的病因及消毒、隔离等知识,防止结核分枝杆菌的传播:如告知肺结核患者要注意个人卫生,不可吞咽痰液;牛奶应消毒后饮用;提倡用公筷进餐及分餐制;对结核患者的粪便要消毒处理等。

(2)生活指导:合理营养、充足的休息、加强身体锻炼、劳逸结合,保持心情愉快,以增强机体抵抗力。

(3)用药指导:指导患者坚持遵医嘱服药,不可自行停药。学会自我监测药物的作用和不良反应,如恶心、呕吐等胃肠道反应及肝肾功能损害等。定期复查,及时了解病情变化,以利于治疗方案的调整。

(鲁大苓)

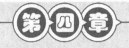

血液内科护理

第一节　纯红细胞再生障碍性贫血

一、定义

纯红细胞再生障碍性贫血简称纯红再障,是一种比较少见的贫血。主要是以贫血为主,白细胞和血小板数正常,骨髓中红细胞数极度减少,而粒细胞和巨核细胞系统增生正常。纯红再障可分为先天性和获得性。先天性病因不明,多见婴儿,且多于 6 个月内发病。获得性可分为原发性及继发性。原发性大多数病例是自身免疫性疾病,少数病例病因不明。继发性可与胸腺瘤、感染、药物、化学性、溶血性贫血、系统性红斑狼疮、类风湿性关节炎、急性肾衰竭、严重营养缺乏及其他肿瘤等。多见于成年人,多数为可恢复性。少数可转成全细胞减少。

二、临床表现

贫血是纯红再障唯一的症状和体征。其临床自觉症状取决于贫血发展的速度及其程度,常表现有全身倦怠,易疲劳,颜面苍白。一般无出血倾向及发热,肝脾通常无肿大。如患者合并胸腺瘤,瘤体也较小,不易从物理检查时查出。

三、诊断

(1)患者具有贫血的临床表现。

(2)实验室检查:①血红蛋白低于正常值;②网织红细胞数减少,绝对值减少;③骨髓红细胞系各阶段显著低于正常值。

(3)纯红再障分为先天性及获得性两大类。获得性又分为继发性及特发性两种。先天性纯红再障多为 1.5 岁以下小儿,可合并轻度畸形。继发性纯红再障常因服用药物所致,也有因输血后肝炎或妊娠继发者,或继发于胸腺瘤者。急性纯红再障有继发于细菌或病毒感染者。

四、治疗

(一)输血

急性纯红再障患者出现严重贫血,应及时酌情输血;慢性先天性纯红再障患者因长期反复输血后将不可避免地导致含铁血黄素沉积,最终引起肝脏损伤、门静脉高压和脾功能亢进。严重的

127

引起内分泌和心脏损害,临床尽量减少输血量及频度,并适当配合去铁胺等铁螯合剂的应用。输血一般以输注压积红细胞为好,原则是使血红蛋白含量保持在 $80\sim100$ g/L 水平。随着输血次数的增加,患者发生脾功能亢进或出现抗红细胞抗体的机会将增多,使输入红细胞的有效寿命逐渐缩短,导致输血疗效的减低,要注意观察。

(二)肾上腺皮质激素

皮质激素能使症状暂时改善、完全缓解甚至治愈;最初剂量泼尼松 1 mg/(kg·d),分 3 次口服。连续治疗 $4\sim6$ 个月,不宜过早中止。如果出现网织红细胞反应,剂量可逐渐减少直至用维持量。

(三)雄性激素

尤其对于顽固性病例,其作用为刺激红细胞生成,与皮质激素并用增加疗效。

(四)免疫抑制剂

基于获得性纯红再障属自身免疫性疾病范畴,故临床应用环磷酰胺、6-巯基嘌呤、环孢霉素A(CsA),抗淋巴细胞球蛋白(ALG)/抗胸腺细胞球蛋白(ATG)行免疫治疗。有报道联合应用泼尼松、CsA 及 ALG/ATG 疗效可提高。

(五)胸腺切除术

对于纯红再障患者,发现胸腺肿大的应行胸腺切除手术,目的为既可准确地诊断有无恶变,又可促进骨髓造血。按手术常规行术前准备和术后护理。

(六)其他

试验性应用大剂量静脉丙种球蛋白或血浆置换术、尚可应用大剂量重组人 EPO 治疗能产生一过性疗效,减少浓缩红细胞输注量。

五、护理措施

(一)一般护理措施

1.休息活动

急性重症患者贫血严重,活动无耐力,动则心慌气短,故应绝对卧床休息,减轻组织耗氧。慢性患者贫血不严重者可适当做轻微活动。为患者提供整洁、安静、舒适的休养环境及生活照顾。

2.皮肤毛发

病情稳定的慢性患者应定期理发、洗头、洗澡、更衣。卧床患者定时行床上洗头、擦澡、更换衣服及床单等。为卧床患者提供柔软舒适的床位并保持清洁、干燥、平整,有预防压疮的护理措施。

3.营养

给予高蛋白、高热量、富含维生素的饮食,如鸡、猪、牛、羊肉,蛋,鱼类,动物肝脏及各种新鲜水果蔬菜。

4.心理护理

注意观察掌握患者心理状态,使患者对治疗有信心,安心接受治疗。根据不同的病因,有针对性地介绍疾病及其自我护理方法,使之能主动配合医、护,坚持治疗。

(二)重点护理措施

(1)面色苍白、疲乏、无力,宜卧床休息、少活动,防止体位突变而发生摔倒损伤。

(2)用药观察:①肾上腺皮质激素易产生多毛、痤疮、向心性肥胖、水肿及高血压,给予解释安慰并注意观察血压变化,及时与医师联系处理。②应用雄性激素时应告知患者该药有男性化的不良反应,特别是儿童用药要十分慎重。护士有必要对其不良反应做解释,使患者能坚持接受用药治疗。③环磷酰胺长期应用毒副作用明显(致骨髓抑制,相关性白血病,不育及出血性膀胱炎等),故年轻的纯红再障患者不宜长期应用。

(三)治疗过程中可能出现的情况及应急措施

1.心力衰竭

应排除其他原因引起的心力衰竭,因为本病严重的贫血可使心肌缺氧而发生心力衰竭,所以使患者采取端坐位或倚靠坐位,双下肢下垂,以减少回心血量,并给予持续高流量氧气吸入,氧流量5~6 L/min,同时联系输注红细胞,并给予利尿、强心剂等药物,以防心力衰竭加重。

2.出血性膀胱炎

因长期应用环磷酰胺可导致出血性膀胱炎,所以在应用环磷酰胺时应鼓励患者多饮水,应使每天尿量不少于5 000 mL。注意观察尿量、尿色的变化。注意严密观察体温、脉搏、呼吸、血压、准确记录各项生命体征。

(四)健康教育

1.简介疾病知识

纯红再障是骨髓单纯红系造血功能衰竭而引起的贫血疾病,分为先天和后天获得性两种。先天者存在遗传因素而发病,后天致病因素为多种,可因感染、中毒、营养缺乏或自身免疫异常而引发疾病。患者以贫血为特点,颜面苍白、疲乏,一般无出血和发热。近年随着治疗手段的拓宽,免疫抑制剂的广为应用,缓解率显著提高。

2.心理指导

本病病程长久、患者多焦虑,情绪低落。护士应主动体贴关心患者,耐心讲解有关疾病常识及坚持治疗的重要性使之提高对治疗的信心。对于小儿病者的家长给予指导,使之积极配合医、护。

3.检查、治疗指导

血常规及骨髓检查是重要的检查项目,要让患者了解检查的目的、方法及注意事项从而主动配合检查,实施各种治疗前应向患者做必要的说明,使之有心理准备,有利于配合。输血治疗为常用的治疗方法,要让患者了解输血常识,记住自己的血型,了解输血可能引起的不良反应等。

4.饮食指导

饮食原则为增加高蛋白、高维生素等营养,动物性蛋白,如瘦肉、肝、蛋、鱼类等;植物性蛋白,如豆腐及其制品。此外为促进造血可选用花生、枣、紫菜头等。患者应多食用鲜蔬菜和水果,防止便秘。

5.休息活动指导

维持安静舒适的休养环境。患者生活有规律、睡眠要充足,慢性患者及贫血轻者可安排适当的活动,如看电视、听广播、读书看报、短距离散步等,但不要过度疲劳。重患者需卧床休息,少活动。特别注意突然改变体位,如坐起、立起时防晕厥,要由人扶持以保证安全。

(孙田田)

第二节　自身免疫性溶血性贫血

一、定义

自身免疫性溶血性贫血(autoimmune hemolytic anemia,AIHA)系免疫识别功能紊乱,自身抗体吸附于红细胞表面而引起的一种 HA。根据致病抗体作用于红细胞时所需温度的不同,AIHA 分为温抗体型和冷抗体型两种。

抗体为 IgG 或 C3,少数为 IgM。37 ℃最活跃,为不完全抗体,吸附于红细胞的表面。致敏红细胞易被巨噬细胞所破坏,部分膜被破坏可形成球形红细胞。IgG 和 C3 抗体同时存在可引起比较严重的溶血。

原因不明的原发性 AIHA 占 45%。继发性的病因:①感染,特别是病毒感染。②结缔组织病,如系统性红斑狼疮、类风湿关节炎、溃疡性结肠炎等。③淋巴增殖性疾病,如慢性淋巴细胞白血病、淋巴瘤、骨髓瘤等。④药物,如青霉素,头孢菌素,甲基多巴,氟达拉滨等。

二、临床表现

急性型多发生于小儿伴病毒感染者,偶也见于成人。起病急骤,有寒战、高热、腰背痛、呕吐。严重时,有休克、昏迷。多数温抗体型 AIHA 起病缓慢,成人多见,无性别差异。表现为虚弱及头昏。体征包括皮肤黏膜苍白,黄疸;轻中度脾大(50%),质较硬,无压痛;中度肝大(30%),肝质地硬但无压痛。急性溶血阶段白细胞增多。10%~20%的患者合并免疫性血小板计数减少,称为 Evans 综合征;骨髓有核细胞增生,以幼红细胞增生为主。

本病以女性为多,从婴儿至老年均可累及,国外报道 73%是 40 岁以上者。急性发病多见,尤其是伴有感染者。起病时的症状各病例不很相同。不少病例同时存在其他有关疾病,如恶性肿瘤、红斑狼疮或传染病的症状成为主要症状而掩盖了贫血症状。本病主要症状是贫血,表现为软弱、乏力、头晕、体力活动时气急、心悸等。急性溶血贫血可很严重,可发生晕倒,出现半昏迷和轻度的全身衰竭症状。尿色变深,极少数患者可有血红蛋白尿。同时可有寒战、发热、腹痛、呕吐、腹泻等。主要体征是苍白和黄疸,半数以上有脾大,一般轻至中度,质硬,1/3 有中等肝大,均不痛。有一些患者可伴有血小板计数减少,称为 Evans 综合征。

三、诊断

(一)临床表现

原发性温抗体型自身免疫性溶血性贫血患者多为女性,年龄不限。临床除溶血和贫血外,无特殊症状,半数患者有脾大,1/3 有黄疸及肝大。继发性自身免疫性溶血性贫血常伴有原发疾病的临床表现。

(二)实验室检查

(1)直接抗人球蛋白试验(Coomb's 试验)是测定吸附在红细胞膜上的不完全抗体和补体较敏感的方法,是诊断 AIHA 的重要依据。在生理盐水内,吸附不完全抗体或补体的致敏红细胞并无凝集,因为不完全抗体是单价的。加入完全、多价的抗人球蛋白抗体后,后者与不完全抗体 Fc 段相结合,起搭桥作用,可导致致敏红细胞相互凝集,即直接 Coomb's 试验阳性。

(2)间接抗人球蛋白试验则可测定血清中游离的 IgG 或 C3。如有溶血性贫血 Coomb's 试验阳性,近 4 个月内无输血或可疑药物服用史,冷凝集素效价正常,可以考虑温抗体型 AIHA 的诊断。Coomb's 试验阴性,但临床表现较符合,糖皮质激素或切脾有效,除外其他 HA(特别是遗传性球形红细胞增多症),可诊断为 Coomb's 试验阴性的 AIHA。排除各种继发性 AIHA 的可能,无病因者诊断为原发性 AIHA。继发性 AIHA 必须明确引起溶血的诱发疾病,可依据原发病的临床表现和有关实验室检查加以鉴别。

四、治疗

(一)病因治疗

积极寻找病因治疗原发病,感染所致本病多数可以自愈。继发于卵巢囊肿、畸胎瘤等可以手术切除的病例,手术后可治愈。继发于造血系统肿瘤者,在治疗原发病的同时可加用泼尼松,多数患者需长期治疗。

(二)肾上腺皮质激素

该药为治疗本病之首选药物。治疗机理是皮质素抑制了巨噬细胞,清除吸附红细胞抗体的作用,或使抗体结合到红细胞的作用降低,或抑制抗体的产生。一般在用药后 4～5 天,网状内皮系统清除受抗体或补体致敏红细胞的能力即见减退。按医嘱口服给药,泼尼松开始 1～1.5 mg/(kg·d),一周后溶血停止,红细胞恢复正常,逐渐减少剂量,至每天仅 5～10 mg,小剂量维持 3～6 个月。急性发作、严重贫血者可用氢化可的松 100 mg 静脉滴注,2 次/天。老人或轻度贫血者,可用泼尼松 10～20 mg 口服,隔天一次。

(三)达那唑

达那唑系人工合成的 17α-炔孕酮衍生物,作用较弱,但具有免疫调节作用,能降低患者的抗 IgG 和抗 C3 的滴度,有稳定红细胞膜的作用。一般 3 次/天,每次 0.2 g。本药也可与激素合用,贫血纠正后可先减少或停用激素,单用本药,疗程一般不少于一年。本药的不良反应有肝损害(表现为 ALT 上升),多毛,脱发,肌痛及皮脂溢出。

(四)环孢素 A

环孢素 A 能抑制 T 细胞介导的同种和自身免疫反应。对激素无效的病例加用本药为 4.6 mg/(kg·d)。2 周后溶血可逐渐缓解。

(五)免疫抑制剂

用于对激素治疗无效或必须依赖大剂量泼尼松维持者,或切脾有禁忌,切脾无效者。常用药品有环磷酰胺[1.5～2 mg/(kg·d)]、硫唑嘌呤[2～2.5 mg/(kg·d)],估计 45% 的患者有较好的疗效。免疫抑制剂可与激素合用,血常规缓解后可先停激素,本药改为维持量。免疫抑制剂试用 4 周后疗效不佳的,可增加剂量或改换其他制剂。治疗期间必须密切观察血常规变化,至少每周检查一次,特别注意骨髓抑制致严重感染的预防。

(六)脾切除

脾脏是抗体的生成器官,义是致敏红细胞的主要破坏场所,对于肾上腺皮质激素治疗无效或需较大剂量才能维持缓解者,均可考虑脾切除手术治疗。切脾后血中致敏红细胞的寿命有所延长。

（七）输血

患者的自身抗体有时对输入的红细胞也产生致敏作用，对 Rh 抗原的红细胞有强烈反应，因而仅能输入缺乏这类抗原的红细胞以防溶血。输血前详加检查交叉配血试验、妊娠或输血而引起的同种抗体，如抗 Rh、抗 kell 及抗 kidd，以防溶血反应。以应用洗涤后的红细胞输注为宜。

五、护理措施

（一）一般护理措施（遵照血液病临床一般护理原则）

1.休息活动

严重贫血、急性溶血、慢性溶血合并危象的患者，应绝对卧床休息。

2.营养

给予高蛋白、高维生素、高热量易消化食物，有助于纠正贫血。溶血发作期间不吃酸性食品（各种肉类、鱼、虾等水产），选择碱性食品，如豆腐、海带、奶类及各种蔬菜水果。

3.预防感染

特别是免疫抑制剂治疗期间，更加注意皮肤黏膜的清洁护理，定时洗澡或擦浴，洗头，剪指（趾）甲，更衣和被盖，早晚刷牙，饭后漱口，保持口腔清洁。口腔内有血泡或溃疡的，定时用碘甘油涂抹或紫外线探头照射治疗。保持大便通畅，大便后清洗外阴及肛周，有痔者应坐浴（用 1∶5 000 高锰酸钾液），预防肛周感染。

4.密切观察

体温、脉搏、呼吸、血压变化及用药、输血的治疗效果及不良反应。

（二）重点护理措施

（1）观察尿色、尿量并记录，如果尿色逐渐加深，甚至酱油样，说明溶血严重，及时报告医师。尿量少时按医嘱给予利尿，警惕肾脏损害。

（2）观察巩膜皮肤黄染的变化：黄疸的轻重与溶血的程度有关，黄疸的加重标志着溶血严重，结合尿色及性质的观察及时与医师联系。

（3）苍白、头晕、乏力、活动气急：贫血所致，如果贫血发展急剧，则有可能发生晕倒和全身出现衰竭状态，故患者需安静卧床，不要突然坐起或起立，防摔倒跌伤。必要时按医嘱给予输血治疗。

（4）发热：体温较高时可用物理降温法，如头部置冰袋、温水擦浴或乙醇擦浴（有出血倾向的不用乙醇擦浴）。注意观察体温变化，如体温持续不降，可按医嘱给予解热药物。降温过程中注意水分的补充，防虚脱。

（三）治疗过程中可能出现的情况及应急措施

1.肾功能损害

密切观察尿色，出现酱油色尿、茶色尿及时留取尿标本以备送检。准确记录出入量，嘱患者多饮水，日液体入量应在 1 000 mL 以上，防止肾功能的损害。血尿者，应卧床休息并遵医嘱输注止血药及碱化利尿液体。

2.低血钙的护理

进行血浆置换时，由于血浆采用枸橼酸抗凝，枸橼酸盐与血钙络合而产生低血钙反应。因此在行血浆置换前后，应遵照医嘱适量补充钙剂。置换采用的穿刺针较粗大，应选择上臂粗大的血管，尽量做到一针穿刺成功，减少患者的痛苦。必要时可采用股静脉穿刺。并做好患者及家属的解释工作,以减少他们惧怕的心理,取得配合。

3.低血压

低血压是血浆置换的主要并发症,置换过程中密切观察患者神志及血压变化,当血压低于8.0/12.0 kPa(90/60 mmHg)或患者出现心悸、胸闷等不适症状时,应遵医嘱给予吸氧及增加血容量等处理。

4.变态反应

注意观察有无变态反应,出现皮肤瘙痒、皮疹、寒战等症状时,应积极予以抗过敏治疗。

5.感染

严密监测体温的变化。体温高时及时通知医师予以对症处理,严格遵照医嘱准时输注抗生素等药物,保持皮肤的清洁卫生、保持床单及衣服的清洁干燥。病室每天紫外线照射消毒2次,并注意定时通风。做好口腔护理保持口腔的清洁卫生,早晚及饭后用漱口液漱口。做好肛周护理每晚及便后用1:20的碘伏液坐浴,以保持肛周的清洁。出现手(足)破溃者予以1:5 000的高锰酸钾和1:20的聚维酮碘液交替泡手(足),4~5次/天。化疗的护理,由于输注细胞毒性药物容易引起胃肠道的不适,因此在输注药物时,应告知患者及家属可能出现的不良反应,避免心理紧张。饮食宜清淡易消化,减少胃肠道的刺激,并应严格按照医嘱时间输注。心理护理,患者可因高热、尿液改变等表现出焦虑和紧张。在治疗护理中,主动与其沟通交流,并鼓励和安慰患者。关心、体贴他们,取得他们的信任。应向患者介绍目前医学对于本病治疗的发展,讲解该病的成功病例,积极开导,使其增强战胜疾病的信心。

(四)健康教育

1.简介疾病知识

过去临床上将温抗体型自身免疫性溶血性贫血称作获得性溶血性黄疸,这种贫血患者的机体免疫功能不正常,产生的抗体能破坏自己的正常红细胞,以致发生溶血和贫血。多数患者病程长,可有多次发作和缓解。主要表现为黄疸、尿色变深甚至酱油色,同时有不同程度的贫血及其引起的症状。本病有原发性和继发性两种。原发性诱发病因不清楚,继发性是由于身患某些疾病而引起本病发作,其预后决定于原发病的性质。

2.心理指导

急性溶血发作而产生系列症状,患者或患儿家长多有恐惧、焦虑心理,应给予安慰和鼓励,使其对治疗增强信心及安定情绪。不少患者因同时存在难治性疾病,如恶性肿瘤、红斑狼疮等,易产生消极心理。护理工作中注意观察,了解患者心态,给予心理支持,提供生活上的帮助,疏导不良情绪,有利于配合治疗。

3.检查、治疗指导

检查前向患者说明检查的项目、目的和留标本的方法等。患者及患儿的家长易对反复取血或骨髓检查有顾虑,给予耐心解释,使之理解检查的意义并主动配合。指导患者观察尿色及留尿标本的方法。治疗过程中向患者说明药物的治疗作用和可能的不良反应,如激素、达那唑、免疫抑制剂或输血等治疗,使之主动配合治疗,观察疗效和不良反应,有利于及时调整药物治疗方案和处置不良反应。对于激素、达那唑等药物引起患者外观形象的变化,要耐心解释待病情好转停药后将自行消失,消除患者的顾虑,有助于坚持治疗。

4.饮食指导

溶血发作期间避免食用酸性食品,有利于保护肾脏。常见的酸性食品是猪肉、牛肉、鸡肉、蛋黄、鲤鱼、鳗鱼、牡蛎、干鱿鱼、虾、白米、面粉制品、花生、啤酒等。为纠正贫血应增加营养的摄入，指导患者选用高蛋白、高维生素食品，瘦肉、蛋类、乳类、鱼虾水产类、豆腐及其制品均为高蛋白食品。膳食做到荤素搭配，辅以各种新鲜蔬菜及水果，以增加多种维生素的摄入量。主食可按个人习惯选用。食欲差者可少食多餐，增加用餐次数，提高营养的摄入量。

5.休息活动指导

急性溶血发作或严重贫血者应卧床休息以减少耗氧。轻度贫血、恢复期患者可进行适当活动。患者要保证充足的睡眠，可适当看电视、听广播等，但不可疲劳过度。

6.出院指导

向患者交代坚持服药治疗，按医嘱定期复诊。指导患者注意观察巩膜有无黄染情况，尿色变化，如出现异常及时留尿来院检查，注意预防感冒。

（孙田田）

第三节　弥散性血管内凝血

弥散性血管内凝血（DIC）是在许多疾病基础上，凝血及纤溶系统被激活，导致全身微血栓形成，凝血因子大量消耗并继发纤溶亢进，引起全身出血及微循环衰竭的临床综合征。

一、病因与发病机制

(一)病因

与感染性疾病、淋巴瘤等恶性肿瘤、羊水栓塞等病理产科、手术及创伤、严重中毒或免疫反应、急性胰腺炎、重型肝炎等全身各系统疾病有关。

(二)发病机制

DIC是一种病理过程，本身并不是一个独立的疾病，只是众多疾病复杂的病理过程中的中间环节。凝血酶与纤溶酶的形成，是导致血管内微血栓形成、凝血因子减少及纤溶亢进等病理生理改变的关键机制。

二、临床表现

(一)出血

特点为自发性、多发性出血，部位可遍及全身，多见于皮肤、黏膜、伤口及穿刺部位；其次为某些内脏出血，严重者可发生颅内出血。

(二)休克或微循环障碍

一过性或持续性血压下降，早期即出现肾、肺、脑等器官功能不全，表现为肢体湿冷、少尿或无尿、呼吸困难、发绀及不同程度的意识障碍等。

(三)微血管栓塞

微血管栓塞与弥漫性微血栓的形成有关。皮肤黏膜栓塞可使浅表组织缺血、坏死及局部溃疡形成；内脏栓塞常见于肾、肺、脑等，可引起急性肾衰竭、呼吸衰竭、颅内高压等，从而出现相应的症状和体征。

(四)微血管病性溶血

微血管病性溶血可表现为进行性贫血,贫血程度与出血量不成比例,偶见皮肤、巩膜黄染,大量溶血时还可以出现黄疸、血红蛋白尿。

三、辅助检查

(一)消耗性凝血障碍方面的检测

消耗性凝血障碍方面的检测指血小板及凝血因子消耗性减少的相关检查,DIC 时,血小板计数减少,凝血酶原时间(PT)延长,部分凝血活酶时间(APTT)延长等。

(二)继发性纤溶亢进方面的检测

继发性纤溶亢进方面的检测指纤溶亢进及纤维蛋白降解产物生成增多的检测,DIC 时,纤维蛋白的降解产物(FDP)明显增多,纤溶酶及纤溶酶原激活物的活性升高等,D-二聚体定量升高或定性阳性等。

(三)其他

DIC 时,外周血涂片红细胞形态常呈盔形、多角形等改变;血栓弹力图(TEG)可反映止血功能,但对于 DIC 特异性与敏感性均不清楚。

四、治疗要点

治疗原则是以治疗原发病,祛除诱因为根本,抗凝治疗与凝血因子补充同步进行。

(一)祛除诱因、治疗原发病

如控制感染,治疗肿瘤,病理产科及外伤;纠正缺氧、缺血及酸中毒等。

(二)抗凝治疗

抗凝治疗是终止 DIC 病理过程、减轻器官损伤,重建凝血-抗凝平衡的重要措施。

1.肝素治疗

(1)肝素:常用于急性或暴发型 DIC。

(2)低分子量肝素:预防、治疗慢性或代偿性 DIC 时优于肝素。

2.其他抗凝及抗血小板聚集药物

复方丹参注射液、右旋糖酐-40、噻氯匹定、双嘧达莫、重组人活化蛋白 C(APC)。

(三)替代治疗

适用于有明显血小板或凝血因子减少证据和已进行病因及抗凝治疗,DIC 未能得到良好控制者。对于 APTT 时间显著延长者可输新鲜全血、新鲜血浆或冷沉淀物,以补充凝血因子。对于纤维蛋白原含量显著降低或血小板数显著减少者可分别输纤维蛋白原浓缩剂或血小板悬液。

(四)抗纤溶治疗

适用于继发性纤溶亢进为主的 DIC 晚期。常用药物有氨甲苯酸,氨基己酸等。

(五)溶栓疗法

由于 DIC 主要形成微血管血栓,并多伴有纤溶亢进,因此原则上不使用溶栓剂。

(六)其他

糖皮质激素治疗,但不作为常规应用。

五、护理措施

(一)一般护理

1.饮食

进高热量、高蛋白、高维生素饮食,有消化道出血者应进食冷流质或半流质饮食,必要时可禁食。昏迷者给予鼻饲,并做好护理。

2.运动与休息

卧床休息,根据病情采取合适体位,如休克患者采取中凹卧位,呼吸困难者可采取半坐卧位,意识障碍者采取保护性措施。注意保暖,防压疮,协助排便,必要时保留尿管。

(二)病情观察

严密监测患者的生命体征、神志和尿量变化,记录 24 小时出入液量;观察表情,皮肤的颜色与温湿度;有无皮肤黏膜和重要器官栓塞的症状和体征,如皮肤栓塞出现四肢末端发绀,肾栓塞出现腰痛、血尿等;注意出血部位、范围及其严重度的观察。

(三)用药护理

肝素的主要不良反应是出血,还会引起发热、变态反应、脱发、血小板数减少等,在治疗过程中注意观察患者出血情况,监测各项实验室指标,APTT 为最常用的监护指标,正常值为(40 ± 5)秒,使其延长 60%～100%为最佳剂量,若过量可采用鱼精蛋白中和,鱼精蛋白 1 mg 可中和肝素 1 mg。右旋糖酐-40 可引起变态反应,重者可致过敏性休克,使用时应谨慎。

(四)心理护理

由于病情危重,症状较多,患者常有濒死感,可表现多种心理活动,如悲观绝望,烦躁不安、恐惧紧张等心理异常。因此,应针对患者心理进行耐心讲解,列举成功案例,增强患者信心,使其积极配合治疗。

(五)健康指导

向患者及其家属讲解疾病相关知识,强调反复进行实验室检查的必要性和重要性,特殊药物治疗的不良反应,保证充足的睡眠;提供易消化吸收富含营养的食物,适当运动,循序渐进。

(孙田田)

第四节 白 血 病

白血病是一类造血干细胞的恶性克隆性疾病,因白血病细胞自我更新增强、增殖失控、分化障碍、凋亡受阻,而停滞在细胞发育的不同阶段。在骨髓和其他造血组织中,白血病细胞大量增生累积,使正常造血受抑制并浸润其他器官和组织。根据白血病细胞的成熟程度和自然病程,将白血病分为急性和慢性两大类。在恶性肿瘤所致的死亡率中,白血病居第六位(男性)和第八位(女性),但在儿童及 35 岁以下成人中则居第一位。

一、急性白血病

急性白血病(AL)是造血干细胞的恶性克隆性疾病,发病时骨髓中异常的原始细胞及幼稚细胞大量增殖并抑制正常造血,广泛浸润肝、脾、淋巴结等各种脏器。国际上常用的法美英 FAB 分类法将 AL 分为急性淋巴细胞白血病(ALL)和急性髓系白血病(AML)。ALL 又分为 3 个亚型,包括 L_1 型,L_2 型,L_3 型。AML 又分为 8 个亚型,包括急性髓细胞白血病微分化型(M_0)、急性粒细胞白血病未分化型(M_1)、急性粒细胞白血病部分分化型(M_2)、急性早幼粒细胞白血病(APL,M_3)、急性粒-单核细胞白血病(M_4)、急性单核细胞白血病(M_5)、急性红白血病(M_6)、急性巨核细胞白血病(M_7)。

(一)临床表现

AL 起病急缓不一。急者可以表现突然高热,类似"感冒",也可以是严重出血。缓慢者常为脸色苍白、皮肤紫癜,月经过多或拔牙后出血难止而就医时被发现。

1.贫血

常为首发症状,呈进行性加重,半数患者就诊时已为重度贫血。

2.发热

白血病本身能引起发热,但大多数由继发感染所致,主要表现为持续低热或高热甚至超高热,可伴畏寒、出汗等。感染可发生在各个部位,以口腔炎、牙龈炎、咽峡炎最常见。长期应用抗生素者,可出现真菌感染。

3.出血

出血可发生在全身各部位,以皮肤瘀点、瘀斑、鼻出血、牙龈出血、月经过多为多见。眼底出血可致视力障碍,严重时发生颅内出血而导致死亡,APL 易并发 DIC 而出现全身广泛性出血。

4.器官和组织浸润的表现

淋巴结肿大和肝脾大;胸骨下端局部压痛;部分 AML 可伴绿色瘤;牙龈增生、肿胀;皮肤出现蓝灰色斑丘疹;可引起中枢神经系统白血病(CNSL);睾丸出现无痛性肿大,多为一侧性;肺、心、消化道、泌尿生殖系统等均可受累。

(二)辅助检查

1.血常规

大多数患者白细胞数增多,也有部分白细胞数正常或减少,有不同程度的正细胞性贫血,约 50% 的患者血小板数低于 $60 \times 10^9 / L$,晚期血小板数极度减少。

2.骨髓细胞学检验

骨髓细胞学检验是诊断 AL 的主要依据和必做检查。多数患者的骨髓细胞学呈增生明显活跃或极度活跃,以有关系列的原始细胞、幼稚细胞为主,若原始细胞占全部骨髓有核细胞的 30% 以上,则可做出 AL 的诊断。

3.细胞化学

主要用于急淋、急粒及急单白血病的诊断与鉴别诊断。

4.免疫学检查

通过针对白血病细胞表达的特异性抗原的检测,分析细胞所属系列、分化程度和功能状态,以区分 ALL 与 AML 及其各自的亚型。

5.染色体和基因改变

AL 常伴有特异的染色体和基因改变,并与疾病的发生、发展、诊断、治疗与预后关系密切。

6.血液生化检查

血清尿酸浓度升高,患者并发 DIC 时出现凝血异常,血清乳酸脱氢酶(LDH)可升高。

(三)治疗要点

治疗原则是根据患者的 MICM(细胞形态学、免疫学、细胞遗传学和分子遗传学)分型结果及临床特点进行预后危险分层,按照患者意愿、经济能力,选择并设计最佳完整、系统的治疗方案。

1.对症支持治疗

(1)紧急处理高白细胞血症:一旦出现高白细胞血症($>100\times10^9$/L)可使用血细胞分离机,单采清除过高的白细胞,同时给予化疗和水化。应预防高尿酸血症、酸中毒、电解质平衡紊乱和凝血异常等并发症。

(2)防治感染:发热时应及时查明感染部位及查找病原菌,使用有效抗生素。应用 G-CSF 可缩短粒细胞缺乏期。

(3)成分输血支持:严重贫血可吸氧,输浓缩红细胞,维持 Hb>80 g/L,但白细胞淤滞症时不宜立即输红细胞。血小板低者可输单采血小板悬液。

(4)防治高尿酸血症肾病:鼓励患者多饮水,最好 24 小时持续静脉补液,使每小时尿量>150 mL并保持碱性尿,在化疗同时给予别嘌醇以抑制尿酸合成。当患者出现少尿和无尿时,应按急性肾衰竭处理。

2.抗白血病治疗

AL 治疗分为两个阶段,即诱导缓解和缓解后治疗。诱导缓解主要通过联合化疗,使患者迅速获得完全缓解(CR):白血病的症状和体征消失,血常规的白细胞分类中无白血病细胞,骨髓细胞学检验中相关系列的原始细胞与幼稚细胞之和$\leqslant5\%$。缓解后治疗主要方法为化疗和造血干细胞移植,诱导缓解获 CR 后,体内仍有残留的白血病细胞,称为微小残留病灶(MRD),必须进一步降低 MRD,以防止复发、争取长期无病生存(DFS)甚至治愈(DFS持续 10 年以上)。

(四)护理措施

1.一般护理

(1)饮食:给予高热量、高蛋白、高维生素、适量纤维素,清淡、易消化饮食,多食新鲜水果、蔬菜。避免进食高糖、高脂、产气过多和辛辣的食物。注意卫生,食物要煮熟,牛奶要消毒。

(2)运动与休息:根据患者情况制订合理的活动量。注意休息,劳逸结合。

2.病情观察

密切观察患者生命体征变化,注意监测患者血常规及骨髓细胞学情况,观察患者有无贫血、出血及感染症状,观察患者化疗后的不良反应。

3.对症护理

(1)静脉炎及组织坏死的防护。①合理选择静脉:最好采用中心静脉或深静脉留置导管。若使用浅表静脉,应选择有弹性且直的大血管,避免在循环功能不良的肢体进行注射。②避免药液外渗:静脉注射化疗药前先用生理盐水冲路,确定在静脉内方可注入药物,边抽回血边注药,以保证药液无外渗。应用多种药物时,先用对血管刺激性小的药物,药物输注完毕再用生理盐水10~20 mL 冲洗后拔针,以减轻药物对局部血管的刺激。③化疗药外渗的处理:立即停止注入,边回抽边退针,不要立即拔针,并行利多卡因环形封闭,范围大于渗漏区,局部冷敷有一定效果,抬高受累部位,促进局部外渗药液的吸收。④静脉炎的处理:局部血管禁止静脉注射,患处勿受压,使用喜疗妥等药物外敷,鼓励患者多做肢体活动,以促进血液循环,遵医嘱进行理疗。

(2)骨髓抑制的防护:多数化疗药物化疗后第 7~14 天骨髓抑制作用最强,恢复时间多为之后的 5～10 天。化疗期间定期复查血常规,每次疗程结束后复查骨髓象,以了解骨髓抑制程度。一旦出现骨髓抑制,加强贫血、感染和出血的预防、观察及护理。

(3)消化道反应的防护:恶心、呕吐、食欲缺乏等消化道症状多出现在用药后 1～3 小时,持续数小时到 24 小时不等,体弱者出现症状较早且较重。①为患者提供一个安静、舒适、通风良好的休息与进餐环境,避免不良刺激。②避免在治疗前后两小时内进食,当出现恶心、呕吐时应暂缓或停止进食,及时清除呕吐物,保持口腔清洁。治疗前 1～2 小时给予止吐药物。③给予高热量、高蛋白、高维生素、适量纤维素、清淡、易消化饮食,以半流质为主。少量多餐,避免进食高糖、高脂、产气过多和辛辣的食物,进食后适当活动,休息时取坐位和半卧位,避免饭后立即平卧。④减慢化疗药输入速度,无法进食者给予静脉补充营养。

(4)口腔溃疡的护理:对已发生口腔溃疡者,应给予口腔护理,每天两次。指导患者漱口液含漱及溃疡用药方法,每次 15～20 分钟,每天至少 3 次。餐后及睡前用漱口水含漱后,将药涂于溃疡处,涂药后禁食 2～3 小时。

(5)心脏毒性的预防和护理:柔红霉素,多柔比星,高三尖杉酯碱类药物可引起心肌及心脏传导损害。用药前后监测心率、心律、血压。滴数<40 滴/分。

(6)肝功能损害的防护:甲氨蝶呤,门冬酰胺酶对肝功能有损害,监测肝功能,观察患者有无黄疸。

(7)脱发的护理。①化疗前心理护理:向患者说明化疗必要性及化疗可能导致脱发的现象,告知结束后头发会再生,使其有充分的心理准备,坦然面对。②出现脱发后的心理护理:评估患者的感受,鼓励表达内心感受,指导患者使用假发,戴帽子,协助其重视自身能力和优点,鼓励家属支持,病友分享,参与正常社交。

(8)鞘内注射化疗药物的护理:推注速度宜慢,注毕嘱患者去枕平卧 4～6 小时,注意观察有无头痛、呕吐、发热等化学性脑膜炎及其他神经系统损害的症状。

4.用药护理

VCR 能引起末梢神经炎,出现手足麻木感,停药后可逐渐消失。L-ASP 可引起变态反应,用药前先皮试。APL 治疗过程中可能出现分化综合征,主要临床表现为发热、体重增加、肌肉骨骼疼痛、呼吸窘迫、肺间质浸润、胸腔积液、心包积液、皮肤水肿、低血压、急性肾衰竭甚至死亡。一旦出现应及时给予大剂量糖皮质激素,暂时停服维 A 酸,症状消失后可继续使用,对症或辅助治疗如吸氧、利尿、白细胞单采清除和联合化疗等。ATO 不良反应有肝功能损害,心电图 QT 间期延长等。少数患者对别嘌醇会出现严重皮肤过敏,应注意。CTX 可导致出血性膀胱炎,嘱患者多饮水,每天 3 000 mL 以上;MTX 可引起口腔黏膜及消化道黏膜溃疡,嘱患者勤用亚叶酸钙溶液含漱。

5.心理护理

认真评估各个时期患者的心理状况,耐心倾听,鼓励患者表达,向患者介绍已缓解的典型病例,组织患者之间进行养病经验的交流。

6.健康指导

(1)向患者及其家属说明疾病相关知识,保证充足睡眠,适当健身活动,如散步、打太极拳等。

(2)指导患者进食高蛋白、高热量、高维生素,清淡、易消化少渣软食,避免辛辣刺激,多饮水,多食蔬菜、水果。

（3）注意保暖，讲究个人卫生，学会监测体温，掌握预防感染、贫血、出血的自我护理知识。

（4）嘱患者按计划、按时化疗，定期门诊复查，发现出血、发热及骨、关节疼痛应立即就医。

二、慢性白血病

慢性白血病（CL）按细胞类型分为慢性髓系白血病、慢性淋巴细胞白血病及少见类型的白血病，如毛细胞白血病、幼淋巴细胞白血病等。

（一）慢性髓系白血病

慢性髓系白血病（CML）简称慢粒，是一种发生在早期多能造血干细胞上的恶性骨髓增殖性疾病，主要涉及髓系。病程发展缓慢，脾大，外周血粒细胞显著增多且不成熟。CML分为慢性期（CP）、加速期（AP）和最终急变期（BP/BC）。本病各年龄组均可发病，以中年最多见。

1.临床表现

（1）慢性期：CP一般持续1～4年，患者有乏力、低热、多汗或盗汗、体重减轻等代谢亢进的症状，由于脾大而自觉左上腹坠胀感。部分患者胸骨中下段压痛。

（2）加速期：发热、虚弱、体重下降，脾脏迅速增大，骨、关节痛及逐渐出现贫血、出血。原来治疗有效的药物无效。

（3）急变期：急性期表现与AL类似，多数为急粒变，20%～30%为急淋变。

2.辅助检查

（1）慢性期。①血常规：白细胞数明显升高，粒细胞数显著增多，以中性中幼、晚幼和杆状核粒细胞居多，血小板数多在正常水平，部分患者增多，晚期血小板数减少，并出现贫血。②骨髓细胞学：骨髓增生明显至极度活跃，以粒细胞为主，粒红比例明显升高，原始细胞<10%。③中性粒细胞碱性磷酸酶（NAP）：活性减低或呈阴性反应。④染色体检查：95%以上CML细胞中出现Ph染色体，显带分析为t(9;22)(q34;q11)。⑤血液生化：血清及尿中尿酸浓度升高，血清乳酸脱氢酶升高。

（2）加速期：外周血或骨髓原始细胞≥10%；外周血嗜酸性粒细胞>20%；不明原因的血小板数进行性减少或增加；除Ph染色体以外又出现其他染色体异常；粒-单系祖细胞集簇增加而集落减少；骨髓活检显示胶原纤维显著增生。

（3）急变期：骨髓中原始细胞或原淋＋幼淋或原单＋幼单>20%；外周血中原粒＋早幼粒细胞>30%，出现髓外原始细胞浸润。

3.治疗要点

治疗原则是应着重于慢性期早期治疗，避免疾病转化，力争细胞遗传学和分子生物学水平上的缓解。

（1）CP的治疗。①分子靶向治疗：应用第一代酪氨酸激酶抑制剂（TKI）甲磺酸伊马替尼（IM），对伊马替尼不能耐受或无效的患者，可选择第二代TKI尼洛替尼或达沙替尼。②干扰素-α（IFN-α）应用：该药与小剂量阿糖胞苷联合使用，可提高疗效。③其他药物治疗。羟基脲（HU）：起效快，作用时间短。白消安：起效慢且后作用长，剂量不易掌握。其他药物：Ara-C、HHT、ATO等。④异基因造血干细胞移植（allo-HSCT）：是唯一可治愈CML的方法。

（2）进展期的治疗：AP和BC统称为CML的进展期。AP患者可采用加量TKI治疗，BC患者采用加量TKI及联合化疗，两者回到CP后，立即行allo-HSCT治疗。

4.护理措施

(1)一般护理:保证充足的休息和睡眠,适当锻炼,劳逸结合。进食高热量、高蛋白、高维生素、易消化吸收的饮食。

(2)病情观察:每天测量患者脾脏的大小、质地并做好记录。注意脾区有无压痛,观察有无脾栓塞或脾破裂的表现;化疗期间定期监测血常规、血尿酸和尿尿酸的含量及尿沉渣检查等,记录24小时液体出入量,观察有无血尿或腰痛的发生。

(3)对症护理。①疼痛护理:患者发生脾胀痛时,可置患者于安静、舒适的环境中,卧床休息,减少活动,左侧卧位,宜少食多餐,尽量避免弯腰和碰触腹部。②尿酸性肾病护理:鼓励患者多饮水,化疗期间每天3 000 mL以上,遵医嘱口服别嘌醇和碳酸氢钠,24小时持续静脉补液,保证足够的尿量。在化疗给药前或给药后遵医嘱给予利尿剂。

(4)用药护理。①白消安:长期用药可出现皮肤色素沉着,精液缺乏及停经,肺纤维化等,现已较少应用于临床。②干扰素-α:常见不良反应包括乏力、发热、疲劳、头痛、畏食、恶心、肌肉及骨骼疼痛等流感样症状和体重下降、肝功能异常等。预防性使用对乙酰氨基酚等能够减轻流感样症状。部分患者常需减量,同时定期检查肝、肾功能及血象。③伊马替尼:常见的非血液学不良反应包括水肿、肌痉挛、腹泻、恶心、肌肉骨骼痛、皮疹、腹痛、肝酶升高、疲劳、关节痛和头痛等,但一般症状较轻微。血液学不良反应包括白细胞、血小板数减少和贫血,可应用造血生长因子,严重者需减量或暂时停药,定期监测血象。

(5)健康指导:向患者及家属讲解疾病相关知识,给予高热量、高蛋白、高维生素易消化的饮食,慢性期病情稳定时,保证充足休息,适当运动,可工作或学习,按时服药,配合治疗,注意各种不良反应,定期监测血象,出现贫血加重、发热、腹部剧烈疼痛者,应及时就医。

(二)慢性淋巴细胞白血病

慢性淋巴细胞白血病(CLL)简称慢淋,是一种进展缓慢的B淋巴细胞增殖性肿瘤,以外周血、骨髓、脾脏和淋巴结等淋巴组织中出现大量克隆性B淋巴细胞为特征。CLL均起源于B细胞。本病在欧美各国是最常见的白血病,而在我国、日本及东南亚国家较少见。90%患者在50岁以上发病,男女比例2:1。

1.临床表现

起病缓慢,多无自觉症状,淋巴结肿大常为就诊的首发症状,以颈部、腋下、腹股沟淋巴结为主。肿大的淋巴结较硬,无压痛,可移动。早期可出现疲乏、无力,随后出现食欲缺乏、消瘦、低热和盗汗等,晚期易发生贫血、出血、感染。

2.辅助检查

(1)血常规:淋巴细胞持续增多,晚期血红蛋白、血小板数减少。

(2)骨髓细胞学:有核细胞增生明显活跃,红细胞、粒细胞及巨核细胞数均减少,淋巴细胞≥40%,以成熟淋巴细胞为主。

(3)免疫学检查:淋巴细胞具有单克隆性,呈现B细胞免疫表型特征。

(4)细胞遗传学:部分患者出现染色体异常,基因突变或缺失。

3.治疗要点

治疗原则是提高CR率,并尽可能清除微小残留病灶。

(1)化学治疗:烷化剂有CLB、CTX、苯达莫司汀;嘌呤类似物有FLU;糖皮质激素。

(2)化学免疫治疗:FCR方案(FLU+CTX+R),其中R为利妥昔单抗。

(3)造血干细胞移植:CLL 患者年龄较大,多数不适合移植治疗。

(4)并发症治疗:积极抗感染治疗,反复感染者可静脉输注免疫球蛋白;并发自身免疫性溶血性贫血或血小板减少可用较大剂量糖皮质激素,无效且脾大明显者,可考虑切脾。

4.护理措施

(1)一般护理:卧床休息,采取舒适卧位,进食高热量、高维生素、营养丰富的软食,摄取足够的水分。

(2)病情观察:定期监测体温,观察感染的症状、体征及其变化情况。

(3)对症护理:高热患者可给予物理降温,必要时遵医嘱给予药物降温,及时更换衣物,保持皮肤清洁干燥;严重贫血患者应给予常规氧气吸入,以改善组织缺氧,可给予患者输血以减轻贫血和缓解机体的缺氧症状。

(4)用药护理:主要包括化疗药物不良反应的护理、干扰素-α 不良反应的护理。

(5)健康指导:向患者说明遵医嘱坚持治疗的重要性,保证充足的休息,适当活动,注意饮食,定期复查血象,出现发热、出血或其他感染迹象应及时就诊。

(孙田田)

第五节　多发性骨髓瘤

多发性骨髓瘤(multiple myeloma,MM)是恶性浆细胞病中最常见的一种类型。骨髓中有大量的异常浆细胞(或称骨髓瘤细胞)克隆性增殖,引起广泛溶骨性骨骼破坏、骨质疏松,血清中出现单克隆免疫球蛋白(M 蛋白),正常的多克隆免疫球蛋白合成受抑制,尿中出现本-周蛋白,从而引起不同程度的肾损害、贫血、免疫功能异常。发病年龄大多在 50～60 岁,男女之比为3∶2。根据血清 M 成分的特点可分为 IgG 型、IgA 型、IgD 型、IgM 型、IgE 型、轻链型、非分泌型及双克隆或多克隆免疫球蛋白型,其中 IgG 型最常见。

一、病因与发病机制

可能与病毒感染、电离辐射、接触工业或农业毒物,慢性抗原刺激及遗传因素有关。

二、临床表现

(一)骨骼损害
骨痛为常见症状,以腰骶部最多见,有自发性骨折的可能。

(二)感染
细菌和病毒感染。

(三)贫血
部分患者以贫血为首发症状。

(四)高钙血症
呕吐、乏力、意识模糊、多尿或便秘等。

（五）肾功能损害

蛋白尿、管型尿和急、慢性肾衰竭。

（六）高黏滞综合征

头晕、眼花、耳鸣、手指麻木、冠状动脉供血不足、慢性心力衰竭、意识障碍甚至昏迷。

（七）出血倾向

鼻出血、牙龈出血和皮肤紫癜多见。

（八）淀粉样变性和雷诺现象

常见舌肿大、腮腺肿大、心脏扩大、腹泻便秘、皮肤苔藓样变、外周神经病变及肝肾功能损害等。如 M 蛋白为冷球蛋白，出现雷诺现象。

（九）髓外浸润

器官肿大、神经损害、髓外骨髓瘤、浆细胞白血病。

三、辅助检查

（一）血常规

正常细胞性贫血，晚期可见大量骨髓瘤细胞。

（二）骨髓细胞学

浆细胞异常增生，并伴有质的改变。

（三）血液生化检查

1.单株免疫球蛋白血症的检查

蛋白电泳出现 M 蛋白；免疫电泳发现重链；血清免疫球蛋白定量测定发现 M 蛋白增多，正常免疫球蛋白减少。

2.血钙、磷测定

高钙血症；晚期肾功能减退，血磷也升高。

3.血清 β_2 微球蛋白和蛋白测定

可评估肿瘤负荷及预后。

4.C-反应蛋白（CRP）和血清乳酸脱氢酶（LHD）测定

反应疾病的严重程度。

5.尿和肾功能监测

90％患者有蛋白尿，血清尿素氮和肌酐可升高，约半数患者尿中出现本-周蛋白。

（四）影像学检查

X 线检查、CT、MRI 等。

四、治疗

治疗原则是无症状或无进展的患者可以观察，每 3 个月复查 1 次。有症状的患者应积极化疗及造血干细胞移植。

（一）化学治疗

常用化疗方案见表 4-1。来那度胺是一种有效的沙利度胺类似物，与地塞米松联合用于治疗复发或难治性 MM。

表 4-1　骨髓瘤常用联合治疗方案

方案	药物
MPT	美法仑、泼尼松、沙利度胺
VAD	长春新碱、阿霉素、地塞米松
PAD	硼替佐米、阿霉素、地塞米松
VADT	长春新碱、阿霉素、地塞米松、沙利度胺
DT	地塞米松、沙利度胺
DTPAEC	地塞米松、沙利度胺、顺铂、阿霉素、环磷酰胺、依托泊苷

(二)骨病的治疗

双膦酸盐有抑制破骨细胞的作用。

(三)高钙血症

水化、利尿;使用双膦酸盐;糖皮质激素和/或降钙素。

(四)贫血

可考虑使用促红细胞生成素治疗。

(五)肾功能不全

水化、利尿;有肾衰竭者,应积极透析;慎用非甾体类消炎镇痛药;避免使用静脉造影剂。

(六)高黏滞血症

血浆置换可作为症状性高黏血症患者的辅助治疗。

(七)感染

若出现症状应用抗生素治疗。

(八)干细胞移植

自体干细胞移植可提高缓解率,清髓性异基因干细胞移植可在年轻患者中进行,常用于难治性、复发患者。

五、护理措施

(一)一般护理

1.饮食

给予高热量、低蛋白、富含维生素、易消化饮食,肾功能不全者给予低盐饮食,保证每天饮水量 2 000～3 000 mL。

2.运动与休息

注意卧床休息,使用硬板床或硬床垫,适度运动,劳逸结合,不做剧烈活动和扭腰、转体等动作。翻身时,动作轻柔,避免拖拉硬拽。骨质疏松患者不宜久站、久坐或较长时间固定于一种姿势。

(二)病情观察

注意观察患者疼痛的程度、性质及患者对疼痛的反应;密切监测患者体温变化,观察有无乏力、头晕、眼花、耳鸣等症状;观察出血的部位、主要表现形式、发展或消退情况;严密观察患者皮肤情况,预防压疮发生。观察尿常规、尿液性质、尿量等。

(三)对症护理

1.疼痛护理

协助患者睡硬板床,采取舒适卧位,适当按摩病变部位,避免用力过度。护士应耐心倾听患者对疼痛的主述,安抚患者,使其情绪稳定。指导患者放松,采用听音乐、自我暗示、按摩、针灸等方法转移注意力。遵医嘱应用镇痛药,选择合适的镇痛药及给药途径,密切关注疗效及不良反应。

2.躯体活动障碍护理

保持床单平整干燥,避免潮湿、皱褶等物理刺激;协助患者更换体位,适度床上活动。截瘫患者应保持肢体功能位,保持皮肤清洁干燥,严密观察皮肤情况,预防压疮发生。

3.排尿异常护理

密切观察患者尿量、颜色、性质,鼓励患者多饮水,遵医嘱给予患者碱化、利尿等措施。

4.受伤危险的护理

确保环境安全,地面干燥,夜间应保持病室仍有微弱灯光,家属陪伴活动;出现手指麻木时,嘱患者不要接触锐器及过烫的物品。

(四)用药护理

1.美法仑

最常见的不良反应是骨髓抑制,可导致白细胞和血小板计数减少,30%以上的患者口服后可出现胃肠道不适,如恶心、呕吐等,可相应给予保护胃黏膜的药物或止吐药物。

2.沙利度胺

抑制血管生成,其不良反应有镇静作用,困倦、头晕等。注意不能从事高空作业,停药后可以消退,长期大剂量使用本品可出现多发性神经炎、感觉异常等现象,一旦出现应立即停药。

3.硼替佐米

不良反应主要有疲劳、乏力、恶心、腹泻、食欲缺乏、周围神经病、发热等,应严密观察,给予相应措施。

4.双膦酸盐

使用静脉制剂应严格掌握输注速度。

(五)心理护理

多发性骨髓瘤患者治疗时间长,病情反复,病理性骨折导致其疼痛难忍,生活质量下降,心理负担较重。护士应及时与患者沟通,关心、体贴、安慰患者,使其获得情感支持,增强战胜疾病的信心,积极配合治疗。

六、健康指导

向患者及家属讲解疾病的相关知识。注意卧床休息,睡硬板床,适度运动,劳逸结合,避免剧烈活动。遵医嘱用药,定期复查与巩固治疗。若活动后出现剧烈疼痛,可能发生病理性骨折,应立即就医。注意预防感染,出现发热应及时就诊。

(孙田田)

第六节　淋　巴　瘤

淋巴瘤起源于淋巴结和淋巴组织,其发生大多与免疫应答过程中淋巴细胞增殖分化产生的某种免疫细胞恶变有关,是免疫系统的恶性肿瘤。按组织病理学改变分类,淋巴瘤可分为非霍奇金淋巴瘤(non-Hodgkin lymphoma,NHL)和霍奇金淋巴瘤(Hodgkin lymphoma,HL)两类。

一、病因

病毒感染(如 EB 病毒等)、宿主的免疫功能、幽门螺杆菌抗原的存在可能与淋巴瘤的发病有关。

二、临床表现

(一)突出表现

无痛性、进行性的淋巴结肿大或局部肿块是淋巴瘤共同的临床表现。

(二)霍奇金淋巴瘤

多见于青年,儿童少见。首发症状常是无痛性颈部或锁骨上淋巴结进行性肿大(占 60%～80%),其次为腋下淋巴结肿大。5%～16% 的 HL 患者发生带状疱疹。饮酒后引起的淋巴结疼痛是 HL 所特有,但并非每一个 HL 患者都是如此。发热、盗汗、瘙痒及消瘦等全身症状较多见。30%～40% 的 HL 患者以原因不明的持续发热为起病症状。周期性发热约见于 1/6 的患者。皮肤瘙痒是 HL 较特异的表现,可为 HL 唯一的全身症状。

(三)非霍奇金淋巴瘤

NHL 具有以下特点。

(1)全身性:可发生在身体的任何部位,其中淋巴结、扁桃体、脾及骨髓是最易受到累及的部位。

(2)多样性:组织器官不同,受压迫或浸润的范围和程度不同,引起的症状也不同。

(3)随着年龄增长,发病者增多,男性多于女性;除惰性淋巴瘤外,一般发展迅速。

(4)NHL 对各器官的压迫和浸润较 HL 多见,常以高热或各器官、系统症状为主要临床表现。

三、辅助检查

(一)血常规检查

HL 常有轻或中度贫血,部分患者嗜酸性粒细胞增多;NHL 白细胞计数多正常,伴有淋巴细胞计数绝对或相对增多。

(二)骨髓细胞学检查

骨髓涂片找到 Reed-Sternberg 细胞(R-S 细胞)是 HL 骨髓浸润的依据。一部分 NHL 患者的骨髓涂片中可找到淋巴瘤细胞。

（三）影像学检查

浅表淋巴结 B 超、胸（腹）部 CT 等检查有助于确定病变的部位及其范围。目前 PETCT/CT 检查是评价淋巴瘤疗效的重要手段。

（四）实验室检查

疾病活动期有血沉增快、血清乳酸脱氢酶升高提示预后不良。骨骼受累,血清碱性磷酸酶活力增强或血钙增加。B 细胞 NHL 可并发溶血性贫血。

（五）病理学检查

淋巴结活检是淋巴瘤确诊和分型主要依据。

四、治疗

治疗原则是以化疗为主,化疗与放疗相结合,联合应用相关生物制剂的综合治疗。

（一）霍奇金淋巴瘤

1.化学治疗

ABVD 为 HL 的首选方案见表 4-2。

表 4-2 霍奇金淋巴瘤的主要化疗方案

方案	药物	备注
MOPP	氮芥、长春新碱、丙卡巴肼、泼尼松	如氮芥改为环磷酰胺静脉注射,即为 COPP 方案
ABVD	表柔比星、博来霉素、长春新碱、达卡巴嗪	4 种药均在第 1 天及第 15 天静脉注射 1 次,疗程期间休息 2 周

2.放射治疗

扩大照射范围,除被累及的淋巴结及肿瘤组织外,还包括附近可能侵及的淋巴结,如病变在膈以上采用"斗篷"式、在膈以下采用倒"Y"字式。

（二）非霍奇金淋巴瘤

1.以化疗为主的综合治疗

（1）惰性淋巴瘤:联合化疗可用 COP 或 CHOP 方案（表 4-3）。

表 4-3 非霍奇金淋巴瘤的常用联合化疗方案

方案	药物
COP	环磷酰胺、长春新碱、泼尼松
CHOP	环磷酰胺、表柔比星、长春新碱、泼尼松
R-CHOP	利妥昔单抗、环磷酰胺、表柔比星、长春新碱、泼尼松
EPOCH	依托泊苷、表柔比星、长春新碱、泼尼松、环磷酰胺
ESHAP（复发淋巴瘤）	依托泊苷、泼尼松、顺铂、阿糖胞苷

（2）侵袭性淋巴瘤:侵袭性 NHL 的标准治疗方案是 CHOP 方案,化疗不应少于 6 个疗程。R-CHOP 方案是弥漫性大 B 细胞淋巴瘤治疗的经典方案。

难治性复发者的解救方案:可选择 ICE(异环磷酰胺、卡铂、依托泊苷)、DHAP(地塞米松、卡铂、高剂量阿糖胞苷)、MINE(异环磷酰胺、米托蒽醌、依托泊苷)、HyperCVAD/MTX-Ara-C 等方案进行解救治疗。

2.生物治疗

(1)单克隆抗体:凡细胞免疫表型为 CD20 的 B 细胞淋巴瘤患者,主要是 NHL 患者,均可用 CD20 单抗(利妥昔单抗)治疗。

(2)干扰素:这是一种能抑制多种血液肿瘤增殖的生物制剂。

(3)抗幽门螺杆菌治疗:胃黏膜相关淋巴样增殖淋巴瘤可用其治疗。

3.骨髓移植

对 55 岁以下患者,能耐受大剂量化疗的中高危患者,可考虑进行自体造血干细胞移植。部分复发或骨髓侵犯的年轻患者还可考虑异基因造血干细胞移植。

4.手术治疗

合并脾功能亢进,有切脾指征者可以切脾,为以后化疗创造有利条件。

五、护理措施

(一)一般护理

1.饮食

鼓励患者进食高热量、高维生素、营养丰富的半流质食物或软食,多食新鲜水果、蔬菜,禁食过硬、带刺、刺激性强的食物,指导患者摄取足够的水分。

2.运动与休息

活动应循序渐进、遵循适度原则。疾病早期可进行社交活动及身体锻炼,晚期应增加卧床休息,进行室内、床旁活动。

(二)病情观察

(1)观察生命体征变化,定期监测体温,观察降温后的反应,避免发生虚脱。

(2)观察患者放疗后的局部皮肤有无发红、瘙痒、灼热感及渗液、水疱形成等。

(3)观察患者情绪变化,有无焦虑、烦躁等。

(4)观察患者睡眠、饮食状况,有无恶心、呕吐、失眠等。

(5)观察患者淋巴结肿大部位、程度及相应器官压迫情况。

(三)对症护理

1.高热护理

可先采用物理降温,冰敷前额及大血管经过的部位,如颈部、腋窝和腹股沟;有出血倾向者禁用乙醇或温水拭浴。及时更换被汗浸湿的衣服及床单,保持皮肤干燥清洁。鼓励患者多饮水,必要时遵医嘱应用退热药物。

2.皮肤护理

放疗患者照射区皮肤应避免受到强冷或热的刺激,外出时避免阳光直射,不要使用有刺激性的化学物品。局部皮肤有发红、痒感时,应尽早涂油膏以保护皮肤,如皮肤为干反应,表现为局部皮肤灼痛;如为湿反应,表现为局部皮肤刺痒、渗液、水疱,可用氢化可的松软膏外涂,2%甲紫外涂,冰片、蛋清外敷,硼酸软膏外敷后加压包扎;如局部皮肤有溃疡坏死,应进行全身抗感染治疗,局部外科清创、植皮。

(四)用药护理

利妥昔单抗不良反应首先表现为发热和寒战,主要发生在第一次静脉注射时,通常在 2 个小时内,其他随后的症状包括恶心、荨麻疹、疲劳、头痛、瘙痒、呼吸困难、暂时性低血压、潮红、心律失常等。因此,每次静脉注射利妥昔单抗前应预先使用镇痛药(如对乙酰氨基酚)和抗过敏药(如开瑞坦),并且应严密监护患者生命体征,对出现轻微症状的患者可减慢滴速,对出现严重反应的患者,特别是有严重呼吸困难、支气管痉挛和低氧血症的患者应立即停止静脉注射,及时通知医师对症处理。

(五)心理护理

恶性淋巴瘤治疗时间长,治疗费用高,病情发展快,造成患者情绪悲观、低落,护士应耐心与患者交谈,了解其想法,给予适当的解释,鼓励积极接受治疗;家属要充分理解患者的痛苦和心情,注意言行,不要推诿、埋怨,要营造轻松的环境,保持患者心情舒畅,共同面对、互相支持。

(孙田田)

第七节　遗传性球形红细胞增多症

一、定义

遗传性球形红细胞增多症是一种红细胞膜异常的遗传性溶血性贫血。系常染色体显性遗传,由 8 号染色体短臂缺失,患者红细胞膜骨架蛋白有异常,引起红细胞膜通透性增加,钠盐被动性流入细胞内,凹盘形细胞增厚,表面积减少接近球形,变形能力减退。其膜上 Ca^{2+}-Mg^{2+}-ATP 酶受到抑制,钙沉积在膜上,使膜的柔韧性降低。这类球形细胞通过脾脏时极易发生溶血。

二、临床表现

男女均可发病。常染色体显性型特征为贫血、黄疸及脾大。临床根据疾病的严重度分为 3 种:轻型多见于儿童,由于患儿骨髓代偿功能好,可无或仅有轻度的贫血及脾大;中间型多为成年发病,可有轻及中度贫血及脾大;重型患者贫血严重,常依赖输血,生长迟缓,面部骨结构改变似海洋性贫血,偶尔或一年内数次出现溶血或再障危象。常染色体隐性遗传者也多有显著贫血及巨脾,频发黄疸。患者溶血或再障危象常因感染、妊娠或情绪激动而诱发,表现为寒战、高热、恶心呕吐、急剧贫血,可持续几天或 1～2 周。约 50% 的患者可发生的并发症为胆石症。这是由于胆红素排泄过多而沉淀于胆道内产生结石。其次的并发症为踝以上腿部慢性溃疡,常迁延不愈。

患者可并发再障危象,常为短小病毒感染或叶酸缺乏所引起。患者表现为发热、腹痛、呕吐、网织红细胞数减少,严重时全血细胞数减少,一般持续 10～14 天。贫血加重时并不伴黄疸加深。

三、诊断

(一)临床症状及体征

(1)贫血轻重不等,于再障危象或溶血危象时加重,多表现为正细胞贫血。

(2)黄疸或轻或重。

(3)脾可轻度至中度大,多同时有肝大,常有胆囊结石。

(4)半数以上病例有阳性家族史,多呈常染色体显性遗传。

(二)实验室检查

(1)外周血可见小球形红细胞增多。

(2)红细胞渗透脆性(OF)高于正常值。

(3)自溶试验(48小时)溶血＞5％。

(4)酸化甘油溶血试验阳性。

(5)应用SDS聚丙烯酰胺凝胶电泳进行红细胞膜蛋白分析可见收缩蛋白等膜骨架蛋白缺少。

四、治疗

脾切除手术治疗疗效显著,可使90％以上病例获得临床和血常规的进步,使持续多年的黄疸和贫血在手术后大都很快消失,但一定程度的球形红细胞依然存在,红细胞渗透脆性仍然增高,但因脾脏已不存在,故红细胞不再过早地从血循环中被清除。因此红细胞生存时间有所延长,甚至接近正常,但不能完全恢复正常。少数病例切脾后可能复发,其原因多系手术残留副脾。小儿患者宜在6.5岁以后手术治疗。为减少严重的感染并发症,术前可应用肺炎双球菌疫苗预防接种,术后应用抗生素预防感染。如果患者合并胆石症,脾切除时同时行胆囊切除术。少数重型或有溶血危象及再障危象时需输血治疗。手术后给予患者有效的半卧位,密切观察体温、脉搏及血压,保护伤口敷料避免脱落和污染,注意有无渗血,如有异常及时与医师联系处理,术后切口疼痛按医嘱应用止痛剂以减轻痛苦。

五、护理措施

(一)一般护理措施

1.休息活动

严重贫血、急性溶血合并溶血危象及再障危象者绝对卧床休息,提供周到的生活照顾;慢性轻度或中度贫血患者可酌情适当下床活动;切脾手术后按腹部手术护理常规以早期活动为宜,酌情先床上变换体位,逐渐增加活动量,有利于肠蠕动恢复而早进食,促进康复。

2.注意个人卫生

皮肤、黏膜、毛发勤洗/擦浴及更换内衣,定期洗头、理发和剃须。患者皮肤瘙痒严防搔抓破损继发感染,指(趾)甲经常修剪。轻症者坚持刷牙漱口,重症或脾切除术后禁食期间给予特殊口腔护理,消除口臭,预防口腔或呼吸道感染。

3.营养

提供高蛋白、高维生素易消化的饮食,禁忌用油腻及刺激性食品。脾切除后禁食期间静脉输液补充水分和营养。

4.心理

鼓励安慰及耐心解释,消除患者顾虑,尤其对手术治疗的恐惧心理。

5.其他

为患者提供清洁、舒适的休养环境,定时进行空气消毒,保持环境的洁净度。限制患者活动范围,避免腹压增加的因素,如突然弯腰、便秘及情绪激动等。

(二)重点护理措施

(1)严重贫血、急性溶血合并溶血危象及再障危象的患者,应绝对卧床休息;遵医嘱给予输入红细胞治疗,在输血过程中应严格核对,检查血液质量,不要在室温下放置超过30分钟,输血过程中,加强巡视,注意观察患者的反应。

(2)感染:脾切除手术后注意切口处敷料的清洁,有无渗血,及时换药,防止切口处感染。

(3)严密观察血压、脉搏、体温、呼吸各项生命体征的变化,特别是血压的变化,及时准确记录,

(三)治疗过程中可能出现的情况及应急措施

1.黄疸

多数患者黄疸较轻,有的患者仅有巩膜黄染,但可因情绪波动、受凉和感染而加重,故护理中注意使患者避免以上不良因素的影响,注意观察黄疸的消退或加重情况并做记录。

2.贫血

多为轻度或中度,儿童患者合并感染时贫血加重,这是由于感染期溶血加剧,同时感染可引起骨髓抑制的缘故。故预防感染非常重要,制定患者躯体、环境的清洁、消毒措施,避免受凉感冒继发感染,注意饮食卫生。贫血严重而心悸、气短、乏力者卧床休息以减少耗氧。

3.脾大

一般轻至中度,质硬。注意观察腹围变化并记录。

4.溶血或再障危象患者

表现为寒战、高热、恶心、呕吐、急剧贫血,多因诱发因素如感染、情绪激动、妇女妊娠而引起。出现此种情况按医嘱给予对症治疗,一般7～10天可缓解。指导患者注意预防感染,避免情绪激动。

5.下肢慢性溃疡

以无菌敷料包扎保护创面,定时换药,清洁消毒创面及周围皮肤,卧床时抬高患肢,穿宽大的裤子。

6.胆结石、腹痛

及时报告医师给予合理的处理,在未明确腹痛原因时不能随便给止痛剂。经医师鉴别诊断确为胆石症,按医嘱给予解痉止痛药物,继续观察腹痛情况。

(四)健康教育

1.简介疾病知识

遗传性球形红细胞增多症是一种因红细胞膜的缺陷而引起的溶血性贫血病。多数患者为先天遗传致发病。患者表现主要是贫血、黄疸和脾大,血化验检查可见红细胞膜结构不正常,原凹盘形的红细胞呈球形,其生存期比正常红细胞缩短,脆性增加易破坏而溶血,从而引起贫血及黄疸。可因某些诱因使症状加重,如感染、劳累、妊娠等,可引起溶血及再生障碍危象。脾切除手术疗效良好,术后一般均能使临床症状和血常规获得进步。

2.心理指导

患者因患慢性遗传性贫血疾病而苦恼,要给予安慰,引导其正确面对患病的现实。通过向患者介绍疾病知识和治疗方法及疗效,使之增加治疗的信心。患者多对手术有恐惧心理,易出现寝食不安状态,应耐心解释、说明手术治疗的配合方法,术前准备和术后护理知识等,使之有一定的心理准备。术前按医嘱应用镇静药物以保证充分的睡眠,有利于平静心绪。

3.检查治疗指导

为了解贫血的进展程度,需随时检查血常规,患者因贫血常对采血有顾虑,应解释血常规检查的必要性,说明采血量极少,对病情没有不良影响,同时向其家属说明求得协助配合。接受脾切除手术的患者,术前要按医嘱充分的准备,贫血重的可能需输血,术前1天需洗澡更衣、腹部皮肤准备。手术当日晨禁食,接受术前给药后由手术室护士接往手术室。手术室巡回护士要与患者沟通,耐心指导需要患者配合的事项,多安慰、鼓励,使患者消除陌生及不安全感。术后回病房应半卧位,减少腹部吻合口张力,有利于愈合。一般术后肠蠕动恢复正常之前禁饮食,以静脉补充营养和水分。

4.饮食指导

患者贫血应补充高蛋白、高维生素的食品。要求清淡易消化,禁忌油腻及刺激食品。可选用瘦肉、蛋禽类、豆制品、水果、蔬菜搭配食用。平时多饮水。患者如果手术治疗,于脾切除术之前晚便应改为流食,手术当日晨起停进食物和水,一直到术后胃肠功能恢复(有肛门排气后),按医嘱用饮食。术后进食当从流食—半流食—普通食逐渐恢复正常饮食,不可操之过急,仍以高蛋白、高维生素食品为宜。

5.休息活动指导

严重贫血、急性溶血危象及再生障碍危象期的患者应绝对卧床休息,慢性轻度或中度贫血患者可酌情下床活动,也可安排适量的娱乐活动,如观看电视、听广播、读书看报等,但不可过度疲劳。生活应有规律,保证充足的睡眠。脾切除手术后的患者,如果贫血不重,一般状态良好的,以早期活动为宜,手术当日可在床上变换卧位,次日起根据病情酌情由人扶坐起,逐渐沿床边活动片刻,以能承受、不疲劳为度。早期活动能增加肺通气量,有利于气管分泌物排出,减少肺的并发症并促进肠蠕动恢复,增进食欲。患者术后贫血较重,身体过于虚弱者,不要勉强离床活动。

6.出院指导

(1)未经手术治疗而病情缓解的患者出院后继续注意不要过度劳累,约束活动范围,预防感染及避免情绪波动。

(2)经切脾治疗的患者,尽管临床症状明显好转,但红细胞的缺陷继续存在,红细胞生存时间有所延长,甚至接近正常,但不能完全恢复正常,患者应注意生活起居规律有序,不做重体力劳动和剧烈运动。

(3)按医师要求定期来院复查。

(4)病情如有反复的征象随时来院就诊。

(孙田田)

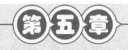

神经内科护理

第一节 脑 卒 中

脑卒中又称中风或脑血管意外,是一组以急性起病、局灶性或弥漫性脑功能缺失为共同特征的脑血管病,通常指包括脑出血、脑梗死、蛛网膜下腔出血。脑卒中主要由于血管壁异常、血栓、栓塞及血管破裂等所造成的神经功能障碍性疾病。我国脑卒中呈现高发病率、高复发率、高致残率、高死亡率的特点。据世界卫生组织调查结果显示,我国脑卒中发病率高于世界平均水平。世界卫生组织 MONICA 研究表明,我国的脑卒中发生率正以每年 8.7% 的速率上升。我国居民第三次死因调查报告显示,脑血管病已成为国民第一位的死因。我国脑卒中的死亡率高于欧美国家 4~5 倍,是日本的 3.5 倍,甚至高于泰国、印度等发展中国家。MONICA 研究也表明,脑卒中病死率为 20%~30%。世界卫生组织对中国脑卒中死亡的人数进行了预测,如果死亡率维持不变,到 2030 年,我国每年将有近 400 万人口死于脑卒中。如果死亡率增长 1%,到 2030 年,我国每年将有近 600 万人口死于脑卒中,我国现幸存脑卒中患者近 700 万,其中致残率高达 75%,约有 450 万患者不同程度丧失劳动能力或生活不能自理。脑卒中复发率超过 30%,5 年内再次发生率达 54%。

一、脑出血的护理评估

脑出血(intra cerebral hemorrhage,ICH)是指原发于脑内动脉、静脉和毛细血管的病变出血,以动脉出血为多见,血液在脑实质内积聚形成脑内血肿。脑内出血临床病理过程与出血量和部位有关。小量出血时,血液仅渗透在神经纤维之间,对脑组织破坏较少;出血量较大时,血液在脑组织内积聚形成血肿,血肿的占位效应压迫周围脑组织,撕裂神经纤维间的横静脉使血肿进一步增大,血液成分特别是凝血酶、细胞因子 IL-1、TNF-α、血红蛋白的溶出等致使血肿周围的脑组织可在数小时内形成明显脑水肿、缺血和点状的微出血,血肿进一步扩大,导致邻近组织受压移位以至形成脑疝。脑内血肿和脑水肿可向内压迫脑室使之移位,向下压迫丘脑、下丘脑,引起严重的自主神经功能失调症状。幕上血肿时,中脑受压的危险性很大;小脑血肿时,延髓易于受下疝的小脑扁桃体压迫。脑内血肿可破入脑室或蛛网膜下腔,形成继发性脑室出血和继发性蛛网膜下腔出血。

(一)病因分析

高血压动脉硬化是自发性脑出血的主要病因,高血压患者约有 1/3 的机会发生脑出血,而

93.91％脑出血患者中有高血压病史。其他还包括脑淀粉样血管病、动脉瘤、动脉-静脉畸形、动脉炎、血液病等。

(二)临床观察

高血压性脑出血以 50 岁左右高血压患者发病最多。由于与高血压的密切关系以致在年轻高血压患者中,个别甚至 30 余岁也可发生。脑出血虽然在休息或睡眠中也会发生,但通常是在白天情绪激动、过度用力等体力或脑力活动紧张时即刻发病。除有头昏、头痛、工作效率差、鼻出血等高血压症状外,平时身体一般情况常无特殊。脑出血发生前常无预感。极个别患者在出血前数小时或数天诉有瞬时或短暂意识模糊、手脚动作不便或说话含糊不清等脑部症状。高血压性脑出血常突然发生,起病急骤,往往在数分钟到数小时内病情发展到高峰(图 5-1)。

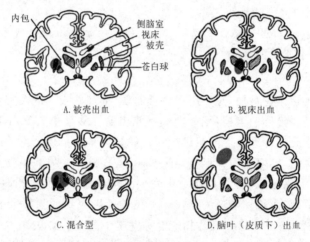

图 5-1　高血压性脑出血

1.壳核出血

大脑基底节为最常见的出血部位,约占脑出血的 60％。由于损伤到内囊故称为内囊出血。除具有脑出血的一般症状外,内囊出血的患者常有头和眼转向出血病灶侧,呈"凝视病灶"状和"三偏"症状,即偏瘫、偏身感觉障碍和偏盲。

(1)偏瘫:出血病灶对侧的肢体偏瘫,瘫痪侧鼻唇沟较浅,呼气时瘫侧面颊鼓起较高。瘫痪肢体由弛缓性瘫痪逐渐转为痉挛性瘫痪,上肢呈屈曲内收,下肢强直,腱反射转为亢进,可出现踝阵挛,病理反射阳性,呈典型上运动神经元性偏瘫。

(2)偏身感觉障碍:出血灶对侧偏身感觉减退,用针刺激肢体、面部时无反应或反应较另一侧迟钝。

(3)偏盲:在患者意识状态能配合检查时还可发现病灶对侧同向偏盲,主要是由于经过内囊的视放射受累所致。

另外,主侧大脑半球出血可伴有失语症,脑出血患者亦可发生顶叶综合征,如体象障碍(偏瘫无知症、幻多肢、错觉性肢体移位等)、结构性失用症、地理定向障碍等。记忆力、分析理解、计算等智能活动往往在脑出血后明显减退。

2.脑桥出血

常突然起病,出现剧烈头痛、头晕、眼花、坠地、呕吐、复视、讷吃、吞咽困难、一侧面部发麻等症状。起病初意识可部分保留,但常在数分钟内进入深度昏迷。出血往往先自一侧脑桥开始,表现为交叉性瘫痪,即出血侧面部瘫痪和对侧上下肢弛缓性瘫痪。头和两眼转向非出血侧,呈"凝视瘫肢"状。脑桥出血常迅速波及两侧,出现两侧面部和肢体均瘫痪,肢瘫大多呈弛缓性。少数呈痉挛性或呈去脑强直。双侧病理反射呈阳性。头和两眼位置回到正中,两侧瞳孔极度缩小。这种"针尖样"瞳孔见于 1/3 的脑桥出血患者,为特征性症状,系由于脑桥内交感神经纤维受损所致。脑桥出血常阻断下丘脑对体温的正常调节而使体温急剧上升,呈持续高热状态。由于脑干呼吸中枢的影响常出现不规则呼吸,可于早期就出现呼吸困难。脑桥出血后,如两侧瞳孔散大、对光反射消失、呼吸不规则、脉搏和血压失调、体温不断上升或突然下降,则提示病情危重。

3.小脑出血

小脑出血多发生在一侧小脑半球,可导致急性颅内压增高,脑干受压,甚至发生枕大孔疝。起病急骤,少数病情凶险异常,可即刻出现神志深度昏迷,短时间内呼吸停止;多数患者于起病时神志清楚,常诉一侧后枕部剧烈头痛和眩晕,呕吐频繁,发音含糊;瞳孔往往缩小,两眼球向病变对侧同向凝视,病变侧肢体动作共济失调,但瘫痪可不明显,可有脑神经麻痹症状、颈项强直等。病情逐渐加重,意识渐趋模糊或昏迷,呼吸不规则。

4.脑室出血

脑室出血(intraventricular hemorrhage,IVH)多由于大脑基底节处出血后破入侧脑室,以致血液充满整个脑室和蛛网膜下腔系统。小脑出血和脑桥出血也可破入第四脑室,这种情况极其严重。意识往往在 1～2 小时内陷入深度昏迷,出现四肢抽搐发作或四肢瘫痪。双侧病理反射呈阳性。四肢常呈弛缓性瘫痪,所有腱反射均引不出,可阵发出现强直性痉挛或去脑强直状态。呕吐咖啡色残渣样液体,高热、多汗和瞳孔极度缩小,呼吸深沉带有鼾声,后转为浅速和不规则。

(三)辅助检查

1.CT 检查

CT 检查可显示血肿部位、大小、形态,是否破入脑室,血肿周围有无低密度水肿带及占位效应、脑组织移位等。24 小时内出血灶表现为高密度,边界清楚(图 5-2)。48 小时以后,出血灶高密度影周围出现低密度水肿带。

2.数字减影血管造影(DSA)

脑血管 DSA 对颅内动脉瘤、脑血管畸形等的诊断均有重要价值(图 5-3)。颈内动脉造影正位像可见大脑前、中动脉间距在正常范围,豆纹动脉外移(黑箭头)。

3.MRI

MRI 具有比 CT 更高的组织分辨率,且可直接多方位成像,无颅骨伪影干扰,又具有血管流空效应等特点,使对脑血管疾病的显示率及诊断准确性,比 CT 更胜一筹。CT 能诊断的脑血管疾病,MRI 均能做到;而对发生于脑干、颞叶和小脑等的血管性疾病,MRI 比 CT 更佳;对脑出血、脑梗死的演变过程,MRI 比 CT 显示更完整;对 CT 较难判断的脑血管畸形、烟雾病等,MRI 比 CT 更敏感。

4.TCD

多普勒超声检查最基本的参数为血流速度与频谱形态。血流速度增加可表示高血流量、动脉痉挛或动脉狭窄;血流速度减慢则可能是动脉近端狭窄或循环远端阻力增高的结果。

(四)内科治疗

(1)静脉补液:静脉给予生理盐水或乳酸 Ringer 溶液静脉滴注,维持正常的血容量。

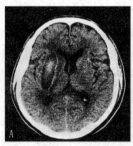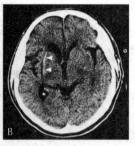

图 5-2 壳核外囊型脑出血的演变 CT

脑出血发病 40 天后 CT 平扫(图 5-2A)显示右侧壳核外囊区有一个卵圆形低密度病灶,其中心密度略高,同侧侧脑室较对侧略小;2.5 个月后复查 CT (图 5-2B)平扫可见原病灶部位呈裂隙状低密度,为后遗脑软化灶,并行伴有条状血肿壁纤维化高密度(白箭头),同侧侧脑室扩大

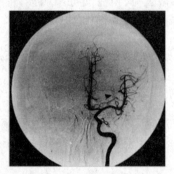

图 5-3 内囊出血 DSA

(2)控制血糖:既往有糖尿病病史和血糖>200 mg/L 应给予胰岛素。低血糖者最好给予 10%～20%葡萄糖静脉输液,或静脉推注 50%葡萄糖溶液纠正。

(3)血压的管理:有高血压病史的患者,血压水平应控制在平均动脉压(MAP)17.3 kPa (130 mmHg)以下。颅内压(ICP)监测增高的患者,脑灌注压(CPP)[CPP＝(MAP－ICP)]应保持>9.3 kPa(70 mmHg)。刚手术后的患者应避免平均动脉压>14.7 kPa(110 mmHg)。心力衰竭、心肌缺血或动脉内膜剥脱,血压>26.6/14.7 kPa(200/110 mmHg)者,应控制平均动脉压在 17.3 kPa(130 mmHg)以下。

(4)控制体温:体温>38.5 ℃的患者及细菌感染者,给予退烧药及早期使用抗生素。

(5)维持体液平衡。

(6)禁用抗血小板和抗凝治疗。

(7)降颅压治疗:甘露醇(0.25～0.5 g/kg 静脉滴注),每隔 6 小时给 1 次。通常每天的最大量是 2 g/kg。

(8)纠正凝血异常:常用药物如华法林、鱼精蛋白、6-氨基己酸、凝血因子Ⅷ和新鲜血小板。

(五)手术治疗

1.开颅血肿清除术

对基底节区出血和皮层下出血,传统手术为开颅血肿清除。壳核出血一般经颞叶中回切开入路。1972 年 Suzuki 提倡经侧裂入路,以减少颞叶损害。对脑室积血较多可经额叶前角或经侧脑室三角区入路清除血肿,并行脑室外引流术。传统开颅术因时间较长,出血较多,手术常需全麻,术后并发症较多,易发生肺部感染及上消化道出血,而使年龄较大、心肺功能较差的患者失去手术治疗的机会。优点在于颅压高、有脑疝的患者可同时行去骨片减压术。

2.颅骨开窗血肿清除术

用于壳核出血、皮层下出血及小脑出血。壳核出血在患侧颞部做一向前的弧形皮肤切口,分开颞肌,颅骨钻孔后扩大骨窗至 3 cm×3 cm 大小,星形剪开脑膜,手术宜在显微镜下进行,既可减小皮层切开及脑组织切除的范围,还能窥清出血点。在颞中回做 1.5 cm 皮层切开,用窄脑压板轻轻牵开脑组织,见血肿后用吸引器小心吸除血块,其内侧壁为内囊方向不易出血,应避免压迫或电灼,而血肿底部外侧常见豆纹动脉出血点,用银夹夹闭或用双极电凝止血,其余地方出血常为静脉渗血,用吸收性明胶海绵片压迫即可止血。小脑出血如血肿不大,无扁桃体疝也可在患侧枕外隆凸水平下 2 cm,正中旁开 3 cm 为中心做皮肤切口,钻颅后咬除枕鳞部成 3 cm 直径骨窗即可清除小脑出血。该手术方法简单、快捷、失血较少,在局麻下也可完成,所以术后意识恢复较快,并发症特别是肺部感染相对减少,即使高龄、一般情况差的患者也可承受该手术。

3.钻颅血肿穿刺引流术

多采用 CT 引导下立体定向穿刺加引流术。现主要有 3 种方法:以 CT 示血肿中心为靶点,局麻下颅骨钻孔行血肿穿刺,首次抽吸量一般达血肿量的 1/3～1/2,然后注入尿激酶 6 000 U,6～12 小时后再次穿刺及注药,或同时置入硅胶引流管做引流,以避免反复穿刺而损伤脑组织。Niizuma 用此方法治疗除脑干外的其他各部位出血 175 例,半年后随访优良率达 86%,死亡率11%。优点在于操作简单、安全、局麻下能完成,同时应用尿激酶可较全清除血肿,高龄或危重患者均可采用,但在出血早期因血肿无液化效果不好。

4.锥颅血肿碎吸引流术

以 CT 示血肿中心为靶点,局麻下行锥颅血肿穿刺,置入带螺旋绞丝的穿刺针于血肿中心,在负压吸引下将血块粉碎吸出,根据吸除量及 CT 复查结果,血肿清除量平均可达 70%。此法简单易行,在急诊室和病床旁均可施行,高龄及危重患者也可应用。但有碎吸过度损伤脑组织及再出血危险,一般吸出量达血肿量 50%～70% 即应终止手术。

5.微创穿刺冲洗尿激酶引流术

是带锥颅、穿刺、冲洗引流为一体的穿刺管,将其置入血肿中心后用含尿激酶、肝素的生理盐水每天冲洗 1 次,现已有许多医院应用。

6.脑室外引流术

单纯脑室出血和脑内出血破入脑室无开颅指征者,可行脑室外引流术。一般行双额部钻孔引流,1980 年 Suzuki 提出在双侧眶上缘、中线旁开 3 cm 处分别钻孔,置管行外引流,因放入引流管与侧脑室体部大致平行,可引流出后角积血。也有人主张双侧置管,一管作冲洗另一管用于引流,或注入尿激酶加速血块的溶解。

7.脑内镜辅助血肿清除术

颅骨钻孔或小骨窗借助脑镜在直视下清除血肿,其对脑组织的创伤小,清除血肿后可以从不同角度窥清血肿壁。

二、蛛网膜下腔出血的护理评估

颅内血管破裂后血液流入蛛网膜下腔时,称为蛛网膜下腔出血(subarachnoid hemorrhage,SAH)。自发性蛛网膜下腔出血可由多种病因所致,临床表现为急骤起病的剧烈头痛、呕吐、意识障碍、脑膜刺激征和血性脑脊液,占脑卒中的 10%～15%。其中半数以上是先天性颅内动脉瘤破裂所致,其余是由各种其他的病因所造成的。

(一)病因分析

引起蛛网膜下腔出血的病因很多,在 SAH 的病因中以动脉瘤破裂占多数,达 76%,动-静脉畸形占 6%～9%,动-静脉畸形合并动脉瘤占 2.7%～22.8%。较常见的为:①颅内动脉瘤及动静脉畸形的破裂。②高血压、动脉硬化引起的动脉破裂。③血液病,如白血病、血友病、恶性贫血等。④颅内肿瘤,原发者有胶质瘤、脑膜瘤等;转移者有支气管性肺癌等。⑤血管性变态反应,如多发性结节性动脉炎系统性红斑狼疮等。⑥脑与脑膜炎症,包括化脓性、细菌性、病毒性、结核性等。⑦抗凝治疗的并发症。⑧脑血管闭塞性疾病引起出血性脑梗死。脑底异常血管网病(moy-amoya)常以蛛网膜下腔出血为主要表现。⑨颅内静脉的血栓形成。⑩妊娠并发症。

(二)临床观察

蛛网膜下腔出血任何年龄均可发病,以青壮年多见,最常见的表现为颅内压增高症状、意识障碍、脑膜刺激征、脑神经损伤症状、肢体活动障碍或癫痫等。

1.出血前症状及诱因

部分患者于数天或数周前出现头痛、头昏、动眼神经麻痹或颈强直等先驱症状,又称前兆渗漏。其产生与动脉瘤扩大压迫邻近结构有关(图 5-4)。只有 1/3 患者是在活动状态下发病,如解大小便、弯腰、举重、咳嗽、生气等。

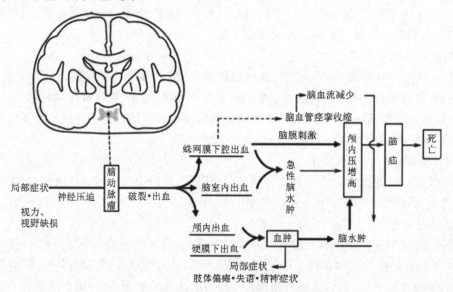

图 5-4 动脉瘤破裂

2.出血后观察

由于脑血管突然破裂,起病多很急骤。患者突感头部劈裂样剧痛,分布于前额、后枕或整个头部,并可延及颈、肩、背、腰及两腿部。伴有面色苍白、全身出冷汗、恶心呕吐。半数以上的患者出现不同程度的意识障碍。轻者有短暂的神志模糊,重者则昏迷逐渐加深。有的患者意识始终清醒,但表现为淡漠、嗜睡,并有畏光、胆小、怕响、拒动,有的患者出现谵妄、木僵、定向及记忆障碍、幻觉及其他精神症状。有的患者伴有部分性或全身性癫痫发作。起病初期,患者血压上升,1～2 天后逐渐恢复至原有水平,脉搏明显加快,有时节律不齐,呼吸无明显改变。起病 24 小时后可逐渐出现发热、脉搏不稳、血压波动、多汗、皮肤黏膜充血、腹胀等。重症患者立即陷入深昏迷,伴有去大脑强直发作及脑疝形成,可很快导致死亡。老年患者临床表现常不典型,头痛多不明显,而精神症状和意识障碍则较多见。

3.护理查体

颈项强直明显,克尼格征及布鲁辛斯基征阳性。往往发病1～2天内出现,是蛛网膜下腔出血最常见的体征。眼底检查可见视盘周围、视网膜前的玻璃体下出血。

(三)辅助检查

1.CT 检查

利用血液浓缩区判定动脉瘤的部位。急性期(1 周内)多数可见脑沟、脑池或外侧裂中有高密度影。在蛛网膜下腔高密度区中出现局部特高密度影者,可能为破裂的动脉瘤。脑表面出现局部团块影像者,可能为脑血管畸形。

2.DSA 检查

脑血管 DSA 是确定颅内动脉瘤、脑血管畸形等的"金标准"。一般选在发病后 3 天内或3 周后。

3.脑脊液检查

脑脊液压力一般均增高,多为均匀一致血性。

4.血液检查

监测血糖、血脂等化验检查。

5.MRI 检查

急性期不宜显示病变,亚急性期 T_1 加权像上蛛网膜下腔呈高信号,MRI 对超过 1 周的蛛网膜下腔出血有重要价值。

三、脑梗死的护理评估

(一)疾病概述

脑梗死是指局部脑组织(包括神经细胞、胶质细胞和血管)由于血液供应缺乏而发生的坏死。引起脑梗死的根本原因是供应脑部血液的颅外或颅内动脉中发生闭塞性病变而未能获得及时、充分的侧支循环,使局部脑组织的代谢需要与可能得到的血液供应之间发生超过一定限度的供不应求现象所致。

血液供应障碍的原因,有以下 3 个方面。

1.血管病变

最重要而常见的血管病变是动脉粥样硬化和在此基础上发生的血栓形成。其次是高血压病伴发的脑小动脉硬化。其他还有血管发育异常,如先天性动脉瘤和脑血管畸形可发生血栓形成,或出血后导致邻近区域的血供障碍、脉管炎,如感染性的风湿热、结核病和国内已极罕见的梅毒等所致的动脉内膜炎等。

2.血液成分改变

血管病变处内膜粗糙,使血液中的血小板易于附着、积聚及释放更多的五羟色胺等化学物质;血液成分中脂蛋白、胆固醇、纤维蛋白原等含量的增高,可使血液黏度增高和红细胞表面负电荷降低,致血流速度减慢;及血液病如白血病、红细胞增多症、严重贫血等和各种影响血液凝固性增高的因素均使血栓形成易于发生。

3.血流速度改变

脑血流量的调节受到多种因素的影响。血压的改变是影响局部血流量的重要因素。当平均动脉压低于 9.3 kPa(70 mmHg)和高于 24.0 kPa(180 mmHg)时,由于血管本身存在的病变,血管狭窄,自动调节功能失调,局部脑组织的血供即将发生障碍。

一些全身性疾病如高血压、糖尿病等可加速或加重脑动脉粥样硬化,亦与脑梗死的发生密切相关。通常临床上诊断为脑梗死或脑血栓形成的患者中,大多数是动脉粥样硬化血栓形成性脑梗死,简称为动脉硬化性脑梗死。

此外,导致脑梗死的另一类重要病因是脑动脉的栓塞即脑动脉栓塞性脑梗死,简称为脑栓塞。脑栓塞患者供应脑部的血管本身多无病变,绝大多数的栓子来源于心脏。

(二)动脉硬化性脑梗死的护理评估

动脉粥样硬化血栓形成性脑梗死,简称动脉硬化性脑梗死,是供应脑部的动脉系统中的粥样硬化和血栓形成使动脉管腔狭窄、闭塞,导致急性脑供血不足所引起的局部脑组织坏死,临床上常表现为偏瘫、失语等突然发生的局灶性神经功能缺失。

1.病因分析

动脉硬化性脑梗死的基本病因是动脉粥样硬化,最常见的伴发病是高血压,两者之间虽无直接的病因联系,但高血压常使动脉粥样硬化的发展加速、加重。动脉粥样硬化是可以发生在全身各处动脉管壁的非炎症性病变。其发病原因与脂质代谢障碍和内分泌改变有关,确切原因尚未阐明。

脑动脉的粥样硬化和全身各处的动脉粥样硬化相同,主要改变是动脉内膜深层的脂肪变性和胆固醇沉积,形成粥样硬化斑块及各种继发病变,使管腔狭窄甚至闭塞。管腔狭窄需达80%～90%方才影响脑血流量。硬化斑块本身并不引起症状。如病变逐渐发展,则内膜分裂、内膜下出血(动脉本身的营养血管破裂所致)和形成内膜溃疡。内膜溃疡处易发生血栓形成,使管腔进一步变狭窄或闭塞;硬化斑块内容物或血栓的碎屑可脱入血流形成栓子。

2.临床观察

脑动脉粥样硬化性发展,较同样程度的冠状动脉粥样硬化一般在年龄方面晚 10 年。60 岁以后动脉硬化性脑梗死发病率增高。男性较女性稍多。高脂肪饮食者血胆固醇高而高密度脂蛋白胆固醇偏低时,易有动脉粥样硬化形成。在高血压、糖尿病、吸烟、红细胞增多症患者中,均有较高发病率。

动脉硬化性脑梗死占卒中的 60%～80%。本病起病较其他脑卒中稍慢些,常在数分钟到数小时、半天,甚至一两天达到高峰。数天到 1 周内逐渐加重到高峰极为少见。不少患者在睡眠中发生。约占小半数的患者以往经历过短暂脑缺血发作。

起病时患者可有轻度头痛,可能由于侧支循环血管代偿性扩张所致。头痛常以缺血侧头部为主,有时可伴眼球后部疼痛。动脉硬化性脑梗死发生偏瘫时意识常很清楚。如果起病时即有意识不清,要考虑椎-基底动脉系统脑梗死。大脑半球较大区域梗死、缺血、水肿可影响间脑和脑干的功能,而在起病后不久出现意识障碍。

脑的局灶损害症状主要根据受累血管的分布而定。如颈动脉系统动脉硬化性脑梗死的临床表现主要为病变对侧肢体瘫痪或感觉障碍;主侧半球病变常伴不同程度的失语、非主侧半球病变伴偏瘫无知症,患者的两眼向病灶侧凝视。如病灶侧单眼失明伴对侧肢体运动或感觉障碍,为颈内动脉病变无疑。颈内动脉狭窄或闭塞可使整个大脑半球缺血造成严重症状,也可仅表现轻微症状。这种变异极大的病情取决于前、后交通动脉,眼动脉,脑浅表动脉等侧支循环的代偿功能状况。如瘫痪和感觉障碍限于面部和上肢,以大脑中动脉供应区缺血的可能性为大。大脑前动脉的脑梗死可引起对侧的下肢瘫痪,但由于大脑前交通动脉的侧支循环供应,这种瘫痪亦可不发生。大脑后动脉供应大脑半球后部、丘脑及上脑干,脑梗死可出现对侧同向偏盲,如病变在主侧半球时除皮质感觉障碍外还可出现失语、失读、失写、失认和顶叶综合征。椎-基底动脉系统动脉硬化性脑梗死主要表现为眩晕、眼球震颤、复视、同向偏盲、皮质性失明、眼肌麻痹、发音不清、吞咽困难、肢体共济失调、交叉性瘫痪或感觉障碍、四肢瘫痪。可有后枕部头痛和程度不等的意识障碍。

3.辅助检查

(1)血生化、血流变学检查、心电图等。

(2)CT 检查:早期多正常,24～48 小时后出现低密度灶(图 5-5)。

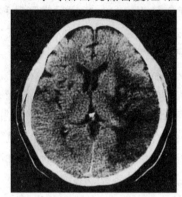

图 5-5　CT 左侧颞顶叶大片状低密度梗死灶

(3)MRI:急性脑梗死及伴发的脑水肿,在 T_1 加权像上均为低信号,T_2 加权像上均为高信号,如伴出血,T_1 加权像上可见高信号区(图 5-6)。

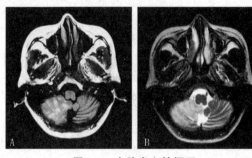

图 5-6　小脑出血性梗死

小脑出血性梗死发病 4 天 MRI 平扫横断 T_1 加权像(A)可见右侧小脑半球脑沟
消失,内部混杂有斑点状高信号;T_2 加权像(B)显示右侧小脑半球为均匀高信号

(4)TCD 和颈动脉超声检查:发现有血管高度狭窄或局部血流异常。

(5)脑脊液检查脑脊液多正常。

4.防治

患动脉粥样硬化者应摄取低脂饮食,多吃蔬菜和植物油,少吃胆固醇含量丰富的食物和动物内脏、蛋黄和动物油等。如伴有高血压、糖尿病等,应重视对该病的治疗。注意防止可能引起血压骤降的情况,如降压药物过量、严重腹泻、大出血等。生活要有规律。注意劳逸结合、避免身心过度疲劳。经常进行适当的保健体操,加强心血管的应激能力。对已有短暂性脑缺血发作者,应积极治疗。这是防止发生动脉硬化性脑梗死的重要环节。

(三)脑栓塞的护理评估

由于异常的物体(固体、液体、气体)沿血液循环进入脑动脉或供应脑的颈部动脉,造成血流阻塞而产生脑梗死,称为脑栓塞,亦属于缺血性卒中。脑栓塞占卒中发病率的 10%～15%。2/3 患者的复发均发生在第一次发病后的 1 年之内。

1.病因分析

脑栓塞的栓子来源可分为心源性、非心源性、来源不明性三大类。

2.临床观察

脑栓塞的起病年龄不一。因多数与心脏病尤其是风湿性心脏病有关,所以发病年龄以中青年居多。起病急骤,大多数并无任何前驱症状。起病后常于数秒钟或很短时间内症状发展到高峰。个别患者可在数天内呈阶梯式进行性恶化,系由反复栓塞所致,脑栓塞可仅发生在单一动脉,也可广泛多发,因而临床表现不一。除颈内动脉栓塞外患者一般并不昏迷。一部分患者可在起病时有短暂的意识模糊、头痛或抽搐。神经系统局灶症状突然发生,并限于一个动脉支的分布区。约 4/5 栓塞发生在脑底动脉环前半部的分布区,因而临床表现为面瘫、上肢单瘫、偏瘫、失语、局灶性抽搐等颈内动脉-大脑中动脉系统病变的表现。偏瘫也以面部和上肢为重,下肢较轻。感觉和视觉可能有轻度影响。但一般不明显。抽搐大多数为局限性,如为全身性大发作,则提示梗死范围广泛,病情较重。1/5 的脑栓塞发生在脑底部动脉环的后半部的分布区,可出现眩晕、复视、共济失调、交叉性瘫痪等椎-基底动脉系统病变的表现。

3.辅助检查

(1)血生化、血流变学检查等。

(2)CT 检查:一般于 24～48 小时后出现低密度灶。病程中如低密度区中有高密度影,则提示为出血性梗死。

(3)颈动脉和主动脉超声检查可发现有不稳定斑块。

(4)TCD 栓子检测可发现脑血流中有过量的栓子存在。

(5)脑脊液检查:感染性梗死者脑脊液中的白细胞增加,出血性梗死者可见红细胞。脂肪栓塞时,可见脂肪球。

(6)心电图:有心房颤动。必要时做超声心动。

4.治疗

防治心脏病是防治脑栓塞的一个重要环节。一旦发生脑栓塞,其治疗原则上与动脉硬化性脑梗死相同。患者应取左侧卧位。右旋糖酐、扩血管药物、激素均有一定作用。由于风湿性二尖瓣病变等心源性脑栓塞的充血性梗死区极易出血,故抗凝治疗必须慎用。

四、短暂性脑缺血发作的护理评估

短暂性脑缺血发作(transient ischemic attacks,TIA)是颈内动脉系统或椎-基底动脉系统的短暂性血液供应不足,表现为突然发作的局限性神经功能缺失,在数秒钟、数分钟及数小时,最长不超过 24 小时完全恢复,而不留任何症状和体征,常反复发作。该定义是在 20 世纪 50 年代提出来的。随着临床脑卒中的研究,尤其是缺血性卒中起病早期溶栓治疗的应用,国内外有关

TIA 的时限提出争议。最近美国 TIA 工作组推荐的定义为 TIA 是由于局部脑组织或者视网膜缺血,引起短暂的神经功能异常发作,典型的临床症状持续不超过 1 小时,没有临床急性梗死的证据。一旦出现持续的临床症状或者临床症状虽很短,但是已经出现典型的影像学异常就应该诊断为脑梗死而不是 TIA。

(一)病因分析

引起 TIA 动脉粥样硬化是最主要的原因。主动脉弓、颈总动脉和颅内大血管动脉粥样斑块脱落,是引起动脉至动脉微栓塞最常见的原因。余详见脑出血。

(二)临床观察

TIA 发作好发于中年以后,50～70 岁多见,男性多于女性。起病突然,历时短暂,症状和体征出现后迅速达高峰,持续时间为数秒至数分钟、数小时,24 小时内完全恢复正常而无后遗症。各个患者的局灶性神经功能缺失症状常按一定的血管支配区而反复刻板地出现,多则一天数次,少则数周、数月甚至数年才发作 1 次,椎-基底动脉系统 TIA 发作较频繁。根据受累的血管不同,临床上将 TIA 分为两大类:颈内动脉系和椎-基底动脉系 TIA。

1.颈内动脉系统 TIA

症状多样,以大脑中动脉支配区 TIA 最常见。常见的症状可有患侧上肢和/或下肢无力、麻木、感觉减退或消失,亦可有失语、失读、失算、书写障碍,偏盲较少见,瘫痪通常以上肢和面部较重。短暂的单眼失明是颈内动脉分支眼动脉缺血的特征性症状,为颈内动脉系统 TIA 所特有。如果发作性偏瘫伴有瘫痪对侧的短暂单眼失明或视觉障碍,则临床上可诊断为失明侧颈内动脉短暂性脑缺血发作。上述症状可单独或合并出现。

2.椎-基底动脉系统 TIA

有时仅表现为头昏、眼花、走路不稳等含糊症状而难以诊断,局灶性症状以眩晕为最常见,一般不伴有明显的耳鸣。若有脑干、小脑受累的症状如复视、构音障碍、吞咽困难、交叉性或双侧肢体瘫痪等感觉障碍、共济失调,则诊断较为明确,大脑后动脉供血不足可表现为皮质性盲和视野缺损。倾倒发作为椎-基底动脉系 TIA 所特有,患者突然双下肢失去张力而跌倒在地,而无可觉察的意识障碍,患者可即刻站起,此乃双侧脑干网状结构缺血所致。枕后部头痛、猝倒,特别是在急剧转动头部或上肢运动后发作,上述症状均提示椎-基底动脉系供血不足并有颈椎病、锁骨下动脉盗血征等存在的可能。

3.共同症状

症状既可见于颈内动脉系统,亦可见于椎-基底动脉系统。这些症状包括构音困难、同向偏盲等。发作时单独表现为眩晕(伴或不伴恶心、呕吐)、构音困难、吞咽困难、复视者,最好不要轻易诊断为 TIA,应结合其他临床检查寻找确切的病因。上述两种以上症状合并出现,或交叉性麻痹伴运动、感觉、视觉障碍及共济失调,即可诊断为椎-基底动脉系统 TIA 发作。

4.发作时间

TIA 的时限短暂,持续 15 分钟以下,一般不超过 30 分钟,少数也可达 12～24 小时。

(三)辅助检查

1.CT 和 MRI 检查

多数无阳性发现。恢复几天后,MRI 可有缺血改变。

2.TCD 检查

了解有无血管狭窄及动脉硬化程度。VBI 患者早期发现脑血流量异常。

3.单光子发射计算机断层扫描

单光子发射计算机断层扫描(singlephoton emission computed tomography,SPECT)脑血流灌注显像可显示血流灌注降低区。发作和缓解期均可发现异常。

4.其他

血生化检查血液成分或流变学检查等。

(四)临床治疗

1.抗血小板聚集治疗

阿司匹林是治疗 TIA 首选的抗血小板药物。对服用阿司匹林仍有 TIA 发作者,可改用噻氯匹定或氯吡格雷。

2.抗凝治疗

肝素或低分子肝素。

3.危险因素的干预

控制高血压、糖尿病;治疗冠状动脉性疾病和心律不齐、充血性心力衰竭、瓣膜性心脏病;控制高脂血症;停用口服避孕药;终止吸烟;减少饮酒;适量运动。

4.外科治疗

对于颈动脉狭窄达 70% 以上的患者可做颈动脉内膜剥脱术。颅内动脉狭窄的血管内支架治疗正受到重视,但对 TIA 预防效果正在评估中。

五、脑卒中的常见护理问题

(一)意识障碍

患者出现昏迷,说明患者病情危重,而正确判断患者意识状态,给予适当的护理,则可以防止不可逆的脑损伤。

(二)气道阻塞

分泌物及胃内容物的吸入造成气道阻塞或通气不足可引起低氧血症及高碳酸血症,导致心肺功能的不稳定,缺氧加重脑组织损伤。

(三)肢体麻痹或畸形

大脑半球受损时,对侧肢体的运动与感觉功能便发生了障碍,再加上脑血管疾病初期,肌肉呈现张力迟缓的现象,紧接着会发生肌肉张力痉挛,若发病初期未给予适当的良肢位摆放,则肢体关节会有僵硬、挛缩的现象,将导致肢体麻痹或畸形。

(四)语言沟通障碍

左侧大脑半球受损时,因语言中枢的受损部位不同而产生感觉性失语、表达性失语或两者兼有,因而与患者间会发生语言沟通障碍的问题。

(五)吞咽障碍

因口唇、颊肌、舌及软腭等肌肉的瘫痪,食物团块经口腔向咽部及食管入口部移动困难,食管入口部收缩肌不能松弛,食管入口处开大不全等阻碍食物团块进入食管,导致食物易逆流入鼻腔及误入气管。吞咽障碍可致营养摄入不足。

(六)恐惧、绝望、焦虑

脑卒中患者在卒中突然发生后处于急性心理应激状态,由于生理的、社会的、经济的多种因素,可引起患者一系列心理变化:害怕病治不好而恐惧;对疾病的治疗无信心,自己会成为一个残疾的人而绝望;来自对工作、家庭等的忧虑,担心自己并不会好,成为家庭和社会的负担。

(七)知觉刺激不足

由于中枢神经的受损,在神经传导上,可能在感觉刺激传入时会发生障碍,以致知觉刺激无法传达感受,尤其是感觉性失语症的患者,会失去语言讯息的刺激感受。此外,患者由于一侧肢体麻痹,因此所感受的触觉刺激也减少,常造成知觉刺激不足。

(八)并发症

1.神经源性肺水肿

脑卒中引起下丘脑功能紊乱,中枢交感神经兴奋,释放大量儿茶酚胺,使周围血管收缩,血液从高阻的体循环向低阻的肺循环转移,肺血容量增加,肺毛细血管压力升高而诱发肺水肿;中枢神经系统的损伤导致体内血管活性物质大量释放,使肺毛细血管内皮和肺泡上皮通透性增高,肺毛细血管流体静压增高,致使动-静脉分流,加重左心负担,出现左心功能衰竭而加重肺部淤血;颅内高压引起的频繁呕吐,患者昏迷状态下误吸入酸性胃液,可使肺组织发生急性损伤,引起急性肺水肿。由于脑卒中,呼吸中枢处于抑制状态,支气管敏感部位的神经反应性及敏感性降低,咳嗽能力下降,不能有效排出过多的分泌物而流入肺内造成肺部感染。平卧、床头角度过低增加向食管反流及分泌物逆流入呼吸道的机会。

2.发热

体温升高的原因包括体内产热增加、散热减少和下丘脑体温调节中枢功能异常。脑卒中患者发热的原因可分为感染性和非感染性。

3.压疮

由于脑卒中患者发生肢体瘫痪或长期卧床而容易发生压疮,临床又叫压迫性溃疡。它是脑卒中患者的严重并发症之一。

4.应激性溃疡

脑卒中患者常因颅内压增高,下丘脑及脑干受损而引起上消化道应激性溃疡出血。多在发病后 7~15 天,也有发病后数小时就发生大量呕血而致患者死亡者。

5.肾功能损害

由于脑损伤使肾血管收缩,肾血流减少,造成肾皮质损伤,肾小管坏死;另外脑损伤神经体液调节紊乱直接影响肾功能;脑损伤神经体液调节紊乱,心肺功能障碍,造成肾缺血、缺氧;脑损伤神经内分泌调节功能紊乱,肾素-血管紧张素分泌增加,肾缺血加重。加之使用脱水药,肾血管和肾小管的细胞膜通透性改变,易出现肾缺血、坏死。

6.便失禁

脑卒中引起上运动神经元或皮质损害,可出现粪嵌塞伴溢出性便失禁。长期粪嵌塞,直肠膨胀感消失和外括约肌收缩无力导致粪块外溢;昏迷、吞咽困难等原因导致营养不良及低蛋白血症,肠道黏膜水肿,容易发生腹泻。

7.便秘

便秘是由于排便反射被破坏、长期卧床、脱水治疗、摄食减少、排便动力不足、焦虑及抑郁所致。

8.尿失禁

脑卒中可直接导致高反射性膀胱或 48 小时内低张力性膀胱;当皮质排尿中枢损伤,不能接收和发出排尿信息,出现不择时间和地点的排尿,表现为尿失禁。由于脑桥水平以上的中枢抑制解除,膀胱表现为高反射性,或者脑休克导致膀胱表现为低反射性,引起膀胱-骶髓反射弧的自主控制功能丧失,导致尿失禁;长期卧床导致耻骨尾骨肌和尿道括约肌松弛,使患者在没有尿意的情况下尿液流出。

9.下肢深静脉血栓

下肢深静脉血栓(deepvein thrombosis,DVT)是指血液在下肢深静脉系统的不正常凝结若未得到及时诊治可导致下肢深静脉致残性功能障碍。有资料显示卧床2周的发病率明显高于卧床3天的患者。严重者血栓脱落可继发致命性肺栓塞(pulmonary embolism,PE)。

六、脑卒中的护理目标

(1)抢救患者生命,保证气道通畅。

(2)摄取足够营养。

(3)预防并发症。

(4)帮助患者达到自我照顾。

(5)指导患者及家属共同参与。

(6)稳定患者的健康和保健。

(7)帮助患者达到期望。

七、脑卒中的护理措施

(一)脑卒中的院前救护

发生脑卒中要启动急救医疗服务体系,使患者得到快速救治,并能在关键的时间窗内获得有益的治疗。脑卒中处理的要点可记忆为7"D":检诊(Detection)、派送(Dispatch)、转运(Delivery)、收入急诊(Door)、资料(Data)、决策(Decision)、药物(Drug)。前3个"D"是基本生命支持阶段,后4个"D"是进入医院脑卒中救护急诊绿色通道流程。在脑卒中紧急救护中护理人员起着重要的作用。

1.分诊护士职责

(1)鉴别下列症状、体征为脑血管常见症状,需分诊至神经内科:①身体一侧或双侧,上肢、下肢或面部出现无力、麻木或瘫痪。②单眼或双眼突发视物模糊,或视力下降,或视物成双。③言语表达困难或理解困难。④头晕目眩、失去平衡,或任何意外摔倒,或步态不稳。⑤头痛(通常是严重且突然发作)或头痛的方式意外改变。

(2)出现下列危及生命的情况时,迅速通知神经内科医师,并将患者护送至抢救室:①意识障碍。②呼吸、循环障碍。③脑疝。

(3)对极危重患者监测生命体征:意识、瞳孔、血压、呼吸、脉搏。

2.责任护士职责

(1)生命体征监测。

(2)开辟静脉通道,留置套管针。

(3)采集血标本:血常规、血生化(血糖、电解质、肝肾功能)、凝血四项。

(4)行心电图(ECG)检查。

(5)静脉输注第一瓶液体:生理盐水或林格液。

3.护理员职责

(1)对佩戴绿色通道卡片者,一对一地负责患者。

(2)运送患者行头颅 CT 检查。

(3)对无家属陪同者,必要时送血、尿标本。

(二)院中护理

1.观察病情变化,防止颅内压增高

(1)患者急性期要绝对卧床休息,避免不必要的搬动,保持环境安静。出血性卒中患者应将床头抬高 30°,缺血性卒中患者可平卧。意识障碍者头偏向一侧,如呼吸道有分泌物应立即协助吸出。

(2)评估颅内压变化,密切观察患者生命体征、意识和瞳孔等变化,评估患者吞咽、感觉、语言和运动等情况。

(3)了解患者思想情况,防止过度兴奋、情绪激动。对癫痫、偏瘫和有精神症状的患者,应加用床档或适当约束,防止坠床发生意外。感觉障碍者,保暖时注意防止烫伤。患者应避免用力咳嗽、用力排便等,保持大便通畅。

(4)若有发热,应设法控制患者的体温。

2.评估吞咽情况,给予营养支持

(1)暂禁食:首先评价患者吞咽和胃肠功能情况,如是否有呕吐、腹胀、排便异常、未排气及肠鸣音异常、应激性溃疡出血量在 100 mL 以上者,必要时应暂禁食。

(2)观察脱水状态:很多患者往往会出现相对脱水状态,脱水所致血细胞比容和血液黏稠度增加,血液明显减少,使动脉血压降低。护理者可通过观察颈静脉搏动的强或弱、周围静脉的充盈度和末梢体温来判断患者是否出现脱水状态。

(3)营养支持:在补充营养时,应尽量避免静脉内输液,以免增加缺血性脑水肿的蓄积作用,最好的方法是鼻饲法。多数吞咽困难患者需要 2 周左右的营养支持。有误吸危险的患者,则需将管道末端置于十二指肠。有消化道出血的患者应暂停鼻饲,可改用胃肠外营养。经口腔进食的患者,要给予高蛋白、高维生素、低盐、低脂、富有纤维素的饮食,还可多吃含碘的食物。

(4)给予鼻饲喂养预防误吸护理:评估胃管的深度和胃潴留量。鼻饲前查看管道在鼻腔外端的长度,嘱患者张口查看鼻饲管是否盘卷在口中。用注射器注入 10 mL 空气,同时在腹部听诊,可听到气过水声;或鼻饲管中抽吸胃内容物,表明鼻饲管在胃内。无肠鸣音或胃潴留量过 150 mL 应停止鼻饲。抬高床头 30°呈半卧位减少反流,通常每天喂入总量以 2 000~2 500 mL 为宜,天气炎热或患者发热和出汗多时可适当增加。可喂入流质饮食,如牛奶、米汤、菜汁、西瓜水、橘子水等,药品要研成粉末。在鼻饲前后和注药前后,应冲洗管道,以预防管道堵塞。对于鼻饲患者,要注意固定好鼻饲管。躁动患者的手要适当地加以约束。

(5)喂食注意:对面肌麻痹的患者,喂食时应将食物送至口腔健侧近舌根处。进食时宜采用半卧位、颈部向前屈的姿势,这样既可以利用重力使食物容易吞咽,又可减少误吸。每口食物量要从少量开始,逐步增加,寻找合适的"一口量"。进食速度应适当放慢,出现食物残留口腔、咽部而不能完全吞咽情况时,应停止喂食并让患者重复多次吞咽动作或配合给予一些流质来促进残留食物吞入。

3.心脏损害的护理

心脏损害是脑卒中引起的循环系统并发症之一,大都在发病 1 周左右发生,如心电图显示心肌缺血、心律不齐和心力衰竭等,故护理者应经常观察心电图变化。在患者应用脱水剂时,应注意尿量和血容量,避免脱水造成血液浓缩或入量太多加重心脏负担。

4.应激性溃疡的护理

应注意患者的呕吐物和大便的性状,鼻饲患者于每天喂食前应先抽取胃液观察,同时定期检查胃中潜血及酸碱度。腹胀者应注意肠鸣音是否正常。

5.泌尿系统并发症的护理

对排尿困难的患者,尽可能避免导尿,可用诱导或按摩膀胱区的方法以助患者排尿。患者由于限制活动,处于某些妨碍排尿的位置;也可能是由于失语不能表达所致。护理者应细心观察,主动询问,定时给患者便器,在可能情况下尽量取直立姿势解除排尿困难。

(1)尿失禁的男患者可用阴茎套连接引流尿袋,每天清洁会阴部,以保持会阴部清洁舒适。

(2)女性尿失禁患者,留置导尿管虽然影响患者情绪,但在急性期内短期的应用是必要的,因为它明显增加了患者的舒适感并减少了压疮发生的机会。

(3)留置导尿管期间要每天进行会阴部护理。密闭式集尿系统除因阻塞需要冲洗外,集合系统的接头不可轻易打开。应定时查尿常规,必要时做尿培养。

6.压疮的护理

可因感染引起骨髓炎、化脓性关节炎、蜂窝织炎,甚至迅速通过表浅组织引起败血症等,这些并发症往往严重威胁患者的生命。

(1)压疮好发部位:多在受压和缺乏脂肪组织保护、无肌肉包裹或肌层较薄的骨骼隆突处,如枕骨粗隆、耳廓、肩胛部、肘部、脊椎体隆突处、髋部、骶尾部、膝关节的内外侧、内外踝、足跟部等处。

(2)压疮的预防措施。①压疮的预防要求做到"七勤":勤翻身、勤擦洗、勤按摩、勤换洗、勤整理、勤检查、勤交代。定时变换体位,1～2小时翻身1次。如皮肤干燥且有脱屑者,可涂少量润滑剂,以免干裂出血。另外还应监测患者的清蛋白指标。②患者如有大、小便失禁,呕吐及出汗等情况,应及时擦洗干净,保持干燥,及时更换衣服、床单,褥子应柔软、干燥、平整。③对肢体瘫痪的卧床患者,配备气垫床以达到对患者整体减压的目的,气垫床使用时注意根据患者的体重调节气垫床充其量。骨骼隆突易受压处,放置海绵垫或棉圈、软枕、气圈等,以防受压水肿、肥胖者不宜用气圈,以软垫更好,或软枕置于腿下,并抬高肢体,变换体位,更为重要。可疑压疮部位使用减压贴保护。④护理患者时动作要轻柔,不可拖拽患者,以防止关节牵拉、脱位或周围组织损伤。翻身后要仔细观察受压部位的皮肤情况,有无将要发生压疮的迹象,如皮肤呈暗红色。检查鼻管、尿管、输液管等是否脱出、折曲或压在身下。取放便盆时,动作更轻巧,防止损伤皮肤。

7.下肢深静脉血栓的护理

长期卧床者,首先在护理中应帮助他们减少形成静脉血栓的因素,例如抬高下肢 $20°\sim30°$,下肢远端高于近端,尽量避免膝下垫枕,过度屈髋,影响静脉回流。另外,肢体瘫痪者增加患肢活动量,并督促患者在床上主动屈伸下肢作跖屈和背屈运动,内、外翻运动,足踝的"环转"运动;被动按摩下肢腿部比目鱼肌和腓肠肌,下肢应用弹力长袜,以防止血液滞留在下肢。还应减少在下肢输血、输液,并注意观察患肢皮温、皮色,倾听患者疼痛主诉,因为下肢深静脉是静脉血栓形成的好发部位,鼓励患者深呼吸及咳嗽和早期下床活动。

8.发热的护理

急性脑卒中患者常伴有发热,主要原因为感染性发热、中枢性发热、吸收热和脱水热。

(1)感染性发热:多在急性脑卒中后数天开始,体温逐渐升高,常不规则,伴有呼吸、心率增快,白细胞总数升高。应做细菌培养,应用有效抗生素治疗。

(2)中枢性发热:是病变侵犯了下丘脑,患者的体温调节中枢失去调节功能,导致发热。主要表现两种情况:其一是持续性高热,发病数小时后体温升高至 39～40 ℃,持续不退,躯干和肢体近端大血管处皮肤灼热,四肢远端厥冷,肤色灰暗,静脉塌陷等,患者表现深昏迷、去大脑强直(一种病理性体征)、阵挛性或强直性抽搐、无汗、肢体发凉,患者常在 1～2 天内死亡。其二是持续性低热,患者表现为昏迷、阵发性大汗、血压不稳定、呼吸不规则、血糖升高、瞳孔大小多变,体温多在 37～38 ℃。对中枢性发热主要是对病因进行治疗,同时给予物理降温,如乙醇擦浴、头置冰袋或冰帽等。但应注意缺血性脑卒中患者禁用物理降温法,可行人工冬眠。

物理降温。①乙醇、温水擦浴:可通过在皮肤上蒸发,吸收而带走机体大量的热;②冰袋降温:冰袋可放置在前额或体表大血管处(如颈部、腋下、腹股沟、窝等处);③冰水灌肠:要保留30 分钟后再排出,便后30 分钟测量体温。

人工冬眠疗法:分冬眠Ⅰ号和冬眠Ⅱ号,应用人工冬眠疗法可降低组织代谢,减少氧的消耗,并增强脑组织对创伤和缺氧的耐受力,减轻脑水肿和降低颅内压,改善脑缺氧,有利于损伤后的脑细胞功能恢复。

人工冬眠注意事项:①用药前应测量体温、脉搏、呼吸和血压。②注入冬眠药半小时内不宜翻身和搬动患者,防止直立性低血压。③用药半小时后,患者进入冬眠状态,方可行物理降温,因镇静降温作用较强。④冬眠期间,应严密观察生命体征变化及神经系统的变化,如有异常及时报告医师处理。冬眠期间每 2 小时测量生命体征 1 次,并详细记录,警惕颅内血肿引起脑疝。结束冬眠仍应每 4 小时测体温 1 次,保持观察体温的连贯性。⑤冬眠期间应加强基础护理,防止并发症发生。⑥减少输液量,并注意水、电解质和酸碱平衡。⑦停止冬眠药物和物理降温时,首先停止物理降温,然后逐渐停用冬眠药,以免引起寒战或体温升高,如有体温不升者要适当保暖,增加盖被和热水袋保温。

(3)吸收热:是脑出血或蛛网膜下腔出血时,红细胞分解后吸收而引起反应热。常在患者发病后 3～10 天发生,体温多在 37.5 ℃左右。吸收热一般不需特殊处理,但要观察记录出入量并加强生活护理。

(4)脱水热:是由于应用脱水剂或补水不足,使血浆渗透压明显升高,脑组织严重脱水,脑细胞和体温调节中枢受损导致发热。患者表现体温升高,意识模糊,皮肤黏膜干燥,尿少或比重高,血清钠升高,血细胞比容增高。治疗给予补水或静脉输入 5% 葡萄糖,待缺水症状消失后,根据情况补充电解质。

(三)介入治疗的护理

神经介入治疗是指在 X 线下,经血管途径借助导引器械(针、导管、导丝)递送特殊材料进入中枢神经系统的血管病变部位,如各种颅内动脉瘤、颅内动静脉畸形、颈动脉狭窄、颈动脉海绵窦瘘、颅内血管狭窄及其他脑血管病。治疗技术分为血管成形术(血管狭窄的球囊扩张、支架植入)、血管栓塞术(固体材料栓塞术、液体材料栓塞术、可脱球囊栓塞术、弹簧圈栓塞术等)、血管内药物灌注(超选择性溶栓、超选择性化疗、局部止血)。广义的神经介入治疗还包括经皮椎间盘穿刺髓核抽吸术、经皮穿刺椎体成形术、微创穿刺电刺激等,以及在影像仪器定位下进行和神经功能治疗有关的各种穿刺、活检技术等。相比常规开颅手术的优点是血管内治疗技术具有创伤小,恢复快,疗效好的特点(图 5-7)。

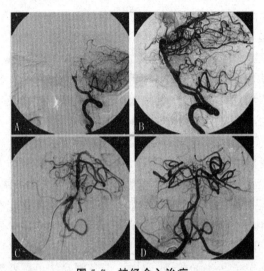

图 5-7 神经介入治疗

A.大脑后动脉栓塞;B.大脑后动脉栓塞溶栓治疗后;C.大脑基底动脉不全栓塞;D.大脑基底动脉栓塞溶栓治疗后

1.治疗前护理

(1)遵医嘱查血、尿、便常规,血型及生化,凝血四项和出凝血时间等。

(2)准备好物品:注射泵,监护仪器,药品如甘露醇、天普乐新等。

(3)建立可靠的静脉通路(套管针),尽量减少患者的穿刺,防止出血及瘀斑。

(4)须手术者术前手术区域备皮,沐浴,更衣。遵医嘱局麻 4～6 小时、全麻 9～12 小时前,需禁食、水、药。遵医嘱给予留置导尿管。监测生命体征,遵医嘱给术前药。

(5)心理护理:术前了解患者思想动态,减轻心理负担,创造安静的修养环境,使患者得到充分休息。

2.治疗中护理

(1)密切观察给药时间及患者的病情变化,遵医嘱调节好给药的速度及浓度,并做好详细记录,以利于了解病情。

(2)注意血压的变化,溶栓过程中每 15 分钟测量 1 次,如出现异常应及时处理。

(3)患者如在溶栓过程中出现烦躁、意识障碍加重、瞳孔异常等生命体征的改变,并伴有鼻出血和四肢肌力瘫痪加重等各种异常反应时,应及时通知医师停止溶栓。

(4)患者如在用药过程中出现寒战、高热等不良反应时,应停止溶栓。

(5)护理者应准确、熟练地遵医嘱给药。

3.治疗后护理

(1)神经系统监测:严密观察病情变化,如意识、瞳孔、生命体征、感觉、运动、语言等。特别是血压、心率的异常变化。

(2)行腹股沟穿刺者穿刺区加压包扎制动 24 小时,观察有无出血及血肿。避免增加腹压动作,咳嗽时用手压迫穿刺部位,防止出血。观察穿刺肢体皮肤的色泽、温度,15 分钟测量 1 次足背动脉搏动共 2 小时。保持动脉鞘通畅,防止脱落。鼓励患者多饮水,增加血容量,促进造影剂的排泄。

(3)注意观察四肢的肌力,防止血栓再形成而引起的偏瘫、偏身感觉障碍。

(4)24 小时监测出凝血时间、凝血酶原时间、纤维蛋白原,防止血栓再形成。

(5)应用抗凝药前做出、凝血功能及肝、肾功能测定。用肝素初期应每小时测定出、凝血时间,稳定后可适当延长。注意观察穿刺处、切口是否渗血过多或有无新的渗血,有无皮肤、黏膜、消化道、泌尿道出血,反复检查大便潜血及尿中有无红细胞。

(6)用肝素时主要观察 APTT,为正常的 1.5～2.5 倍;用法华林时主要监测 AT,应降至正常的 20％～50％。注意观察药物的其他不良反应,肝素注意有无过敏如荨麻疹、哮喘、发热、鼻炎等;注意华法林有无皮肤坏死、无脱发、皮疹、恶心、腹泻等不良反应。

(7)使用速避凝皮下注射时应选择距肚脐 4.5～5 cm 处的皮下脂肪环行注射,并捏起局部垂直刺入,拔出后应按压片刻。注射前针头排气时要避免肝素挂在针头外面,造成皮下组织微小血管出血。

(8)术后遵医嘱行颈动脉超声,观察支架的位置及血流情况。

(四)其他护理措施

1.患者早期康复训练,提高患者的生活质量

(1)早期康复的内容有:①保持良好的肢体位置。②体位变换。③关节的被动活动。④预防吸入性肺炎。⑤床上移动训练。⑥床上动作训练。⑦起坐训练。⑧坐位平衡训练。⑨日常生活活动能力训练。⑩移动训练等。

(2)早期康复的时间:康复治疗开始的时间应为患者生命体征稳定,神经病学症状不再发展后 48 小时。有人认为,康复应从急性期开始,只要不妨碍治疗,康复训练越早,功能恢复的可能性越大,预后就越好。脑卒中后,只要不影响抢救,马上就可以康复治疗、保持良肢位、体位变换和适宜的肢体被动活动等,而主动训练则应在患者神志清醒、生命体征平稳且精神症状不再进展后 48 小时开始。由于 SAH 近期再发的可能性很大,故对未手术的患者,应观察 1 个月左右再谨慎地开始康复训练。

(3)影响脑卒中预后和康复的主要因素:①不利因素。影响脑卒中预后和康复的不利因素有发病至开始训练的时间较长;病灶较大;以前发生过脑血管意外;年龄较大;严重的持续性弛缓性瘫痪;严重的感觉障碍或失认症;二便障碍;完全失语;严重认知障碍或痴呆;抑郁症状明显;以往有全身性疾病,尤其是心脏病;缺乏家庭支持。②有利因素。对脑卒中患者预后和康复的有利因素有发病至开始训练的时间较短;病灶较小;年轻;轻偏瘫或纯运动性偏瘫;无感觉障碍或失认症;反射迅速恢复;随意运动有所恢复;能控制小便;无言语困难;认知功能完好或损害甚少;无抑郁症状;无明显复发性疾病;家庭支持。

(4)早期的康复治疗和训练:正确的床上卧位关系到康复预后的好坏。为预防并发症,应使患者肢体置于良好体位,即良肢位。这样既可使患者感觉舒适,又可使肢体处于功能位置,预防压疮和肢体挛缩,为进一步康复训练创造条件。

保持抗痉挛体位:其目的是预防或减轻以后易出现的痉挛模式。取仰卧位时,头枕枕头,不要有过伸、过屈和侧屈。患肩垫起防止肩后缩,患侧上肢伸展、稍外展,前臂旋后,拇指指向外方。患髋垫起以防止后缩,患腿股外侧垫枕头以防止大腿外旋。本体位是护理上最容易采取的体位,但容易引起紧张性迷路反射及紧张性颈反射所致的异常反射活动,为"应避免的休位"。"推荐体位"是侧卧位:取健侧侧卧位时,头用枕头支撑,不让向后扭转;躯干大致垂直,患侧肩胛带充分前伸,肩屈曲 90°～130°,肘和腕伸展,上肢置于前面的枕头上;患侧髋、膝屈曲似踏出一步置于身体前面的枕头上,足不要悬空。取患侧侧卧位时,头部用枕头舒适地支撑,躯干稍后仰,后方垫枕

头,避免患肩被直接压于身体下,患侧肩胛带充分前伸,肩屈曲 90°～130°,患肘伸展,前臂旋后,手自然地呈背屈位;患髋伸展,膝轻度屈曲;健肢上肢置于体上或稍后方,健腿屈曲置于前面的枕头上,注意足底不放任何支撑物,手不握任何物品(图 5-8)。

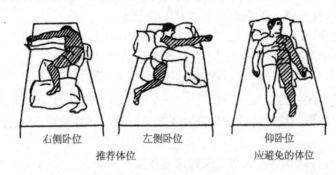

右侧卧位　　　　左侧卧位　　　　仰卧位
推荐体位　　　　　　　　　　　应避免的体位

图 5-8　抗痉挛体位

　　体位变换:主要目的是预防压疮和肺感染,另外由于仰卧位强化伸肌优势,健侧侧卧位强化患侧屈肌优势,患侧侧卧位强化患侧伸肌优势,不断变换体位可使肢体的伸屈肌张力达到平衡,预防痉挛模式出现。一般每 60～120 分钟变换体位一次。

　　关节被动运动:主要是为了预防关节活动受限(挛缩),另外可能有促进肢体血液循环和增加感觉输入的作用。先从健侧开始,然后参照健侧关节活动范围进行患侧运动。一般按从肢体近端到肢体远端的顺序进行,动作要轻柔缓慢。重点进行肩关节外旋、外展和屈曲,肘关节伸展,腕和手指伸展,髋关节外展和伸展,膝关节伸展,足背屈和外翻。在急性期每天做两次,每次每个关节做 3～5 遍,以后视肌张力情况确定被动运动次数,肌张力越高被动关节运动次数应越多。较长时间卧床者尤其要注意做此项活动。

　　2.心理护理措施

　　(1)护理者对患者要热情关心,多与患者交流,在病情允许的情况下,鼓励患者做自己力所能及的事情,减少过多、过细的照顾,给予患者心理上战胜疾病的信念。

　　(2)注意发挥药物的生理效应,在患病急性期要及时向患者通报疾病好转的消息,减少患者过分的担心和不必要、不准确的对自身疾病的猜疑等。

　　(3)鼓励患者参与治疗护理计划,教育患者重建生活、学习和工作内容,开始新的生活,使患者能早日回归家庭、回归社会。

　　3.语言沟通障碍的护理

　　(1)评估:失语的性质、理解能力,记录患者能表达的基本语言。观察患者手势、表情等,及时满足患者需要。向护理者/患者解释语言锻炼的目的、方法,促进语言功能恢复。如鼓励讲话、不耻笑患者,消除其羞怯心理,为患者提供练习机会。

　　(2)训练:包括肌群运动、发音训练、复述训练。

　　肌群运动:指进行唇、舌、齿、软腭、咽、喉与颌部肌群运动,包括缩唇、叩齿、卷舌、上下跳举舌、弹舌、鼓腮、吹气-叹气、咳嗽-清嗓子等活动。

　　发音训练:先练习易发或能够发的音,由无意义的词→有意义的词→短语→句子。举例:你→你好→你住院→你配合医师治疗。发单音后训练发复音,教患者先做吹的动作然后发 p 音。

　　复述训练:复述单字和词汇。命名训练让患者说出常用物品的名称。①词句训练与会话训练：给患者一个字音，让其组成各种词汇造句并与其会话交流。②听觉言语刺激训练：听语指图、指物、指字，并接触实物叫出物名。方法如下。a.手势法：与患者共同约定手势意图，如上竖拇指表示大便，下竖拇指表示小便；张口是吃饭，手掌上、下翻动是翻身。手捂前额表示头痛，手在腹部移动表示腹部不适。除偏瘫或双侧肢体瘫者和听力或听理解力障碍患者不能应用外，其他失语均可应用。b.实物图片法：利用一些实物图片，进行简单的思想交流以满足生理需要，解决实际困难。利用常用物品如茶杯、便器、碗、人头像、病床等，反复教患者使用。如茶杯表示要喝水，人头像表示头痛，病床表示翻身。此种方法最适合于听力障碍的交流。c.文字书写法：适用于文化素质高，无机械书写障碍和视空间书写障碍的患者，在认识疾病的特点后，医护人员、护理者有什么要求，可用文字表达，根据病情和需要进行卫生知识宣教。

（3）沟通：包括对理解能力有缺陷的患者（感受性失语）的沟通、对表达能力有缺陷的患者（运动性失语）的沟通。

对理解能力有缺陷的患者（感觉性失语）的沟通：①交谈时减少外来的干扰。②若患者不注意，他将难以了解对方说了些什么，所以需将患者精神分散的情形减至最低。③自患者视野中除去不必要的东西，关掉收音机或电视。④一次只有一人对患者说话。⑤若患者精神分散，则重复叫患者的名字或拍其肩膀，走进其视野，使其注意。

对表达能力有缺陷的患者（运动性失语）的沟通：①用简短的"是""不是"的问题让患者回答。②说话的时候缓慢，并给予患者充分的时间以回答问题。③设法了解患者的某些需要，主动询问他们是否需要哪一件东西。④若患者所说的话，我们听不懂，则应加以猜测并予以澄清。⑤让患者说有关熟悉的事物，例如家人的名字、工作的性质，则患者较易表达。⑥可教导患者用手势或用手指出其需要或身体的不适。⑦利用所有的互动方式刺激患者说话。⑧患者若对说出物体的名称有困难，则先对患者说一遍，例如，先对患者说出"水"这个字，然后写下"水"，给患者看，让患者跟着念或拿实物给患者看。

4.控制危险因素，建立良好生活方式

（1）了解脑卒中的危险因素：包括不可改变的危险因素、明确且可以改变的危险因素、明确且潜在可改变的危险因素和较少证据的危险因素。

不可改变的危险因素。①年龄：是主要的危险因素，脑卒中发病随年龄的升高而增高，55岁以上后每增加10年卒中危险加倍，60～65岁后急剧增加，发病率和死亡率分别是60岁以前的2～5倍。②性别：一般男性高于女性。③家族史：脑卒中家族史是易发生卒中的一个因素。父母双方直系亲属发生卒中或心脏病时年龄<60岁即为有家族史。④种族：不同种族的卒中发病率不同，可能与遗传因素有关。社会因素如生活方式和环境，也可能起一部分作用。非洲裔的发病率大于亚洲裔。我国北方各少数民族卒中率水平高于南方。⑤出生低体重：出生体重<2 500 g者发生卒中的概率高于出生体重≥4 000 g者两倍以上（中间出生体重者有明显的线性趋势）。

明确且可以改变的危险因素如下。①高血压：是脑卒中的主要危险因素，大量研究资料表明，90%脑卒中归因于高血压，70%～80%的脑卒中患者都患有高血压，无论是缺血还是出血性脑卒中都与高血压密切相关。在有效控制高血压后，脑卒中的发病率和病死率随之下降。②吸烟：是缺血性脑卒中独立的危险因素，长期吸烟者发生卒中的危险性是不吸烟者的6倍。戒烟者发生卒中的危险性可减少50%。吸烟会促进狭窄动脉的血栓形成，加重动脉粥样硬化，可使不明原因卒中的发生风险提高将近3倍。③心房纤颤：是发生缺血性脑卒中重要的危险因素，随年龄的增长,心房纤颤患者血栓栓塞性脑卒中的发生率迅速增长。心房颤动可使缺血性脑卒中的年发病率增加 0.5%~12%。其他血管危险因素调整后单独心房颤动可以增加卒中的风险 3~4 倍。④冠心病:心肌梗死后卒中危险性为每年 1%~2%。心肌梗死后 1 个月内脑卒中危险性最高可达 31%。有冠心病史患者的脑卒中危险性增加 2~2.2 倍。⑤高脂血症:总胆固醇每升高 1 mmol/L,脑卒中发生率就会增加 25%。⑥无症状颈动脉狭窄:50%~99%的无症状性颈动脉狭窄者脑卒中的年发病率在 1%~3.4%。⑦TIA/卒中史:TIA 是早期脑卒中的危险因素,高达 10%的未经治疗的缺血性脑卒中患者将在 1 个月内发生再次脑卒中。高达 15%的未经治疗的缺血性脑卒中患者将在 1 年内发生再次脑卒中。高达 40%的未经治疗的缺血性脑卒中患者将在 5 年内发生再次脑卒中。⑧镰状细胞病:5%~25%镰状细胞性贫血患者有发生 TIA/脑卒中的风险。

明确且潜在可改变的危险因素如下。①糖尿病:是缺血性脑卒中独立的危险因素,2 型糖尿病患者发生卒中的危险性增加 2 倍。②高同型半胱氨酸血症:血浆同型半胱氨酸每升高 5 μmol/L,脑卒中风险增高 1.5 倍。

较少证据的危险因素:肥胖、过度饮酒、凝血异常、缺乏体育锻炼、口服避孕药、激素替代治疗和口服替代治疗,呼吸暂停综合征。

(2)脑卒中危险因素干预建议如下。①控制高血压:定时测量血压,合理服用降压药,全面评估缺血性事件的病因后,高血压的治疗应以收缩压低于 18.7 kPa(140 mmHg),舒张压低于 12.0 kPa(90 mmHg)为目标。对于患有糖尿病的患者,建议血压<17.3/11.3 kPa(130/85 mmHg)。降压不能过快,选用平稳降压的降压药,降压药要长期规律服用;降压药最好在早晨起床后立即服用,不要在睡前服用。②冠状动脉疾病、心律失常、充血性心力衰竭及心脏瓣膜病应给予治疗。③严格戒烟:采取咨询专家、烟碱替代治疗及正规的戒烟计划等戒烟措施。④禁止酗酒,建议正规的戒酒计划。轻到中度的乙醇摄入(1~2 杯)可减少卒中的发生率。饮酒者男性每天饮酒的乙醇含量不应超过 30 g(相当于葡萄酒 100~150 mL;啤酒 250~500 mL;白酒 25~50 mL;果酒 200 mL),女性不应超过 20 g。⑤治疗高脂血症:限制食物中的胆固醇量;减少饱和脂肪酸,增加多烯脂肪酸;适当增加食物中的混合碳水化合物、降低总热量,假如血脂维持较高水平(LDL>130 mg/dL),建议应用降脂药物。治疗的目标应使 LDL <100 mg/dL。⑥控制糖尿病:监测血糖,空腹血糖应<7 mmol/L,可通过控制饮食、口服降糖药物或使用胰岛素控制高血糖。⑦控制体重:适度锻炼,维持理想体重,成年人每周进行3~4 次适度的体育锻炼活动,每次活动的时间不少于 30 分钟。运动后感觉自我良好,且保持理想体重,则表明运动量和运动方式合适。⑧合理膳食:根据卫健委发布的中国居民膳食指南及平衡膳食宝塔,建议每天食物以谷薯类及豆类为主,辅以蔬菜和水果,适当进食蛋类、鱼虾类、畜禽肉类及奶类,少食菜用油和盐。

(3)注意卒中先兆,及时就诊:卒中虽然多为突然发病,但有些脑卒中在发病前有先兆,生活中要多加注意,如发现一侧手脚麻木、无力、全身疲倦;头痛、头昏、颈部不适;恶心、剧烈呕吐;视力模糊;口眼歪斜要立即到医院就诊。

(鲁大苓)

第二节　帕金森病

帕金森病由 James Parkinson(1817 年)首先描述,旧称震颤麻痹,是发生于中年以上的中枢神经系统慢性进行性变性疾病,病因至今不明。多缓慢起病,逐渐加重。其病变主要在黑质和纹状体。其他疾病累及锥体外系统也可引起同样的临床表现者,则称为震颤麻痹综合征或帕金森综合征。65 岁以上人群患病率为 1 000/10 万,随年龄增高,男性稍多于女性。

一、临床表现

(一)震颤

肢体和头面部不自主抖动,这种抖动在精神紧张时和安静时尤为明显,病情严重时抖动呈持续性,只有在睡眠后消失。

(二)肌肉僵直,肌张力增高

表现手指伸直,掌指关节屈曲,拇指内收,腕关节伸直,头前倾,躯干俯屈,髋关节和膝关节屈曲等特殊姿势。

(三)运动障碍

运动减少,动作缓慢,写字越写越小,精细动作不能完成,开步困难,慌张步态,走路前冲,呈碎步,面部缺乏表情。

(四)其他症状

多汗、便秘,油脂脸,直立性低血压,精神抑郁症状等,部分患者伴有智力减退。

二、体格检查

(一)震颤

检查可发现静止性、姿势性震颤,手部可有搓丸样动作。

(二)肌强直

患肢肌张力增高,可因均匀的阻力而出现“铅管样强直”,如伴有震颤则似齿轮样转动,称为“齿轮样强直”。四肢躯干颈部和面部肌肉受累出现僵直,患者出现特殊姿态。

(三)运动障碍

平衡反射、姿势反射和翻正反射等障碍及肌强直导致的一系列运动障碍,写字过小症及慌张步态等。

(四)自主神经系统体征

仅限于震颤一侧的大量出汗和皮脂腺分泌增加等体征,食管、胃及小肠的功能障碍导致吞咽困难和食管反流,以及顽固性便秘等。

三、辅助检查

(一)MRI

唯一的改变为在 T_2 相上呈低信号的红核和黑质网状带间的间隔变窄。

（二）正电子发射计算机断层扫描（PET）

可检出纹状体摄取功能下降，其中又以壳核明显，尾状核相对较轻，即使症状仅见于单侧的患者也可查出双侧纹状体摄功能降低。尚无明确症状的患者，PET若检出纹状体的摄取功能轻度下降或处于正常下界，以后均发病。

四、诊断

（一）诊断思维

（1）帕金森病实验室检查及影像学检查多无特殊异常，临床诊断主要依赖发病年龄、典型临床症状及治疗性诊断（即应用左旋多巴有效）。

（2）帕金森病诊断明确后，还须进行帕金森评分量表评分及分级，来评判帕金森病的严重程度并指导下步治疗。

（二）鉴别诊断

1.脑炎后帕金森综合征

通常所说的昏睡性脑炎所致帕金森综合征，已近70年未见报道，因此该脑炎所致脑炎后帕金森综合征也随之消失。近年报道病毒性脑炎患者可有帕金森样症状，但本病有明显感染症状，可伴有颅神经麻痹、肢体瘫痪、抽搐、昏迷等神经系统损害的症状，脑脊液可有细胞数轻中度增高、蛋白增高、糖降低等。病情缓解后其帕金森样症状随之缓解，可与帕金森病鉴别。

2.肝豆状核变性

隐性遗传性疾病、约1/3有家族史，青少年发病，可有肢体肌张力增高、震颤、面具样脸、扭转痉挛等锥体外系症状。具有肝脏损害，角膜K-F环及血清铜蓝蛋白降低等特征性表现，可与帕金森病鉴别。

3.特发性震颤

特发性震颤属显性遗传病，表现为头、下颌、肢体不自主震颤，震颤频率可高可低，高频率者甚似甲状腺功能亢进，低频者甚似帕金森震颤。本病无运动减少、肌张力增高及姿势反射障碍，并于饮酒后消失，普萘洛尔治疗有效等，可与原发性帕金森病鉴别。

4.进行性核上性麻痹

本病也多发于中老年，临床症状可有肌强直、震颤等锥体外系症状。但本病有突出的眼球凝视障碍、肌强直以躯干为重、肢体肌肉受累轻而较好的保持了肢体的灵活性、颈部伸肌张力增高致颈项过伸与帕金森病颈项屈曲显然不同，均可与帕金森病鉴别。

5.Shy-Drager综合征

临床常有锥体外系症状，但因有突出的自主神经症状，如晕厥、直立性低血压、性功能及膀胱功能障碍，左旋多巴制剂治疗无效等，可与帕金森病鉴别。

6.药物性帕金森综合征

过量服用利血平、氯丙嗪、氟哌啶醇及其他抗抑郁药物均可引起锥体外系症状，因有明显的服药史，并于停药后减轻可资鉴别。

7.良性震颤

良性震颤指没有脑器质性病变的生理性震颤（肉眼不易觉察）和功能性震颤。功能性震颤包括以下几点。①生理性震颤加强（肉眼可见）：多呈姿势性震颤，与肾上腺素能的调节反应增强有关；也见于某些内分泌疾病，如嗜铬细胞瘤、低血糖、甲状腺功能亢进；②可卡因和乙醇中毒及一些药物的不良反应;癔症性震颤,多有心因性诱因,分散注意力可缓解震颤;③其他:情绪紧张时和做精细动作时出现的震颤。良性震颤临床上无肌强直、运动减少和姿势异常等帕金森病的特征性表现。

五、治疗

(一)一般治疗

因本病的临床表现为震颤、强直、运动障碍、便秘和生活不能自理,故家属及医务人员应鼓励PD早期患者多做主动运动,尽量继续工作,培养业余爱好,多吃蔬菜水果或蜂蜜,防止摔跤,避免刺激性食物和烟酒。对晚期卧床患者,应勤翻身,多在床上做被动运动,以防发生关节固定、压疮及坠积性肺炎。

(二)药物治疗

PD宜首选内科治疗,多数患者可通过内科药物治疗缓解症状。

各种药物治疗虽能使患者的症状在一定时期内获得一定程度的好转,但皆不能阻止本病的自然发展。药物治疗必须长期坚持,而长期服药则药效减退和不良反应难以避免。虽然有相当一部分患者通过药物治疗可获得症状改善,但即使目前认为效果较好的左旋多巴或复方多巴(美多芭及信尼麦),也有15%左右患者根本无效。用于治疗本病的药物种类繁多,现今最常用者仍为抗胆碱能药和多巴胺替代疗法。

1.抗胆碱能药物

该类药物最早用于Parkinson病的治疗,常用者为苯海索2 mg,每天3次口服,可酌情增加;东莨菪碱0.2 mg,每天3~4次口服;甲磺酸苯扎托品2~4 mg,每天1~3次口服等。因甲磺酸苯扎托品对周围副交感神经的阻滞作用,不良反应多,应用越来越少。

2.多巴胺替代疗法

此类药物主要补充多巴胺的不足,使乙酰胆碱-多巴胺系统重获平衡而改善症状。最早使用的是左旋多巴,但其可刺激外周多巴胺受体,引起多方面的外周不良反应,如恶心、呕吐、厌食等消化道症状和血压降低、心律失常等心血管症状。目前不主张单用左旋多巴治疗,用它与苄丝肼或卡比多巴的复合制剂。常用的药物有美多芭、息宁或帕金宁。

(1)美多芭:是左旋多巴和苄丝肼4∶1配方的混合剂。对病变早期的患者,开始剂量可用62.5 mg,日服3次。如患者开始治疗时症状明显,则开始剂量可为125 mg,每天3次;如效果不满意,可在第2周每天增加125 mg,第3周每天再增加125 mg。如果患者的情况仍不满意,则应每隔1周每天再增加125 mg。如果美多芭的日剂量>1 000 mg,需再增加剂量只能每月增加1次。该药明显减少了左旋多巴的外周不良反应,但却不能改善其中枢不良反应。

(2)息宁:是左旋多巴和卡比多巴10∶1的复合物,开始剂量可用125 mg,日服2次,以后根据病情逐渐加量。其加药的原则和上述美多芭的加药原则是一致的。帕金宁是左旋多巴和卡比多巴10∶1的复合物的控释片,它可使左旋多巴血浓度更稳定并达4~6小时,有利于减少左旋多巴的剂末现象、开始现象和剂量高峰多动现象。但是,控释片也有一些缺陷,如起效慢,并且由于在体内释放缓慢,有可能在体内产生蓄积作用,反而有时出现异动症的现象,改用美多芭后消失。

3.多巴胺受体激动剂

多巴胺受体激动剂能直接激动多巴胺能神经细胞突触受体,刺激多巴胺释放。

(1)溴隐亭:最常用,对震颤疗效好,对运动减少和强直均不及左旋多巴,常用剂量维持量为每天15～40 mg。

(2)协良行:患者使用时应逐步增加剂量,以达到不出现或少出现不良反应的目的。一般来讲,增加到每天 0.3 mg 是比较理想的剂量,但对于个别早期的患者,可能并不需要增加到这个剂量,那么可以在医师认为合适的剂量长期服用而不再增加。如果效果不理想,还可以根据病情的需要及对药物的耐受情况,每隔 5 天增加 0.025 mg 或 0.05 mg。

(3)泰舒达:使用剂量是每天 100～200 mg。可以从小剂量每天 50 mg 开始,可逐渐增加剂量。在帕金森病的早期,可以单独使用泰舒达治疗帕金森病,剂量最大可增加至每天 150 mg。如果和左旋多巴合并使用,剂量可以维持在每天 50～150 mg。一般每使用 250 mg 左旋多巴,可考虑合并使用泰舒达 50 mg 左右。

(三)外科手术治疗

1.立体定向手术治疗

立体定向手术包括脑内核团毁损、慢性电刺激和神经组织移植。

(1)脑内核团毁损如下。①第一次手术适应证:长期服药治疗无效或药物治疗不良反应严重者;疾病进行性缓慢发展已超过 3 年;年龄在 70 岁以下;工作能力和生活能力受到明显限制(按 Hoehn 和 Yahr 分级为Ⅱ～Ⅳ级);术后短期复发,同侧靶点再手术。②第二次对侧靶点毁损手术适应证:第一次手术效果好,术后震颤僵直基本消失,无任何并发症者;手术近期疗效满意并保持在 12 个月以上;年龄在 70 岁以下;两次手术间隔时间要 1 年;目前无明显自主神经功能紊乱症状或严重精神症状,病情仍维持在Ⅱ～Ⅳ级。

禁忌证:症状很轻,仍在工作者;年老体弱;出现严重关节挛缩或有明显精神障碍;严重的心、肝、肾功能不全,高血压脑动脉硬化者或有其他手术禁忌者。

(2)脑深部慢性电刺激(DBS):目前 DBS 最常用的神经核团为丘脑腹中间核(VIM),丘脑底核(STN)和苍白球腹后部(PVP)。

慢性刺激术控制震颤的效果优于丘脑腹外侧核毁损术,后者发生并发症也常影响手术的成功。通过改变刺激参数可减少不必要的不良反应,远期疗效可靠。该法尚可用于非帕金森性震颤,如多发硬化和创伤后震颤。

丘脑底核(STN)也是刺激术时选用的靶点。有学者(1994 年)报道应用此方法观察治疗一例运动不能的 PD 患者。靶点定位方法为脑室造影,并参照立体定向脑图谱,同时根据慢性电极刺激和电生理记录进行调整。发现神经元活动自发增多的区域位于 AC-PC 平面下 2～4 mm,AC-PC 线中点旁 10 mm。对该处进行 130 Hz 刺激,可立即缓解运动不能症状(主要在对侧肢体),但不诱发半身舞蹈症等运动障碍。上述观察表明,对 STN 进行慢性电刺激可用于治疗运动严重障碍的 PD 患者。

2.脑细胞移植和基因治疗

帕金森病脑细胞移植术和基因治疗已在动物实验上取得很大成功,但最近临床研究显示,胚胎脑移植只能轻微改善 60 岁以下患者的症状,并且 50%的患者在手术后出现不随意运动的不良反应,因此,目前此手术还不宜普遍采用。基因治疗还停留在实验阶段。

六、护理

(一)护理评估

1.健康史评估

(1)询问患者职业,农民的发病率较高,主要是他们与杀虫剂、除草剂接触有关。

(2)评估患者家族中有无患此病的人,PD与家族遗传有关,患者的家族发病率为7.5%～94.5%。

(3)评估患者居住、生活、工作的环境,农业环境中神经毒物(杀虫剂、除草剂),工业环境中暴露重金属等是PD的重要危险因素。

2.临床观察评估

帕金森病常为50岁以上的中老年人发病,发病年龄平均为55岁,男性稍多,起病缓慢,进行性发展,首发症状多为动作不灵活与震颤,随着病程的发展,可逐渐出现下列症状和体征。

(1)震颤:常为首发症状,多由一侧上肢远端(手指)开始,逐渐扩展到同侧下肢及对侧肢体,下颌、口唇、舌及头部通常最后受累,典型表现是静止性震颤,拇指与屈曲的食指呈"搓丸样"动作,安静或休息时出现或明显,随意运动时减轻或停止,紧张时加剧,入睡后消失。

(2)肌强直:肌强直表现为屈肌和伸肌同时受累,被动运动关节时始终保持增高的阻力,类似弯曲软铅管的感觉,故称"铅管样强直";部分患者因伴有震颤,检查时可感到在均匀掌的阻力中出现断续停顿,如同转动齿轮感,称为"齿轮样强直",是由于肌强直与静止性震颤叠加所致。

(3)运动迟缓:表现为随意动作减少,包括行动困难和运动迟缓,并因肌张力增高,姿势反射障碍而表现一系列特征性运动症状,如起床、翻身、步行、方向变换等运动迟缓;面部表情肌活动减少,常常双眼凝视,瞬目运动减少,呈现"面具"脸;手指做精细动作如扣钮、系鞋带等困难;书写时字越写越小,呈现"写字过小征"。

(4)姿势步态异常:站立时呈屈曲体姿,步态障碍甚为突出,患者自坐位、卧位起立困难,迈步后即以极小的步伐向前冲去,越走越快,不能及时停步或转弯,称慌张步态。

(5)其他症状:反复轻敲眉弓上缘可诱发眨眼不止。口、咽、腭肌运动障碍,讲话缓慢,语音低沉、单调,流涎,严重时可有吞咽困难。还有顽固性便秘、直立性低血压等;睡眠障碍;部分患者疾病晚期可出现认知功能减退、抑郁和视幻觉等,但常不严重。

3.诊断性检查评估

(1)头颅CT:CT可显示脑部不同程度的脑萎缩表现。

(2)生化检测:采用高效液相色谱(HPLC)可检测到脑脊液和尿中HVA含量降低。

(3)基因检测:DNA印迹技术、PCR、DNA序列分析等在少数家族性PD患者可能会发现基因突变。

(4)功能显像检测:采用PET或SPECT与特定的放射性核素检测,可发现PD患者脑内DAT功能明显降低,且疾病早期即可发现,D_2型DA受体(D_2R)活性在疾病早期超敏、后期低敏,以及DA递质合成减少,对PD的早期诊断、鉴别诊断及病情进展监测均有一定的价值。

(二)护理问题

1.运动障碍

帕金森病患者由于其基底核或黑质发生病变,以致负责运动的锥体外束发生功能障碍,患者运动的随意肌失去了协调与控制,产生运动障碍并随之带来一定的意外伤害。

(1)跌倒:震颤、关节僵硬、动作迟缓、协调功能障碍常是患者摔倒的原因。

(2)误吸:舌头、唇、颈部肌肉和眼睑亦有明显的震颤及吞咽困难。

2.营养摄取不足

患者常因手、头不自主的震颤,进食时动作太慢,常常无法独立吃完一顿饭,以致未能摄取日常所需热量,因此,约有70%的患者有体重减轻的现象。

3.便秘

由于药物的不良反应、缺乏运动、胃肠道中缺乏唾液(因吞咽能力丧失,唾液由口角流出),液体摄入不足及肛门括约肌无力,所以大多数患者有便秘。

4.尿潴留

吞咽功能障碍以致水分摄取不足,贮存在膀胱的尿液不足200~300 mL则不会有排尿的冲动感;排尿括约肌无力引起尿潴留。

5.精神障碍

疾病使患者协调功能不良、顺口角流唾液,而且又无法进行日常生活的活动,因此患者会有心情抑郁、产生敌意、罪恶感或无助感等情绪反应。由于外观的改变,有些患者还会发生因自我形象的改变而造成与社会隔离的问题。

(三)护理目标

(1)患者未发生跌倒或跌倒次数减少。

(2)患者有足够的营养;患者进食水时不发生呛咳。

(3)患者排便能维持正常。

(4)患者能维持部分自我照顾的能力。

(5)患者及家属的焦虑症状减轻。

(四)护理措施

1.安全护理

(1)安全配备:由于患者行动不便,在病房楼梯两旁、楼道、门把附近的墙上,增设沙发或木制的扶手,以增加患者开、关门的安全性;配置牢固且高度适中的座厕、沙发或椅。以利于患者坐下或站起,并在厕所、浴室增设可供扶持之物,使患者排便及穿脱衣服方便;应给患者配置助行器辅助设备;呼叫器置于患者床旁,日常生活用品放在患者伸手可及处。

(2)定时巡视:主动了解患者的需要,既要指导和鼓励患者增强自我照顾能力,做力所能及的事情,又要适当协助患者洗漱、进食、沐浴、如厕等。

(3)防止患者自伤:患者动作笨拙,常有失误,应谨防其进食时烫伤。端碗持筷困难者,尽量选择不易打碎的不锈钢餐具,避免使用玻璃和陶瓷制品。

2.饮食护理

(1)增加饮食中的热量、蛋白质的含量及容易咀嚼的食物;吃饭少量多餐。定时监测体重变化;在饮食中增加纤维与液体的摄取,以预防便秘。

(2)进食时,营造愉快的气氛,因患者吞咽困难及无法控制唾液,所以有的患者喜欢单独进食;应将食物事先切成小块或磨研,并给予粗大把手的叉子或汤匙,使患者易于把持;给予患者充分的进食时间,若进食中食物冷却了,应予以温热。

(3)吞咽障碍严重者,吞咽可能极为困难,在进食或饮水时有呛咳的危险,而造成吸入性肺炎,故不要勉强进食,可改为鼻饲喂养。

3.保持排便畅通

给患者摄取足够的营养与水分,并教导患者解便与排尿时,吸气后闭气,利用增加腹压的方法解便与排尿。另外,依患者的习惯,在进食后半小时应试着坐于马桶上排便。

4.运动护理

告之患者运动锻炼的目的在于防止和推迟关节僵直和肢体挛缩,与患者和家属共同制定锻炼计划,以克服运动障碍的不良影响。

(1)尽量参与各种形式的活动,如散步、太极拳、床边体操等。注意保持身体和各关节的活动强度与最大活动范围。

(2)对于已出现某些功能障碍或坐起已感到困难的患者,要有目的有计划地锻炼。告诉患者知难而退或由他人包办只会加速功能衰退。如患者感到坐立位变化有困难,应每天做完一般运动后,反复练习起坐动作。

(3)必须指导患者注意姿势,以预防畸形。应小心观察头与颈部是否有弯曲的倾向。正确姿势有助于头、颈直立。躺于床上时,不应垫枕头,且患者应定期俯卧。

(4)本病常使患者起步困难和步行时突然僵住,因此嘱患者步行时思想要放松。尽量跨大步伐;向前走时脚要抬高,双臂摆动,目视前方而不要注视地面;转弯时,不要碎步移动,否则会失去平衡;护士和家属在协助患者行走时,不要强行拖着患者走;当患者感到脚黏在地上时,可告诉患者先向后退一步,再往前走,这样会比直接向前容易。

(5)过度震颤者让他坐在有扶手的椅子上,手抓着椅臂,可以稍加控制震颤。

(6)晚期患者出现明显的运动障碍时。要帮助患者活动关节,按摩四肢肌肉,注意动作轻柔,勿给患者造成疼痛。

(7)鼓励患者尽量试着独立完成日常生活的活动,自己安排娱乐活动,培养兴趣。

(8)让患者穿轻便宽松的衣服,可减少流汗与活动的束缚。

5.合并抑郁症的护理

帕金森病患者的抑郁与帕金森疾病程度呈正相关,即患者的运动障碍愈重对其神经心理的影响愈严重。在护理患者时要教会患者一些心理调适技巧:重视自己的优点和成就;尽量维持过去的兴趣和爱好,积极参加文体活动,寻找业余爱好;向医师、护士及家人倾诉内心想法,疏泄郁闷,获得安慰和同情。

6.睡眠异常的护理

(1)创造良好的睡眠环境:建议患者要有舒适的睡眠环境,如室温和光线适宜;床褥不宜太软,以免翻身困难;为运动过缓和僵直较重的患者提供方便上下床的设施;卧室内放尿壶及便器,有利于患者夜间如厕等。避免在有限的睡眠时间内实施影响患者睡眠的医疗护理操作,必须进行的治疗和护理操作应穿插于患者的自然觉醒时,以减少被动觉醒次数。

(2)睡眠卫生教育:指导患者养成良好的睡眠习惯和方式,建立比较规律的活动和休息时间表。

(3)睡眠行为干预如下。①刺激控制疗法:只在有睡意时才上床;床及卧室只用于睡眠,不能在床上阅读、看电视或工作;若上床15~20分钟不能入睡,则应考虑换别的房间,仅在又有睡意时才上床(目的是重建卧室与睡眠间的关系);无论夜间睡多久,清晨应准时起床;白天不打瞌睡。②睡眠限制疗法:教导患者缩短在床上的时间及实际的睡眠时间,直到允许躺在床上的时间与期望维持的有效睡眠时间一样长。当睡眠效率超过90％时,允许增加15~20分钟卧床时间。睡眠效率低于80%,应减少15~20分钟卧床时间。睡眠效率80%~90%,则保持卧床时间不变。最终,通过周期性调整卧床时间直至达到适度的睡眠时间。③依据睡眠障碍的不同类型和药物的半衰期遵医嘱有的放矢地选择镇静催眠药物。并主动告知患者及家属使用镇静催眠药的原则,即最小剂量、间断、短期用药,注意停药反弹、规律停药等。

7.治疗指导

药物不良反应的观察如下。

(1)遵医嘱准时给药,预防或减少"开关"现象、剂末现象、异动症的发生。

(2)药物治疗初起可出现胃肠不适,表现为恶心、呕吐等,有些患者可出现幻觉。但这些不良反应可以通过逐步增加剂量或降低剂量的办法得到克服。特别值得指出的是,有一部分患者过分担心药物的不良反应,表现为尽量推迟使用治疗帕金森病的药物,或过分地减少药物的服用量,这不仅对疾病的症状改善没有好处,长期如此将导致患者的心、肺、消化系统等出现严重问题。

(3)精神症状:服用苯海索、金刚烷胺药物后,患者易出现幻觉,当患者表述一些离谱事时,护士应考虑到是服药引起的幻觉,立即报告医师,遵医嘱给予停药或减药,以防其发生意外。

8.功能神经外科手术治疗护理

(1)手术方法:外科治疗方法目前主要有神经核团细胞毁损手术与脑深部电刺激器埋置手术两种方式。原理是为了抑制脑细胞的异常活动,达到改善症状的目的。

(2)手术适应证:诊断明确的原发性帕金森病患者都是手术治疗的适合人群,尤其是对左旋多巴(美多巴或息宁)长期服用以后疗效减退,出现了"开关"波动现象、异动症和"剂末"恶化效应的患者。

(3)手术并发症:因手术靶点的不同,会有不同的并发症。苍白球腹后部(PVP)切开术可能出现偏盲或视野缺损,丘脑腹外侧核(VIM)毁损术可出现感觉异常如嘴唇、指尖麻木等,丘脑底核(STN)毁损术可引起偏瘫。

(4)手术前护理如下。①术前教育:相关知识教育。②术前准备:术前一天头颅备皮;对术中术后应用的抗生素遵医嘱做好皮试;嘱患者晚12:00后开始禁食水药;嘱患者清洁个人卫生,并在术前晨起为患者换好干净衣服。③术前30分钟给予患者术前哌替啶25 mg肌内注射;并将一片美巴多备好交至接手术者以便术后备用。④患者离病房后为其备好麻醉床、无菌小巾、一次性吸痰管、心电监护。

(5)手术后护理如下。①交接患者:术中是否顺利、有无特殊情况发生、术后意识状态、伤口的引流情况等。②安置患者于麻醉床上,头枕于无菌小巾上,取平卧位,嘱患者卧床2天,减少活动,以防诱发颅内出血;嘱患者禁食、水、药6小时后逐渐改为流食、半流食、普通饮食。③术后治疗效果观察:原有症状改善情况并记录。④术后并发症的观察:术后患者会出现脑功能障碍、脑水肿、颅内感染、颅内出血等并发症。因此术后严密观察患者神志、瞳孔变化,有无高热、头疼、恶心、呕吐等症状;有无偏盲、视野变窄及感知觉异常;观察患者伤口有无出血及分泌物等。⑤心电监测、颅脑监测24小时,低流量吸氧6小时。

9.给予患者及家属心理的支持

对于心情抑郁的患者,应鼓励其说出对别人依赖感的感受。对于怀有敌意、罪恶感或无助感的患者,应给予帮助与支持,提供良好的照顾。寻找患者有兴趣的活动,鼓励患者参与。

10.健康教育

(1)指导术后服药(参见本节治疗中所述),针对手术的患者,要让患者认识到手术虽然改善运动障碍,但体内多巴胺缺乏客观存在,仍需继续服药。

(2)指导日常生活中的运动训练告知患者运动锻炼的目的在于防止和推迟关节僵直和肢体挛缩,与患者和家属共同制定锻炼计划,以克服运动障碍的不良影响。①关节活动度的训练:脊柱、肩、肘、腕、指、髋、膝、踝及趾等各部位都应进行活动度训练。对于脊柱,主要进行前屈后伸、左右侧屈及旋转运动。②肌力训练:上肢可进行哑铃操或徒手训练;下肢股四头肌的力量和膝关节控制能力密切相关,可进行蹲马步或反复起坐练习;腰背肌可进行仰卧位的桥式运动或俯卧位的燕式运动;腹肌力量较差行仰卧起坐训练。③姿势转换训练:必须指导患者注意姿势,以预防畸形。应小心观察头与颈部是否有弯曲的倾向。正确姿势有助于头、颈直立。躺于床上时,不应垫枕头,且患者应定期俯卧,注意翻身、卧位转为坐位、坐位转为站位训练。④重心转移和平衡训练:训练坐位平衡时可让患者重心在两臀间交替转移,也可训练重心的前后移动;训练站立平衡时双足分开 5~10 cm,让患者从前后方或侧方取物,待稳定后便可突然施加推或拉外力,最好能诱发患者完成迈步反射。⑤步行步态训练:对于下肢起步困难者,最初可用脚踢患者的足跟部向前,用膝盖推挤患者腘窝使之迈出第一步,以后可在患者足前地上放一矮小障碍物,提醒患者迈过时方能起步。抬腿低可进行抬高腿练习,步距短的患者行走时予以提醒;步频快则应给予节律提示。对于上下肢动作不协调的患者,一开始嘱患者做一些站立相的两臂摆动,幅度可较大;还可站于患者身后,两人左、右手分别共握一根体操棒,然后喊口令一起往前走,手的摆动频率由治疗师通过体操棒传给患者。⑥让患者穿轻便宽松的衣服,可减少流汗与活动的束缚。

(郏梦杰)

第三节 病毒性脑膜炎

病毒性脑膜炎是病毒侵犯脑膜引起的中枢神经系统感染性疾病。病毒性脑膜炎病原复杂,可引起该病的病毒有 100 多种,常见病毒有脊髓灰质炎病毒、柯萨奇病毒、麻疹病毒、单纯疱疹病毒、巨细胞病毒等。本病以夏秋季为高发季节,多急性起病。临床表现病毒感染的全身中毒症状如发热、腹泻、头痛、恶心、呕吐和颈强直等脑膜刺激征。不同的病毒所致病情轻重不等,轻者可自行缓解,预后良好,重者可引起严重的神经受损,颅内压增高,甚至导致死亡,或留有严重的后遗症。本病是一种自限性疾病,主要是对症治疗、支持治疗和防止并发症,一般采取退热、降低颅压、抗病毒、止痛、抗癫痫等。

一、发病机制

引起脑膜炎的病毒经胃肠道(肠道病毒)、呼吸道(流行性腮腺炎病毒、肠道病毒和腺病毒等)、皮肤(虫媒病毒、单纯疱疹病毒)、结合膜(某些肠道病毒)及泌尿生殖系统进入机体。

病毒感染机体后是否进入中枢神经系统取决于病毒的性质、病毒寄生的部位及机体对病毒的免疫反应。病毒在侵入部位和局部淋巴结内复制后,于第一次或第二次病毒血症时经血行播散至中枢神经系统及其以外的组织。一般多在中枢神经系统以外部位经多次复制后,在第二次病毒血症时由血源性途径到达中枢神经系统。也可沿神经进入,病毒进入机体后,经过初级复制侵入局部周围神经,然后沿周围神经轴索向中枢侵入。如脊髓灰质炎病毒、带状疱疹病毒、单纯疱疹病毒均可沿轴索直接侵入。

病毒性脑膜炎引起神经系统损伤主要是由于:①病毒对神经的直接侵袭;②机体对病毒抗原的免疫反应:剧烈的炎症反应可导致脱髓鞘病变及血管和血管周围的损伤,而血管病变又影响脑循环加重脑组织损伤。

二、临床表现

病毒性脑膜炎是病毒性中枢神经系统感染的常见疾病,各种病毒性脑膜炎的临床表现大致相同。一般急性起病,主要表现为发热、头痛、呕吐及脑膜刺激征。

典型病例呈突然起病,几小时内病情发展为高峰,表现为额部或眼眶后剧烈疼痛,并出现发热,体温可达 38～40 ℃,此外,常伴有周身不适、颈痛、肌痛、眼睛运动时疼痛,畏光、恶心及呕吐等病毒感染造成的非特异性全身症状和体征。症状的严重程度随年龄增长而增加,婴幼儿可有发热、易激惹及淡漠。神经系统体检时常发现颈项强直,Kernig 征和 Brudzinski 征可有可无,其他阳性体征少见。当出现昏迷、病理反射或局灶性神经症状和体征时,提示病变已累及脑实质。病毒性脑膜炎一般呈良性,病程 2～3 周,也可短至几天。少数患者可出现持续数周的头晕、疲乏、头痛及肌痛等不适症状,个别患者可持续数年。

病毒性脑膜炎中枢神经系统以外的表现常提示与所感染的病毒种类有关,不同病毒感染可出现各自特异的表现。某些肠道病毒感染时可出现皮疹,多与发热同时出现,柯萨奇 A 组病毒感染时有局部或多处斑丘疹,也可伴发疱疹性咽峡炎及腮腺炎。柯萨奇 B 组病毒感染可引起心肌炎及流行性肌痛。ECHO 病毒感染的皮疹可表现为斑丘疹,也可为瘀点状,分布于面部、躯干,也可涉及四肢包括手掌及足底部。疱疹病毒感染时出现皮肤或生殖道疱疹,生殖道疱疹多出现在单纯疱疹脑膜炎(HM)起病时,也可在起病前出现,或者不出现于脑膜炎病程中。带状疱疹脑膜炎一般在出疹后 7～10 天内起病,也可在起病一周后才出疹。腮腺炎病毒脑膜炎可同时或先后出现腮腺肿大和胰腺炎、睾丸炎。EB 病毒感染可引起全身淋巴结肿大、黄疸及末梢血象中单核细胞增多、异型淋巴细胞达 10% 以上。

三、实验室及辅助检查

(一)血和脑脊液检查

周围血象白细胞计数一般正常,可有轻度升高或降低,分类多无明显变化,在 EB 病毒感染时单核细胞增多,可达 60% 以上,其中异型淋巴细胞超过 10%。腮腺炎病毒感染时可出现血、尿淀粉酶增高。

脑脊液检查对临床诊断病毒性脑膜炎十分重要。病毒性脑膜炎时脑脊液透明,压力正常或轻度升高,白细胞数增加,一般(10～1 000)×10⁶/L 不等,很少超过 1 000×10⁶/L,分类以淋巴细胞为主,患病初期则多以中性粒细胞为主,几小时后转为以淋巴细胞为主。肠道病毒感染时细胞计数多符合此特点,但在腮腺炎病毒感染时白细胞计数多高于此值,有时可达 2 000×10⁶/L。蛋白含量轻度至中度升高,常不超过 1 500 mg/L。糖和氯化物含量多为正常,但在腮腺炎、淋巴细胞脉络丛脑膜炎及疱疹病毒感染时可出现糖含量轻度降低。细菌和真菌涂片、培养均阴性。脑脊液上述改变多在 2 周内恢复正常。

(二)病毒学检查

1.病毒分离

可取血、尿、便、咽拭子、脑脊液及局部分泌物、疱疹液等进行组织细胞培养、鸡胚培养或动物接种,现在多使用组织细胞培养法分离病毒,先观察细胞病变,再用特异性抗血清进行鉴定。脑脊液中分离出病毒,是病毒性脑膜炎诊断的金标准。除虫媒病毒外,其他能引起脑膜炎的病毒(特别是肠道病毒和腮腺炎病毒)均可从脑脊液中发现。也有些病毒分离困难(如某些肠道病毒的特殊型、小 DNA 病毒),且病毒分离需时长,一般需做回顾性诊断。

2.血清学试验

由于病毒分离有一定困难,且不是每个实验室都具备病毒分离的条件,故临床也采用血清学试验检测病毒抗原及抗体。常用的检测方法有中和试验、补体结合试验、免疫荧光法、放射免疫法、酶联免疫吸附试验(ELISA)、间接血凝及血凝抑制试验。无论采用何种方法进行检测,恢复期比急性期血清抗体滴度有4倍升高即可诊断为近期感染。若仅有单份标本,出现特异性 IgM 抗体也可诊断为近期感染。血清学试验的特异性取决病毒的抗原性,应用提纯的病毒糖蛋白和多肽抗原可大大提高试验的特异性。肠道病毒因血清型较多,无共同抗原,若想确定或排除诊断,需要对 60 个血清型逐一鉴定,既费时又昂贵,不适于血清学试验。而血清学试验对虫媒病毒、疱疹病毒、腮腺炎病毒和淋巴细胞脉络丛脑膜炎病毒等则切实可行。

3.分子生物学方法

可采用核酸分子杂交、PCR 等方法对病毒抗原片断进行病原学诊断。尤其对病毒培养不成功、不易培养、血清中抗原量、不产生抗体的及血清学方法无法检测的病毒性疾病,应用分子生物学技术均可获得诊断。

(三)脑电图

主要表现为高幅慢波,多呈弥漫性分布,可有痫样放电波,对诊断有参考价值。当病情好转时,脑电图改变也逐渐恢复。

(四)影像学检查

病毒性脑膜炎是多数头颅 MRI 和 CT 无特异性改变,但当病情严重或累计脑实质时,可伴有影像学异常。头颅 MRI 检查因其分辨率更高,较 CT 更能准确显示各种病毒性脑炎病变的部位、性质和程度,如脑水肿、脑出血、脑软化及脱髓鞘病变等。磁共振弥散加权成像(DWI)对发现病毒性脑炎急性期的病灶较 T_1W_1 或 T_2W_2 敏感,能在早期发现病毒性脑炎的异常信号。一般主张病程 3~4 周后应复查一次头颅 MRI,对判断长远预后有帮助。

四、诊断与鉴别诊断

病毒性脑膜炎的诊断主要依靠临床表现及脑脊液化验检查,患者多急性起病,出现发热、头痛、恶心、呕吐、脑膜刺激征阳性及脑脊液的特点,本病诊断即可成立。特殊的病因诊断和病原体的确定有赖于实验室的病毒学检查。本病应与非病毒性无菌性脑膜炎、结核性脑膜炎、细菌性脑膜炎、真菌性脑膜炎、寄生虫性脑膜炎及蛛网膜下腔出血等相鉴别。

无菌性脑膜炎除病毒感染外可见于白塞病、系统性红斑狼疮,脑脓肿也可为癌性脑膜病如肺癌、白血病和淋巴瘤等的一种表现。本病还可由梅毒螺旋体、钩端螺旋体、Lyme 病、肺炎支原体、弓形虫和李斯特菌属等引起。所有无菌性脑膜炎脑脊液常规、生化都十分相似,无法从脑脊液检查上进行鉴别,但各病有其固有特征,亦不难鉴别。

区分细菌性脑膜炎与病毒性脑膜炎,脑脊液检查十分重要。典型的细菌性脑膜炎根据脑脊液细菌培养阳性,白细胞数明显增多,以中性粒细胞为主,糖降低而蛋白明显增高容易与病毒性脑膜炎相鉴别。病毒学检查和细菌培养对鉴别不典型病例、细菌性脑膜炎的早期及治疗不完全的细菌性脑膜炎十分必要,不但可用于确定诊断,而且是做出进一步治疗方案的依据。如果病毒分离有困难,等待血清学试验结果的时间又太长,可以考虑根据一些生化指标来进行快速鉴别诊断,这些指标包括肌酸磷酸激酶、乳酸、透明质酸、β-内啡肽、尿酸、免疫球蛋白、C-反应蛋白血清降钙素原及细胞因子(包括 TNF-α、SIL-2R、IL-18 与 IFN-γ)等。然而,这些指标都有很大的非特异性,故不能单纯依靠此类检查确诊,需根据病史、体检、脑脊液特点、病情变化及治疗反应等做出综合判断。

结核性脑膜炎一般病程较长,亚急性或慢性起病,多有结核病接触史,临床出现结核中毒症状,脑脊液中蛋白含量高于病毒性脑膜炎,多在 1 000 mg/L 以上,糖和氯化物降低明显,容易与病毒性脑膜炎相鉴别。然而,一些不典型结核性脑膜炎,脑脊液改变类似病毒性脑膜炎,通过血清和脑脊液抗酸染色、PCR、细胞因子检测及基质金属蛋白酶-9(MMP9)等方法及治疗反应可确定诊断。

五、治疗

病毒性脑膜炎是一种良性、自限性疾病,多数在病后数天开始恢复,数周内完全恢复,无须特殊抗病毒制剂,大多数病毒引起的脑膜炎缺乏特异性治疗,主要针对病情改变给予相应营养支持及对症治疗。

(一)一般治疗

某些病毒感染缺乏特异性治疗手段,只能采取相应的对症处理,并注意纠正水、电解质紊乱,防止脑疝发生,预防其他脏器并发症及支持治疗。患者一般需卧床休息,多饮水。有明显颅内压增高征象时用 20%甘露醇、复方甘油及利尿剂等脱水以减轻症状。高热者给予退热药或物理降温,控制惊厥。并对不同病毒感染时的各种伴随症状予以相应处置。肾上腺皮质激素仅在高热或病情较重时短期应用。

(二)抗病毒治疗

抗病毒治疗疗效尚未能肯定,仅在一定应用范围内取得满意效果。单纯疱疹病毒或水痘-带状疱疹病毒感染所致的脑膜炎,可使用阿昔洛韦、更昔洛韦、阿糖腺苷等治疗,其中阿昔洛韦较常用,剂量为每天 20～30 mg/kg,分 3 次静脉滴注,疗程 10～14 天。甲型流感病毒可试用奥司他韦。其他抗病毒药物包括利巴韦林、干扰素及中药大蒜液及板蓝根等。

(三)抗生素治疗

仅在实验室检查难以得出明确的病毒性感染结论,又不能排除细菌性感染的情况下使用适当抗生素,同时密切观察病情进展,直到细菌性感染的诊断被排除。诊治初期获得脑脊液和血培养结果之前,若脑脊液中白细胞数超过 2 500×10⁶/L,且分类中 90%以上为中性粒细胞,蛋白含量超过 2 500 mg/L,或糖含量很低,可考虑为细菌性脑膜炎,应给予适当抗生素治疗;若病情较重,而又不能从脑脊液检查结果来区分病毒性脑膜炎和细菌性脑膜炎时,应使用抗生素治疗,直到获得脑脊液和血培养结果;若病情较轻,相隔12小时内脑脊液复查分类转为淋巴细胞为主时,可考虑停用抗生素。不管做出何种决定,均应密切观察病情变化与疗效,及时调整治疗计划。

六、护理

(一)一般护理

(1)执行内科一般护理常规。

(2)保持病房安静整洁空气流通,有防蚊措施,光线不宜过强,减少探视避免不良刺激而诱发惊厥;做好口腔护理,提高患者的舒适度;定时协助更换体位,预防压疮。并给予生活照护。

(3)体温过高的护理:保持病室适宜温湿度,体温高于 38.0 ℃患者应给予物理降温,如头部冷敷、头置冰袋、温水擦浴等,降温后 30 分钟复测体温。物理降温不佳时,遵嘱给予退热药,同时增加摄入量,鼓励患者多饮水,必要时遵医嘱静脉补充液体。保持口腔清洁并给予口腔护理。注意发热规律、特点及伴随症状,出现惊厥时及时处置,大汗时防止虚脱。高热呕吐者取头高卧位,头偏向一侧,以防呕吐物吸入造成窒息。

(4)呼吸道护理:保持呼吸道通畅,头偏向一侧,抽搐发作时,口内置舌垫,及时清理口鼻分泌物,并记录发作部位、顺序、表现、持续时间、发作频次、伴随症状等。

(二)饮食护理

保持充足水分,1 000~2 000 mL/d,给予高热量、清淡、易消化、富含维生素的饮食,少量多餐,减少腹胀,防止误吸,不能经口进食者及时给予鼻饲流质饮食,并做好留置胃管的护理。

(三)用药护理

遵医嘱正确给药,评估用药效果。

(1)颅内压高的患者要遵医嘱给脱水剂,注意监测尿量。常用的脱水剂有甘露醇、甘油果糖,使用 20%甘露醇静脉滴注,脱水时要保证绝对快速输入,20%的甘露醇 100~250 mL 要在 15~30 分钟内滴完,注意防止药液外漏,并注意尿量、血电解质及肾功能的变化,尤其注意有无低钾血症发生,并及时作出对症处理。患者每天补液量可按尿量加 500 mL 计算。按时予脱水剂降颅压治疗,密切观察生命体征尤其是瞳孔变化,控制血压,防止发生脑疝,开通并保持静脉通路,一旦发生脑疝,立即静脉使用脱水剂降低颅压。备好气管切开包、脑室穿刺引流包、监护仪、呼吸机和抢救药物。

(2)发热患者应用抗生素首选头孢曲松、头孢拉定等可透过血-脑屏障的药物。

(3)抗病毒药:抗病毒治疗可缩短病程,这类药物中应首选阿昔洛韦一般每次剂量为 5 mg/kg静脉滴入,1 次/8 小时,每次滴入时间>1 小时,连续给药 7~10 天。本药分子量小,容易通过血脑脊液屏障,但因本药成碱性,与其他药物混合容易引起 pH 变化,加药时应尽量注意其配伍禁忌,注意用药前现配现用。不良反应有变态反应、恶心、呕吐、腹痛、下肢抽搐、舌及手足麻木感、肝功能异常、血清肌酐值升高,一般在减量或终止给药后缓解。

(4)癫痫发作的患者,遵医嘱及时给药,尽快控制发作并记录发作时的临床表现。有些抗癫痫药物对肝肾功能有损害,如苯巴比妥、苯妥英钠、丙戊酸钠等,按医嘱服药后观察患者有无药物不良反应,如有无恶心、呕吐、食欲下降、全身不适、无力、昏睡等,并定期监测肝肾功能。抗癫痫药物可加速维生素 D 的代谢,所以长期服用者应在医师的指导下补充维生素 D 和甲状腺素。癫痫持续状态治疗时,地西泮 10~20 mg 静脉注射,其速度不超过 2 mg/min,或用 100~200 mg 溶于 5%葡萄糖氯化钠 500 mL 中缓慢滴注,维持 12 小时。地西泮可抑制呼吸,注射时应注意有无呼吸抑制和血压下降情况,在给药的同时,必须保持呼吸道通畅,必要时给予吸痰或气管切开。

（四）并发症护理

1.惊厥或抽搐

严重者可有全身抽搐、强直性痉挛或强直性瘫痪。积极去除诱因，如降温、脱水等；保持呼吸道通畅，头偏向一侧，清理口腔分泌物；使用压舌板或开口器，防止舌咬伤；必要时约束，防止坠床；遵医嘱给予镇静解痉药物，如：地西泮、苯巴比妥、水合氯醛等。

2.呼吸衰竭

参照其他相关章节，必要时给予呼吸机辅助呼吸。

3.颅内压增高

观察患者瞳孔、意识、体温、呼吸、血压变化，遵医嘱正确使用脱水剂。

（五）病情观察

严密观察生命体征：血压升高、脉搏变慢、呼吸深慢，是颅内压增高的典型症状；观察瞳孔是否等大等圆，对光反应的灵敏度，意识障碍程度；观察有无剧烈头痛：头痛进行性加重，且伴恶心呕吐，应警惕脑疝的发生。如有病情变化，立即通知医师，遵嘱给予脱水药，并备好抢救物品、药品。准确记录24小时出入量，防止体液不足。

（六）安全指导

（1）将患者安排在安静的房间，避免外界刺激，避免引起患者情绪激动的一切因素。

（2）应随时注意有无癫痫发作，24小时有陪护，无人陪伴不能单独沐浴或外出。

（3）患者床旁应备好发作时的抢救物品与药品，如压舌板、舌钳、氧气装置及抗癫痫药品等。

（4）癫痫发作时，家属要紧急呼叫医务人员。注意保护头部和四肢，摘下眼镜、义齿，解开衣领腰带。用缠有纱布的压舌板置于上下臼齿之间，避免舌咬伤。用手托住下颌，避免下颌关节脱位。抽搐时勿用力按压抽搐的肢体，避免骨折和脱臼。床旁有人保护，加床挡，防止坠床。

（5）对精神运动性发作的患者，注意保护，防自伤、伤人或走失。

（七）健康指导

（1）对清醒患者多给予交流，讲解有关知识，增强患者的信心和自理能力。

（2）向患者和/或家属提供保护性护理及日常生活护理相关知识，提高患者生活质量。

（3）指导患者掌握肢体运动功能锻炼方法，注意肢体功能的训练，加强营养，以增强机体抵抗力。

（4）夏季注意防蚊灭蚊。

（5）如有继发癫痫者，指导其长期服用抗癫痫药，不能擅自减药或停药。

（6）出院后发现患者出现发热或伴有呕吐、抽搐等症状时，要及时送其至正规医院就医，以尽量减少后遗症发生。

七、预后

病毒性脑膜炎一般预后良好，于病后数天内病情开始恢复，多数于1～2周内完全恢复，伴有反射改变的肌痛、肌无力，可持续数周至数月，多在1年内恢复正常。脑脊液改变可持续2周或更长时间。一般不留有任何后遗症，仅在特殊人群（如婴儿、免疫缺陷患者）可留有语言、智力障碍，病变累及脑实质时可遗留一定神经体征。

（鲁大苓）

第四节　吉兰-巴雷综合征

急性炎症性脱髓鞘性多发性神经病又称吉兰-巴雷综合征,是以周围神经和神经根的脱髓鞘、小血管周围淋巴细胞及巨噬细胞的炎性反应为病理特点的自身免疫性疾病,是临床常见的也是多发的周围神经疾病。临床表现为:急性或亚急性发病,以四肢弛缓性瘫痪、脑脊液蛋白-细胞分离为特征,且呈进行性上升性对称性麻痹及不同程度的感觉障碍,多数可完全恢复,少数严重者累及自主神经系统可引起致死性呼吸肌麻痹、心律失常,多发生于男性。临床主要采取病因治疗,包括血浆置换,应用免疫球蛋白、糖皮质激素、免疫抑制剂及调节剂等,同时对症治疗。发病率为(0.6～2.4)/10万,男性略多,白种人的发病率高于黑种人。

一、诊断要点

(1)任何年龄、任何季节均可发病。

(2)急性起病,进行性加重,多在2周左右达高峰。病前1～2周常有呼吸道感染、胃肠道感染症状,或疫苗接种病史。

(3)弛缓性肢体肌肉无力是AIDP的核心症状。多为对称性,从双下肢向上肢发展,数天内逐渐加重,少数病初呈非对称性;肌张力可正常或降低,腱反射降低或消失,而且经常在肌力仍保留较好的情况下,腱反射已明显降低或消失,无病理反射。部分患者可有不同程度的脑神经麻痹,以面部或延髓部肌肉无力常见。严重病例可累及肋间肌和膈肌致呼吸肌麻痹。

(4)部分患者伴有肢体感觉异常,常呈手套、袜套样分布;部分患者可有下肢酸痛,神经干压痛和牵拉痛。

(5)部分患者有自主神经损害,如皮肤潮红、出汗多、心动过速或过缓、严重心脏传导阻滞、直立性低血压等。

(6)多为单相病程,有自限性,一般进展到2～4周逐渐恢复,预后较好。

(7)实验室检查。①脑脊液检查:CSF蛋白-细胞分离为本病特征性表现之一,病后2～4周最为明显,但较少超过1.0 g/L;白细胞计数一般<$10×10^6$/L;部分患者可见寡克隆区带(oligoclonal bands,OB)。②肌电图:提示远端运动神经传导潜伏期延长、传导速度减慢、F波异常、传导阻滞、异常波形离散等。③腓肠神经活检:可见炎性细胞浸润及神经脱髓鞘,轴索变性少见,可见再生神经丛(在确定诊断中一般不需要神经活检)。

出现以下表现一般不支持GBS诊断:①明显、持久的不对称性肢体肌无力。②以膀胱及直肠功能障碍为首发症状或持久的膀胱和直肠功能障碍。③脑脊液单核细胞数超过$50×10^6$/L。④脑脊液出现分叶核白细胞。⑤存在明确的感觉平面。

二、鉴别诊断

(一)低钾性周期性瘫痪

呈发作性四肢弛缓性瘫,无感觉障碍,脑神经、呼吸肌一般不受累。脑脊液检查正常,血清钾低,补钾治疗有效,可有反复发作。

(二)急性脊髓炎

发病前1~2周有发热病史,急性起病,呈脊髓横贯性损害,脑神经不受累。

(三)脊髓灰质炎

起病多有发热,肢体瘫痪常局限于一侧下肢,无感觉障碍。

三、治疗原则

(一)免疫球蛋白静脉注射(IVIg)

临床表明大剂量免疫球蛋白治疗AIDP有效,成人剂量0.4 g/(kg·d),连用5天;少数患者在1个疗程后,病情仍然无好转或仍在进展,或恢复过程中再次加重者,可以延长治疗时间或增加1个疗程。免疫球蛋白过敏或先天性IgA缺乏的患者禁用。

(二)血浆交换(plasma exchange,PE)

急性重症患者可以选用,对起病2周内的患者使用效果更好,每周做2~4次,每次交换40 mL/kg体重。禁忌证包括严重感染、心功能不全和凝血功能障碍。

(三)肾上腺皮质激素应用

目前各家意见不一,近年来临床研究多认为皮质类固醇治疗GBS无明显疗效,但也不加重病情,糖皮质激素和IVIg联合治疗与单独应用IVIg治疗的效果也无明显差异,甚至比单独使用免疫球蛋白的效果差,因此国外的GBS指南均不推荐应用糖皮质激素治疗。但对无条件应用免疫球蛋白和血浆交换治疗的患者,可短期试用,甲泼尼龙500 mg/d或地塞米松10 mg/d,5天后减为半量,7~10天为1个疗程。

(四)神经营养剂

可给予B族维生素药物及神经妥乐平等。

(五)辅助呼吸

重症GBS患者可累及呼吸肌致呼吸衰竭,应密切观察患者的呼吸情况,观测的主要的指标有:碳酸过多[动脉二氧化碳分压>6.4 kPa(48 mmHg)],低氧血症[当患者呼吸自然空气时,动脉氧分压<7.5 kPa(56 mmHg)],肺活量<15 mL/kg;次要的指标:无效的咳嗽,吞咽功能受损,肺不张。当患者存在1个主要指标或2个次要指标时,即使没有呼吸困难,仍然需要机械通气。定时翻身拍背,及时抽吸呼吸道分泌物,保持呼吸道通畅,积极预防感染。

(六)对症治疗及预防并发症

重症患者需心电监护,观察心律变化及传导阻滞;延髓麻痹不能吞咽的患者,应尽早鼻饲,以免误吸入气管导致窒息;尿潴留可加压按摩下腹部,无效时可留置导尿管;应用抗生素预防和控制坠积性肺炎及尿路感染;重症卧床患者皮下注射低分子肝素和使用弹力袜,以预防深静脉血栓形成;对于感觉迟钝性的肌肉痛、根性痛、关节痛及脑膜炎性疼痛者,可使用阿片类、加巴喷丁、卡马西平缓解疼痛。

四、护理

(一)一般护理

(1)执行内科一般护理常规。

(2)做好患者安全评估及自理能力评估,保证患者安全,并给予生活照护。

(3)保持呼吸道通畅,有胸闷、气短、呼吸费力时,加大氧流量,协助患者取半坐位,鼓励患者深呼吸有效咳痰,及时清理口腔、鼻腔分泌物,必要时吸痰。备好抢救物品。

(二)饮食指导

(1)在保证有足够热量供给的基础上,可给予患者高碳水化合物、高蛋白、高 B 族维生素及高纤维素的流质饮食,喂食速度要缓慢,以免呛咳。

(2)若患者吞咽困难,早期可给予鼻饲饮食,进食时及进食后 30 分钟抬高床头 30°～45°,防止误吸。

(三)用药护理

(1)按医嘱正确给药。①血浆置换:可直接去除血浆中的致病因子,一般每次交换以 40 mL/kg 或 1～1.5 倍血浆容量计算,每周做 2～4 次。②应用免疫球蛋白:应用大剂量静脉滴注治疗急性病例,可获得与血浆置换治疗相接近的效果,而且安全。成人剂量 0.4 g/(kg·d),连用 5 天。③糖皮质激素:甲泼尼龙 0.5～1 g/d,静脉滴注,连续 3 天,之后口服甲泼尼龙片或泼尼松递减;或采用地塞米松 10～20 mg/d,静脉滴注,连续 5～7 天,以后口服泼尼松递减。总疗程 2 周左右。

(2)应用免疫球蛋白应注意输注速度,观察有无输液反应。免疫球蛋白常导致发热面红,减慢输液速度可减轻症状。

(3)使用糖皮质激素时密切监测血压、血糖变化,遵医嘱给予补钾、补钙治疗。还有可能出现应激性溃疡导致消化道出血,应观察有无胃部疼痛不适和柏油样大便等,留置胃管的患者应定时回抽胃液,注意胃液的颜色、性质。

(4)某些镇静安眠类药物可产生呼吸抑制,不能轻易使用,以免掩盖或加重病情。

(四)并发症护理

(1)肺感染:严密观察呼吸困难的程度,确保呼吸道通畅。吸痰时要严格执行无菌操作,使用一次性吸痰管,操作前后洗手,防止医院感染。对已气管切开使用人工呼吸机的患者应采取保护性隔离。气管切开的伤口要定时换药,防止感染。气管内定时滴药,加强翻身拍背,促进痰液排出,预防发生肺不张及肺感染。减少探视。

(2)深静脉血栓形成:抬高下肢,使用抗栓泵或低分子肝素治疗,给予患者被动运动或穿弹力长袜等措施,监测双腿腿围及早发现血栓形成。

(3)患者出现面肌无力或双侧面瘫,暴露的角膜易于发生角膜炎,应进行防护性治疗。

(4)疾病早期可出现四肢或全身肌肉疼痛及皮肤痛觉过敏,可适当应用镇静药或抗抑郁药,短期试用大剂量激素可能有效。

(5)保持床单位清洁平整,定时翻身以防止压疮。肢体早期被动活动防止挛缩。瘫痪严重者注意肢体功能位,经常被动活动。肌力开始恢复后主动与被动活动相结合,进行按摩、针灸、理疗等神经功能康复治疗。

(6)尿潴留患者可行下腹部按摩,无效时可留置导尿管,预防尿路感染。便秘可做顺时针腹部按摩,遵医嘱给予缓泻剂和润肠剂。出现肠梗阻迹象时应立即禁食,给予肠动力药。

(五)病情观察

(1)密切观察患者的意识变化,及时评估呼吸及运动、感觉障碍情况。出现呼吸肌无力、呼吸困难、咳痰无力、烦躁不安及口唇发绀等缺氧症状应及时给予吸氧。必要时进行气管插管、气管切开,使用人工呼吸机辅助通气,加强气道管理。

(2)密切观察有无消化道出血、营养失调、压疮、下肢深静脉血栓形成、尿潴留、便秘等并发症发生,当患者出现胃部不适、腹痛、柏油样大便、肢体肿胀疼痛及咳嗽、咳痰、发热等症状时应予重视。

(六)健康指导

(1)帮助患者及家属掌握疾病相关知识及自我护理方法;保持情绪稳定和健康心态。

(2)鼓励患者做肢体被动和主动活动,加强肢体功能锻炼和日常生活活动训练。运动锻炼过程中应有家属陪同,防止跌倒、受伤。

(3)注意营养均衡,增强体质和机体抵抗力,避免淋雨、受凉、疲劳和创伤等诱因。

(4)指导患者自我评估及监测病情,告知消化道出血、营养失调、压疮、下肢深静脉血栓形成的表现及预防窒息的方法,当患者出现胃部不适、腹痛、柏油样大便、肢体肿胀疼痛及咳嗽、咳痰、发热、外伤等情况时及时就诊。

（鲁大苓）

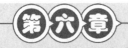

神经外科护理

第一节　颅内压增高症

颅内压增高是由于颅内任何一种主要内容物(血液、脑脊液、脑组织)容积增加或者有占位性病变时,其所增加的容积超过代偿限度所致。正常人侧卧位时,测定颅内压(ICP)为 $0.8\sim$ 1.8 kPa($6\sim13.5$ mmHg),>2.0 kPa(15 mmHg)为颅内压增高,$2.0\sim2.6$ kPa($15\sim20$ mmHg)为轻度增高,$2.6\sim5.3$ kPa($20\sim40$ mmHg)为中度增高,>5.3 kPa(>40 mmHg)为重度增高。

一、病因与发病机制

引起颅内压增高的疾病很多,但发生颅内压增高的主要因素如下。

(一)脑脊液增多

(1)分泌过多,如脉络丛乳头状瘤。

(2)吸收减少:如交通性脑积水,蛛网膜下腔出血后引起蛛网膜粘连。

(3)循环交通受阻:如脑室及脑中线部位的肿瘤引起的梗阻性脑积水或先天性脑畸形。

(二)脑血液增多

(1)脑外伤后<24 小时的脑血管扩张、充血,以及呼吸道梗阻,呼吸中枢衰竭引起的二氧化碳蓄积,高碳酸血症和丘脑下部、鞍区或脑干部位手术,使自主神经中枢或血管运动中枢受刺激引起的脑血管扩张充血。

(2)颅内静脉回流受阻。

(3)出血。

(三)脑容积增加

正常情况下颅内容积除颅内容物体积外约有 $8\%\sim10\%$ 的缓冲体积即代偿容积。因此颅内容积很大,但代偿调节作用很小。常见脑水肿如下。①血管源性脑水肿:多见于颅脑损伤、脑肿瘤、脑手术后。②细胞毒性脑水肿:多见于低氧血症,高碳酸血症,脑缺血和缺氧。③渗透性脑水肿:常见于严重电解质紊乱(Na^+ 丢失)渗透压降低,水中毒。

(四)颅内占位病变

常见于颅内血肿,颅内肿瘤,脑脓肿和脑寄生虫等。

二、临床表现

(一)头痛

头痛是颅内压增高最常见的症状,有时是唯一的症状。可呈持续性或间歇性,当用力、咳嗽、负重,早晨清醒时和较剧烈活动时加重,其原因是颅内压增高使脑膜、血管或神经受挤压、牵扯或炎症变化的刺激所致。急性和重度的颅内压增高可引起剧烈的头痛并常伴喷射性呕吐。

(二)恶心呕吐

多数颅内压增高患者都伴有恶心、不思饮食,重度颅内压增高可引起喷射性呕吐,呕吐之后头痛随之缓解,小儿较成人多见,其原因是迷走神经中枢和神经受刺激所引起。

(三)视力障碍和眼底变化

长期颅内压增高,使视神经受压,眼底静脉回流受阻。引起视神经萎缩造成视力下降、模糊和复视,眼底视盘水肿,严重者出现失明和眼底出血。

头痛、恶心呕吐、视盘水肿为颅内压增高的三大主要症状。

(四)意识障碍

意识障碍是反映脑受压的可靠及敏感指标,当大脑皮质、脑干网状结构广泛受压和损害即可出现意识障碍。颅内压增高早期患者可出现烦躁、嗜睡和定向障碍等意识不清的表现,晚期则出现朦胧和昏迷。末期出现深昏迷。梗阻性脑积水所引起的颅内压增高一般无意识障碍。

(五)瞳孔变化

由于颅内压不断增高而引起脑移位,中脑和脑干移位压迫和牵拉动眼神经可引起瞳孔对光反射迟钝。瞳孔不圆,瞳孔忽大忽小,一侧瞳孔逐渐散大,光反射消失;末期出现双侧瞳孔散大、固定。

(六)生命体征变化

颅内压增高,早期一般不会出现生命体征变化,急性或重度的颅内压增高可引起血压增高,脉压增大,呼吸、脉搏减慢综合征。随时有呼吸骤停及生命危险。常见于急性脑损伤患者,而脑肿瘤患者则很少出现血压升高。

(七)癫痫发作

约有20%的颅内压增高患者发生癫痫,为局限性癫痫小发作,如口角、单侧上、下肢抽搐,或癫痫大发作,大发作时可引起呼吸道梗阻,加重脑缺氧、脑水肿而加剧颅内压增高。

(八)颅内高压危象(脑疝形成)

1.颞叶钩回疝

即幕上肿瘤、水肿、血肿引起急剧的颅内压力增高,挤压颞叶向小脑幕裂孔或下方移位,同时压迫动眼神经、大脑后动脉和中脑,使脑干移位,产生剧烈的头痛、呕吐,血压升高,呼吸、脉搏减慢、不规则。很快进入昏迷,一侧瞳孔散大,光反射消失,对侧肢体偏瘫,去脑强直。此时如未进行及时的降颅压处理则会出现呼吸停止,双侧瞳孔散大、固定、血压下降、心跳停止。

2.枕骨大孔疝

枕骨大孔疝又称小脑扁桃体疝,主要是幕下肿瘤、血肿、水肿致颅内压力增高,挤压小脑扁桃体进入压力偏低的枕骨大孔,压迫延脑和$C_{1\sim2}$颈髓,患者出现剧烈头痛、呕吐、呼吸不规则、血压升高、心跳缓慢,随之很快出现昏迷、瞳孔缩小或散大、固定、呼吸停止。

三、护理

(一)护理目标

(1)了解引起颅内压增高的原因,及时对症处理。

(2)通过监测及早发现病情变化,避免意识障碍发生。

(3)颅内压得到控制,脑疝危象得以解除。

(4)患者主诉头痛减轻,自觉舒适,头脑清醒,睡眠改善。

(5)体液恢复平衡,尿比重在正常范围,无脱水症状和体征。

(二)护理措施

(1)观察神志、瞳孔变化1次/小时。如出现神志不清及瞳孔改变,预示颅内压力增高,需及时报告医师进行降颅内压处理。

(2)观察头痛的程度,有无伴随呕吐对剧烈头痛应及时对症降颅压处理。

(3)监测血压、脉搏、呼吸1次/1~2小时,观察有无呼吸、脉搏慢,血压高即"两慢一高"征。

(4)保持呼吸道通畅:呼吸道梗阻时,因患者呼吸困难,可致胸腔内压力增高、$PaCO_2$增高致脑血管扩张、脑血流量增多进而使颅内压增高。护理时应及时清除呼吸道分泌物和呕吐物。抬高床头15°~30°,持续或间断吸氧,改善脑缺氧,减轻脑水肿。

(5)如脱水治疗的护理:应用高渗性脱水剂,使脑组织间的水分通过渗透作用进入血循环再由肾脏排出,可达到降低颅内压的目的。常用20%甘露醇250 mL,15~30分钟内滴完,2~4次/天;呋塞米20~40 mg,静脉或肌内注射,2~4次/天。脱水治疗期间,应准确记录24小时出入液量,观察尿量、色,监测尿素氮和肌酐含量,注意有无水电解质紊乱和肝肾功能损害。脱水药物应严格按医嘱执行,并根据病情及时调整脱水药物的用量。

(6)激素治疗的护理:肾上腺皮质激素通过稳定血-脑屏障,预防和缓解脑水肿,改善患者症状。常用地塞米松5~10 mg,静脉注射;或氢化可的松100 mg静脉注射,1~2次/天;由于激素有引起消化道应激性溃疡出血、增加感染机会等不良反应,故用药的同时应加强观察,预防感染,避免发生并发症。

(7)颅内压监护。①监护方法:颅内压监护有植入法和导管法两种。植入法:将微型传感器植入颅内,传感器直接与颅内组织(硬脑膜外、硬脑膜下、蛛网膜下腔、脑实质等)接触而测压。导管法:以引流出的脑脊液或生理盐水充填导管,将传感器(体外传感器)与导管相连接,借导管内的液体与传感器接触而测压。两种方法的测压原理均是利用压力传感器将压力转换为与颅内压力大小成正比的电信号,再经信号处理装置将信号放大后记录下来。植入法中的硬脑膜外法及导管法中的脑室法优点较多,使用较广泛。②颅内压监护的注意事项:监护的零点参照点一般位于外耳道的位置,患者需平卧或头抬高10°~15°;监护前注意记录仪与传感器的零点核正,并注意大气压改变而引起的"零点飘移";脑室法时在脑脊液引流期间每4~6小时关闭引流管测压,了解颅内压真实情况,避免非颅内情况而引起的颅内压增高,如出现呼吸不畅、躁动、高热或体位不舒适、尿潴留时应及时对症处理;监护过程严格无菌操作,监护时间以72~96小时为宜,防止颅内感染。③颅内压监护的优点:颅内压增高早期,由于颅内容积代偿作用,患者无明显颅内压增高的临床表现,而颅内压监护时可发现颅内压提高和基线不平稳;较重的颅内压升高[ICP>5.3 kPa(40 mmHg)]时,颅内压监护基线水平与临床症状出现及其严重程度一致;有些患者临床症状好转,但颅内压逐渐上升,预示迟发性(继发性)颅内血肿的形成;根据颅内压监护使用脱水剂,可以避免盲目使用脱水剂及减少脱水剂的用量,减少急性肾衰竭及电解质紊乱等并发症的发生。

(8)降低耗氧量:对严重脑挫裂伤、轴索损伤、脑干损伤的患者进行头部降温,降低脑耗氧量。有条件者行冬眠低温治疗。①冬眠低温的目的:降低脑耗氧量,维持脑血流和脑细胞能量代谢,减轻乳酸堆积,降低颅内压;保护血-脑屏障功能,抑制白三烯 B_4 生成及内源性有害因子的生成,减轻脑水肿反应;调节脑损伤后钙调蛋白酶 Ⅱ 活性和蛋白激酶活力,保护脑功能;当体温降至 30 ℃,脑的耗氧量约为正常的 55%,颅内压力较降温前低 56%。②降温方法:根据医嘱首先给予足量冬眠药物,如冬眠Ⅰ号合剂(包括氯丙嗪、异丙嗪及哌替啶)或冬眠Ⅱ号合剂(哌替啶、异丙嗪、双氢麦角碱),待自主神经充分阻滞,御寒反应消失,进入昏睡状态后,方可加用物理降温措施。物理降温方法可采用头部戴冰帽,在颈动脉、腋动脉、肱动脉、股动脉等主干动脉表浅部放置冰袋,此外还可采用降低室温、减少被盖、体表覆盖冰毯等方法。降温速度以每小时下降 1 ℃ 为宜,体温降至肛温 33~34 ℃,腋温 31~33 ℃ 较为理想。体温过低易诱发心律失常、低血压、凝血障碍等并发症;体温>35 ℃,则疗效不佳。③缓慢复温:冬眠低温治疗一般为 3~5 天,复温应先停物理降温,再逐步减少药物剂量或延长相同剂量的药物维持时间直至停用;加盖被毯,必要时用热水袋复温,严防烫伤;复温不可过快,以免出现颅内压"反跳"、体温过高或中毒等。④预防并发症:定时翻身拍背、吸痰,雾化吸入,防止肺部感染;低温使心排血量减少,冬眠药物使外周血管阻力降低,在搬动患者或为其翻身时,动作应轻稳,以防发生直立性低血压;观察皮肤及肢体末端,冰袋外加用布套,并定时更换部位,定时局部按摩,以防冻伤。

(9)防止颅内压骤然升高:对烦躁不安的患者查明原因,对症处理,必要时给予镇静剂,避免剧烈咳嗽和用力排便;控制液体摄入量,成人每天补液量<2 000 mL,输液速度应控制在 30~40 滴/分;保持病室安静,避免情绪紧张,以免血压骤升而增加颅内压。

(赵丕平)

第二节 脑　疝

当颅腔内某分腔有占位性病变时,该分腔的压力大于邻近分腔,脑组织由高压力区向低压力区移位,致脑组织、血管及脑神经等结构受压或移位,出现相应的临床表现,称为脑疝。脑疝是颅内压增高的危象和死亡的主要原因。治疗脑疝的关键在于及时发现和处理。处理原则包括快速降低颅内压和手术去除病因。

一、脑疝的解剖学基础

颅腔内部空间被硬脑膜形成的大脑镰及小脑幕分隔成幕上左右两个腔及幕下一个腔;幕上左右两个腔容纳左右大脑半球,幕下的腔容纳脑桥、延髓及小脑。大脑镰下的镰下孔容纳着联结左右大脑的胼胝体等结构,左右大脑半球活动度较大;中脑在小脑幕切迹裂孔中通过,外侧面有颞叶的钩回、海马回紧邻包绕环抱。发自大脑脚内侧的动眼神经环绕着大脑脚外侧向后沿着小脑幕切迹走行进入海绵窦的外侧壁经眶上裂出颅。颅腔与脊髓腔经后颅窝的枕骨大孔相通,延髓下端通过枕骨大孔与椎管中的脊髓相连。小脑蚓椎体下部两侧的小脑扁桃体位于延髓下端的背面,下缘与枕骨大孔后缘紧密相邻。

二、脑疝的名词解释

颅内病变所致的颅内压增高达到一定程度时,可使一部分脑组织移位,通过颅内硬脑膜结构或颅腔骨性结构形成的结构间隙,如大脑镰下缘、小脑幕切迹边缘、枕骨大孔,移位的脑组织被挤压到压力较低的位置,即为脑疝。脑疝是颅脑损伤、颅内占位性病变或脑积水等伤、病发展过程中的一种紧急而严重的情况,疝出的脑组织压迫脑干等重要结构或生命中枢,如发现不及时或救治不力,往往导致严重后果,临床必须给予足够重视。

根据脑疝发生的部位及所疝出的脑组织部位不同,脑疝可分为小脑幕切迹疝(又名颞叶钩回疝)、枕骨大孔疝(又名小脑扁桃体疝)、大脑镰(下)疝(又名扣带回疝)、小脑幕切迹上疝(小脑蚓疝)。上述脑疝可以单独发生,也可以同时或相继发生。

三、小脑幕切迹疝

(一)病因及发病机制

当幕上一侧占位性病变不断增长引起颅内压增高时,脑干和患侧大脑半球向对侧移位;半球上部由于有大脑镰限制导致其移位较轻,而半球底部近中线结构如颞叶的海马沟回等则移位较明显,可疝入脚间池,形成小脑幕切迹疝,使患侧的动眼神经、脑干、后交通动脉及大脑后动脉受到挤压和牵拉。

(二)病理

1.动眼神经损害

受损的情形有 4 种:①颞叶钩回疝入脚间池内,直接压迫动眼神经及其营养血管。②颞叶钩回先压迫位于动眼神经上方的大脑后动脉,再使夹在大脑后动脉与小脑上动脉之间的动眼神经受压。③脑干受压下移时,动眼神经受牵拉。④脑干受压,动眼神经核和邻近部位发生缺血、水肿或出血。

2.脑干变化

小脑幕切迹疝使中脑直接受压,脑干下移引起供血障碍,向上累积下丘脑,向下影响脑桥乃至延髓。

(1)中脑受颞叶钩回疝挤压时,前后径变长,横径变短,疝出的脑组织首先挤压同侧大脑脚,导致临床症状和体征发生在同侧(患侧)。继续发展则可累及整个中脑。脑干下移时使脑干纵行变形,严重时发生扭曲。如果是脑内出血性疾病,因为出血的速度快、出血量大则可导致疝出的脑组织首先挤压对侧大脑脚,导致临床症状和体征发生在对侧(健侧)。

(2)小脑幕切迹疝引起脑干缺血或出血的原因可能有 2 种:①脑干受压,静脉回流不畅、瘀滞,以致破裂出血。②因基底动脉受大脑后动脉、后交通动脉和颈内动脉牵拉固定作用,导致脑干下移程度远较基底动脉下移为甚,造成中脑和脑桥上部旁中区的动脉受到牵拉,引起血管痉挛或脑干内的小动脉破裂出血,导致脑干出血,并继发水肿和软化。

3.脑脊液循环障碍

中脑周围的脑池是脑脊液循环的必经之路,小脑幕切迹疝可以使该部位脑池阻塞,导致脑脊液向幕上回流障碍。脑干受压、变形、扭曲时,可引起中脑导水管梗阻,使被阻塞导水管以上的脑室系统扩大,形成脑积水,颅内压进一步增高。

4.疝出的脑组织的改变

疝出的脑组织如不能及时还纳,可因血液回流障碍而发生充血、水肿甚至嵌顿,跟严重的压迫脑干。

5.枕叶梗死

后交通动脉或大脑后动脉直接受压、牵张,可引起枕叶脑梗死。

(三)临床表现

1.颅内压增高

表现为头痛剧烈并逐渐加重,与进食无关频繁喷射性呕吐,随着头痛进行性加重伴有躁动不安,提示病情加重;急性脑疝患者视盘水肿可有可无。

2.意识障碍

随着病情进展,患者逐渐出现意识障碍,由嗜睡、朦胧到浅昏迷、昏迷,对外界的刺激反应迟钝或消失,系脑干网状结构上行激活系统受累的结果。

3.瞳孔变化

最初由于动眼神经受刺激可有时间短暂的患侧瞳孔变小,对光反应迟钝,但多不易被发现。以后随着动眼神经麻痹,该侧瞳孔逐渐散大,对光反射迟钝、消失,并有患侧上睑下垂,眼球斜视,说明动眼神经背侧部的副交感神经纤维已经受损。晚期如果脑疝进行性恶化,影响脑干血供时,由于脑干内动眼神经核功能丧失,则双侧瞳孔散大,直接和间接对光反应均消失,眼球固定不动,此时患者多处于濒死状态。

4.锥体束征

由于患侧大脑脚受压,出现对侧肢体力弱或瘫痪,肌张力增高,腱反射亢进,病理反射阳性。有时患侧快速出血性疾病导致脑干被推向对侧,在患侧脑干尚未受压前导致健侧大脑脚与小脑幕切迹游离缘相挤压,造成脑疝同侧的锥体束征,需引起注意,避免导致病变定侧定位错误。脑疝进展时可致双侧肢体自主活动消失,严重时可出现去脑强直发作,这是脑干严重受损的信号。

5.生命体征改变

表现为血压升高,脉搏有力,呼吸深慢,体温上升。到晚期,由于脑干受压,生命中枢功能紊乱而逐渐衰竭,呼吸不规则,出现潮式或叹息样病理呼吸,脉弱,血压忽高忽低,大汗淋漓或汗闭,面色潮红或苍白;体温可高达 41 ℃以上,体温不升或体温下降;最后呼吸循环衰竭致呼吸停止,血压下降,继而心跳也停止,患者临床死亡。

(四)辅助检查

1.CT 检查

头部 CT 扫描在小脑幕切迹疝诊断上中线移位程度及小脑幕切迹附近结构改变有助于病情判断。

2.MRI 检查

对神经组织结构显像优于 CT,有助于病情判断。

(五)诊断及鉴别诊断

根据临床表现及 CT 或 MRI 影像资料进行定位及定性诊断和鉴别诊断。

(六)治疗及预后

根据典型的临床表现,小脑幕切迹疝的诊断较容易,但临床上因发现不及时或处理不当而酿成严重后果甚至死亡的病例并不鲜见,尤其是瞳孔变化初期不易被发现,医护人员应该予以关注。

脑疝的紧急处理措施：①维持呼吸道通畅。②立即经静脉推注 20％甘露醇 250～500 mL。③病变性质和部位明确者，立即手术切除病变；尚不明确者，尽快检查头部 CT 确诊后手术或做姑息性减压术，如颞肌下减压术，单侧或双侧去大骨瓣减压术，部分脑叶切除内减压术等。④对有脑积水的患者，立即穿刺侧脑室做脑脊液外引流，待病情缓解后再开颅切除病变或做脑室-腹腔分流术。

经上述处理后，疝出的脑组织多可自行还纳，表现为散大的瞳孔逐渐回缩，患者意识好转。但也有少数患者症状不改善，估计疝出的脑组织已经嵌顿，术中可用脑压板将颞叶底面轻轻上抬或切开小脑幕，使嵌顿的脑组织得到解放，并解除其对脑干的压迫。

脑疝早期如经及时抢救大多数预后良好，晚期预后较差形成植物生存状态甚或死亡。

四、枕骨大孔疝

(一)病因及发病机制

颅内压增高时，因后颅窝出现压力梯度，颅内脑脊液经枕骨大孔向椎管内移动，颅内蛛网膜下腔和脑池体积逐渐缩小，导致两侧小脑扁桃体及邻近小脑组织也逐步下移，随脑脊液的移动经枕骨大孔疝入颈椎椎管内，称为枕骨大孔疝或小脑扁桃体疝。多发生于后颅窝占位性病变，也见于小脑幕切迹疝晚期。

枕骨大孔疝又可分为慢性和急性疝出两种：前者见于长期颅内压增高或后颅窝占位病变的患者，症状较轻；后者多突然发生，或在慢性疝出的基础上因某些诱因，如腰穿、排便用力使疝出程度加重，延髓生命中枢遭受急性压迫而功能衰竭，患者常迅速死亡。

(二)病理

枕骨大孔疝的病理改变：①慢性延髓受压，患者可无明显症状或症状轻微；急性延髓受压常很快引起生命中枢衰竭，危及生命。②脑脊液循环障碍，由于第四脑室正中孔梗阻引起脑积水和小脑延髓池阻塞所致的脑脊液循环障碍，均可使颅内压进一步升高，脑疝程度加重。③疝出的脑组织，即小脑扁桃体发生充血、水肿或出血，使延髓和颈髓上端受压加重。④慢性疝出的扁桃体可与周围结构粘连。

(三)临床表现

1.枕下疼痛、项强或强迫头位

疝出的脑组织压迫牵拉颈上部神经根，或因枕骨大孔区脑膜或血管壁的敏感神经末梢受牵拉，可引起枕下部疼痛，颈硬及局部压痛。为避免延髓受压加重，机体发生保护性或反射性颈肌痉挛，患者保持头部固定维持在适当位置而呈强迫头位。

2.颅内压增高

表现为剧烈头痛、频繁呕吐、慢性脑疝患者多有视盘水肿。

3.后组颅神经受累

由于脑干下移，后组颅神经受牵拉，或因脑干受压，出现眩晕、听力减退、轻度吞咽困难、饮食呛咳等症状。

4.生命体征改变

慢性脑疝者生命体征变化不明显；急性脑疝者生命体征改变显著，迅速出现呼吸和循环功能障碍，先呼吸减慢、脉搏细速、血压下降，很快出现潮式呼吸和呼吸停止，如不采取措施，不久心跳也停止。与小脑幕切迹疝相比,枕骨大孔疝的特点是生命体征变化出现较早,瞳孔改变和意识障碍出现较晚,患者常可突然呼吸停止,昏迷而死亡。

5.其他

部分病例可出现眼震及小脑体征;锥体束征多数阳性;意识保持不变,很少有瞳孔变化。

(四)辅助检查

同小脑幕切迹疝。

(五)诊断及鉴别诊断

同小脑幕切迹疝。

(六)治疗及预后

枕骨大孔疝治疗原则与小脑幕切迹疝基本相同。凡有枕骨大孔疝症状而诊断已经明确者,应尽早手术切除责任病变;症状明显且有脑积水的应及时做脑室穿刺并给予脱水剂,然后手术切除病变;对呼吸骤停的患者,立即做气管插管呼吸机辅助呼吸,同时行脑室穿刺外引流脑脊液,静脉推注脱水剂,并紧急开颅清除原发责任病灶;术中将枕骨大孔后缘和寰椎后弓切除,硬脑膜敞开或扩大修补,以解除小脑扁桃体疝的压迫。若扁桃体与周围结构粘连,可试行粘连松解;必要时可在软膜下切除水肿、出血的小脑扁桃体,亦可电凝烧灼小脑扁桃体软膜下极使之向上段收缩,以减轻对延髓和颈髓上段的压迫及疏通脑脊液循环通路。

五、常见护理诊断/问题

(一)有脑组织灌注无效的危险

危险与颅内压增高、脑疝有关。

(二)潜在并发症

呼吸、心搏骤停。

六、护理措施

脑疝确诊后应立即采取降低颅内压的措施,为紧急手术争取时间。

(一)快速降低颅内压

一旦出现脑疝,应立即给予脱水治疗,以缓解病情,争取时间。遵医嘱快速静脉输注甘露醇、甘油果糖、呋塞米、地塞米松等药物,并观察脱水治疗的效果。

(二)保持呼吸道通畅

立即给予氧气吸入,并保持呼吸道通畅。对呼吸功能障碍者,配合医师行气管插管和人工气囊辅助呼吸。

(三)观察病情

密切观察意识、生命体征、瞳孔及肢体活动等变化。

(四)紧急术前准备

协助医师尽快完善有关术前检查,做好急诊手术准备,尽快手术去除原发病。

(1)若难以确诊或虽确诊但病变无法切除,可通过脑脊液分流术、侧脑室外引流术或病变侧颞肌下、枕肌下减压术等降低颅内压,挽救生命。

(2)对于呼吸骤停的枕骨大孔疝,应立即做好钻颅术准备,进行脑室穿刺,缓慢放出脑脊液,使颅内压慢慢降低,然后行脑室引流,同时静脉滴注高渗脱水剂,以达到迅速降低颅内压的目的。

（五）心搏骤停的急救

若病情恶化并出现心搏骤停时,应即刻心肺复苏。

七、健康教育

指导患者避免颅内压增高的因素,如情绪剧烈波动、便秘、剧烈咳嗽、发热、呼吸道梗阻及癫痫发作。

八、关键点

(1)密切观察患者的生命体征、瞳孔、意识状态、神经系统症状和体征是早期发现脑疝的关键护理措施。

(2)颅内压增高者禁忌高压灌肠,避免诱发脑疝。

(3)有明显颅内压增高者,禁做腰椎穿刺,避免引发脑疝。

（赵丕平）

第三节 颅脑损伤

颅脑损伤分为头皮损伤、颅骨损伤与脑损伤,三者可单独或合并存在。其发生率仅次于四肢损伤,占全身损伤的 15％～20％,常与身体其他部位的损伤复合存在,其致残率及致死率均居首位。常见于交通、工矿等事故,自然灾害、爆炸、火器伤、坠落、跌倒及各种锐器、钝器对头部的伤害。颅脑损伤对预后起决定性作用的是脑损伤的程度及其处理效果。

一、头皮损伤

(一)解剖生理概要

头皮分为 5 层(图 6-1):由外及里依次为皮肤、皮下组织、帽状腱膜、帽状腱膜下层、骨膜层。其中浅部三层紧密连接,不易分离,深部两层之间连接疏松,较易分离。各层解剖特点如下。

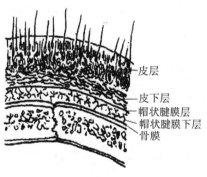

图 6-1 头皮解剖

1.皮肤层

皮肤层厚而致密,内含大量汗腺、皮脂腺、毛囊,具有丰富的血管,外伤时易致出血。

2.皮下组织层

皮下组织层由致密的结缔组织和脂肪组织构成,前者交织成网状,内有血管、神经穿行。

3.帽状腱膜层

帽状腱膜层前连额肌,后连枕肌,两侧达颞肌筋膜,坚韧、富有张力。

4.帽状腱膜下层

帽状腱膜下层是位于帽状腱膜与骨膜之间的疏松结缔组织层,范围较广,前至眶上缘,后达上项线,其间隙内的静脉经导静脉与颅内静脉窦相通,是颅内感染和静脉窦栓塞的途径之一。

5.骨膜层

骨膜层是由致密结缔组织构成的,骨膜在颅缝处贴附紧密,其余部位贴附疏松,故骨膜下血肿易被局限。

头皮血液供应丰富,且动、静脉伴行,由颈内、外动脉的分支供血,左右各五支在颅顶汇集,各分支间有广泛的吻合支,其抗感染及愈合能力较强。

(二)分类与特点

头皮损伤是颅脑损伤中最常见的损伤,严重程度差别较大,可能是单纯损伤,也可能是合并颅骨及脑损伤。

1.头皮血肿

头皮血肿大多由钝器伤所致,按照血肿出现在头皮的层次分为以下三种。

(1)皮下血肿:血肿位于皮肤表层与帽状腱膜之间,因受皮下纤维隔限制,血肿体积小、张力高、压痛明显,有时因周围组织肿胀隆起,中央反而凹陷,易被误认为凹陷性颅骨骨折,需用颅骨X线摄片作鉴别。

(2)帽状腱膜下血肿:头部受到斜向暴力,头皮发生了剧烈滑动,撕裂该层间的导血管所致。由于该层组织疏松,出血易于扩散,严重时血肿边界可与帽状腱膜附着缘一致,覆盖整个穹隆部,蔓延至全头部,似戴一顶有波动的帽子。小儿及体弱者,可导致休克或贫血。

(3)骨膜下血肿:血肿因受到骨缝处骨膜牢固粘连的限制,多局限于某一颅骨范围内,多由颅骨骨折引起。

较小的头皮血肿,一般1~2周可自行吸收,无须特殊处理,早期可给予加压冷敷以减少出血和疼痛,24~48小时后改用热敷以促进血肿吸收,切忌用力揉搓。若血肿较大,则应在严格皮肤准备和消毒下,分次穿刺抽吸后加压包扎。处理头皮血肿同时,应警惕合并颅骨损伤及脑损伤的可能。

2.头皮裂伤

头皮裂伤多为锐器或钝器打击所致,是常见的开放性头皮损伤,由于头皮血管丰富,出血较多,可引起失血性休克。处理时须着重检查有无颅骨和脑损伤。头皮裂伤较浅时,因断裂血管受头皮纤维隔的牵拉,断端不能收缩,出血量反较帽状腱膜全层裂伤者多。现场急救可局部压迫止血,争取在24小时之内实施清创缝合。缝合前要检查伤口有无骨碎片及有无脑脊液或脑组织外溢。缝合前应剃净伤处头发,冲洗消毒伤口,实施清创缝合后,注射破伤风抗毒素。

3.头皮撕脱伤

头皮撕脱伤多因发辫受机械力牵拉,使大块头皮自帽状腱膜下层或连同骨膜一起被撕脱所致。可导致失血性或疼痛性休克。急救时,除加压包扎止血、防止休克外,应保留撕脱的头皮,避免污染,用无菌敷料包裹、隔水放置于有冰块的容器内,随伤员一同送往医院。手术应争取在伤后6～8小时内进行,清创植皮后,应保护植皮片不受压、不滑动,利于皮瓣成活。对于骨膜已撕脱者,在颅骨外板上多处钻孔达板障,待骨孔内肉芽组织生成后再行植皮。

二、颅骨损伤

颅骨骨折指颅骨受暴力作用致颅骨结构改变。颅骨骨折提示伤者受暴力较重,合并脑损伤概率较高。颅骨骨折不一定合并严重的脑损伤,没有骨折也可能合并脑损伤,其临床意义不在于骨折本身。颅骨骨折按骨折部位分为颅盖骨折和颅底骨折。按骨折形态分为线性骨折和凹陷性骨折。按骨折是否与外界相通分为开放性骨折与闭合性骨折。

(一)解剖生理概要

颅骨由颅盖和颅底构成,颅盖、颅底均有左右对称的骨质增厚部分,形成颅腔的坚强支架。

颅盖骨质坚实,由内、外骨板和板障构成。外板厚,内板较薄,内、外骨板表面均有骨膜覆盖,内骨膜也是硬脑膜外层,在颅骨的穹隆部,内骨膜与颅骨板结合不紧密,故颅顶部骨折时容易形成硬脑膜外血肿。

颅底骨面凹凸不平,厚薄不一,有两侧对称、大小不等的骨孔和裂隙,脑神经及血管由此出入颅腔。颅底被蝶骨嵴和岩骨嵴分为颅前窝、颅中窝和颅后窝。颅骨的气窦,如额窦、筛窦、蝶窦及乳突气房等均贴近颅底,气窦内壁与颅脑膜紧贴,颅底骨折越过气窦时,相邻硬脑膜常被撕裂,形成脑脊液外漏,易发生颅内感染。

(二)病因与发病机制

颅腔近似球体,颅骨有一定的弹性,有相当的抗压缩和抗牵张能力。颅骨受到暴力打击时,着力点局部可下陷变形,颅腔也可随之变形。当暴力强度大、受力面积小,颅骨多以局部变形为主,当受力点呈锥形内陷时,内板首先受到较大牵张力而折裂。此时若外力作用终止,则外板可弹回复位保持完整,仅造成内板骨折,骨折片可穿破硬脑膜造成局限性脑挫裂伤。如果外力继续存在,则外板也将随之折裂,形成凹陷性骨折或粉碎性骨折。当外力引起颅骨整体变形较重,受力面积又较大时,可不发生凹陷性骨折,而在较为薄弱的颞骨鳞部或颅底引发线性骨折,局部骨折线往往沿暴力作用的方向和颅骨脆弱部分延伸。当暴力直接打击在颅底平面上或暴力由脊柱上传时常引起颅底骨折。颅前窝损伤时可能累及的脑神经有嗅神经、视神经,颅中窝损伤可累及面神经、听神经,颅后窝少见。

(三)临床表现

1.颅盖骨折

(1)线性骨折:发生率最高,局部有压痛、肿胀。经颅骨X线摄片确诊。单纯线性骨折本身不需要特殊处理,但应警惕合并脑损伤或颅内出血,尤其是硬脑膜外血肿,有时可伴发局部骨膜下血肿。

(2)凹陷性骨折:局部可扪及局限性下陷区。若凹陷骨折位于脑重要功能区浅面,可出现偏瘫、失语、癫痫等病症。X线摄片可见骨折片陷入颅内的深度,CT扫描有助于骨折情况和合并脑损伤的诊断。

2.颅底骨折

多为强烈的间接暴力作用于颅底或颅盖骨折延伸到颅底所致,常为线性骨折。依骨折的部位不同可分为颅前窝、颅中窝和颅后窝骨折,临床表现各异。

(1)颅前窝骨折:骨折累及眶顶和筛骨,可有鼻出血、眶周("熊猫眼"征)及球结膜下瘀血斑。

若脑膜、骨膜均破裂,则合并脑脊液鼻漏,即脑脊液经额窦或筛窦由鼻孔流出。若筛板或视神经管骨折,可合并嗅神经或视神经损伤。

(2)颅中窝骨折:骨折累及蝶骨,也可有鼻出血或合并脑脊液鼻漏。若累及颞骨岩部,且脑膜、骨膜及鼓膜均破裂时,则合并脑脊液耳漏,即脑脊液经中耳由外耳道流出;若鼓膜完整,脑脊液则经咽鼓管流向鼻咽部,常被误认为是鼻漏。颅中窝骨折常合并第Ⅶ、Ⅷ对脑神经损伤。若累及蝶骨和颞骨的内侧部,还可能损伤垂体或第Ⅱ、Ⅲ、Ⅳ、Ⅴ、Ⅵ对脑神经。若骨折伤及颈动脉海绵窦段,可因动静脉瘘的形成而出现搏动性突眼及颅内杂音。破裂孔或颈内动脉管处的破裂,可发生致命性的鼻出血或耳出血。

(3)颅后窝骨折:骨折累及颞骨岩部后外侧时,一般在伤后1~2天出现乳突部皮下淤血斑(Battle征)。若累及枕骨基底部,可在伤后数小时出现枕下部肿胀及皮下淤血斑;枕骨大孔或岩尖后缘附近的骨折,可合并后组脑神经(第Ⅸ~Ⅻ对脑神经)损伤。

(四)辅助检查

1.X线片

X线片可显示颅内积气,但仅30%~50%病例能显示骨折线。

2.CT检查

CT检查有助于眼眶及视神经管骨折的诊断,且显示有无脑损伤。

3.尿糖试纸测定

鉴别是否为脑脊液。

(五)诊断要点

外伤史、临床表现和颅骨X线摄片、CT检查基本可以明确诊断和定位,对脑脊液外漏有疑问时,可收集流出液做葡萄糖定量来测定。

(六)治疗要点

1.颅盖骨折

(1)单纯线性骨折:无须特殊处理,仅需卧床休息,对症治疗,如止痛、镇静等。但须注意有无继发颅内血肿等并发症。

(2)凹陷性骨折:若凹陷性骨折位于脑重要功能区表面,有脑受压症状或大面积骨折片下陷,直径大于5 cm,深度超过1 cm时,应手术整复或摘除碎骨片。

2.颅底骨折

颅底骨折无须特殊治疗,主要观察有无脑损伤及处理脑脊液外漏、脑神经损伤等并发症。一旦出现脑脊液外漏即属开放性损伤,应使用TAT及抗生素预防感染,大部分漏口在伤后1~2周自愈。若4周以上仍未自愈,可行硬脑膜修补术。若骨折片压迫视神经,应尽早手术减压。

(七)护理评估

1.健康史

了解受伤过程,如暴力大小、方向、受伤时有无意识障碍及口鼻出血情况,初步判断是否伴有脑损伤。同时了解患者有无合并其他疾病。

2.目前身体状况

(1)症状和体征:了解患者目前的症状和体征可判断受伤程度和定位,观察患者有无"熊猫眼"征、Battle征,明确有无脑脊液外漏。鉴别血性脑脊液外漏与耳鼻损伤出血时,可将流出的血性液体滴于白色滤纸上,如见血迹外围有月晕样淡红色浸润圈,可判断为脑脊液外漏。有时颅底骨折虽伤及颞骨,且骨膜及脑膜均已破裂但鼓膜尚完整时,脑脊液可经咽鼓管流至咽部而被患者咽下,故应询问患者是否有腥味液体流至咽部。

(2)辅助检查:颅骨 X 线及 CT 检查结果,确定骨折的部位和性质。

3.心理-社会状况

了解患者可因头部外伤而出现的焦虑、害怕、恐惧等心理反应,以及对骨折能否恢复正常的担心程度。同时也应了解家属对疾病的认识及心理反应。

(八)常见护理诊断/问题

1.疼痛

疼痛与损伤有关。

2.有感染的危险

感染与脑脊液外漏有关。

3.感知的改变

感知的改变与脑神经损伤有关。

4.知识缺乏

缺乏有关预防脑脊液外漏逆行感染的相关知识。

5.潜在并发症

潜在并发症为颅内出血、颅内压增高、颅内低压综合征。

(九)护理目标

(1)患者疼痛与不适程度减轻。

(2)患者生命体征平稳,无颅内感染发生。

(3)颅神经损伤症状减轻。

(4)患者能够叙述预防脑脊液外漏逆行感染的注意事项。

(5)患者病情变化能够被及时发现和处理。

(十)护理措施

1.脑脊液外漏的护理

(1)保持外耳道、鼻腔和口腔清洁,清洁时注意棉球不可过湿,以免液体逆流入颅。

(2)在鼻前庭或外耳道口松松地放置干棉球,随湿随换,同时记录 24 小时浸湿的棉球数,以估计脑脊液外漏量。

(3)避免用力咳嗽、打喷嚏、擤鼻涕及用力排便,以免颅内压骤然升降导致脑脊液逆流。

(4)脑脊液鼻漏者不可经鼻腔吸痰或放置胃管,禁止耳、鼻滴药、冲洗和堵塞,禁忌做腰穿。

(5)取头高位及患侧卧位休息,将头抬高 15°至漏液停止后 3～5 天,借重力作用使脑组织移至颅底硬脑膜裂缝处,促使局部粘连而封闭漏口。

(6)密切观察有无颅内感染迹象,根据医嘱预防性应用抗生素及破伤风抗毒素。

2.病情观察

观察有无颅内继发性损伤,如脑组织、脑膜、血管损伤引起的癫痫、颅内出血、继发性脑水肿、颅内压增高等。脑脊液外漏可推迟颅内压增高症状的出现,应严密观察意识、生命体征、瞳孔及肢体活动等情况,及时发现颅内压增高及脑疝的早期迹象。注意颅内低压综合征,若脑脊液外漏多,可使颅内压过低而导致颅内血管扩张,出现剧烈头痛、眩晕、呕吐、厌食、反应迟钝、脉搏细弱、血压偏低等。

（十一）护理评价

（1）患者疼痛是否缓解。

（2）患者有无颅内感染发生，脑脊液外漏是否如期愈合，护理措施是否得当。

（3）脑神经损伤症状是否减轻。

（4）患者能否叙述预防脑脊液外漏逆行感染的注意事项，遵医行为如何。

（5）患者病情变化是否被及时发现，并发症是否得到及时控制与预防和处理。

（十二）健康指导

对于颅底骨折合并脑脊液外漏者，主要是预防颅内感染，要劝告患者勿挖外耳道、抠鼻孔和擤鼻；注意预防感冒，以免咳嗽、打喷嚏；同时合理饮食，防止便秘，避免屏气、用力排便。

三、脑损伤

脑的被膜自外向内依次为硬脑膜、蛛网膜和软脑膜。硬脑膜坚韧且有光泽，由两层合成，外层兼具颅骨内膜的作用，内层较坚厚，两层之间有丰富的血管和神经。蛛网膜薄而透明，缺乏血管和神经，与硬脑膜之间有硬膜下腔，与软脑膜之间有蛛网膜下腔，充满脑脊液。脑脊液为无色透明液体，内含各种浓度不等的无机盐、葡萄糖、微量蛋白和淋巴细胞，对中枢神经系统起缓冲、保护、运输代谢产物及调节颅内压等作用。软脑膜薄且富有血管，覆盖于脑的表面并深入沟裂内。

脑损伤是指由于暴力作用使脑膜、脑组织、脑血管及脑神经的损伤。根据伤后脑组织与外界是否相通，将脑损伤分为开放性和闭合性两类，前者多由锐器或火器直接造成，有头皮裂伤、颅骨骨折和硬脑膜破裂，常伴有脑脊液外漏；后者由头部接触较钝物体或间接暴力造成，脑膜完整，无脑脊液外漏。根据脑损伤机制及病理改变分为原发性脑损伤和继发性脑损伤，前者指暴力作用于头部时立即发生的脑损伤，且不再继续加重，主要有脑震荡、脑挫裂伤及原发性脑干损伤等；后者指受伤一定时间后出现的脑受损病变，主要有脑水肿和颅内血肿，颅内血肿往往需要开颅手术。

（一）病因与发病机制

颅脑损伤的程度和类型多种多样。引起脑损伤的外力除可直接导致颅骨变形外，也可使头颅产生加速或减速运动，致使脑组织受到压迫、牵张、滑动或负压吸附等多种应力。由于暴力作用部位不同，脑在颅腔内产生的超常运动也各异，其运动方式可以是直线性也可以是旋转性。如人体坠落时，运动的头颅撞击于地面，受伤瞬间头部产生减速运动，脑组织会因惯性力作用撞击于受力侧的颅腔内壁，造成减速性损伤（图6-2）。大而钝的物体向静止的头部撞击时，引起头部的加速运动而产生惯性力。当暴力过大并伴有旋转力时，可使脑组织在颅腔内产生旋转运动，不仅使脑组织表面在颅腔内摩擦、撞击引起损伤，而且在脑组织内不同结构间产生剪应力，引起更为严重的损伤。惯性力引起的脑损伤分散且广泛，常有早期昏迷的表现。由于颅前窝和颅中窝的凹凸不平，各种不同部位和方式的头部损伤，均易在额极、颞极及其底面发生惯性力的脑损伤。

（二）临床表现

1.脑震荡

脑震荡是最常见的轻度原发性脑损伤，为受伤后立即出现短暂的意识障碍，可为神志不清或完全昏迷，持续数秒或数分钟，一般不超过30分钟，较重者出现皮肤苍白、出汗、血压下降、心动徐缓、呼吸微弱、肌张力减低、各种生理反射迟钝或消失。清醒后大多不能回忆受伤当时乃至伤前一段时间内的情况,临床称为逆行性遗忘。可能会伴有头痛、头昏、恶心、呕吐等症状,短期内可自行好转。神经系统检查无阳性体征,显微镜下可见神经组织结构紊乱。

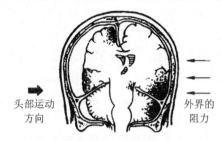

头部运动方向　　　外界的阻力

图 6-2　头部作减速运动时的脑损伤机制

2.脑挫裂伤

脑挫裂伤是常见的原发性脑损伤,包括脑挫伤及脑裂伤,前者指脑组织遭受破坏较轻,软脑膜尚完整;后者指软脑膜、血管和脑组织同时有破裂,伴有外伤性蛛网膜下腔出血。两者常同时存在,临床上又不易区别,合称为脑挫裂伤。脑挫裂伤可单发,也可多发,好发于额极、颞极及其基底。临床表现如下。

(1)意识障碍:是脑挫裂伤最突出的临床表现。伤后立即出现,其程度和持续时间与脑挫裂伤程度、范围直接相关。多数患者在半小时以上,严重者可长期持续昏迷。

(2)局灶症状和体征:受伤当时立即出现与伤灶区功能相应的神经功能障碍或体征,如运动区损伤出现锥体束征、肢体抽搐、偏瘫等;若仅伤及"哑区",可无神经系统缺损的表现。

(3)头痛、恶心、呕吐:与颅内压增高、自主神经功能紊乱或外伤性蛛网膜下腔出血有关。后者还可出现脑膜刺激征,腰穿脑脊液检查有红细胞。

(4)颅内压增高与脑疝:因继发颅内血肿或脑水肿所致,使早期的意识障碍或偏瘫程度加重,或意识障碍好转后又加重,同时有血压升高、心率减慢、瞳孔不等大及锥体束征等表现。

3.原发性脑干损伤

原发性脑干损伤其症状与体征在受伤当时即已出现。单独的原发性脑干损伤较少,常与弥漫性损伤共存。患者常因脑干网状结构受损、上行激活系统功能障碍而持久昏迷,昏迷程度较深。伤后早期常出现严重生命体征变化,表现为呼吸节律紊乱,心率及血压波动明显。双侧瞳孔时大时小,对光反射无常,眼球位置歪斜或同向凝视。出现病理反射、肌张力增高、去皮质强直等。

4.弥散性轴索损伤

弥散性轴索损伤属于惯性力所致的弥散性脑损伤,由于脑的扭曲变形,脑内产生剪切或牵拉作用,造成脑白质广泛性轴索损伤。病变可分布于大脑半球、胼胝体、小脑或脑干。显微镜下所见为轴突断裂结构改变。可与脑挫裂伤合并存在或继发脑水肿,使病情加重。主要表现为受伤当时立即出现的较长时间昏迷。是由广泛的轴索损害,皮层与皮层下中枢失去联系所致。若累及脑干,患者出现一侧或双侧瞳孔散大,对光反应消失,或同向凝视等。神志好转后,可因继发脑水肿而再次昏迷。

5.颅内血肿

颅内血肿是颅脑损伤中最多见、最危险、却又是可逆的继发性病变。其严重性在于引起颅内压增高导致脑疝危及生命,早期发现和及时处理可改善预后。根据血肿的来源和部位可分为硬脑膜外血肿、硬脑膜下血肿和脑内血肿。根据血肿引起颅内压增高及早期脑疝症状所需时间分为3型。①急性型:72小时内出现症状。②亚急性型:3天至3周出现症状。③慢性型:3周以上才出现症状。

(1)硬脑膜外血肿:是指出血积聚于颅骨与硬脑膜之间。与颅骨损伤有密切关系,症状取决于血肿的部位及扩展的速度。①意识障碍:可以是原发性脑损伤直接导致,也可由血肿本身导致颅内压增高、脑疝引起,前者较轻,最初的昏迷时间很短,与脑疝引起昏迷之间有一段意识清醒时间。后者常发生于伤后数小时至2天。经过中间清醒期,再度出现意识障碍,并渐次加重。如果原发性脑损伤较严重或血肿形成较迅速,也可不出现中间清醒期。少数患者可无原发性昏迷,而在血肿形成后出现昏迷。②颅内压增高及脑疝表现:出现头痛、恶心、呕吐剧烈、烦躁不安、淡漠、嗜睡、定向不准等症状。一般成人幕上血肿大于20 mL,幕下血肿大于10 mL,即可引起颅内压增高症状。幕上血肿者大多先经历小脑幕切迹疝,然后合并枕骨大孔疝,故严重的呼吸循环障碍常发生在意识障碍和瞳孔改变之后。幕下血肿者可直接发生枕骨大孔疝,瞳孔改变、呼吸骤停几乎同时发生。

(2)硬脑膜下血肿:硬脑膜下血肿是指出血积聚在硬脑膜下腔,是最常见的颅内血肿。急性硬脑膜下血肿症状类似硬脑膜外血肿,脑实质损伤较重,原发性昏迷时间长,中间清醒期不明显,颅内压增高与脑疝的其他征象多在伤后1～3天内进行性加重。由于病情发展急重,一经确诊应尽早手术治疗。慢性硬脑膜下血肿好发于老年人,大多有轻微头部外伤史,有的患者伴有脑萎缩、血管性或出血性疾病。由于致伤外力小,出血缓慢,患者可有慢性颅内压增高表现,如头痛、恶心、呕吐和视盘水肿等;血肿压迫症状,如偏瘫、失语和局限性癫痫等;有时可有智力下降、记忆力减退和精神失常。

(3)脑内血肿:有两种类型。①浅部血肿,出血均来自脑挫裂伤灶,少数与颅骨凹陷性骨折部位相应,好发于额叶和颞叶,常与硬脑膜下和硬膜外血肿并存。②深部血肿,多见于老年人,血肿位于白质深部,脑表面可无明显挫伤。临床表现以进行性意识障碍为主,若血肿累及重要脑功能区,可出现偏瘫、失语、癫痫等局灶症状。

(三)辅助检查

一般采用CT、MRI检查。脑震荡无阳性发现,可显示脑挫裂伤的部位、范围、脑水肿的程度及有无脑室受压及中线结构移位等;弥散性轴索损伤CT扫描可见大脑皮质与髓质交界处、胼胝体、脑干、内囊区域或三脑室周围有多个点状或小片状出血灶;MRI能提高小出血灶的检出率;硬脑膜外血肿CT检查表现为颅骨内板与脑表面之间有双凸镜形或弓形密度增高影,常伴颅骨骨折和颅内积气;硬脑膜下血肿CT检查示颅骨内板下低密度的新月形、半月形或双凸镜形影;脑内血肿CT检查在脑挫裂伤灶附近或脑深部白质内见到圆形或不规则高密度血肿影,周围有低密度水肿区。

(四)诊断要点

患者外伤史、意识改变、瞳孔的变化、锥体束征,以及CT、MRI检查可明确诊断。

1.非手术治疗

(1)脑震荡:通常无须特殊治疗。一般卧床休息1～2周,可完全恢复。适当给予镇痛、镇静等对症处理,禁用吗啡及哌替啶。

(2)脑挫裂伤:以非手术治疗为主。①一般处理:静卧、休息,床头抬高,宜取侧卧位;保持呼吸道通畅;维持水、电解质、酸碱平衡;应用抗生素预防感染;对症处理;严密观察病情变化。②防治脑水肿:是治疗脑挫裂伤的关键。可采用脱水、激素或过度换气等治疗对抗脑水肿、降低颅内压;吸氧、限制液体入量;冬眠低温疗法降低脑代谢率等。③促进脑功能恢复:应用营养神经药物,如 ATP、辅酶 A、细胞色素 C 等,以供应能量,改善细胞代谢,促进脑细胞功能恢复。

2.手术治疗

(1)重度脑挫裂伤:经非手术治疗无效,颅内压增高明显甚至出现脑疝迹象时,应做脑减压术或局部病灶清除术。

(2)硬脑膜外血肿:一经确诊,立即手术,清除血肿。

(3)硬脑膜下血肿:多采用颅骨钻孔冲洗引流术,术后引流 48～72 小时。

(4)脑内血肿:一般经手术清除血肿。

(5)常见手术方式:开颅血肿清除术、去骨瓣减压术、钻孔探查术、脑室引流术、钻孔引流术。

(五)护理评估

1.健康史

详细了解受伤过程,如暴力大小、方向、性质、速度、患者当时有无意识障碍,其程度及持续时间,有无中间清醒期、逆行性遗忘,受伤当时有无口鼻、外耳道出血或脑脊液外漏发生,是否出现头痛、恶心、呕吐等情况;初步判断是颅伤、脑伤或是复合损伤;同时应了解现场急救情况;了解患者既往健康状况。

2.目前身体状况

评估患者的症状和体征,了解有无神经系统病征及颅内压增高征象;根据观察患者意识、瞳孔、生命体征及神经系统体征的动态变化,区分脑损伤是原发的还是继发的;结合 X 线、CT 及 MRI 检查结果判断损伤的严重程度。

3.心理-社会状况

了解患者及家属对颅脑损伤及其术后功能恢复的心理反应,常见心理反应有焦虑、恐惧等;了解家属对患者的支持能力和程度。

(六)常见护理诊断/问题

1.清理呼吸道无效

清理呼吸道无效与脑损伤后意识障碍有关。

2.疼痛

疼痛与颅内压增高和手术切口有关。

3.营养失调/低于机体需要量

其与脑损伤后高代谢、呕吐、高热、不能进食等有关。

4.体温过高

体温过高与脑干损伤有关。

5.潜在并发症

潜在并发症为颅内压增高、脑疝及癫痫发作。

(七)护理目标

(1)患者意识逐渐恢复,生命体征平稳,呼吸道通畅。

(2)患者的疼痛减轻,舒适感增加。

(3)患者营养状态能够维持或接近正常水平。

(4)患者体温维持正常。

(5)患者颅内压增高、脑疝的早期迹象及癫痫发作能够得到及时预防、发现和处理。

(八)护理措施

1.现场急救

及时而有效的现场急救,在缓解致命性危险因素的同时(如窒息、大出血、休克等)为进一步治疗创造了有利条件,如预防或减少感染机会,提供确切的受伤经过。

(1)维持呼吸道通畅:颅脑损伤患者常有不同程度的意识障碍,失去正常的咳嗽反射和吞咽功能,呼吸道分泌物不能有效排除,舌根后坠可引起严重呼吸道梗阻。应及时清除口咽部分泌物、呕吐物,将患者侧卧或放置口咽通气道,必要时行气管切开,保持呼吸道畅通。

(2)伤口处理:单纯头皮出血,清创后加压包扎止血;开放性颅脑损伤应剪短伤口周围头发,伤口局部不冲洗、不用药;外露的脑组织周围可用消毒纱布卷保护,外加干纱布适当包扎,避免局部受压。若伤情许可宜将头部抬高以减少出血。尽早进行全身抗感染治疗及破伤风预防注射。

(3)防治休克:有休克征象者,应查明有无颅外部位损伤,如多发性骨折、内脏破裂等。患者平卧,注意保暖,及时补充血容量。

(4)做好护理记录:准确记录受伤经过、初期检查发现、急救处理经过及生命体征、意识、瞳孔、肢体活动等病情,为进一步处理提供依据。

2.病情观察

动态的病情观察是鉴别原发性与继发性脑损伤的重要手段。观察内容包括意识、瞳孔、生命体征、神经系统体征等。

(1)意识状态:意识障碍是脑损伤患者最常见的变化之一。通过意识障碍的程度可判断颅脑损伤的轻重;意识障碍出现的迟早和有无继续加重,可作为区别原发性和继发性脑损伤的重要依据。

传统意识分法:分为清醒、模糊、浅昏迷、昏迷和深昏迷五级。①意识清醒:正确回答问题,判断力和定向力正确。②意识模糊:为最轻或最早出现的意识障碍,因而也是最需要关注的,能简单回答问题,但不确切,判断力和定向力差,呈嗜睡状。③浅昏迷:意识丧失,对疼痛刺激有反应,角膜、吞咽反射和病理反射尚存在,重的意识模糊与浅昏迷的区别仅在于前者尚能保持呼之能应或呼之能睁眼这种最低限度的合作;④昏迷:指觉反应已经迟钝、随意运动已完全丧失的意识障碍阶段,可有鼾声、尿潴留等表现,瞳孔对光反应与角膜反射尚存在。⑤深昏迷:对痛刺激无反应,各种反射消失,呈去皮质强直状态。

Glasgow 昏迷评分法:评定睁眼、语言及运动反应,以三者积分表示意识障碍程度,最高15分,表示意识清醒,8分以下为昏迷,最低3分(表6-1)。

表6-1 Glasgow 昏迷评分法

睁眼反应		语言反应		运动反应	
能自行睁眼	4	回答正确	5	遵嘱活动	6
呼之能睁眼	3	回答错误	4	刺痛定位	5
刺痛能睁眼	2	语无伦次	3	躲避刺痛	4
不能睁眼	1	只能发声	2	刺痛肢屈	3
		不能发声	1	刺痛肢伸	2
				无反应	1

（2）生命体征：生命体征紊乱是脑干受损征象。为避免患者躁动影响准确性，应先测呼吸，再测脉搏，最后测血压。颅脑损伤患者以呼吸变化最为敏感和多变，注意节律、深浅。若伤后血压上升，脉搏缓慢有力，呼吸深慢，提示颅内压升高，应警惕颅内血肿或脑疝发生；伤后，与意识障碍和瞳孔变化同时出现心率减慢和血压升高，为小脑幕切迹疝；枕骨大孔疝患者可未经明显的意识障碍和瞳孔变化阶段而突然发生呼吸停止。伤后早期，由于组织创伤反应，可出现中等程度发热；若累及间脑或脑干可导致体温调节紊乱，出现体温不升或中枢性高热。

（3）瞳孔变化：可因动眼神经、视神经及脑干部位的损伤引起。正常瞳孔等大、圆形，在自然光线下直径 3～4 mm，直接、间接对光反应灵敏。伤后一侧瞳孔进行性散大，对侧肢体瘫痪伴意识障碍加重，提示脑受压或脑疝；伤侧瞳孔先短暂缩小继之散大，伴对侧肢体运动障碍，提示伤侧颅内血肿；双侧瞳孔散大、对光反应消失、眼球固定伴深昏迷或去皮质强直，多为原发性脑干损伤或临终表现。观察瞳孔时应排除某些药物、剧痛、惊骇等对瞳孔变化的影响。

（4）其他：观察有无脑脊液外漏、呕吐，有无剧烈头痛或烦躁不安等颅内压增高的表现或脑疝先兆。注意 CT 和 MRI 扫描结果及颅内压监测情况。

3.一般护理

（1）体位：抬高床头 15°～30°，以利脑静脉回流，减轻脑水肿。深昏迷患者取侧卧位或侧俯卧位，以利于口腔内分泌物排出。保持头与脊柱在同一直线上，头部过伸或过屈均会影响呼吸道通畅及颈静脉回流，不利于降低颅内压。氧气吸入，做好气管插管、气管切开准备。

（2）营养与补液：及时、有效补充能量和蛋白质以减轻机体损耗。不能进食者在伤后 48 小时后可行全胃肠外营养。评估患者营养状况，如体重、氮平衡、血浆蛋白、血糖、血电解质等，以便及时调整营养素供给量和配方。

（3）卧床患者基础护理：加强皮肤护理、口腔护理、排尿排便等生活护理，尤其是意识不清昏迷患者预防各种并发症的发生。

（4）根据病情做好康复护理：重型颅脑损伤患者生命体征平稳后要及早进行功能锻炼，可减少日后的并发症和后遗症，主要通过姿势治疗、按摩、被动运动、主动运动等。

4.高热患者的护理

高热可造成脑组织相对缺氧，加重脑损害，故须采取积极降温措施。常用物理降温法有冰帽，或头、颈、腋、腹股沟等处放置冰袋或冰水毛巾等。如体温过高物理降温无效或引起寒战时，需采用冬眠疗法。常用氯丙嗪、异丙嗪各 25 mg 或 50 mg 肌内注射或静脉滴注，用药 20 分钟后开始物理降温。降温速度以每小时下降 1 ℃为宜，降至肛温为 32～34 ℃较为理想。可每 4～6 小时重复用药，一般维持 3～5 天。低温期间应密切观察生命体征并记录，若收缩压低于13.3 kPa(100 mmHg)，呼吸次数减少或不规则时，应及时通知医师停止冬眠疗法或更换冬眠药物。观察局部皮肤、肢体末端和耳郭处血液循环情况，以免冻伤，并防止肺炎、压疮的发生。停用冬眠疗法时，应先停物理降温，再逐渐停冬眠药物。

5.颅内压增高的护理

见相关章节。

6.脑室引流管的护理

对有脑室引流管患者护理时应注意：①应严格无菌操作。②引流袋最高处距侧脑室的距离为10～15 cm。③注意引流速度，禁忌流速过快，避免颅内压骤降造成危险。④控制脑脊液引流量，每天不超过500 mL为宜。⑤注意观察脑脊液性状，若有大量鲜血提示脑室内出血，若为混浊则提示有感染。

（九）护理评价

（1）患者意识状态是否逐渐恢复，患者呼吸是否平稳，有无误吸发生。

（2）患者疼痛是否减轻。

（3）患者的营养状态如何，营养素供给是否得到保证。

（4）患者体温是否恢复正常。

（5）患者是否出现颅内压增高、脑疝及癫痫发作等并发症，若出现是否得到及时发现和处理。

（十）健康指导

（1）康复训练：根据脑损伤遗留的语言、运动或智力障碍程度，制定康复训练计划，以改善患者生活自理能力及社会适应能力。

（2）外伤性癫痫患者应定期服用抗癫痫药物，不能单独外出，以防发生意外。

（3）骨瓣去除患者应做好自我保护，防止因重物或尖锐物品碰撞患处而发生意外，尽可能取健侧卧位以防止膨出的脑组织受到压迫。3～6 个月后视情况可作颅骨修补术。

（赵丕平）

第四节　脑　出　血

脑出血是指原发于脑实质内的出血，主要发生于高血压和动脉硬化的患者。脑出血多发生于 55 岁以上的老年人，多数患者有高血压史。常在情绪激动或活动用力时突然发病，出现头痛、呕吐、偏瘫及不同程度昏迷等。

一、护理措施

（一）术前护理

（1）密切监测病情变化，包括意识、瞳孔、生命体征变化及肢体活动情况，定时监测呼吸、体温、脉搏、血压等，发现异常（瞳孔不等大、呼吸不规则、血压高、脉搏缓慢），及时报告医师立即抢救。

（2）绝对卧床休息，取头高位，15°～30°，头置冰袋可控制脑水肿，降低颅内压，利于静脉回流。吸氧可改善脑缺氧，减轻脑水肿。翻身时动作要轻，尽量减少搬动，加床档以防坠床。

（3）神志清楚的患者谢绝探视，以免情绪激动。

（4）脑出血昏迷的患者 24～48 小时内禁食，以防止呕吐物反流至气管造成窒息或吸入性肺炎，以后按医嘱进行鼻饲。

（5）加强排泄护理：若患者有尿潴留或不能自行排尿，应进行导尿，并留置尿管，定时更换尿袋，注意无菌操作，每天会阴冲洗 1～2 次，便秘时定期给予通便药或食用一些粗纤维的食物，嘱患者排便时勿用力过猛，以防再出血。

（6）遵医嘱静脉快速输注脱水药物，降低颅内压，适当使用降压药，使血压保持在正常水平，防止高血压引起再出血。

（7）预防并发症：①加强皮肤护理，每天小擦澡 1～2 次，定时翻身，每 2 小时翻身 1 次，床铺干净平整,对骨隆突处的皮肤要经常检查和按摩,防止发生压力性损伤。②加强呼吸道管理,保持口腔清洁,口腔护理每天 1~2 次;患者有咳痰困难,要勤吸痰,保持呼吸道通畅;若患者呕吐,应使其头偏向一侧,以防发生误吸。③急性期应保持偏瘫肢体的生理功能位。恢复期应鼓励患者早期进行被动活动和按摩,每天2~3 次,防止瘫痪肢体的挛缩畸形和关节的强直疼痛,以促进神经功能的恢复,对失语的患者应进行语言方面的锻炼。

(二)术后护理

1.卧位

患者清醒后抬高床头 15°~30°,以利于静脉回流,减轻脑水肿,降低颅内压。

2.病情观察

严密监测生命体征,特别是意识及瞳孔的变化。术后 24 小时内易再次脑出血,如患者意识障碍继续加重、同时脉搏缓慢、血压升高,要考虑再次脑出血可能,应及时通知医师。

3.应用脱水剂的注意事项

临床常用的脱水剂一般是 20% 甘露醇,滴注时注意速度,一般 20% 甘露醇 250 mL 应在 20~30 分钟内输完,防止药液渗漏于血管外,以免造成皮下组织坏死;不可与其他药液混用;血压过低时禁止使用。

4.血肿腔引流的护理

注意引流液量的变化,若引流量突然增多,应考虑再次脑出血。

5.保持出入量平衡

术后注意补液速度不宜过快,根据出量补充入量,以免入量过多,加重脑水肿。

6.功能锻炼

术后患者常出现偏瘫和失语,加强患者的肢体功能锻炼和语言训练。协助患者进行肢体的被动活动,进行肌肉按摩,防止肌肉萎缩。

(三)健康指导

1.清醒患者

(1)应避免情绪激动,去除不安、恐惧、愤怒、忧虑等不利因素,保持心情舒畅。

(2)饮食清淡,多吃含水分、含纤维素多的食物;多食蔬菜、水果。忌烟、酒及辛辣、刺激性强的食物。

(3)定期测量血压,复查病情,及时治疗可能并存的动脉粥样硬化、高脂血症、冠心病等。

(4)康复活动。

应规律生活,避免劳累、熬夜、暴饮暴食等不利因素,保持心情舒畅,注意劳逸结合。

坚持适当锻炼。康复训练过程艰苦而漫长(一般为 1~3 年,长者需终生训练),需要信心、耐心、恒心,在康复医师指导下,循序渐进、持之以恒。

2.昏迷患者

(1)昏迷患者注意保持皮肤清洁、干燥,每天床上擦浴,定时翻身,防止压力性损伤形成。

(2)每天坚持被动活动,保持肢体功能位置。

(3)防止气管切开患者出现呼吸道感染。

(4)不能经口进食者,应注意营养液的温度、保质期及每天的出入量是否平衡。

(5)保持大小便通畅。

(6)定期高压氧治疗。

二、主要护理问题

(1)疼痛:与颅内血肿压迫有关。

(2)生活自理能力缺陷:与长期卧床有关。

(3)脑组织灌注异常:与术后脑水肿有关。

(4)有皮肤完整性受损的危险:与昏迷、术后长期卧床有关。

(5)躯体移动障碍:与出血所致脑损伤有关。

(6)清理呼吸道无效:与长期卧床所致的机体抵抗力下降有关。

(7)有受伤的危险:与术后癫痫发作有关。

(赵丕平)

第五节 脑 脓 肿

一、疾病的基本概论

脑脓肿为颅内严重感染性疾病,是以化脓性细菌侵入颅内引起。常见的致病菌包括金黄色葡萄球菌、溶血性链球菌及厌氧链球菌,有时也可由产气荚膜杆菌的感染引起。外伤性脑脓肿早期表现为头疼、发热、颅内压增高及局限性神经功能障碍等症状,脓肿形成之后,临床表现为颅内高压,头痛、嗜睡等症状,或伴有癫痫发作外。如果脓肿位于重要脑功能区,则常伴有局部神经缺损体征,有助于脓肿位置定位。

脑脓肿是一种严重的颅内感染,会造成头痛、嗜睡、颅内高压等症状,同时伴有颅内压增高。

(一)发病机制

(1)外伤后,伤口处理不当,头皮污垢引起感染,通过导血管侵入颅内,引起脑脓肿发生。头皮缺损,颅骨外漏、骨膜下血肿感染等,若感染没有及时控制也会通过导血管侵入颅内或者直接侵入颅内造成感染。

(2)开放性损伤或火器性外伤后,清创不及时、不彻底,有异物或碎骨片存留与脑内,一段时间(多数为数周内,少数可达到几年甚至更长)后形成脓肿。

(3)颅腔与感染区或污染区(如鼻窦、中耳)沟通。

(4)脑膨出直接感染引起。

(二)临床病理生理

脑脓肿形成主要分为3个阶段。

1.急性脑膜炎阶段

细菌侵入脑实质后发生急性局限性炎症,病灶可存在炎性细胞浸润,局部脑组织产生液化坏死,引起大范围水肿等病理变化。持续1周左右。

2.化脓阶段

脑实质坏死灶液化形成脓液,继而扩大形成脓腔。根据病灶个数分为单发脓腔和多发脓腔。

3.脓肿包裹形成阶段

脓液周围纤维组织,网状内皮细胞,以及星形细胞构成脓肿包膜,包膜开始于感染后 2～3 周,包膜形成时间与细菌种类、对抗生素敏感程度、机体抵抗力等有关。一般包膜形成时间越长,包膜越厚。完整包膜分为三层,内层为化脓性渗出物、肉芽组织和增生的胶质细胞等,中层为纤维结缔组织,外层为病灶周围脑组织反应区。

(三)危险因素

脓肿侵犯脑组织,出现头痛、呕吐、颅内压增高等症状,常伴有局部神经缺损体征,严重时甚至出现脑疝及脓肿破裂。

二、临床表现

(一)全身感染症状

患者多有全身不适、发热、头痛、呕吐等急性脑炎或脑膜炎表现。表现一般在 2～3 周内症状减轻,少数可持续 2～3 月。当脓肿包膜形成后,患者体温大多正常或低热,但患者颅内压增高或脑功能缺损症状逐渐加重。脑脓肿进入局限阶段。临床上可出现一个潜伏期,潜伏期长短可由数天到数月甚至数年。在潜伏期内患者可有头痛、消瘦等症状。由于大剂量抗生素的使用,潜伏期往往比较长。

(二)颅内压增高症状

症状贯穿脑脓肿始终,患者常伴有不同程度的头痛,疼痛可为持续性并阵发性加剧,多清晨较重或用力时加重,可出现呕吐,尤其是小脑脓肿患者多呈喷射性呕吐。患者可伴有不同程度的精神和意识障碍,烦躁、嗜睡甚至昏迷,昏迷多见于危重患者。多数患者出现视盘水肿。颅内压增高常引起生命体征的改变,呈库欣反应。

(三)脑局灶定位症状和体征

常在外伤所致的脑功能障碍的基础上,使已有的症状逐渐加重或出现新的症状和体征。若为额叶脓肿时变现为精神症状和人格改变。幕上脓肿可表现为不同形式的癫痫发作。颞叶脓肿表现为中枢性面瘫,同向偏盲。左侧表现为感觉性失语,顶叶脓肿可有深浅感觉等。顶枕区和左颞顶脓肿可出现命令性失语。颅后窝脓肿可出现眼球震颤、吞咽困难等。

(四)脑疝形成或脓肿破溃

脑疝形成或脓肿破溃是脑脓肿患者两大严重危象。颅压增高导致脑疝形成,与其他颅内占位性病变(如颅内血肿)所致的脑疝相似,脓肿溃破为脓肿内压力骤然升高导致,脓液流入蛛网膜下腔或脑室内引起急性化脓性脑膜炎或脑室炎,患者突然出现高热、昏迷、抽搐、外周血白细胞剧增,脑脊液常呈脓汁样,若抢救不及时,会常致患者死亡。

三、相关检查

(一)实验室检查

1.腰椎穿刺与脑脊液检查

脓肿时腰椎穿刺表现为脑脊液压力增高。脑脓肿早期的颅内压常稍高,脑脊液中白细胞数增多,一般在$(5～10)×10^8/L$范围。脑脊液蛋白含量大多增加至 2～4 g/L 或更高。糖和氯化物含量大致正常。腰椎穿刺术一般认为,腰椎穿刺对脑脓肿的诊断价值不大,同时腰椎穿刺可能诱发脑疝和脑脓肿破裂的危险,因此必要进行腰椎穿刺鉴别诊断时才可使用,但必须谨慎进行。

2.脓液检查和细菌培养

脓液的检查和培养可以了解感染的类型,药敏试验对选择抗生素有指导作用。

3.外周血象

70%～90%脑脓肿患者红细胞沉降率加快。C-反应蛋白增加,可凭此与脑肿瘤相鉴别。

(二)影像学检查

1.X线片检查

急性颅骨改变不明显,慢性脑脓肿可显示颅内压增高的骨质改变或松果体向对侧移位。X线片可显示颅内是否存在碎骨片和金属异物。

2.颅脑 CT 扫描

脑脓肿的 CT 表现依脓肿发展阶段而异。急性脑膜脑炎阶段病灶表现为低密度区或混合密度区。脓肿形成后初期仍表现为低密度或混合密度占位性病灶,但增强扫描在低密度周围可呈轻度强化,表现为完整的不规则的浅淡环状强化。脓肿壁形成后,其低密度边缘密度较高,少数可显示脓肿壁,增强扫描可见完整、厚度均一的环状强化,周围有明显不规则的脑水肿和占位效应,低密度区为坏死脑组织和脓液,如产气杆菌感染,可呈现气体与液平面,如为多房性,低密度区内可呈现一个或多个间隔。CT 不仅可以确定脓肿的存在、位置、大小、数目、形状和周围脑组织水肿情况而且可帮助确定治疗手段。

3.头颅 MRI 检查

急性脑炎期,T_1 加权像上表现信号不清的低信号区,T_2 加权像上为片状高信号影,有占位征,此期须与胶质瘤和转移瘤相鉴别。增强扫描比 CT 扫描更能早期显示脑炎期。当包膜形成完整后,T_1 显示高信号影,有时尚可见到圆形点状血管流空影。通常注射 Gd-DTPA 后 5～15 分钟即可出现异常对比增强。延迟扫描增强度可向外进一步扩大,为脓肿周围血-脑脊液屏障的破坏。头颅 MRI 比 CT 对脑组织水含量变化更敏感,因此对坏死、液化和水肿的分辨率更强,能够更好地诊断脑脓肿。

四、基本诊断

(一)诊断

根据患者病史及体征结合 CT、MRI、X 线等检查手段,通过比对检查结果做出判断。

(二)鉴别诊断

1.化脓性脑膜炎

多起病急剧,神经系统的局灶定位体征不明显,颅脑 CT 扫描有助于鉴别。

2.硬膜外和硬膜下脓肿

多合并发生,通过 CT 或 MRI 可鉴别。

3.脑肿瘤

需仔细询问病史,结合各种化验及影像学手段才能进一步鉴别。

五、治疗

(一)药物治疗

1.抗生素

主要根据抗生素对细菌的敏感程度,以及血-脑屏障通透性选择。首选对细菌的敏感程度高、血-脑屏障通透性强的药物。未能确定细菌时选择血-脑屏障通透性强的广谱性抗菌药物。常用药物包括青霉素、链霉素、庆大霉素、磺胺嘧啶及头孢菌素等。一般采用静脉给药,根据病情必要时亦可采用鞘内、脑室和脓腔内注射。

2.降颅压药物

脑脓肿伴有颅内高压症状,根据颅压选择方案降低颅内压,缓解颅内压增高的症状,预防发生脑疝,常用脱水药物有高渗性脱水剂如甘露醇、甘油溶液,利尿药物如呋塞米、依他尼酸等。用药同时应注意肾功能、酸碱和水及电解质平衡的检查。

(二)手术治疗

1.脑脓肿穿刺术

该法简单、安全,对脑组织损伤小,适用于老人、小孩等不能耐受开颅手术者;脑深部和重要功能区脓肿患者;多房性脑脓肿或有异物者不适用。

2.快速钻颅脑脓肿穿刺术

单房性脓肿常用方法,有时为了抢救或在紧急情况下,在床边即可操作,做好定位后,直接快速钻颅,钻颅完成后,穿刺针穿刺脓肿。吸出脓液后其他步骤同上。

3.脓肿切开导管引流术

适用于脓肿位置过浅,并且与周围组织粘连紧密或者靠近功能区,不适用脓肿切除患者,通过穿刺又无法取出异物的患者。

4.颅脑脓肿切除术

适用于脑脓肿和多房性脓肿,以及含有异物的脓肿和多次穿刺无效的脓肿。也可用于时间较长,包膜较厚的脓肿。同时发生破溃或者脑疝的情况下应行急症手术。脓肿切除术需要注意避免损伤重要功能区。

(三)术后处理

(1)术后继续抗感染治疗,防止脓肿复发及感染扩散。

(2)注意纠正水、电解质和酸碱平衡。

(3)防治并发症。

六、术前护理常规

(1)执行外科术前护理常规。

(2)病情观察:观察体温、脉搏、呼吸、血压、意识的变化。早期感染侵入颅内,呈持续性高热,遵医嘱给予抗生素,体温过高者给予药物或物理降温。颅内压增高者出现脉搏、血压、意识的改变,应及时观察并记录,预防脑疝。

(3)颅内压增高者,执行颅内压增高护理常规。

(4)饮食护理:给予高维生素、高蛋白、易消化的饮食。

七、术后护理常规

(1)执行外科术后护理常规。

(2)执行全身麻醉后护理常规。

(3)执行术后疼痛护理常规。

(4)病情观察:密切观察患者意识、瞳孔、生命体征、肢体活动变化及有无展神经麻痹、脑病灶症状等,并记录。必要时通知医师,对症处理。

(5)遵医嘱给予抗生素,若出现高热,及时给予药物或物理降温。

(6)脓腔引流护理:①根据切开部位取合理卧位,抬高床头 15°~30°,引流瓶(袋)应至少低于脓腔 30 cm。②术后 24 小时、创口周围初步形成粘连后可进行囊内冲洗,先用生理盐水缓慢注入腔内,再轻轻抽出,注意不可过分加压,冲洗后注入抗菌药物,然后夹闭引流管 2~4 小时。③脓腔闭合时拔管。继续用脱水剂降低颅内压。患者长期高热,消耗热量明显,应注意加强营养,必要时给予支持疗法。

(赵丕平)

第六节　慢性硬膜下血肿

一、疾病概述

慢性硬膜下血肿是指脑外伤后 3 周以上出现临床症状者,血肿位于硬脑膜和蛛网膜之间,具有包膜,是小儿和老年颅内血肿中最常见的一种,约占颅内血肿的 10%,硬膜下血肿的 25%。目前认为,慢性硬膜下血肿是因轻微颅脑外伤造成桥静脉撕裂,血液缓慢渗入硬脑膜下腔而成。血肿以单侧多见,双侧者占 20%~25%。男性患者明显多于女性,男女之比为 5:1,当病程长、头颅外伤史不明确时,常被误诊为脑瘤、脑血管病、帕金森综合征等。如诊断不及时,治疗不当,可造成严重后果。临床表现以颅内高压为主的一组症状。

(一)病因及发病机制

头部外伤是慢性硬膜下血肿最常见的致病原因,50%~84% 的患者有明确的头部外伤史。但如果头部外伤轻微,外伤距发病时间较长时,一般容易被患者和家属忽略,部分患者在被追问病史时才被发现。老年人由于脑组织萎缩,硬脑膜与皮质之间的空隙增大,当头部受到突然加速或减速运动时,可引起桥静脉的撕裂或造成皮质与硬脑膜间小交通静脉的损伤渗血。也可因静脉窦、蛛网膜颗粒或硬膜下水瘤受损出血引起。非损伤性硬膜下血肿非常少见,在慢性硬膜下血肿的患者中约有 12.8% 的患者伴有高血压。所以,高血压、动脉硬化可能是容易导致出血的原因之一。

此外,一些患有硬膜下血肿的老年患者,常有慢性乙醇中毒病史,因长期饮酒可造成肝功能损伤,导致凝血机制障碍,酗酒后又易造成颅脑损伤。还有 12%~38% 与应用抗凝治疗有关,如长期服用阿司匹林、双嘧达莫等。

慢性硬膜下血肿的出血来源多为桥静脉或皮质小静脉,血液流至硬脑膜下腔后逐渐凝固,两周左右血肿开始液化,蛋白分解。以后血肿腔逐渐增大,引起颅内压增高,进一步对脑组织造成压迫,使脑循环受阻、脑萎缩及变性。促使血肿不断扩大的原因有以下几种。①血肿被膜反复出血:手术时可见血肿有被膜形成,外壁较厚有时可达数毫米,并富于血管,与硬脑膜粘连紧密,内膜甚薄与蛛网膜易分离。血肿外壁上的小血管不断破裂出血,是造成血肿体积不断增大的原因。②血管活性物质的释放:近期研究表明,在血肿的外被膜(血肿被膜的硬脑膜层)不断释放出组织纤溶酶原激活物质到血肿腔内,作用于纤溶酶原使其转化为纤溶酶,促使纤溶活性增加,造成溶血和小血管的再出血,从而使血肿体积不断增大。

(二)病理

慢性硬膜下血肿,多位于顶部,一般较大,血肿可覆盖在大脑半球表面的大部分,即额、顶、颞叶的外侧面。血肿的包膜多在发病后5～7天初步形成,到2～3周基本完成,为一层黄褐色或灰色的结缔组织包膜,靠蛛网膜侧包膜较薄,血管少,与蛛网膜粘连,可轻易剥离;靠近硬脑膜一侧的包膜较厚与硬脑膜粘连较紧,该包膜在显微镜下有浆细胞、淋巴细胞和吞噬细胞,有丰富的新生毛细血管,亦有血浆渗出,有时见到毛细血管破裂的新鲜出血。血肿内容:早期为黑褐色半固体黏稠物,晚期为黄色或酱油色液体。已往多数学者认为,脑轻微损伤后出血缓慢,量少,血肿内血液分解渗透压较高,脑脊液和周围脑组织水分不断渗入到血肿壁,使血肿逐渐增大,但这种说法已被否定。目前大多认为,包膜外的外层有新生而粗大的毛细血管,血浆由管壁渗出,或毛细血管破裂出血到囊腔内,而使血肿体积不断增大。晚期逐渐出现颅内高压及局灶症状。

(三)临床表现

多数患者在外伤后较长时间内有轻微头痛、头昏等一般症状,亦有部分患者伤后长时间无症状,部分患者外伤史不详。多于2～3个月后逐渐出现恶心、呕吐、视物模糊、肢体无力、精神失常等全脑症状和局灶症状。症状大体可归纳为以下几类。

1.颅内高压症状

起初为轻微的头痛,当血肿逐渐增大时方出现明显的颅内压增高的症状如头痛、恶心、呕吐、复视、视盘水肿等。临床上常以颅内压增高为主要症状多见。老年人因为脑萎缩,颅内压增高症状出现较晚或不明显。婴幼儿患者,颅内压增高,则表现为前囟饱满,头颅增大,可被误诊为先天性脑积水。

2.精神症状

老年人以精神障碍较为突出,常表现为表情淡漠,反应迟钝,记忆力减退,寡言少语,理解力差,进行性痴呆,淡漠,嗜睡,精神失常。痴呆多见于年龄较大者。

3.局灶性症状

患者亦可出现脑神经受损症状,如动眼神经、展神经及面神经损伤的症状;可出现帕金森综合征,表现震颤、动作缓慢、肌力减退而肌张力增高,也可出现步态不稳及神经功能障碍,如偏瘫、失语、同向偏盲、偏身感觉障碍等,但均较轻。部分患者可出现局灶性癫痫。

(四)辅助检查

1.腰穿

除腰穿脑脊液压力增高外,常规检查可完全正常,病程越长,血肿包膜越厚,脑脊液化验变化越不明显。

2.颅骨平片

颅骨平片可显示脑回压迹,蝶鞍扩大,骨质吸收,患病多年患者局部骨板变薄、外突,血肿壁可有圆弧形钙化。婴幼儿可有前囟扩大、颅缝分离和头颅增大等。

3.头部 CT 扫描

头部 CT 扫描是目前诊断慢性硬膜下血肿的最有效方法,早期(伤后3周至1个月)血肿呈高、低混合密度,新月形或半月形肿块,高密度系点片状新鲜出血,部分可见液平面;中期(1～2个月)血肿双凸形低密度;后期(2个月以上)呈低密度区,主要表现颅骨内板与脑表之间出现新月形、双凸形、单凸形的低密度、高密度或混杂密度区,患侧脑室受压,中线移位,额角向下移位,枕角向内上移位。慢性硬膜下血肿有 $17\%\sim25\%$ 表现为等密度,诊断较难。增强扫描更能清楚显示血肿内缘与脑组织交界面呈条状密度增高带,可见血肿包膜强化影,血肿区内无脑沟、脑回。

4.MRI 检查

慢性硬膜下血肿有时在 CT 上因呈等密度而显影不清,但在 MR 上却相当清晰,既可定性,又可定位,对 CT 难以诊断的等密度慢性硬膜下血肿,其诊断准确率高达 100%。早期在 T_1、T_2 加权像上均为高信号,后期血肿在 T_1 加权像上为高于脑脊液的低信号,T_2 加权像上为高信号。例如,发病 3 周左右的硬膜下血肿,在 CT 上可能呈等密度,在 T_1 加权像上积血因 T_1 值短于脑脊液而呈高信号,在 T_2 加权像上因长 T_2 而呈高信号。冠状面在显示占位效应方面更明显优于 CT。

5.其他检查

ECT 扫描,显示脑表现的新月形低密度区;脑电图显示局限性病灶;脑超声波检查可显示中线波移位。婴幼儿,可行前囟穿刺。

(五)诊断及鉴别诊断

1.诊断依据

(1)轻度头部外伤 3 周以后,逐渐出现头痛、头昏、视盘水肿、偏瘫、癫痫等症状。

(2)腰穿脑脊液压力高,常规变化不明显。

(3)脑血管造影可见颅内板下方新月形"无血管区"。

(4)CT 扫描可确定诊断。

(5)婴幼儿可在前囟外角进行穿刺,可明确诊断。

2.鉴别诊断

(1)外伤性硬膜下积液:外伤性硬膜下积液或称外伤性硬膜下水瘤,系外伤后大量脑脊液积聚硬脑膜下,临床表现与硬膜下血肿相似,半数病例位于双额区,常深入到纵裂前部,占位表现较硬膜下血肿轻。在 CT 上显示为新月形低密度影,CT 值在 7 Hu 左右,近脑脊液密度。无论急性或慢性硬膜下积液在 MR 上均成新月形长 T_1 与长 T_2。信号强度接近脑脊液。慢性硬膜下血肿在 CT 上:早期为高、低混合密度,部分可见液面;中、晚期呈低密度区。其在 MR 上可有明显信号变化。

(2)脑蛛网膜囊肿:本病变多位于颅中窝,外侧裂表面,临床表现与慢性硬膜下血肿相似,脑血管造影为脑底或脑表面无血管区,CT 扫描亦为密度减低区,但其形状呈方形或不规则,这点与慢性硬膜下血肿相区别。

(3)其他:脑肿瘤、先天性脑积水,往往与慢性硬膜下血肿在临床上有时难以区别,但行 CT 扫描及 MRI,多可明确诊断。

(六)治疗

1.非手术疗法

对个别轻度病例,或缓慢性进行性颅内高压,可试用中药或大量脱水药物治疗,但疗效尚需长期观察。未经治疗的慢性硬膜下血肿由于高颅压脑疝而死亡,自然吸收的慢性硬膜下血肿少见。

2.手术治疗

手术治疗是公认的最有效的治疗方法。大多数患者需要手术治疗,部分非手术治疗效果不满意,病情继续发展的可行手术治疗,手术治疗包括以下几种。

（1）血肿引流：为近年来盛行的方法，在血肿较厚部位钻孔引流并冲洗血肿后，置入一引流管与脑表面平行，行闭式引流 48～72 小时，此种方法多能顺利治愈，而且简单，损伤小，治愈率高，故多列为首选。近年来因 YL-1 型硬通道微刺针微创穿刺引流术简便易行在临床广泛应用，根据头部 CT 检查定位，选择最后层面中心作为穿刺点。对于 CT 显示血肿腔内有明显分隔者，可采用颅骨钻孔神经内镜辅助血肿清除术。

（2）血肿切除。适应证：①血肿引流不能治愈者；②血肿内容为大量凝血块；③血肿壁厚引流后脑不膨起者。此种方法损伤较大，采用骨瓣开颅、连同血肿囊壁一并切除。

（3）前囟穿刺：适用于婴幼儿血肿，可在两侧前囟外角反复多次穿刺，多数患者可治愈。

二、护理

（一）入院护理

1.急诊入院常规护理

（1）立即通知医师接诊，为患者测量体温、脉搏、呼吸、血压；观察患者的意识、瞳孔变化及肢体活动等情况，如有异常及时通知医师。

（2）了解患者既往史、有无家族史、过敏史、吸烟史等。

（3）根据医嘱正确采集标本，进行相关检查。了解相关化验、检查报告的情况，如有异常及时与医师沟通。

（4）了解患者的心理状态，向患者讲解疾病的相关知识，增强患者治疗信心，减轻焦虑、恐惧心理。

（5）待患者病情稳定后向患者介绍病房环境（医师办公室、护士站、卫生间、换药室、配餐室的位置）、护理用具的使用方法（床单位、呼叫器等）、物品的放置、作息时间及餐卡的办理等；介绍科主任、护士长、负责医师及责任护士。病房应保持安静、舒适，减少人员流动，避免外界刺激和情绪激动。

2.安全防护教育

常规安全防护教育。对于有癫痫发作史的患者，应保持病室内环境安静，减少人员探视，室内光线柔和，避免强光刺激。病室内的热水壶、锐器等危险物品应远离患者，避免癫痫发作时，伤及他人或患者自伤。若出现癫痫发作前兆时，立即卧床休息。癫痫发作时，在患者紧闭口唇之前，立即把缠有纱布的压舌板、勺子或牙刷把等垫在上下牙齿之间，防止患者咬伤自己的舌头。松开衣领，头偏向一侧，保持呼吸道通畅，通知医师。发作期间口中不可塞任何东西，不可强行灌药，防止窒息。不可暴力制动，防止肌肉拉伤、关节脱臼或骨折，并加床档保护，避免坠床摔伤。有癫痫病史的患者，必须长期坚持服药，不可增减、漏服和停服药物。癫痫发作后，要及时清除患者口腔分泌物，保持呼吸道通畅，并检查患者有无肢体损伤，保证患者良好的休息。

（二）术日护理

1.送手术前

（1）为患者测量体温、脉搏、呼吸、血压及体重；如有发热、血压过高、女性月经来潮等情况均应及时报告医师。

（2）告知患者手术的时间，术前禁食水等准备事项。

（3）修剪指（趾）甲、剃胡须，勿化妆及涂染指（趾）甲等。协助患者取下义齿、项链、耳钉、手链、发夹等物品，并交给家属妥善保管。

（4）根据医嘱正确行药物过敏试验、备血（复查血型）、术区皮肤准备（剃除全部头发及颈部毛发，保留眉毛）后，更换清洁病员服，术区皮肤异常及时通知医师。

（5）遵医嘱术前用药。

（6）携带病历、相关影像资料等物品，平车护送患者入手术室。

2.术后回病房

（1）每15～30分钟巡视患者，注意观察患者的生命体征、意识、瞳孔、肢体活动等，如异常及时通知医师。

（2）注意观察切口敷料有无渗血。

（3）密切观察引流液的颜色、性状、量等情况并记录，妥善固定引流管，引流袋置于头旁枕上或枕边，高度与头部创腔保持一致，保持引流管引流通畅；活动时注意引流管不要扭曲、受压，防止脱管。

（4）术后6小时内给予去枕平卧位，头偏向一侧，防止呕吐物误吸引起窒息；头部放置引流管的患者6小时后需平卧位，利于引流；麻醉清醒的患者可以协助床上活动，保证患者的舒适度。

（5）若患者出现不能耐受的头痛，及时通知医师，遵医嘱给予止痛药物，并密切观察患者的生命体征、意识、瞳孔等变化。

（6）术后6小时如无恶心、呕吐等麻醉反应，可遵医嘱进食；对于意识障碍的患者可遵医嘱鼻饲管注入饮食。

（7）对于未留置导尿的患者，指导床上大小便，24小时内每4～6小时嘱患者排尿1次。避免因手术、麻醉刺激、疼痛等原因造成术后的尿潴留。若术后8小时仍未排尿且有下腹胀痛感、隆起时，可行诱导排尿、针刺或导尿等方法。

（8）麻醉清醒可以语言沟通的患者，向其讲解疾病术后的相关知识，增强患者恢复健康的信心，利于早日康复。带有气管插管或语言障碍的患者，可进行肢体语言和书面卡片的沟通，疏导患者紧张、恐惧的情绪。

（9）结合患者的个体情况，每1～2小时协助患者翻身，保护受压部位皮肤；如局部皮肤有压红，可缩短翻身的间隔时间，受压部位应予软枕垫高减压。

（三）术后护理

1.术后第1天～第3天

（1）每1～2小时巡视患者，注意观察患者的生命体征、意识、瞳孔、肢体活动等，如发现有头痛、恶心、呕吐等颅内压增高症状及时通知医师。

（2）注意观察切口敷料有无渗血。

（3）密切观察引流液的颜色、性状、量等情况并记录，妥善固定引流管，并保持引流管引流通畅，勿打折、扭曲、受压，防止脱管，不可随意调整引流袋的高度。

（4）加强呼吸道的管理，鼓励深呼吸及有效咳嗽、咳痰，如痰液黏稠不易咳出可遵医嘱予雾化吸入，必要时吸痰。

（5）结合患者的个体情况，每1～2小时协助患者翻身，保护受压部位皮肤；如局部皮肤有压红，可缩短翻身的间隔时间，受压部位应予软枕垫高减压。

（6）指导肢体和语言功能锻炼。

2.术后第4天～出院日

（1）每1～2小时巡视患者，注意观察患者的生命体征、意识、瞳孔、肢体活动等，如发现异常及时通知医师。

(2)拔除引流管后注意观察切口敷料有无渗血、渗液及皮下积液等,如有异常及时通知医师。

(3)加强呼吸道的管理,鼓励深呼吸及有效咳嗽。

(4)指导患者注意休息,引流管拔除后指导患者床头摇高,逐渐坐起,再过渡到床边、病室、病区活动时以不疲劳为宜。

(5)指导患者进行肢体和语言功能锻炼。

(四)出院指导

(1)家属应陪伴在患者身边,减轻患者的恐惧心理。

(2)给予患者高热量、高蛋白、高维生素、易消化吸收的饮食。

(3)患者出院后定期复查血压,遵医嘱用药,保持情绪稳定,保持大便通畅,坚持功能锻炼。

(4)1个月后门诊影像学复查。

（赵丕平）

第七节　小脑扁桃体下疝畸形

一、疾病概述

小脑扁桃体下疝畸形又称 Chiari 畸形或 Arnold-Chiari 畸形,是以颅后窝容积减小、小脑扁桃体向下进入椎管腔为主要病理学特征的先天性发育畸形,严重者除小脑扁桃体向下进入椎管腔外,小脑蚓部、下位脑干和第四脑室等亦随之下移,造成导水管和第四脑室变形,枕骨大孔与上颈椎管蛛网膜增厚、蛛网膜下腔狭窄等一系列变化。这些改变的结果可造成脑干和上颈髓受压、后组脑神经和上颈段脊神经根受牵拉和移位,以及脑脊液循环受阻、产生脑积水和脊髓空洞症等继发性改变。

(一)分型

1.Chiari 畸形Ⅰ型

临床多以此型为主,小脑扁桃体下端变尖甚至呈舌状或钉状,由枕大孔向下疝入椎管内超过 5 mm,多疝至 C_1,可达 C3。一般无延髓、第四脑室变形和下疝。20%～40%合并脊髓空洞症,多数仅限于颈段;有临床症状者,脊髓空洞症的发生率达 60%～90%;可合并脑积水、颅颈交界区畸形如寰枕融合畸形或寰椎枕化。

2.Chiari 畸形Ⅱ型

小脑扁桃体、下蚓部与第四脑室下移并疝入椎管,四脑室变形,疝入颈部的四脑室扩张可呈泪滴状;延髓和脑桥明显伸长,延髓疝入颈椎管内。颅后窝内结构拥挤:可见顶盖鸟嘴样改变、天幕低位、小脑上疝形成的"小脑假瘤"征、枕大池极度变小、枕大孔扩大、扁平颅底等;几乎均合并显性或隐性脊椎裂,50%～90%合并脊髓空洞症、脑积水和其他脑畸形,与Ⅰ型的鉴别要点为延髓和四脑室变形和下疝。

3.Chiari 畸形Ⅲ型

Ⅲ型罕见,为Ⅱ型伴有枕下部或高颈部脑或脊髓膨出,常合并脑积水。

4.Chiari 畸形Ⅳ型

Ⅳ型非常罕见,为严重的小脑发育不全或缺如,脑干细小,颅后窝大部分充满脑脊液,但不向外膨出,该型后小脑发育不良。Ⅲ、Ⅳ型多于新生儿期发病。

(二)临床表现

1.无症状期

并非所有具有小脑扁桃体下疝畸形影像学特征的患者都会出现临床症状,有些患者可能终身不出现症状。当突向枕骨大孔下方的小脑扁桃体对脑干或上颈髓产生压迫,或由于小脑扁桃体长期在脑脊液搏动压力驱动下反复与周围组织摩擦,产生局部蛛网膜增厚、粘连,出现脑脊液循环受阻,并加重局部脑干受压后,即可能出现明显的临床症状,即进入症状期。

2.症状期

小脑扁桃体下疝畸形出现临床症状的年龄段多在 20 岁以后,儿童及青少年出现症状者较少。本病临床表现缺乏特异性,症状轻重似与小脑扁桃体下疝程度关系不大,主要取决于小脑扁桃体和枕骨大孔之间的比值。该比值除受疝入的小脑扁桃体的大小影响外,也受枕骨大孔区骨结构异常的影响。该比值越小,反映延髓颈髓受压程度就可能越重,而临床症状也相应较重。最常见的症状是枕下头痛,通常表现为颈项部疼痛,向上可放射到头顶甚至到眼眶后部,向下放射到颈部和肩胛部,常在用力、屏气、头位改变时加重。女性患者可在行经前的 1 周头疼加重。其次是眼部症状,表现为间断性眶后疼痛或压迫感、视力模糊、闪光、怕光、复视和视野缺损等,但神经眼科学检查往往正常。耳部症状也很常见,包括头晕、平衡障碍、眼球震颤、耳部压迫感、耳鸣、听力减退或听觉过敏、眩晕等。有头晕或眩晕的患者在检查时,可能有低频的神经性听力丧失,以及不同程度的前庭功能障碍。

3.其他临床表现

(1)延髓和颈髓受压症状:主要表现为四肢,尤其是下肢肌力下降,肌张力增高,出现病理反射等,在合并有颅底陷入症,尤其是延髓颈髓前方受压者,更易出现此种临床表现。

(2)小脑受压症状:多见于颅后窝容积过小者。

(3)后组脑神经功能障碍:表现为呛咳、吞咽困难和声音嘶哑等症状。

除以上表现外,小脑扁桃体下疝畸形的临床表现还取决于是否合并有其他继发改变,如脊髓空洞症、脑室系统梗阻,椎基底动脉供血不足等相应的临床表现。在Ⅱ型、Ⅲ型畸形,由于常在婴儿期出现症状,多表现为吞咽困难、进食后食物从口、鼻腔反流,出现误吸并发生肺炎等症状。这两型畸形还可合并有严重的其他器官畸形,如脑、脊髓等发育异常等,预后多较差。

(三)辅助检查

1.X 线

普通 X 线检查不能直接发现是否存在小脑扁桃体下疝畸形,但可发现同时存在的颅颈交界区骨性异常。

2.CT

因枕骨大孔区骨结构解剖复杂,加上 CT 扫描对软组织的分辨率远不如 MRI 检查清晰,价值有限。

3.MRI

MRI 主要表现为小脑扁桃体疝入椎管内(正中矢状面小脑扁桃体下移超过枕骨大 5 mm)、颅后窝容积减小、小脑延髓池变小或消失,延髓颈髓和第四脑室受压、变形,或向椎管方向移位等。另外,小脑扁桃体下疝畸形同时伴发的异常,如脑膜脑膨出、脑和脊髓发育异常、颅颈交界区骨性结构异常、脑积水,以及脊髓空洞症等,也能清晰地显示。

(四)手术治疗

1.手术适应证

无症状性小脑扁桃体下疝畸形不需治疗,但应密切随访。对症状期患者,尤其是儿童和青壮年,应采取较为积极的外科治疗态度。手术的目的在于早期解除延髓颈髓受压,扩大颅后窝容积、切除可能存在的颅颈交界区骨性压迫和纤维结缔组织粘连,疏通脑与脊髓蛛网膜下腔之间的脑脊液循环通路,重建正常的脑脊液循环,同时消除颅颈交界区的不稳定因素。另外,对无症状期小脑扁桃体下疝畸形经 MRI 检查提示存在脊髓空洞症的患者,也应积极进行手术干预,以阻止脊髓空洞症的进一步发展。

2.手术技术

其具体术式尚不统一,应根据不同病因采取不同术式。如何彻底解除枕大孔区压迫因素,恢复脑脊液循环通畅是衡量减压是否彻底的唯一指标。有颅后窝扩大重建术、枕大池重建术等。具体枕骨切除范围、是否打开硬膜及行硬膜的扩大修补、是否切除小脑扁桃体,以及对伴存的脊髓空洞症的处理等问题尚有争议。

(五)预后

小脑扁桃体下疝畸形的预后取决于多种因素,包括脑干受压时间、是否合并斜坡齿状突型颅颈交界区畸形、是否合并脊髓空洞症等。术后脑干受压症状常最先缓解,尤其是受压症状不严重者恢复更快。合并脊髓空洞症者,与脊髓空洞症相关的临床表现改善较慢,即使手术后脊髓空洞症消失,有的患者临床症状的消失仍不太理想。

二、护理

(一)入院护理

1.入院常规护理

(1)向患者介绍病房环境(医师办公室、护士站、卫生间、换药室、配餐室的位置)、护理用具的使用方法(床单位、呼叫器等)、物品的放置、作息时间及餐卡的办理等;介绍科主任、护士长、负责医师及责任护士。

(2)病房应安静、清洁舒适、空气新鲜洁净,每天通风换气 1~2 次,温度保持在 18~22 ℃,湿度50%~60%,以发挥呼吸道的自然防御功能,防止肺内感染。

(3)测量生命体征、体重,并通知医师接诊。

(4)了解患者高血压、糖尿病等既往史、家族史、过敏史、吸烟史等。

(5)协助清洁皮肤,更换病员服,修剪指(趾)甲、剃胡须,女性患者勿化妆及涂染指(趾)甲等。

2.常规安全防护教育

(1)对高龄、小儿、活动不便、使用镇静剂等有跌倒危险的患者,向家属交代清楚;及时填写预防跌倒告知书、跌倒或坠床风险评估表(对于风险评估分值≥25 患者,应在床尾挂上"小心跌倒"的标识);指导患者穿防滑鞋;离床活动时避开湿滑处;地面有水迹处应设立防滑标牌;卧床时加用床档;加强生活护理,协助患者打饭及如厕等,并做好交接班。

(2)对于有发生压疮危险的患者,采取有效的预防措施;如有入院前压疮应详细记录压疮的部位、面积、程度,向家属交代清楚;及时填写预防压疮告知书、压疮危险因素评估表,并做好交接班。

（3）对于意识障碍、高龄、幼儿、智力障碍、步态不稳、活动受限、贫血、感觉异常、听力下降等患者，及时做好防烫伤的风险评估和相关措施。

3.健康指导

（1）常规健康指导：①指导患者次日晨采集血、尿等标本；告知各种检查的时间、地点及相关注意事项等。②对有吸烟嗜好者，应指导戒烟，避免呼吸道黏膜受尼古丁刺激而使呼吸道分泌物过多，术后易发生痰液阻塞气道，并增加肺部感染的机会。③对有饮酒嗜好者，应指导戒酒，避免酒精与药物发生反应引起不适症状。

（2）指导患者合理饮食，进高热量、高蛋白、低脂、低胆固醇、易消化及富含维生素的食物，如蛋类、奶类、肉类、新鲜的蔬菜和水果等，保证机体的需求，以增强机体对手术的耐受力。

（二）术前护理

（1）每1~2小时巡视患者，观察患者的生命体征、意识、瞳孔及肢体活动、感觉等情况，如有异常立即通知医师，及时予以处置。

（2）术前落实相关化验、检查报告的情况，如有异常检查结果及时与医师沟通。

（3）根据医嘱进行治疗、处置，注意观察用药后反应。

（4）指导患者练习床上大小便；指导患者练习有效深呼吸、咳嗽、咳痰等。

（5）指导患者修剪指（趾）甲、剃胡须，女性患者勿化妆及涂染指（趾）甲。

（6）根据医嘱正确备血（复查血型），行药物过敏试验皮肤准备，术区皮肤异常需及时通知医师。

（7）指导患者术前12小时禁食，8小时禁饮水，防止术中呕吐导致窒息；术前晚进半流质饮食，如米粥、面条等。

（8）指导患者注意休息，适度活动，避免着凉，保证良好的睡眠，必要时遵医嘱使用镇静催眠药。

（9）了解患者的心理状态，向患者讲解疾病相关知识，介绍同种疾病手术成功的例子，增强患者手术信心，减轻焦虑、恐惧的心理。

（三）手术当日护理

1.送手术前

（1）术晨为患者测量体温、脉搏、呼吸、血压；如有发热、血压过高、女性月经来潮等情况均应及时报告医师，以确定是否延期手术。

（2）协助患者取下义齿、项链、耳钉、手链、发夹等物品，并交由家属妥善保管。

（3）术区皮肤准备（剃除全部头发及颈部毛发、保留眉毛）后，协助患者更换清洁病员服。

（4）遵医嘱术前用药，携带术中用物，平车护送患者入手术室。

2.术后回病房

（1）每15~30分钟巡视患者，严密观察患者生命体征、瞳孔、意识、肢体活动及感觉平面等变化。若患者出现不能耐受的头痛，及时通知医师，遵医嘱给予止痛药物。

（2）脊髓颈段手术后，易影响呼吸中枢，导致呼吸抑制。密切观察患者的呼吸情况，床旁备好气管切开包。若患者出现呼吸不规则、呼吸困难及口唇发绀时，应立即通知医师，做好气管切开的准备工作。

（3）若患者出现肢体麻木、肌力减弱或活动障碍、感觉异常时，应立即通知医师，及时处理。

（4）遵医嘱行心电监测、血氧饱和度监测、氧气吸入、静脉输液等。观察输液部位有无肿胀、渗出。

（5）留置导尿的护理：观察尿液的颜色、性状、量；每天 2 次会阴护理；每 3～4 小时夹闭尿管 1 次，锻炼膀胱收缩功能。

（6）术后 6 小时内给予去枕平卧位，颈部制动。6 小时后可协助戴颈托，进行床上轴式翻身，以保证患者皮肤的完整性。

（7）术后 24 小时内禁食水，可行口腔护理，每天 2 次。清醒患者可口唇覆盖湿纱布，保持口腔湿润。

（8）妥善固定引流管，保持引流管引流通畅。床上翻身时，注意保护引流管不要打折、扭曲、受压，防止脱管。密切观察引流液的颜色、性状、量等情况并记录；注意观察切口敷料有无渗血、脱落，如有异常立即通知医师。

（9）麻醉清醒可以进行语言沟通的患者，向其讲解疾病术后相关知识，树立战胜疾病的信心；带有气管插管或语言障碍的患者，可进行肢体语言和书面卡片的沟通，疏导患者紧张、恐惧的情绪。

（10）加强皮肤护理，根据患者的肢体活动和感觉情况，每 1～2 小时协助患者轴式翻身，受压部位应予软枕垫高减压，以保证患者的舒适度。

（四）术后护理

1.术后第 1 天～第 3 天

（1）每 1～2 小时巡视患者，注意观察患者的生命体征、意识、瞳孔及肢体活动、感觉等变化。

（2）术后 24 小时如无恶心、呕吐等麻醉后反应，遵医嘱进食，由流质饮食逐步过渡到普通饮食。

（3）妥善放置引流袋。将引流袋置于头旁枕上或枕边，高度与头部创腔保持一致，以保证创腔内有一定的液体压力。

（4）妥善固定引流管，观察引流液的颜色、性状、量等情况并记录；观察切口敷料有无脱落、渗血及渗液，如有异常及时通知医师。

（5）指导患者多饮水、进行有效的咳嗽，保持呼吸道通畅。痰液黏稠不易咳出时，可遵医嘱行雾化吸入，每天 2～3 次，以清除呼吸道分泌物，防止肺内感染。

（6）肢体功能障碍的护理指导；肢体感觉障碍的护理指导。

（7）协助患者生活护理，如洗脸、刷牙、喂饭、大小便等。

（8）指导患者预防便秘。

（9）指导并协助患者定时床上轴式翻身（做好压疮风险评估），应注意颈部制动，保护受压皮肤，预防压疮，保证患者的舒适。

2.术后第 4 天～出院日

（1）拔除引流管后，注意观察患者的生命体征、意识、瞳孔等变化，切口敷料有无渗血、渗液及皮下积液等，每 1～2 小时巡视患者，如有异常及时通知医师。

（2）指导患者多饮水、进行有效的咳嗽，保持呼吸道通畅。痰液黏稠不易咳出时，可遵医嘱行雾化吸入，每天 2～3 次，以清除呼吸道分泌物，防止肺内感染。

（3）拔除留置导尿管后，指导患者听流水声、温毛巾敷下腹及按摩腹部，诱导自行排尿。排尿后，指导患者多饮水，以稀释尿液，起到自然冲洗尿道的作用，预防尿路感染。观察患者有无尿路刺激征,如有不适,应及时通知医师。

(4)若患者病情允许,可戴颈托在病室内进行离床活动。应告知患者避免头部过伸或大幅度转头,不要剧烈活动颈部,防止颈枕部关节脱位及损伤,避免损伤延髓,危及生命。离床活动时要有家属专人陪同,防止跌倒。

(5)肢体功能障碍的护理指导;肢体感觉障碍的护理指导。

(6)协助患者生活护理,如洗脸、刷牙、喂饭、大小便等。

(7)了解患者的心理活动,向患者讲解疾病相关知识。关心、体贴患者,尤其是有肢体功能障碍的患者,应鼓励和协助患者进行肢体功能锻炼,疏导焦虑、失落的情绪,增强战胜疾病、恢复生活自理能力的信心。

(8)根据医嘱进行治疗、处置,观察用药后反应。

(五)出院指导

(1)防止患者受伤,对有痛、温觉消失的患者,应防烫伤及冻伤,禁用热水袋及冰袋,冬天注意保暖;对有步态不稳者,应卧床休息,下床活动时有人陪护。

(2)指导缓解疼痛的方法,翻身时需注意卧位舒适,必要时使用止痛剂,但要防止产生依赖性。

(3)步态不稳者,采取预防跌倒的安全措施,家属 24 小时陪护。

(4)功能锻炼术应尽早进行,减轻肌肉萎缩、促进血液循环、防止静脉血栓。

(赵丕平)

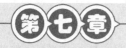

普外科护理

第一节 胃十二指肠损伤

一、概述

由于有肋弓保护且活动度较大,柔韧性较好,壁厚,钝挫伤时胃很少受累,只有胃膨胀时偶有发生胃损伤。上腹或下胸部的穿透伤则常导致胃损伤,多伴有肝、脾、横膈及胰等损伤。胃镜检查及吞入锐利异物或吞入酸、碱等腐蚀性毒物也可引起穿孔,但很少见。十二指肠损伤是由于上中腹部受到间接暴力或锐器的直接刺伤而引起的,缺乏典型的腹膜炎症状和体征,术前诊断困难,漏诊率高,多伴有腹部脏器合并伤,病死率高,术后并发症多,肠瘘发生率高。

二、护理评估

(一)健康史

详细询问患者、现场目击者或陪同人员,以了解受伤的时间地点、环境,受伤的原因,外力的特点、大小和作用方向,坠跌高度;了解受伤前后饮食及排便情况,受伤时的体位,有无防御,伤后意识状态、症状、急救措施、运送方式,既往疾病及手术史。

(二)临床表现

(1)胃损伤若未波及胃壁全层,可无明显症状。若全层破裂,由于胃酸有很强的化学刺激性,可立即出现剧痛及腹膜刺激征。当破裂口接近贲门或食管时,可因空气进入纵隔而呈胸壁下气肿。较大的穿透性胃损伤时,可自腹壁流出食物残渣、胆汁和气体。

(2)十二指肠破裂后,因有胃液、胆汁及胰液进入腹腔,早期即可发生急性弥漫性腹膜炎,有剧烈的刀割样持续性腹痛伴恶心、呕吐,腹部检查可见有板状腹、腹膜刺激征症状。

(三)辅助检查

(1)疑有胃损伤者,应置胃管,若自胃内吸出血性液或血性物者可确诊。

(2)腹腔穿刺术和腹腔灌洗术:腹腔穿刺抽出不凝血液、胆汁,灌洗吸出 10 mL 以上肉眼可辨的血性液体,即为阳性结果。

(3)X 线检查:腹部 X 线片可显示腹膜后组织积气、肾脏轮廓清晰、腰大肌阴影模糊不清等有助于腹膜后十二指肠损伤的诊断。

(4)CT 检查:可显示少量的腹膜后积气和渗至肠外的造影剂。

(四)治疗原则

抗休克和及时、正确的手术处理是治疗的两大关键。

(五)心理-社会因素

胃十二指肠外伤性损伤多数在意外情况下发生,患者出现突发外伤后易出现紧张、痛苦、悲哀、恐惧等心理变化,担心手术成功及疾病预后。

三、护理问题

(一)疼痛

疼痛与胃肠破裂、腹腔内积液、腹膜刺激征有关。

(二)组织灌注量不足

这与大量失血、失液,严重创伤,有效循环血量减少有关。

(三)焦虑或恐惧

这种情绪与经历意外及担心预后有关。

(四)潜在并发症

出血、感染、肠瘘、低血容量性休克。

四、护理目标

(1)患者疼痛减轻。

(2)患者血容量得以维持,各器官血供正常、功能完整。

(3)患者焦虑或恐惧减轻或消失。

(4)护士密切观察病情变化,如发现异常,及时报告医师,并配合处理。

五、护理措施

(一)一般护理

1.预防低血容量性休克

吸氧、保暖、建立静脉通道,遵医嘱输入温热生理盐水或乳酸盐林格液,抽血查全血细胞计数、血型和交叉配血。

2.密切观察病情变化

每15~30分钟应评估患者情况。评估内容包括意识状态、生命体征、肠鸣音、尿量、氧饱和度、有无呕吐、肌紧张和反跳痛等。观察胃管内引流物颜色、性质及量,若引流出血性液体,提示有胃十二指肠破裂的可能。

3.术前准备

胃十二指肠破裂大多需要手术处理,故患者入院后,在抢救休克的同时,尽快完成术前准备工作,如备皮、备血、插胃管及留置尿管、做好抗生素皮试等,一旦需要,可立即实施手术。

(二)心理护理

评估患者对损伤的情绪反应,鼓励他们说出自己内心的感受,帮助建立积极有效的应对措施。向患者介绍有关病情、损伤程度、手术方式及疾病预后,鼓励患者,告诉患者良好的心态、积极的配合有利于疾病早日康复。

(三)术后护理

1.体位

患者意识清楚、病情平稳,给予半坐卧位,有利于引流及呼吸。

2.禁食、胃肠减压

观察胃管内引流液颜色、性质及量,若引流出血性液体,提示有胃十二指肠再出血的可能。十二指肠创口缝合后,胃肠减压管置于十二指肠腔内,使胃液、肠液、胰液得到充分引流,一定要妥善固定,避免脱出。一旦脱出,要在医师的指导下重新置管。

3.严密监测生命体征

术后 15~30 分钟监测生命体征直至患者病情平稳。注意肾功能的改变,胃十二指肠损伤后,特别有出血性休克时,肾脏会受到一定的损害,尤其是严重腹部外伤伴有重度休克者,有发生急性肾功能障碍的危险,所以,术后应密切注意尿量,争取保持每小时尿量在 50 mL 以上。

4.补液和营养支持

根据医嘱,合理补充水、电解质和维生素,必要时输新鲜血、血浆,维持水、电解质、酸碱平衡。给予肠内、外营养支持,促进合成代谢,提高机体防御能力。继续应用有效抗生素,控制腹腔内感染。

5.术后并发症的观察和护理

(1)出血。如胃管内 24 小时内引流出新鲜血液大于300 mL,提示吻合口出血,要立即配合医师给予胃管内注入凝血酶粉、冰盐水洗胃等止血措施。

(2)肠瘘。患者术后持续低热或高热不退,腹腔引流管中引流出黄绿色或褐色渣样物,有恶臭或引流出大量气体,提示肠瘘发生,要配合医师进行腹腔双套管冲洗,并做好相应护理。

(四)健康教育

(1)讲解术后饮食注意事项,当患者胃肠功能恢复,一般 3~5 天后开始恢复饮食,由流质逐步恢复至半流质、普通饮食,进食高蛋白、高能量、易消化饮食,增强抵抗力,促进愈合。

(2)行全胃切除或胃大部分切除术的患者,因胃肠吸收功能下降,要及时补充微量元素和维生素等营养素,预防贫血、腹泻等并发症。

(3)避免工作过于劳累,注意劳逸结合。讲明饮酒、抽烟对胃十二指肠疾病的危害性。

(4)避免长期大量服用非甾体抗感染药,如布洛芬等,以免引起胃肠道黏膜损伤。

(郭莹莹)

第二节 原发性肝癌

原发性肝癌是指由肝细胞或肝内胆管上皮细胞发生的恶性肿瘤,是我国常见的恶性肿瘤之一,死亡率较高,在恶性肿瘤死亡排位中占第二位。近年来发病率有上升趋势,肝癌的五年生存率很低,预后凶险。原发性肝癌的发病率有较高的地区分布性,本病多见于中年男性,男女性别之比在肝癌高发区中为 3:1~4:1,低发区则为 1:1~2:1。高发区的发病年龄高峰为40~49 岁。

一、病因及发病机制

病因及发病机制尚不清楚,根据高发区的流行病学调查结果表明,下列因素与肝癌的发病关系密切。

(一)病毒性肝炎

在我国,乙型肝炎是原发性肝癌发生的最重要病因,原发性肝癌患者中 1/3 曾有慢性肝炎病史。肝癌患者血清中乙型肝炎标志物高达 90% 以上,近年来丙型肝炎与肝癌关系也逐渐引起关注。

(二)肝硬化

原发性肝癌合并肝硬化者占 50%～90%,乙肝病毒持续感染与肝细胞癌有密切关系。其过程可能是乙型肝炎病毒引起肝细胞损害继而发生增生或不典型增生,从而对致癌物质敏感。在多病因参与的发病过程中可能有多种基因发生改变,最后导致癌变。

(三)黄曲霉毒素

在肝癌高发区,尤其南方以玉米为主粮的地方调查提示,肝癌流行可能与黄曲霉毒素对粮食的污染有关,其代谢产物黄曲霉毒素 B_1 有强烈致癌作用。

(四)饮水污染

江苏启东的流行病学调查结果发现,饮用池塘水者与饮用井水者的肝癌发病率和死亡率有明显差异,可能与池塘水的蓝绿藻产生的微囊藻毒素污染饮用水源有关。

(五)遗传因素

在高发区肝癌有时出现家族聚集现象,尤以共同生活并有血缘关系者的肝癌罹患率高,可能与肝炎病毒垂直传播有关。

(六)其他

饮酒、亚硝胺、农药、某些微量元素含量异常如铜、锌、钼等、肝吸虫等因素也被认为与肝癌有关。吸烟和肝癌的关系还待进一步明确。

二、临床表现

(一)症状

肝癌起病隐匿,早期缺乏典型症状,多在肝病随访中或体检普查中,应用血清甲胎蛋白(AFP)及 B 超检查偶然发现肝癌,此时患者既无症状,体格检查亦缺乏肿瘤本身的体征,此期称之为亚临床肝癌。一旦出现症状而来就诊者其病程大多已进入中晚期。不同阶段的肝癌,其临床表现有明显差异。

1.肝区疼痛

肝区疼痛最常见,半数以上患者呈间歇性或持续性的钝痛或胀痛,是由于肿块生长迅速、使肝包膜绷紧牵拉所致。当肿瘤侵犯膈肌时,疼痛可向右肩或右背部放射。向右后生长的肿瘤可致右腰疼痛。突然出现剧烈腹痛和腹膜刺激征提示癌结节包膜下出血或向腹腔破溃。

2.消化道症状

食欲缺乏、恶心、呕吐、腹泻、消化不良等,缺乏特异性。

3.全身症状

低热,发热与癌肿坏死物质吸收有关。此外还有乏力、消瘦、贫血、全身衰弱等,少数患者晚期呈恶病质,这是由于癌症所致的能量消耗和代谢障碍所致。

4.转移灶症状

如肺转移可出现咳嗽、咯血;胸膜转移可引起胸痛和血性胸腔积液;癌栓栓塞肺动脉,引起肺梗死,可突然出现严重呼吸困难和胸痛;癌栓栓塞下肢静脉,可出现下肢严重水肿;骨转移和脊柱转移,可引起局部压痛或神经受压症状;颅内转移可出现相应的神经定位症状和体征。

5.伴癌综合征

癌肿本身代谢异常,癌组织对机体发生影响而引起的内分泌或代谢异常的一组症候群称之为伴癌综合征。如自发性低血糖症、红细胞增多症,其他罕见的有高脂血症、高钙血症、类癌综合征等。

(二)体征

1.肝大

进行性肝大是常见的特征性体征之一。肝质地坚硬,表面及边缘不光滑,有大小不等结节,伴不同程度的压痛。如癌肿突出于右肋弓下或剑突下,上腹可出现局部隆起或饱满。

2.脾大

脾大多见于合并肝硬化门静脉高压患者。因门静脉或脾静脉有癌栓或癌肿压迫门静脉引起。

3.腹水

因合并肝硬化门静脉高压、门静脉或肝静脉癌栓所致。当癌肿表面破溃时可引起血性腹水。

4.黄疸

当癌肿浸润、破坏肝细胞时,可引起肝细胞性黄疸;当癌肿侵犯肝内胆管或压迫胆管时,可出现阻塞性黄疸。

5.转移灶相应体征

锁骨上淋巴结肿大、胸腔积液的体征,截瘫、偏瘫等。

(三)并发症

肝性脑病;上消化道出血;肝癌结节破裂出血;血性胸腹水;继发感染。上述并发症可由肝癌本身或并存的肝硬化引起,常为致死的原因。

三、辅助检查

(一)血清甲胎蛋白(AFP)测定

AFP 是目前诊断肝细胞肝癌最特异性的标志物,是体检普查的项目之一。肝癌患者 AFP 阳性率 70%～90%,诊断标准为:①AFP 大于 500 $\mu g/L$ 持续 4 周;②AFP 在大于 200 $\mu g/L$ 的中等水平持续8周;③AFP 由低浓度升高后不下降。

(二)影像学检查

(1)超声显像是目前肝癌筛查的首选检查之一,有助于了解占位性病变的血供。

(2)CT 在反映肝癌的大小、形态、部位、数目等方面有突出的优点,被认为是补充超声显像检查的非侵入性诊断的首选方法。

(3)肝动脉造影是肝癌诊断的重要补充方法,对直径 2 cm 以下的小肝癌的诊断较有价值。

(4)MRI 优点是除显示如 CT 那样的横断面外,还能显示矢状位、冠状位及任意切面。

(三)肝组织活检或细胞学检查

在超声或 CT 引导下活检或细针穿刺行组织学或细胞学检查,是目前确诊直径 2 cm 以下小肝癌的有效方法。缺点是易引起近边缘的肝癌破裂,有促进转移的危险。在非侵入性操作未能确诊时考虑使用。

四、诊断要点

有慢性肝炎病史,原因不明的肝区不适或疼痛,或原有肝病症状加重伴有全身不适、明显的食欲缺乏和消瘦、乏力、发热;肝进行性大、压痛、质地坚硬、表面和边缘不光滑。对高危人群血清 AFP 的检测及影像学检查。对既无症状也无体征的亚临床肝癌的诊断主要靠血清 AFP 的检测联合影像学检查。

五、治疗要点

早期治疗是改善肝癌预后的最主要的因素,而治疗方案的选择取决于肝癌的临床分期及患者的体质。

(一)手术治疗

首选的治疗方法,是影响肝癌预后的最主要因素,是提高生存率的关键。

(二)局部治疗

1.肝动脉化疗栓塞治疗(TACE)

TACE 为原发性肝癌非手术的首选方案,效果较好,应反复多次治疗。机制为先栓塞肿瘤远端血供,再栓塞肿瘤近端肝动脉,使肿瘤难以建立侧支循环,最终引起病灶缺血性坏死,并在动脉内灌注化疗药物。常用栓塞剂有吸收性明胶海绵和碘化油。

2.无水酒精注射疗法(PEI)

PEI 是肿瘤直径小于 3 cm,结节数在 3 个以内,伴肝硬化不能手术患者的首选治疗方法。在 B 超引导下经皮肝穿刺入肿瘤内注入无水酒精,促使肿瘤细胞脱水变性、凝固坏死。

3.物理疗法

局部高温疗法,如微波组织凝固技术、射频消融、高功率聚焦超声治疗、激光等。

(三)其他治疗方法

1.放射治疗

在肝癌治疗中仍有一定地位。适用于肿瘤较局限,但不能手术者,常与其他治疗方法组成综合治疗。

2.化学治疗

常用阿霉素(ADM)及其衍生物、顺铂(CDDP)、氟尿嘧啶(5-FU)、丝裂霉素(MMC)和甲氨蝶呤(MTX)等。主张联合用药,单一用药疗效较差。

3.生物治疗

常用干扰素、白介素、LAK 细胞、TIL 细胞等,作为辅助治疗之一。

4.中医中药治疗

用于晚期肝癌患者和肝功能严重失代偿无法耐受其他治疗者,可作为辅助治疗之一。

5.综合治疗

根据患者的具体情况,选择一种或多种治疗方法联合使用,为中、晚期患者的主要治疗方法。

六、常用护理诊断

(一)疼痛:肝区痛

肝区痛与肿瘤迅速增大、牵拉肝包膜有关。

(二)预感性悲哀

预感性悲哀与获知疾病预后有关。

(三)营养失调:低于机体需要量

营养失调与肝功能严重损害、摄入量不足有关。

七、护理评估

(一)术前评估

1.健康史

(1)个人情况:患者的年龄、性别、居住地、烟酒史,饮食、饮水、生活习惯(如长期进食含黄曲霉菌、亚硝胺类的食物,接触其他致癌物质等)等。

(2)既往史:有无病毒性肝炎、肝硬化等肝病史;有无癌肿和手术史;过敏史等。

(3)其他:家族中有无肝癌或其他癌症患者。

2.身体状况

(1)肝区疼痛的性质和程度。

(2)是否有肝病面容、贫血、黄疸、脾大、水肿等体征。

(3)是否有消瘦、乏力、食欲减退及恶病质表现。

(4)是否有肝性脑病、上消化道出血及各种感染。

(5)患者肝功能有无受损,甲胎蛋白水平是否升高,B超、CT等影像学检查有无异常。

3.心理-社会状况

(1)患者和家属对肝癌及治疗方案、预后的认知程度。

(2)患者和家属是否担心手术疗效、术后并发症及肝癌预后。

(3)亲属对患者的关心、支持程度,家庭对患者疾病治疗的经济承受能力,社会和医疗保障系统支持程度。

(二)术后评估

(1)手术、麻醉方式,术中出血、补液、输血及引流管等情况。

(2)严密监测患者意识状态、生命体征、血氧饱和度、尿量、肝功能等;观察腹部体征与切口情况、腹腔引流管是否通畅,引流液的颜色、量及性状等。

(3)肝功能恢复情况。

(4)有无腹腔内出血、肝性脑病、膈下积液或脓肿、肺部感染等并发症发生。

八、常见护理诊断/问题

(一)疼痛

疼痛与肿瘤迅速生长导致肝包膜张力增加或手术创伤、介入、射频消融治疗不适有关。

(二)营养失调

低于机体需要量与消化功能紊乱、放疗及化疗引起的胃肠道不良反应、肿瘤消耗等有关。

(三)焦虑、恐惧

焦虑、恐惧与担忧手术效果、疾病预后及生存期限有关。

(四)潜在并发症

腹腔内出血、肝性脑病、膈下积液或脓肿、胆汁漏、肺部感染。

九、护理目标

(1)患者自述疼痛减轻或无痛。

(2)患者营养需求基本得到满足,体重未见明显减轻。

(3)患者能正确面对疾病、手术和预后,积极配合治疗。

(4)患者未发生并发症或并发症被及时发现和处理。

十、护理措施

(一)手术治疗的护理

1.术前护理

(1)心理护理:积极主动关心患者,鼓励患者说出内心感受,疏导、安慰患者,根据患者个体情况提供信息,说明手术的意义、重要性及手术方案,讲解手术成功案例,帮助患者树立战胜疾病的信心,减轻患者焦虑和恐惧。

(2)疼痛护理:①评估疼痛发生的时间、部位、性质、诱因、程度及伴随症状;②遵医嘱给予镇痛药物,并观察药物效果和不良反应;③指导患者采取放松和分散注意力的方法应对疼痛。

(3)改善营养状况:给予高蛋白、高热量、高维生素、易消化饮食;合并肝硬化有肝功能损害者,应适当限制蛋白质摄入。必要时可给予肠内外营养支持,输血浆或清蛋白,以改善贫血、纠正低蛋白血症,提高手术耐受力。

(4)用药护理:遵医嘱给予护肝药物,如甘草酸二胺、还原性谷胱甘肽、多烯磷脂酰胆碱、熊去氧胆酸等;避免使用巴比妥类、红霉素、盐酸氯丙嗪等有损肝脏的药物。

(5)维持体液平衡:肝功能不良伴腹水者,需严格控制水和钠盐的摄入,摄水量不应超过2 000 mL/d,摄钠量少于0.5 g/d(折合成氯化钠,应少于1.5 g);若伴有水肿及血钠降低者,则摄水量严格控制在1 000~1 500 mL/d;同时遵医嘱合理补液和利尿,注意纠正低钾血症等水电解质失衡;准确记录24小时出入量;每天观察、记录体重及腹围变化。

(6)预防出血。①改善凝血功能:大多数肝癌合并肝硬化,术前3天开始给予维生素K_1,适当补充血浆和凝血因子,以改善凝血功能,预防术中、术后出血;②告知患者避免致癌肿破裂出血或食管下段胃底静脉曲张破裂出血的诱因,如剧烈咳嗽、用力排便等使腹内压骤升的动作和外伤等;③癌肿>10 cm时,嘱患者卧床休息,避免活动幅度过大导致癌肿破裂;④若患者突发腹痛伴腹膜刺激征,应高度怀疑肝癌破裂出血,立即通知医师,做好急症手术的各项准备。

(7)术前准备:协助做好术前检查、术前常规准备。

2.术后护理

(1)病情观察:密切观察生命体征、神志、面色、尿量、中心静脉压、切口渗血渗液及腹腔引流液的量和颜色等的变化,并做好记录。

(2)休息与活动:术后患者麻醉清醒、生命体征平稳后取半卧位。根据患者术式及机体恢复情况逐步由半坐卧位、坐位过渡到下床活动。随着加速康复外科技术的推广和应用,肝脏手术患者术后下床活动时间已逐渐提前。

(3)疼痛护理:①评估疼痛发生的时间、部位、性质、程度;②遵医嘱给予镇痛药物;③密切观察镇痛泵的泵入速度、剂量、输注管路是否通畅、镇痛泵的效果及不良反应;④指导患者减轻疼痛及转移注意力的方式,如听音乐、松弛疗法、加强护患沟通等。

(4)饮食指导:术后早期禁食,禁食期间予肠外营养支持,术后 24～48 小时可进食流质,逐步改为半流质和软食。随着加速康复外科技术的推广和应用,肝脏手术患者术后麻醉完全清醒即可少量饮水,自术后第一天开始,饮食可逐渐由流质过渡到半流质、软食。

(5)腹腔引流管的护理:引流腹腔积聚的液体,防止腹腔继发感染。

要点:①妥善固定,防止滑脱。②保持引流通畅,防止引流管受压和扭曲;如引流管被凝血块、组织碎屑等堵塞,应反复挤压促其排出,必要时协助医师用生理盐水冲洗。③观察引流液的颜色、量及性质,并记录。④严格无菌操作,定时更换引流袋,防止感染。⑤拔管:置管 3～5 天,如引流液颜色较淡,24 小时少于 20 mL,腹部无阳性体征者可考虑拔管。

3.术后并发症的观察及护理

(1)腹腔出血:是肝切除术后常见的并发症之一,术后 24 小时易发生。①观察:术后 48 小时内应严密观察生命体征变化,严密观察引流液的量、性质及颜色。短时间内引流管引出大量鲜红色血液,1 小时内引流出 200 mL 以上或每小时 100 mL 持续 3 小时以上的鲜红色血性液体,应考虑活动性腹腔出血,立即通知医师及时处理。②护理。体位与活动:术后 24 小时内卧床休息,避免剧烈咳嗽和打喷嚏等,以防止术后肝断面出血;输液、输血:若短期内或持续引流较大量的鲜红色血性液体,经输血、输液,患者血压、脉搏仍不稳定时,应做好再次手术的准备;若明确为凝血机制障碍性出血,可遵医嘱给予凝血酶原复合物、纤维蛋白原,输新鲜血等。

(2)肝性脑病:见门脉高压症患者的护理。

(3)膈下积液及脓肿。①观察:发生在术后 1 周。患者术后体温下降后再度升高,或术后发热持续不退,同时伴右上腹胀痛、呃逆、脉速、白细胞计数升高,中性粒细胞百分比达 90% 以上,应疑有膈下积液或膈下脓肿。B 超检查可明确诊断。②护理:协助医师行 B 超定位引导穿刺抽脓或置管引流,后者应加强冲洗和吸引护理;患者取半坐位,以利于呼吸和引流;严密观察体温变化,鼓励患者多饮水;遵医嘱加强营养支持和抗菌药物的应用护理。

(4)胸腔积液。①观察:患者胸闷、气促、发热情况。②护理:协助医师行穿刺抽胸腔积液,行胸腔闭式引流者,做好胸腔闭式引流护理;遵医嘱加强保肝治疗,给予高蛋白饮食,必要时遵医嘱给予清蛋白、血浆及利尿剂应用。

(5)胆汁漏。①观察:腹痛、发热和腹膜刺激征,切口有无胆汁渗出和/或腹腔引流液有无含胆汁。②护理:胆汁渗出者,注意保护局部皮肤;协助医师调整引流管,保持引流通畅,并注意观察引流液的颜色、量与性状;如发生局部积液,应尽早行 B 超定位穿刺置管引流;如发生胆汁性腹膜炎,应尽早手术。

(二)介入治疗的护理

1.术前护理

(1)术前访视:由于 TACE 是一种新的治疗方法,术中患者始终处于清醒状态,患者不仅要承受恶性肿瘤的心理压力和经济负担,还要面对可能出现治疗后并发症的心理压力。术前访视可减轻患者因强烈应激给机体带来的负面影响,有利于机体的康复。术前详细地向患者及家属说明手术的优越性、目的及意义,操作过程,配合要点,术中会有哪些不适,如何克服,使患者对手术过程有个大概的了解。通过护理,稳定患者情绪,使之处接受治疗的最佳状态,最大限度地缓解患者的心理压力。

(2)全面了解病史:查看有关的实验记录,如肝肾功能、血常规、出凝血时间、心电图等,发现异常及时报告医师,并做好护理记录。

(3)术前指导:术前一天协助患者在床上训练排大小便,要耐心地向患者解释患者排尿训练的重要性,防止术后因不习惯床上排便而引起尿潴留。

(4)双侧腹股沟及会阴部备皮。

(5)指导患者进行屏气练习,即深吸一口气后,停止呼吸 10～15 秒,然后缓慢呼出,以备术中数字减影造影时,使血管的图像更清晰准确。

(6)术前 4～6 小时嘱患者禁食水,避免术中化疗引起恶心、呕吐。

(7)术前测量患者心率、呼吸、血压,无异常由护士送患者赴手术室行介入治疗术。

2.术中护理

(1)麻醉方式:局部麻醉。

(2)手术体位:采取平卧位,双手平放身体两旁,充分暴露脐水平以下、大腿 1/2 水平以上的皮肤消毒部位,注意保暖。

(3)手术步骤及术中护理配合:①协助患者平卧于手术台,连接心电图仪记录其脉搏、呼吸、血压,并建立静脉通路。认真检查导管导丝,防止术中出现断裂脱落、漏液等。局部皮肤常规消毒,铺无菌巾,在腹股沟韧带下方 1～2 cm 股动脉搏动最强处皮肤、皮下组织用 2% 利多卡因做局部浸润麻醉。②将导管插至主动脉弓处,让导管成形,在腹腔干处行腹腔干造影。如肝动脉有变异,则再做肠系膜上动脉造影。③将导管、三通放于大放盘内,配制肝素盐水(0.9% 氯化钠 500 mL 加肝素 0.5 支)并分别倒入 2 个无菌碗内。配合医师进行药液的抽吸及化疗药物的配制。④在尽可能超选择性插管至肿瘤供血动脉后,根据医嘱选择灌注化疗药物或栓塞剂。⑤栓塞结束行肝动脉造影,了解栓塞情况。⑥拔出导管加压包扎:拔管后用手压迫穿刺止血点 10～20 分钟,观察伤口有无渗血,用无菌纱布加弹力绷带加压包扎并固定。

3.术后护理

(1)一般护理:术后 4～6 小时内密切观察患者生命体征变化,患者应平卧 24 小时。手术部位加压包扎,手压迫穿刺点 1 小时后用沙袋压迫 6 小时。术侧下肢制动,保持伸直为 12～24 小时,严密观察穿刺部位是否有血肿,足背动脉搏动是否良好。术后常规行保肝、抑酸、止血、抗感染治疗。

(2)化疗药物所致毒性反应的护理。①胃肠道反应:最常见的胃肠道反应为恶心、呕吐、食欲缺乏、一般 2～3 天可缓解,严重者可持续一周。遵医嘱于术后给予止吐药物。呕吐时,应使患者头偏向一侧,以免误吸引起窒息或呛咳,并注意观察呕吐物性质、颜色、量,防止消化道出血。指导患者多食高蛋白、高热能、高维生素、易消化的食物。一般术后 3～4 天胃肠道反应基本消失,对于呕吐严重者,应加强止吐药物的应用,静脉补充营养。②发热:为肿瘤组织坏死、吸收引起的发热,常在术后 1～2 天出现,体温在 38～39 ℃。持续 3～4 天或一周后逐渐下降。嘱患者多喝水,给予物理降温或用吲哚美辛栓纳肛,注意观察患者有无虚脱,需要时及时补充水分。注意更换床单、被褥、衣服、保持皮肤清洁、预防受凉、及时添加衣物。常规应用 3 天抗生素预防感染。③腹痛:由于栓塞造成组织缺血、水肿和坏死引起;另一种情况是其他动脉的医源性误栓或栓塞剂逆、顺血流造成非靶器官的栓塞,最常见的是因胆囊动脉或胃右动脉的栓塞导致的胆囊炎、胆囊穿孔或应激性溃疡。一般术后 24 小时达到高峰,应注意观察疼痛的部位、性质、程度,并注意与其他疼痛相区分。对于疼痛耐受差的患者,可采取癌症患者三阶梯止痛治疗。护士多与患者交流或采取其他方式分散其注意力。④呃逆:由于化疗药物刺激膈神经,患者对疾病过度担心、精神紧张、抑郁;术后饮食欠佳,胃肠功能紊乱;手术刺激膈神经或迷走神经所致。较轻者,多可自行缓解、不予处理。对于顽固性呃逆应认真寻找病因并予以治疗。及时进行心理疏导,嘱患者连续吞服温开水。必要时给予阿托品0.25 mg双侧足三里注射。⑤骨髓抑制:多数化疗药物对骨髓造血系统有抑制作用,其表现主要以白细胞、血小板减少多见。易出现感染、出血等症状。密切观察体温及血象,加强基础护理,预防感染。⑥肝、肾功能下降:术后给予保肝治疗,及时补充蛋白,常规水化治疗 3 天,鼓励患者多饮水,使尿液稀释,加速药物随尿液排出体外。密切观察大小便情况、皮肤巩膜颜色变化及腹围大小变化,给予高蛋白质易消化饮食,2～3 周后,肝、肾功能恢复。

(3)并发症的护理。①穿刺部位出血、局部水肿:由于反复插管、拔管后穿刺点压迫不当、肝素用量大或者患者自身凝血机制障碍引起。拔管后,对于凝血功能异常的患者,要适当延长压迫时间和行加压包扎。嘱患者用力咳嗽或排便时应压迫穿刺点。术后注意对穿刺部位的观察,如有出血应重新加压包扎。出现小血肿可压迫止血,再用沙袋压迫 6 小时,术侧肢体制动 24 小时。大血肿可用无菌注射器抽吸,遵医嘱给予止血药物;24 小时后可行热敷,以促进吸收。②尿潴留:因患者术后股动脉加压包扎、沙袋压迫,且不习惯床上排尿引起。给予耐心解释和指导,消除患者在床上排尿的紧张心理;用温水冲洗会阴部,同时让患者听流水声或者热敷腹部、按摩膀胱,并适当加压,无效后给予无菌导尿术。③上消化道出血:由于门静脉高压、患者术前肝功能差、化疗药物不良反应损害胃黏膜或术后恶心、呕吐致食管、胃黏膜撕裂出血。遵医嘱禁食、卧床休息,行止血、扩容、降低门静脉压力治疗;密切观察患者生命体征及大便、呕吐物的颜色、性质及量。出血停止后给予高热能、高蛋白、多种维生素、低盐、低脂流食或半流食,少量多餐。④股动脉栓塞:是 TACE 术后最严重的并发症。术后每小时观察穿刺侧皮肤颜色、温度、感觉、足趾运动及足背动脉搏动情况,并与对侧对比。发现患肢肢端苍白、小腿疼痛剧烈、皮温下降、感觉迟钝,则提示有股动脉栓塞的可能,可进一步做超声检查确诊,同时抬高患肢并给予热敷,按医嘱给予解痉及扩血管的药物,禁忌按摩,以防止栓子脱落,必要时行动脉切开取栓术。

(三)MRI 引导射频消融治疗肝癌的护理

1.术前评估与准备

(1)术前护理评估:①责任护士参加术前评估,详细了解手术部位、肿瘤与周围脏器的关系、影像特征、并发症易发生的相关性等。②责任护士于术前 1 天对患者进行体力状况(ECOG)评分、ADL 评分及一般临床症状评估(包括生命体征、饮食情况、有无不适症状)。③术前根据患者年龄、职业、文化程度对患者的依从性进行评估。

(2)术前访视:大部分患者其心理压力大,表现为紧张、焦虑、悲观等负性情绪,少数患者甚至存在抗拒等过激行为。针对患者易紧张、恐惧的心理特点,对患者进行宣教,减轻患者对手术的焦虑恐惧心理。鼓励家属陪伴,耐心倾听患者诉说,了解患者的心理顾虑,及时给予疏导,鼓励他们树立坚强意志。向患者介绍治愈成功的病例,以此来增加患者对介入治疗的信心,取得患者的信任,以最好的状态来配合手术。此外,还需因人而异,注意执行保护性医疗制度。

(3)术前指导:局麻患者告知其手术过程中配合操作的重要性,指导并训练患者屏气及平静呼吸等动作,确保进针路径与肿瘤位置关系相对一致;全麻患者告知其胃肠道准备的重要性;同时还应告知患者手术大概需要的时间、手术体位等,以取得患者的理解、合作。

(4)术前准备。①患者准备。影像资料准备:告知患者需将2周内行超声、增强CT或增强MRI检查影像资料准备齐全,便于手术医师掌握肿瘤位置、大小、数目、形状,与大血管及周围脏器的关系,指导进针路径。胃肠道准备:患者术前1天晚餐不进固体或难消化食物,少吃甜食,避免腹胀;手术当日应根据手术情况禁食,局部麻醉术前4小时禁饮食,全身麻醉术前12小时禁食、前4小时禁水;如一般情况较差者,应先建立静脉通路给予一定的支持治疗。皮肤准备:术前1天洗澡或清洁穿刺区域皮肤,更换清洁衣裤。术前摘除金属饰物;女患者如月经期及时通知责任护士;术前排空膀胱。②家属准备。告知患者家属(被委托人)手术当日提前到病房,需签署手术知情同意书;确保患者住院押金足够;鼓励患者家属术后陪伴。③病房护士准备。协助完善各项化验及常规检查:术前进行血、尿、大便常规,肝、肾功能,凝血功能,肿瘤标志物,血型检查和感染筛查,心电图、X线胸片等检查。根据穿刺点、进针路径进行手术区域皮肤准备,并检查有无皮肤破损及感染。术前晚视病情需要进行肠道准备。手术当日行碘过敏试验;建立静脉通道。测量生命体征,如体温、血压异常及时汇报医师。术前15分钟肌内注射巴曲酶1 000 U,维生素 K_1 10 mg,护送患者赴消融治疗室。④手术室护士准备。药品准备:术前准备麻醉、镇静、镇痛、止吐、止血等药物,急救设备和药品。设备和材料:准备好吸氧装置、心电监护;备好磁兼容设备及耗材。手术室配备吸氧、吸痰装置,备有简易呼吸器、胸腔闭式引流包等。⑤医师准备。病理检查:为明确诊断,建议行病灶穿刺活检病理检查。制定消融方案:术前根据患者病情和医院条件进行讨论分析,选择适宜的引方式、消融治疗仪及消融治疗极,确定穿刺点、进针路径及布针方案。术前与患者及家属充分沟通,签署手术知情同意书。

2.护理配合

(1)手术室护士与病房护士进行详细交接,确认患者身份,核对患者基本信息。

(2)局麻患者根据病灶部位协助其取合适体位(仰卧或俯卧),既要方便治疗,又要使患者舒适安全。嘱患者不能自行改变体位、注意平静呼吸;连接好心电监护,观察患者血氧饱和度情况。

(3)手术室护士对患者进行压疮评估,评分≤18提示患者有发生压疮的危险,建议采取保护性预防措施,如局部敷贴皮肤保护膜。

(4)协助医师进行皮肤消毒、铺无菌巾。

(5)手术治疗过程中应询问患者有无不适之处,注意患者面部表情变化,鼓励患者,除其焦虑情绪,以便能够顺利完成手术。

3.术后护理

(1)术后常规护理。①卧位护理:局麻患者术后平卧至少6小时,6小时后可在床上做翻身、半卧等少量简单活动,24小时以后方可下床活动,指导患者待病情稳定后尽早下床做轻微活动,促进其血液循环,防止并发症的发生。全麻患者去枕平卧6小时,头偏向一侧,备好吸引器,保持呼吸道通畅;做好呼吸道管理,保持呼吸道通畅,遵医嘱氧气吸入,协助翻身拍背;术后6小时患者生命体征平稳后可取半卧位,24小时后如无异常可在床边少量活动。生命体征观察:责任护士按护理常规或医嘱监测生命体征,护理记录单详细、及时、准确记录;患者返回病房即给予心电监护,严密观察生命体征及血氧饱和度情况。②饮食指导:术后常规禁食水2小时;2小时后可进水,鼓励患者多饮水,促进术中造影剂的排泄,减少对肾脏的损害。6小时后病情稳定可改为半流质饮食,24小时后恢复正常。患者术后卧床时间较长,易引起便秘、腹胀,应多食含纤维素高的食品,并鼓励多饮水;指导患者饮食以高蛋白、高热量、清淡易消化食物为主,进行营养支持。

③消融术后综合征的处理：消融术后综合征包括低度发热、寒战、肌痛、延迟性疼痛、恶心呕吐等，一般于术后3天内出现。持续5天左右，并多于术后10天内消失，原因可能为机体对消融所致坏死组织及其所释放的细胞因子的炎性反应。胃肠道反应：表现为恶心呕吐，遵医嘱给予甲氧氯普胺、托烷司琼等中枢镇吐药对症治疗，并给予泮托拉唑钠常规静脉滴注抑制胃酸保护胃黏膜。发热：主要为肿瘤坏死引起的吸收热及肿瘤周围组织出现的炎性反应所致，可预防性使用抗生素。每天为患者测体温4次，必要时给予物理及药物降温。如果体温大于38.5 ℃应除外脓肿形成。告知患者术后发热是由于肿瘤组织坏死吸收引起，安抚患者情绪；加强皮肤护理，汗湿后及时为患者更换衣物及床单，注意保暖，鼓励患者多饮水。一般高热持续1周，给予对症治疗。腹痛：常见原因为出血、胆囊炎及近肝被膜肿瘤消融治疗后肿瘤坏死所致的局限性腹膜炎。只要无外科急腹症指征，一般常用药物为吗啡、哌替啶、布桂嗪、芬太尼贴止痛治疗并严密观察药物的不良反应。④掌握肿瘤专科护理指标，及时发现异常并采取措施：患者回病房后，责任护士及时向医师了解术中情况，有无气胸、出血、冻伤等并发症发生。做好患者心理护理，并与其家属做好沟通工作，缓解患者急于知道手术效果的焦虑心理。

（2）术区护理：治疗结束后手术室护士与病房护士详细交接患者情况，观察手术皮肤视野，有无渗血、渗液及烫伤；如发现烫伤，对面积、数量、周围组织情况进行记录；返回病房后提供宽松病服，保持局部皮肤干燥，减少物理性刺激；局部如有水疱，较小的水疱无须处理，2~3周后自行吸收干枯结痂，脱落后创面可愈合；较大水疱经消毒后予以无菌注射器将疱液抽出，无菌敷料覆盖。

（3）常见并发症的护理：局部消融引起的并发症按照严重程度分为轻度及重度。按照发生时间分为即刻并发症、围术期并发症及迟发并发症。①疼痛：一般在术中及术后1~2天出现，持续时间很少超过1周。轻度疼痛不需要特别处理；中、重度疼痛在排除急腹症等原因的前提下给予镇静、镇痛处理。护理措施：同本节手术治疗的护理相应部分。②胆心反射：手术刺激胆道系统引起迷走神经兴奋导致的冠脉痉挛和心功能障碍，表现为心动过缓，可伴血压下降、心律失常、心肌缺血，甚至发生心室纤颤或心脏停搏。疼痛也可引起迷走神经兴奋，造成心动过缓。护理措施：即刻停止消融治疗，静脉注射阿托品；对血压下降、心律失常、心脏停搏患者给予相应的急诊抢救治疗。对肿瘤邻近胆囊、胆管的患者，术前可应用阿托品0.5 mg静脉注射降低迷走神经兴奋性；应用镇静、镇痛药，控制疼痛；RFA及MWA可从小功率开始，逐渐调至预定参数。③心脏压塞：引导针、消融治疗极穿刺时误伤心包。护理措施。少量心包积液（<100 mL）：即刻停止消融治疗，做好心包穿刺引流准备等；中量以上心包积液（>100 mL）：急诊行心包穿刺引流和相应抢救治疗。密切观察病情变化，进入急诊抢救状态。④肝脓肿：消融治疗区组织液化坏死继发感染或消融区形成胆汁瘤继发感染。护理措施：及时行经皮脓肿引流及抗感染治疗。严格无菌操作。对有感染危险因素（糖尿病、十二指肠乳头切开术后等）及消融体积较大的患者可预防性应用抗生素。⑤肝包膜下血肿、腹腔内出血：肝包膜、肝实质撕裂，肿瘤破裂、血管损伤、针道消融不充分等。护理措施：严密监测患者生命体征，少量出血保守治疗；动脉性活动性出血同时行动脉栓塞或消融止血；对有失血性休克的患者积极抗休克治疗，必要时手术探查止血。护理人员尤其要关注患者对疼痛的描述，如持续性疼痛、止痛药物效果不佳时应警惕有活动性出血，及时通知医师予以相应处理。⑥气胸：穿刺时损伤脏层胸膜或肺组织。护理措施：少量气胸保守治疗，中至大量气胸穿刺抽吸气体或胸腔闭式引流。胸腔闭式引流的护理同本节CT引导肺肿瘤冷冻消融治疗的相应部分。⑦胸腔积液：邻近膈肌肿瘤消融治疗后导致胸膜组织膈肌损伤，消融后坏死组织刺激胸膜，坏死组织液化或胆脂瘤直接破入胸膜腔。护理措施：少量胸腔积液保守治疗，中至大量胸腔积液行穿刺抽吸或引流。胸腔闭式引流的护理,内容同本节 CT 引导肺肿瘤冷冻消融治疗的相应部分。

(四)CT 引导冷冻消融治疗肝癌的护理

1.术前评估与准备

(1)护理评估:与肝癌射频消融相同。

(2)术前访视:向患者及家属讲明冷冻消融的目的,术中注意事项;消融过程中一个循环所需时间,术中需要患者配合的要点等。向患者介绍治愈成功的病例,以此来增加患者对介入治疗的信心,取得患者的信任,以最好的状态来配合手术。

(3)术前指导:局麻患者告知其手术过程中配合操作的重要性,指导并训练患者屏气及平静呼吸等动作,确保进针路径与肿瘤位置关系相对一致;全麻患者告知其胃肠道准备的重要性;同时还应告知患者手术大概需要的时间、手术体位等,以取得患者的理解、合作。

(4)术前准备:同 MRI 引导射频消融治疗肝癌的术前准备。

2.护理配合

(1)手术室护士与病房护士进行详细交接,确认患者身份,核对患者基本信息。

(2)局麻患者根据病灶部位协助其取合适体位(仰卧或俯卧),既要方便治疗,又要使患者舒适安全。嘱患者不能自行改变体位、注意平静呼吸;连接好心电监护,观察患者血氧饱和度情况。

(3)手术室护士对患者进行压疮评估,评分≤18 提示患者有发生压疮的危险,建议采取保护性预防措施,如局部敷贴皮肤保护膜。

(4)协助医师进行皮肤消毒、铺无菌巾。

(5)手术治疗过程中应询问患者有无不适之处,注意患者面部表情变化。如患者出现恶心、面色苍白、寒战、体温降低、心律失常、血压下降、呼吸困难等冷休克表现,应立即通知医师暂停消融,进行抗休克紧急处理。

(6)对于靠近体表肿瘤,冷冻消融过程中针杆与皮肤表面接触易造成冻伤,可采用装有 45 ℃温盐水的一次性无菌手套置于针杆周围保护皮肤。或用纱布保护周围组织,避免冻伤。

3.术后护理

(1)术后常规护理:与肝癌射频消融相同。

(2)并发症护理。①冷休克:当肿瘤靠近大血管或冷冻范围较大,有可能导致患者发生冷休克,因此,术前应在 CT 检查床上提前铺好保温毯并调节温度在 37～39 ℃,密切观察患者生命体征,一旦患者出现恶心、面色苍白、寒战、肢体温度低、脉搏细速、心律失常、血压下降、呼吸困难等冷休克表现,应及时进行保护及抗休克治疗。②出血:因冷冻消融结束后无法对针道进行消融,出血的发生率高于射频消融及微波消融,因此,术后需密切观察生命体征变化,重点观察血压、心率变化及患者对疼痛的主诉,遵医嘱急查血常规,必要时急诊行 CT 检查,应用止血药。③皮肤冻伤:对于靠近体表的肿瘤,穿刺针与皮肤表面接近,冷冻消融过程中易出现冻伤。患处皮肤给予安尔碘局部消毒,硫酸镁表面湿敷,无菌纱布包扎,根据损伤程度,选择更换敷料次数。可用沛离子抑制剂及磺胺嘧啶银等喷涂患处促进伤口愈合,包扎时采用半暴露包扎法,使患处皮肤保持清洁干燥。并在患处皮肤做好标记,观察伤口愈合情况。做好相应护理记录。保持床单及衣物清洁干燥,翻身活动时注意保护患处免受摩擦。④反应性胸腔积液:部分肿瘤靠近膈顶的患者,冰球刺激膈肌和胸膜,易导致少量胸腔积液。多数患者治疗后都有少至中等量的胸腔积液,多可自行吸收,10% 左右需要性胸腔引流。应嘱患卧床休息,采用患侧体位。

(五)CT 引导化学消融治疗肝癌的护理

1.术前评估与准备

(1)护理评估:与肝癌射频消融相同。

(2)术前访视:询问患者有无乙醇、碘油过敏史,向患者详细讲述化学消融的原理、注意事项、术中及术后可能出现的症状、并发症及处理措施。

(3)术前指导:局麻患者告知其手术过程中配合操作的重要性,指导并训练患者屏气及平静呼吸等动作,确保进针路径与肿瘤位置关系相对一致;同时还应告知患者手术大概需要的时间、手术体位等,以取得患者的理解、合作。

(4)术前准备:同 MRI 引导射频消融治疗肝癌的术前准备。

2.护理配合

(1)患者提前进入消融手术室,手术室护士与病房护士进行详细交接,确认患者身份,核对患者基本信息。

(2)局麻患者根据病灶部位协助其取合适体位(仰卧或俯卧),既要方便治疗,又要使患者舒适安全。嘱患者不能自行改变体位、注意平静呼吸;连接好心电监护,观察患者血氧饱和度情况。

(3)协助医师进行皮肤消毒、铺无菌巾。

(4)手术开始需要密切观察患者意识、面部表情变化、生命体征、保持呼吸道通畅,与患者沟通交流,询问有无不适之处,评估患者的耐受情况,发现问题及时汇报,及时处理。保证手术顺利,安全进行。

(5)嘱患者深吸气后屏气,手术医师根据将穿刺针依确定的方向刺入直到标记的深度,CT扫描确定针尖的确切位置。当穿刺针到达肝肿瘤内,拔出针芯见无回血后,护士协助术者抽吸无水酒精和碘油,术者把吸好的无水酒精、碘油混合液缓慢地注入肝肿瘤内,再进行 CT 扫描,在CT 荧屏上可见药物在肿瘤内弥散,术者根据药物在肿瘤内弥散充盈情况调整穿刺方向及平面,反复多方向穿刺注药。术中注意无水酒精引起的毒副作用,如头晕、头痛、烧灼感、面色潮红、恶心呕吐等;注意碘油引起的变态反应。有异常,及时报告医师,及时处理。

(6)患者可因注射药物引起瘤内压力增高而致无水乙醇等化学物质外溢或沿针道流入腹腔,刺激肝被膜、腹膜或进入毛细血管、毛细胆管而引起明显疼痛、恶心、呕吐等;因此在注射药物后应严密观察患者的生命体征及疼痛、恶心、呕吐等不良反应,必要时给予止痛、止吐等对症处理。注意患者有无出现心悸、面部潮红、血压上升等乙醇过敏表现,同时注意患者有无疼痛等治疗反应,并给予患者安慰、鼓励等心理疏导,一般 10~30 分钟后上述症状即可逐渐减弱至消失;疼痛明显时给予局部麻醉,必要时可肌内注射或静脉给予镇静、镇痛药物。

(7)药物注射完毕,插入针芯,稍停数秒后,将针尖拔至肿瘤边缘,再停数秒,继续退针至肝包膜 1~1.5 cm 处,CT 扫描无药物返溢后,将针完全拔出。拔出穿刺针,常规消毒穿刺点,用无菌纱布覆盖穿刺口,用手轻轻压迫 15~20 分钟后见无回血包扎伤口。

3.术后护理

(1)常规护理:①术后平卧并给予心电监护 12 小时,如无异常即可鼓励患者下床,适当活动以减轻腹胀感;鼓励患者腹式呼吸以减轻局部粘连;鼓励患者多饮水促进代谢;指导患者进食高蛋白、高热量、高纤维、低脂肪食物,以减轻肝脏负担及促进排便。②术后部分患者会出现发热及疼痛,对他们要给予更多的关心,并且耐心向患者解释这是正常的术后反应,一般 3~7 天后即可消失,同时可遵医嘱给予必要的对症治疗。

（2）并发症护理。①肝损害：肝肿瘤化学消融所致肝损害原因为单次注入药物的剂量过大或短期内多次治疗导致肝脏负荷过重。护理措施：鼓励患者多食高蛋白、高热量、高纤维素、低脂易消化食物，宜少食多餐；术后卧床休息，注意保肝治疗，监测肝功能和测量腹围；观察患者有无明显的腹胀、尿少等，准确记录 24 小时尿量并监测电解质情况；术后 1～3 天常规给予抗生素，观察患者体温的变化，一旦发生肝脓肿，可在 B 超引导下穿刺引流，对脓液进行细菌培养和药敏试验，选用敏感的抗生素。②无水乙醇过敏：对乙醇过敏者，应用无水乙醇进行肝肿瘤消融时可发生变态反应，患者可有面色潮红、嗜睡、四肢无力等醉酒样表现。一般 10～30 分钟后上述症状可逐渐减缓至消失，多无须处理。严重者按照乙醇中毒处理，积极给予扩容、利尿、对症治疗。因此治疗前应详细询问患者有无乙醇过敏史，对于初次治疗的患者，首次剂量不宜过大，并在治疗开始时从小剂量开始，观察患者无变态反应后再继续进行治疗。③血管及胆管损伤：多因注射药物引起瘤内压力增高而致化学药物外溢并进入小血管及胆管而引起血管及胆管损伤，少部分因穿刺针直接刺入小胆管及血管所致。因此注射药物时应缓慢推注，防止压力过高导致药物外溢；较大肿瘤应行多点穿刺注药治疗，避免单点加压注药。此外每次注药应先回抽，防止穿刺针位于小胆管或血管内，开始治疗时宜先注入少量药物后进行扫 CT 扫描，确定药物在肝实质内后再行注药治疗并间断进行 CT 扫描观察药物在肿瘤内的浸润情况，防止药物应用过量。

十一、健康教育

（一）疾病指导

注意防治肝炎，不吃霉变食物、饮用安全水。有肝炎、肝硬化病史者和肝癌高发地区人群，应定期做 AFP 检测或 B 超检查，以期早期发现，早期诊断及治疗。

（二）休息与活动

术后 3 个月内保证充分休息，避免重体力活动或过度劳累，注意劳逸结合，进行适当锻炼，如散步、慢跑；保持情绪稳定和心情愉快，避免精神紧张和情绪激动。

（三）饮食指导

进食高热量、优质蛋白质、富含维生素和纤维素的食物。食物以清淡、易消化为宜。若有腹水、水肿，应控制水和食盐的摄入量，如有肝性脑病征象或血氨升高，应限制蛋白质摄入。

（四）用药指导

指导患者按医嘱服用抗病毒及保肝药物，服用抗病毒药必须按时坚持服用，不能随便中断。避免使用损害肝功能的药物。

（五）自我观察与复查

定期复诊，第 1 年每 1～2 个月复查 AFP、胸片和 B 超检查 1 次，必要时行 CT 检查。若患者出现发热、水肿、体重减轻、出血倾向、黄疸和乏力等症状及时就诊，以便早期发现临床复发或转移。

十二、护理评价

（1）患者是否疼痛减轻或无痛。

（2）患者营养状况是否改善，体重得以维持或增加。

（3）患者情绪是否稳定，积极配合治疗。

（4）患者有无发生并发症或并发症是否被及时发现与处理。

（郭莹莹）

第三节　门静脉高压症

门静脉的正常压力是 1.3～2.4 kPa($13.3～24.5$ cmH$_2$O),当门静脉血流受阻、血液淤滞时,压力2.4 kPa(24 cmH$_2$O)时,称为门静脉高压症,临床上常有脾大及脾功能亢进、食管胃底静脉曲张破裂出血、腹水等一系列表现。

门静脉主干由肠系膜上、下静脉和脾静脉汇合而成。门静脉系统位于两个毛细血管网之间,一端是胃、肠、脾、胰的毛细血管网,另一端连接肝小叶内的肝窦。门静脉流经肝脏的血液约占肝血流量的75%,肝动脉供血约占25%,由此可见肝脏的双重供血以门静脉供血为主。门静脉内的血含氧量较体循环的静脉血高,故门静脉对肝的供氧几乎和肝动脉相等。此外门静脉系统内无控制血流方向的静脉瓣,与腔静脉之间存在 4 个交通支:①胃底、食管下段交通支;②直肠下段、肛管交通支;③前腹壁交通支;④腹膜后交通支。这些交通支中,最主要的是胃底、食管下段交通支,上述交通支在正常情况下都很细小,血流量很少。

门静脉血液淤滞或血流阻力增加均可导致门脉高压,但以门静脉血流阻力增加更为常见。按阻力增加的部位,可将门静脉高压症分为肝前、肝内和肝后 3 型。在我国肝内型多见,其中肝炎后肝硬化是引起门静脉高压症的常见病因;但在西方国家,酒精性肝硬化是门脉高压最常见的原因。由于增生的纤维束和再生的肝细胞结节挤压肝小叶内的肝窦,使其变窄或闭塞,导致门静脉血流受阻,其次由于位于肝小叶间汇管区的肝动脉小分支和门静脉小分支之间的许多动静脉交通支大量开放,引起门静脉压力增高。肝前型门静脉高压症的常见病因是肝外门静脉血栓形成(脐炎、腹腔内感染、胰腺炎、创伤等)、先天畸形(闭锁、狭窄或海绵样变等)和外在压迫。肝前型门静脉高压症患者肝功能多正常或轻度损害,预后较好。肝后型门静脉高压症常见病因包括Budd-Chiari 综合征、缩窄性心包炎、严重右心衰竭等。

一、护理评估

(一)健康史

应注意询问患者有无肝炎病史、酗酒、血吸虫病病史。既往有无出现肝昏迷、上消化道出血的病史,以及诱发的原因。对于原发病是否进行治疗。

(二)身体状况

(1)脾大、脾功能亢进:脾大程度不一,早期质软、活动,左肋缘下可扪及;晚期脾内纤维组织增生而变硬,活动度减少,左上腹甚至左下腹可扪及肿大的脾脏并能出现左上腹不适及隐痛、胀满,常伴有血白细胞、血小板数量减少,称脾功能亢进。

(2)侧支循环建立与开放:门静脉与体静脉之间有广泛的交通支,在门静脉高压时,为了使淤滞在门静脉系统的血液回流,这些交通支大量开放,经扩张或曲张的静脉与体循环的静脉发生吻合而建立侧支循环。主要表现有:①食管下段与胃底静脉曲张:最常见,出现早,一旦曲张的静脉破裂可引起上消化道大出血,表现为呕血和黑便,是门静脉高压病最危险的并发症。由于肝功能损害引起凝血功能障碍,加之脾功能亢进引起的血小板减少,因此出血不易自止。②脐周围的上腹部皮下静脉曲张。③直肠下、肛管静脉曲张形成痔。

（3）腹水：是由于门静脉压力增高，使门静脉系统毛细血管床滤过压增高；同时肝硬化引起的低蛋白血症，造成血浆胶体渗透压下降；及淋巴液生成增加，使液体从肝表面、肠浆膜面漏入腹腔形成腹水。此外，由于中心血流量减少，刺激醛固酮分泌过多，导致水、钠潴留而加剧腹水形成。

（4）肝性脑病：门静脉高压症时由于门静脉血流绕过肝细胞或肝实质细胞功能严重受损，导致有毒物质（如氨、硫醇、γ-氨基丁酸）不能代谢与解毒而直接进入体循环，从而对脑产生毒性作用并出现精神综合征，称为肝性脑病，是门静脉高压的并发症之一。肝性脑病常因胃肠道出血、感染、大量摄入蛋白质、镇静药物、利尿剂而诱发。

（5）可伴有肝大、黄疸、蜘蛛病、肝掌、男性乳房发育、睾丸萎缩等。

（三）心理-社会状况

患者因反复发作、病情逐渐加重、面临手术、担心出现严重并发症和手术后的效果而有恐惧心理。另外由于治疗费用过高，长期反复住院治疗，以及生活工作严重受限产生长期的焦虑情绪。

（四）辅助检查

（1）血常规：脾功能亢进时，血细胞计数减少，以白细胞计数降至 3×10^9/L 以下和血小板计数至 70×10^9/L 以下最为明显。出血、营养不良、溶血、骨髓抑制都可引起贫血。

（2）肝功能检查：常有血浆清蛋白降低，球蛋白增高，白、球比例倒置；凝血酶原时间延长；还应作乙型肝炎病原学和甲胎蛋白检查。

（3）食管吞钡 X 线检查：在食管为钡剂充盈时，曲张的静脉使食管及胃底呈虫蚀样改变，曲张的静脉表现为蚯蚓样或串珠状负影。

（4）腹部超声检查：可显示腹水、肝密度及质地异常、门静脉扩张。

（5）腹腔动脉造影的静脉相或直接肝静脉造影：可以使门静脉系统和肝静脉显影，确定静脉受阻部位及侧支回流情况，还可以为手术提供参考资料。

（五）治疗要点

外科治疗门静脉高压症主要是预防和控制食管胃底曲张静脉破裂出血。

1.食管胃底曲张静脉破裂出血

主要包括非手术治疗和手术治疗。

（1）非手术治疗：①常规处理：绝对卧床休息，立即建立静脉通道，输液、输血扩充血容量；维持呼吸道通畅，防止呕吐物引起窒息或吸入性肺炎。②药物止血：应用内脏血管收缩药，常用药物有垂体后叶素、三甘氨酰酸加压素和生长抑素。③内镜治疗：经纤维内镜将硬化剂直接注入曲张静脉，使之闭塞及黏膜下组织硬化，达到止血和预防再出血目的。④三腔管压迫止血：利用充气的气囊分别压迫胃底和食管下段的曲张静脉，达到止血目的。⑤经颈静脉肝内门体分流术：采用介入放射方法，经颈静脉途径在肝内静脉与门静脉主要分支间建立通道，置入支架以实现门体分流。主要适用于药物和内镜治疗无效、肝功能差不宜急诊手术的患者，或等待肝移植的患者。

（2）手术治疗：上述治疗无效时，应采用手术治疗，多主张行门-奇静脉断流术，目前多采用脾切除加贲门周围血管离断术；若患者一般情况好，肝功能较好的可行急诊分流术。血吸虫性肝硬化并食管胃底静脉曲张且门脉压力较高的，主张行分流术常用术式有门静脉-下腔静脉分流术、脾-肾静脉分流术。

2.严重脾大，合并明显的脾功能亢进

多见于晚期血吸虫病，也见于脾静脉栓塞引起的左侧门静脉高压症。这类患者单纯脾切除术效果良好。

3.肝硬化引起的顽固性腹水

有效的治疗方法是肝移植。其他方法包括 TIPS 和腹腔-上腔静脉转流术。

4.肝移植

已成为外科治疗终末期肝病的有效方法,但供肝短缺,终身服用免疫抑制药的危险,手术风险,以及费用昂贵,限制了肝移植的推广。

二、护理诊断及合作性问题

(一)焦虑或恐惧

其与担心自身疾病的愈后不良,环境改变,对手术效果有疑虑,害怕检查、治疗有关。

(二)有窒息的危险

其与呕吐、咯血和置管有关。

(三)体液不足

其与呕吐、咯血、胃肠减压、不能进食有关。

(四)营养失调

其与摄入低于人体需要量有关。

(五)潜在并发症

上消化道大出血、肝性脑病。

三、护理目标

患者无焦虑和恐惧心情,无窒息发生,能得到及时的营养补充,肝功能及全身营养状况得到改善,体液平衡得到维持,无上消化道大出血、肝性脑病等并发症发生。

四、护理措施

(一)非手术治疗及术前护理

1.心理护理

通过谈话、观察等方法,及时了解患者心理状态,医护人员要针对性地做好解释及思想工作,多给予安慰和鼓励,使之增强信心、积极配合,以保证治疗和护理计划顺利实施。对急性上消化道大出血患者,要专人看护,关心体贴。工作中要冷静静沉着,抢救操作应娴熟,使患者消除精神紧张和顾虑。

2.注意休息

术前保证充分休息,必要时卧床休息。可减轻代谢方面的负担,能增进肝血流量,有利于保护肝功能。

3.加强营养,采取保肝措施

(1)给低脂、高糖、高维生素饮食,一般应限制蛋白质饮食量,但肝功尚好者可给予富含蛋白质饮食。

(2)营养不良、低蛋白血症者静脉输给支链氨基酸、人血清蛋白或血浆等。

(3)贫血及凝血机制障碍者可输给鲜血,肌内注射或静脉滴注维生素 K。

(4)适当使用肌苷、辅酶 A、葡萄糖醛酸内脂等保肝药物,补充 B 族维生素、维生素 C、维生素

E,避免使用巴比妥类、盐酸氯丙嗪、红霉素等有害肝功能的药物。

(5)手术前3～5天静脉滴注 GIK 溶液(即每天补给葡萄糖200～250 g,并加入胰岛素及氯化钾),以促进肝细胞营养储备。

(6)在出血性休克及合并较重感染的情况下应及时吸氧。

4.防止食管胃底曲张静脉破裂出血

避免劳累及恶心、呕吐、便秘、咳嗽等使腹内压增高的因素;避免干硬食物或刺激性食物(辛辣食物或酒类);饮食不宜过热;口服药片应研成粉末冲服。手术前一般不放置胃管,必要时选细软胃管充分涂以液状石蜡,以轻巧手法协助患者徐徐吞入。

5.预防感染

手术前 2 天使用广谱抗生素。护理操作要遵守无菌原则。

6.分流手术前准备

除以上护理措施外,手术前2～3天口服新霉素或链霉素等肠道杀菌剂及甲硝唑,减少肠道氨的产生,防止手术后肝性脑病;手术前 1 天晚清洁灌肠,避免手术后肠胀气压迫血管吻合口;脾-肾静脉分流术前要检查明确肾功能正常。

7.食管胃底静脉曲张大出血三腔管压迫止血的护理

(1)准备:置管前先检查三腔管有无老化、漏气,向患者解释放置三腔管止血的目的、意义、方法和注意事项,以取得患者的配合;将食管气囊和胃气囊分别注气约 150 mL 和 200 mL,观察后气囊是否膨胀均匀、弹性良好,有无漏气,然后抽空气囊,并分别做好标记备用。

(2)插管方法:管壁涂液体石蜡,经患者一侧鼻孔或口腔轻轻插入,边插边嘱患者做吞咽动作,直至插入50～60 cm;用注射器从胃管内抽得胃液后,向胃气囊注入150～200 mL 空气,用止血钳夹闭管口,将三腔管向外提拉,感到不再被拉出并有轻度弹力时,利用滑车置在管端悬以0.5 kg重物做牵引压迫。然后抽取胃液观察止血效果,若仍有出血,再向食管气囊注入 100～150 mL空气以压迫食管下端。置管后,胃管接胃肠减压器或用生理盐水反复灌洗,观察胃内有无新鲜血液吸出。若无出血,同时脉搏、血压渐趋稳定,说明出血已得到控制;反之,表明三腔管压迫止血失败。

(3)置管后护理:①患者半卧位或头偏向一侧,及时清除口腔、鼻咽腔分泌物,防止吸入性肺炎;②保持鼻腔黏膜湿润,观察调整牵引绳松紧度,防止鼻黏膜或口腔黏膜长期受压发生糜烂、坏死;三腔管压迫期间应每 12 小时放气 10～20 分钟,使胃黏膜局部血液循环暂时恢复,避免黏膜因长期受压而糜烂、坏死;③观察、记录胃肠减压引流液的量、颜色,判断出血是否停止,以决定是否需要紧急手术;若气囊压迫 48 小时后,胃管内仍有新鲜血液抽出,表明压迫止血无效,应紧急手术止血;④床旁备剪刀,若气囊上移阻塞呼吸道,可引起呼吸困难甚至窒息,应立即剪断三腔管;⑤拔管:三腔管放置时间不宜超过 5 天,以免食管、胃底黏膜长时间受压而缺血、坏死。气囊压迫 24 小时如出血停止,可考虑拔管。放松牵引,先抽空食管气囊、再抽空胃气囊,继续观察12～24 小时,若无出血,让患者口服液体石蜡 30～50 mL,缓慢拔出三腔管;若再次出血,可继续行三腔管压迫止血或手术。

(二)术后护理

(1)观察病情变化:密切注视有无手术后各种并发症的发生。

(2)防止分流术后血管吻合口破裂出血,48 小时内平卧位或15°低半卧位;翻身动作宜轻柔;一般手术后卧床 1 周,做好相应生活护理;保持排尿排便通畅;分流术后短期内发生下肢肿胀,可予适当抬高。

（3）防止脾切除术后静脉血栓形成，手术后2周内定期或必要时隔天复查1次血小板计数，如超过$600×10^9$/L时，考虑给抗凝处理，并注意用药前后凝血时间的变化。脾切除术后不再使用维生素K及其他止血药物。

（4）饮食护理，分流术后应限制蛋白质饮食，以免诱发肝性脑病。

（5）加强护肝，警惕肝性脑病：遵医嘱使用高糖、高维生素、能量合剂，禁用有损肝功能的药物。对分流术后患者，特别注意神志的变化，如发现有嗜睡、烦躁、谵妄等表现，警惕是肝性脑病发生，及时报告医师。

（三）健康指导

指导患者保持心情乐观愉快，保证足够的休息，避免劳累和较重体力劳动；禁忌烟酒、过热、刺激性强的食物；按医嘱使用护肝药物，定期来医院复查。

五、护理评价

患者有无焦虑和恐惧心情，有无窒息发生，能否得到及时的营养补充，肝功能及全身营养状况是否得到改善，体液平衡是否得到维持，有无上消化道大出血、肝昏迷等并发症发生。

（郭莹莹）

第四节 胆囊结石

一、概述

胆囊结石是指原发于胆囊的结石，是胆石症中最多的一种疾病。近年来随着卫生条件的改善及饮食结构的变化，胆囊结石的发病率呈升高趋势，已高于胆管结石。胆囊结石以女性多见，男女之比为1：3～1：4；其以胆固醇结石或以胆固醇为主要成分的混合性结石为主。少数结石可经胆囊管排入胆总管，大多数存留于胆囊内，且结石越聚越大，可呈多颗小米粒状，在胆囊内可存在数百粒小结石，也可呈单个巨大结石；有些终身无症状而在尸检中发现（静止性胆囊结石），大多数反复发作腹痛症状，一般小结石容易嵌入胆囊管发生阻塞引起胆绞痛症状，发生急性胆囊炎。

二、诊断

（一）症状

1.胆绞痛

胆绞痛是胆囊结石并发急性胆囊炎时的典型表现，多在进油腻食物后胆囊收缩，结合移位并嵌顿于胆囊颈部，胆囊压力升高后强力收缩而发生绞痛。小结石通过胆囊管或胆总管时可发生典型的胆绞痛，疼痛位于右上腹，呈阵发性，可向右肩背部放射，伴恶心、呕吐，呕吐物为胃内容物，吐后症状并不减轻。存留在胆囊内的大结石堵塞胆囊腔时并不引起典型的胆绞痛，故胆绞痛常反映结石在胆管内的移动。急性发作特别是坏疽性胆囊炎时还可出现高热、畏寒等显著的感染症状,严重病例由于炎性渗出或胆囊穿孔可引起局限性腹膜炎,从而出现腹膜刺激症状。胆囊结石一般无黄疸,但30%的患者因伴有胆管炎或肿大的胆囊压迫胆管,肝细胞损害时也可有一过性黄疸。

2.胃肠道症状

大多数慢性胆囊炎患者有不同程度的胃肠道功能紊乱,表现为右上腹隐痛不适、厌油、进食后上腹饱胀感,常被误认为"胃病"。有近半数的患者早期无症状,称为静止性胆囊结石,此类患者在长期随访中仍有部分出现腹痛等症状。

(二)体征

1.一般情况

无症状期间患者大多一般情况良好,少数急性胆囊炎患者在发作期可有黄疸,症状重时可有感染中毒症状。

2.腹部情况

如无急性发作,患者腹部常无明显异常体征,部分患者右上腹可有深压痛;急性胆囊炎患者可有右上腹饱满、呼吸运动受限、右上腹触痛及肌紧张等局限性腹膜炎体征,Murphy征阳性。有1/3~1/2的急性胆囊炎患者,在右上腹可扪及肿大的胆囊或由胆囊与大网膜粘连形成的炎性肿块。

(三)检查

1.化验检查

胆囊结石合并急性胆囊炎有血液白细胞计数升高,少数患者谷丙转氨酶也升高。

2.B超检查

B超检查简单易行,价格低廉,且不受胆囊大小、功能、胆管梗阻或结石含钙多少的影响,诊断正确率可达96%以上,是首选的检查手段。典型声像特征是胆囊腔内有强回声光团并伴声影,改变体位时光团可移动。

3.胆囊造影

能显示胆囊的大小及形态并了解胆囊收缩功能,但易受胃肠道功能、肝功能及胆囊管梗阻的影响,应用很少。

4.X线检查

腹部X线平片对胆囊结石的显示率为10%~15%。

5.十二指肠引流

有无胆汁可确定是否有胆囊管梗阻,胆汁中出现胆固醇结晶提示结石存在,但此项检查目前已很少用。

6.CT、MRI、ERCP、PTC检查

在B超不能确诊或者怀疑有肝内胆管、肝外胆管结石或胆囊结石术后多年复发又疑有胆管结石者,可酌情选用其中某一项或几项诊断方法。

(四)诊断要点

1.症状

20%~40%的胆囊结石可终生无症状,称"静止性胆囊结石"。有症状的胆囊结石的主要临床表现:进食后,特别是进油腻食物后,出现上腹部或右上腹部隐痛不适、饱胀,伴嗳气、呃逆等。

2.胆绞痛

胆囊结石的典型表现,疼痛位于上腹部或右上腹部,呈阵发性,可向肩胛部和背部放射,多伴恶心、呕吐。

3.Mirizzi 综合征

持续嵌顿和压迫胆囊壶腹部和颈部的较大结石,可引起肝总管狭窄或胆囊管瘘,以及反复发作的胆囊炎、胆管炎及梗阻性黄疸,称"Mirizzi 综合征"。

4.Murphy 征

右上腹部局限性压痛、肌紧张,阳性。

5.B超检查

胆囊暗区有一个或多个强回声光团,并伴声影。

(五)鉴别诊断

1.肾绞痛

胆绞痛需与肾绞痛相鉴别,后者疼痛部位在腰部,疼痛向外生殖器放射,伴有血尿,可有尿路刺激症状。

2.胆囊非结石性疾病

胆囊良、恶性肿瘤、胆囊息肉样病变等,B超、CT 等影像学检查可提供鉴别线索。

3.胆总管结石

可表现为高热、黄疸、腹痛,超声等影像学检查可以鉴别,但有时胆囊结石可与胆总管结石并存。

4.消化性溃疡性穿孔

多有溃疡病史,腹痛发作突然并很快波及全腹,腹壁呈板状强直,腹部 X 线平片可见膈下游离气体。较小的十二指肠穿孔,或穿孔后很快被网膜包裹,形成一个局限性炎性病灶时,易与急性胆囊炎混淆。

5.内科疾病

一些内科疾病如肾盂肾炎、右侧胸膜炎、肺炎等,亦可发生右上腹疼痛症状,若注意分析不难获得正确的诊断。

三、治疗

(一)一般治疗

饮食宜清淡,防止急性发作,对无症状的胆囊结石应定期 B 超随诊;伴急性炎症者宜进食,注意维持水、电解质平衡,并静脉应用抗生素。

(二)药物治疗

溶石疗法服用鹅去氧胆酸或熊去氧胆酸对胆固醇结石有一定溶解效果,主要用于胆固醇结石。但此种药物有肝毒性,服药时间长,反应大,价格贵,停药后结石易复发。其适应证为胆囊结石直径在 2 cm 以下;结石为含钙少的 X 线能够透过的结石;胆囊管通畅;患者的肝脏功能正常,无明显的慢性腹泻史。目前多主张采取熊去氧胆酸单用或与鹅去氧胆酸合用,不主张单用鹅去氧胆酸。鹅去氧胆酸总量为15 mg/(kg·d),分次口服。熊去氧胆酸为 8~10 mg/(kg·d),分餐后或晚餐后 2 次口服。疗程1~2 年。

(三)手术治疗

对于无症状的静止胆囊结石,一般认为无须施行手术切除胆囊。但有下列情况时,应进行手术治疗:①胆囊造影胆囊不显影;②结石直径超过 3 cm;③并发糖尿病且在糖尿病已控制时;④老年人或有心肺功能障碍者。

腹腔镜胆囊切除术适于无上腹创伤及手术史者,无急性胆管炎、胰腺炎和腹膜炎及腹腔脓肿的患者。对并发胆总管结石的患者应同时行胆总管探查术。

1.术前准备

择期胆囊切除术后引起死亡的最常见原因是心血管疾病。这强调了详细询问病史发现心绞痛和仔细进行心电图检查注意有无心肌缺血或以往心肌梗死证据的重要性。此外还应寻找脑血管疾病特别是一过性缺血发作的症状。若病史阳性或有问题时应做非侵入性颈动脉血流检查。此时对择期胆囊切除术应当延期,按照指征在冠状动脉架桥或颈动脉重新恢复血管流通后施行。除心血管病外,引起择期胆囊切除术后第 2 位的死亡原因是肝胆疾病,主要是肝硬化。除术中出血外,还可发生肝功能衰竭和败血症。自从在特别挑选的患者中应用预防性措施以来,择期胆囊切除术后感染中毒性并发症的发生率已有显著下降。慢性胆囊炎患者胆汁内的细菌滋生率占10％～15％;而在急性胆囊炎消退期患者中则高达 50％。细菌菌种为肠道菌如大肠埃希菌、产气克雷伯菌和粪链球菌,其次也可见到产气荚膜杆菌、类杆菌和变形杆菌等。胆管内细菌的发生率随年龄而增长,故主张年龄在 60 岁以上、曾有过急性胆囊炎发作刚恢复的患者,术前应预防性使用抗生素。

2.手术治疗

对有症状胆石症已成定论的治疗是腹腔镜胆囊切除术。虽然此技术的常规应用时间尚短,但是其结果十分突出,以致仅在不能施行腹腔镜手术或手术不安全时,才选用开腹胆囊切除术,包括无法安全地进入腹腔完成气腹,或者由于腹内粘连,或者解剖异常不能安全地暴露胆囊等。外科医师在遇到胆囊和胆管解剖不清及遇到止血或胆汁渗漏而不能满意地控制时,应当及时中转开腹。目前,中转开腹率在 5％以下。

(四)其他治疗

体外震波碎石适用于胆囊内胆固醇结石,直径不超过 3 cm,且胆囊具收缩功能。治疗后部分患者可发生急性胆囊炎或结石碎片进入胆总管而引起胆绞痛和急性胆管炎,此外碎石后仍不能防止结石的复发。因并发症多,疗效差,现已基本不用。

四、护理措施

(一)术前护理

1.饮食

指导患者选用低脂肪、高蛋白质、高糖饮食。因为脂肪饮食可促进胆囊收缩排出胆汁,加剧疼痛。

2.术前用药

严重的胆石症发作性疼痛可使用镇痛剂和解痉剂,但应避免使用吗啡,因吗啡有收缩胆总管的作用,可加重病情。

3.病情观察

应注意观察胆石症急性发作患者的体温、脉搏、呼吸、血压、尿量及腹痛情况,及时发现有无感染性休克征兆。注意患者皮肤有无黄染及粪便颜色变化,以确定有无胆管梗阻。

(二)术后护理

1.症状观察及护理

定时监测患者生命体征的变化,注意有无血压下降、体温升高及尿量减少等全身中毒症状,及时补充液体,保持出入量平衡。

2.T形管护理

胆总管切开放置T形管的目的是为了引流胆汁,使胆管减压:①T形管应妥善固定,防止扭曲、脱落;②保持T形管无菌,每天更换引流袋,下地活动时引流袋应低于胆囊水平,避免胆汁回流;③观察并记录每天胆汁引流量、颜色及性质,防止胆汁淤积引起感染;④拔管:如果T形管引流通畅,胆汁色淡黄、清澄、无沉渣且无腹痛无发热等症状,术后10～14天可夹闭管道。开始每天夹闭2～3小时,无不适可逐渐延长时间,直至全日夹管。在此过程中要观察患者有无体温增高、腹痛、恶心、呕吐及黄疸等。经T形管造影显示胆管通畅后,再引流2～3天,及时排出造影剂。经观察无特殊反应,可拔除T形管。

3.健康指导

少油腻、高维生素、低脂饮食。烹调方式以蒸煮为宜,少吃油炸类的食物。

(郭莹莹)

第五节　脾　破　裂

一、概述

脾脏是一个血供丰富而质脆的实质性器官,脾脏是腹部脏器中最容易受损伤的器官,发生率几乎占各种腹部损伤的40%左右。它被与其包膜相连的诸韧带固定在左上腹的后方,尽管有下胸壁、腹壁和膈肌的保护,但外伤暴力很容易使其破裂引起内出血。以真性破裂多见,约占85%。根据不同的病因,脾破裂分成两大类:①外伤性破裂,占绝大多数,都有明确的外伤史,裂伤部位以脾脏的外侧凸面为多,也可在内侧脾门处,主要取决于暴力作用的方向和部位。②自发性破裂,极少见,且主要发生在病理性肿大(门静脉高压症、血吸虫病、淋巴瘤等)的脾脏;如仔细追询病史,多数仍有一定的诱因,如剧烈咳嗽、打喷嚏或突然改变体位等。

二、护理评估

(一)健康史

了解患者腹部损伤的时间、地点及致伤源、伤情、就诊前的急救措施、受伤至就诊之间的病情变化,如果患者神志不清,应询问目击人员。患者一般有上腹火器伤、锐器伤或交通事故、工伤等外伤史或病理性(门静脉高压症、血吸虫病、淋巴瘤等)的脾大病史。

(二)临床表现

脾破裂的临床表现以内出血及腹膜刺激征为特征,并常与出血量和出血速度密切相关。出血量大而速度快的很快就出现低血容量性休克,伤情十分危急;出血量少而慢者症状轻微,除左上腹轻度疼痛外,无其他明显体征,不易诊断。随着时间的推移,出血量越来越大,才出现休克前期的表现,继而发生休克。由于血液对腹膜的刺激而有腹痛,起始在左上腹,慢慢涉及全腹,但仍以左上腹最为明显,同时有腹部压痛、反跳痛和腹肌紧张。

(三)诊断及辅助检查

创伤性脾破裂的诊断主要依赖:①损伤病史或病理性脾大病史。②临床有内出血的表现。③腹腔诊断性穿刺抽出不凝固血液等。④对诊断确有困难、伤情允许的病例,采用腹腔灌洗、B超、核素扫描、CT或选择性腹腔动脉造影等帮助明确诊断。B超是一种常用检查,可明确脾脏破裂程度。⑤实验室检查发现红细胞、血红蛋白和血细胞比容进行性降低,提示有内出血。

(四)治疗原则

随着对脾功能认识的深化,在坚持"抢救生命第一,保留脾第二"的原则下,尽量保留脾的原则已被绝大多数外科医师接受。彻底查明伤情后尽可能保留脾脏,方法有生物胶黏合止血、物理凝固止血、单纯缝合修补、部分脾切除等,必要时行全脾切除术。

(五)心理-社会因素

导致脾破裂的原因均是意外,患者痛苦大、病情重,且在创伤、失血之后,处于紧张状态,患者常有恐惧、急躁、焦虑,甚至绝望,又担心手术能否成功,对手术产生恐惧心理。

三、护理问题

(一)体液不足
体液不足与损伤致腹腔内出血、失血有关。

(二)组织灌注量减少
组织灌注量减少与导致休克的因素依然存在有关。

(三)疼痛
疼痛与脾部分破裂、腹腔内积血有关。

(四)焦虑或恐惧
焦虑或恐惧与意外创伤的刺激、出血及担心预后有关。

(五)潜在并发症
出血。

四、护理目标

(1)患者体液平衡能得到维持,不发生失血性休克。

(2)患者神志清楚,四肢温暖、红润,生命体征平稳。

(3)患者腹痛缓解。

(4)患者焦虑或恐惧程度缓解。

(5)护士要密切观察病情变化,如发现异常,及时报告医师,并配合处理。

五、护理措施

(一)一般护理

(1)严密观察监护伤员病情变化:把患者的脉率、血压、神志、氧饱和度(SaO_2)及腹部体征作为常规监测项目,建立治疗时的数据,为动态监测患者生命体征提供依据。

（2）补充血容量：建立两条静脉通路，快速输入平衡盐液及血浆或代用品，扩充血容量，维持水、电解质及酸碱平衡，改善休克状态。

（3）保持呼吸道通畅：及时吸氧，改善因失血而导致的机体缺氧状态，改善有效通气量，并注意清除口腔中异物、假牙，防止误吸，保持呼吸道通畅。

（4）密切观察患者尿量变化：怀疑脾破裂病员应常规留置导尿管，观察单位时间的尿量，如尿量＞30 mL/h，说明病员休克已纠正或处于代偿期。如尿量＜30 mL/h甚至无尿，则提示患者已进入休克或肾衰竭期。

（5）术前准备：观察中如发现继续出血（48小时内输血超过1 200 mL）或有其他脏器损伤，应立即做好药物皮试、备血、腹部常规备皮等手术前准备。

（二）心理护理

对患者要耐心做好心理安抚，让患者知道手术的目的、意义及手术效果，消除紧张恐惧心理，还要尽快通知家属并取得其同意和配合，使患者和家属都有充分的思想准备，积极主动配合抢救和治疗。

（三）术后护理

（1）体位：术后应去枕平卧，头偏向一侧，防止呕吐物吸入气管，如清醒后血压平稳，病情允许可采取半卧位，以利于腹腔引流。患者不得过早起床活动。一般需卧床休息10～14天。以B超或CT检查为依据，观察脾脏愈合程度，确定能否起床活动。

（2）密切观察生命体征变化，按时测血压、脉搏、呼吸、体温，观察再出血倾向。部分脾切除患者，体温持续在38～40 ℃ 2～3周，化验检查白细胞计数不高，称为"脾热"。对"脾热"的患者，按高热护理及时给予物理降温，并补充水和电解质。

（3）管道护理：保持大静脉留置管输液通畅，保持无菌，定期消毒。保持胃管、导尿管及腹腔引流管通畅，妥善固定，防止脱落，注意引流物的量及性状的变化。若引流管引流出大量的新鲜血性液体，提示活动性出血，及时报告医师处理。

（4）改善机体状况，给予营养支持：术后保证患者有足够的休息和睡眠，禁食期间补充水、电解质，避免酸碱平衡失调，肠功能恢复后方可进食。应给予高热量、高蛋白、高维生素饮食，静脉滴注复方氨基酸、血浆等，保证机体需要，促进伤口愈合，减少并发症。

（四）健康教育

（1）患者住院2～3周后出院，出院时复查CT或B超，嘱患者每月复查1次，直至脾损伤愈合，脾脏恢复原形态。

（2）嘱患者若出现头晕、口干、腹痛等不适，均应停止活动并平卧，及时到医院检查治疗。

（3）继续注意休息，脾损伤未愈合前避免体力劳动，避免剧烈运动，如弯腰、下蹲、骑摩托车等。注意保护腹部，避免外力冲撞。

（4）避免增加腹压，保持排便通畅，避免剧烈咳嗽。

（郭莹莹）

第六节 急性肠梗阻

肠腔内容物不能正常运行或通过肠道发生障碍时,称为肠梗阻,是外科常见的急腹症之一。

一、病因和分类

(一)按梗阻发生的原因分类

(1)机械性肠梗阻最常见,是由各种原因引起的肠腔变窄、肠内容物通过障碍。主要原因有以下几点。①肠腔堵塞:如寄生虫、粪块、异物等。②肠管受压:如粘连带压迫、肠扭转、嵌顿性疝等。③肠壁病变:如先天性肠道闭锁、狭窄、肿瘤等。

(2)动力性肠梗阻较机械性肠梗阻少见。肠管本身无病变,梗阻原因是神经反射和毒素刺激引起肠壁功能紊乱,致肠内容物不能正常运行。可分为:①麻痹性肠梗阻:常见于急性弥漫性腹膜炎、腹部大手术、腹膜后血肿或感染等。②痉挛性肠梗阻:由于肠壁肌肉异常收缩所致,常见于急性肠炎或慢性铅中毒。

(3)血运性肠梗阻较少见。由于肠系膜血管栓塞或血栓形成,使肠管血运障碍,继而发生肠麻痹,肠内容物不能通过。

(二)按肠管血运有无障碍分类

(1)单纯性肠梗阻:无肠管血运障碍。

(2)绞窄性肠梗阻:有肠管血运障碍。

(三)按梗阻发生的部位分类

高位性肠梗阻(空肠上段)和低位性肠梗阻(回肠末段和结肠)。

(四)按梗阻的程度分类

完全性肠梗阻(肠内容物完全不能通过)和不完全性肠梗阻(肠内容物部分可通过)。

(五)按梗阻病情的缓急分类

急性肠梗阻和慢性肠梗阻。

二、病理生理

(一)肠管局部的病理生理变化

(1)肠蠕动增强:单纯性机械性肠梗阻,梗阻以上的肠蠕动增强,以克服肠内容物通过的障碍。

(2)肠管膨胀:肠腔内积气、积液所致。

(3)肠壁充血水肿、血运障碍,严重时可导致坏死和穿孔。

(二)全身性病理生理变化

(1)体液丢失和电解质、酸碱平衡失调。

(2)全身性感染和毒血症,甚至发生感染中毒性休克。

(3)呼吸和循环功能障碍。

三、临床表现

(一)症状

(1)单纯性机械性肠梗阻的特点是阵发性腹部绞痛;绞窄性肠梗阻表现为持续性剧烈腹痛伴阵发性加剧;麻痹性肠梗阻呈持续性胀痛。

(2)呕吐:早期常为反射性,呕吐胃内容物,随后因梗阻部位不同,呕吐的性质各异。高位肠梗阻呕吐出现早且频繁,呕吐物主要为胃液、十二指肠液、胆汁;低位肠梗阻呕吐出现晚,呕吐物常为粪样物;若呕吐物为血性或棕褐色,常提示肠管有血运障碍;麻痹性肠梗阻呕吐多为溢出性。

(3)腹胀:高位肠梗阻,腹胀不明显;低位肠梗阻及麻痹性肠梗阻则腹胀明显。

(4)停止肛门排气排便:完全性肠梗阻时,患者多停止排气、排便,但在梗阻早期,梗阻以下肠管内尚存的气体或粪便仍可排出。

(二)体征

(1)腹部。①视诊:单纯性机械性肠梗阻可见腹胀、肠型和异常蠕动波,肠扭转时腹胀多不对称;②触诊:单纯性肠梗阻可有轻度压痛但无腹膜刺激征,绞窄性肠梗阻可有固定压痛和腹膜刺激征;③叩诊:绞窄性肠梗阻时腹腔有渗液,可有移动性浊音;④听诊:机械性肠梗阻肠鸣音亢进,可闻及气过水声或金属音,麻痹性肠梗阻肠鸣音减弱或消失。

(2)单纯性肠梗阻早期多无明显全身性改变,梗阻晚期可有口唇干燥、眼窝凹陷、皮肤弹性差、尿少等脱水征。严重脱水或绞窄性肠梗阻时,可出现脉搏细速、血压下降、面色苍白、四肢发冷等中毒和休克征象。

(三)辅助检查

1.实验室检查

肠梗阻晚期,血红蛋白和血细胞比容升高,并有水、电解质及酸碱平衡失调。绞窄性肠梗阻时,白细胞计数和中性粒细胞比例明显升高。

2.X线检查

一般在肠梗阻发生4～6小时后,立位或侧卧位X线平片可见肠胀气及多个液气平面。

四、治疗原则

(一)一般治疗

(1)禁食。

(2)胃肠减压:是治疗肠梗阻的重要措施之一。通过胃肠减压,吸出胃肠道内的气体和液体,从而减轻腹胀、降低肠腔内压力,改善肠壁血运,减少肠腔内的细菌和毒素。

(3)纠正水、电解质及酸碱平衡失调。

(4)防治感染和中毒。

(5)其他:对症治疗。

(二)解除梗阻

解除梗阻分为非手术治疗和手术治疗两大类。

五、常见几种肠梗阻

(一)粘连性肠梗阻

粘连性肠梗阻是肠粘连或肠管被粘连带压迫所致的肠梗阻,较为常见。主要由于腹部手术、炎症、创伤、出血、异物等所致。以小肠梗阻为多见,多为单纯性不完全性梗阻。粘连性肠梗阻多采取非手术治疗,如无效或发生绞窄性肠梗阻时应及时手术治疗。

(二)肠扭转

肠扭转指一段肠管沿其系膜长轴旋转而形成的闭襻性肠梗阻,常发生于小肠,其次是乙状结肠。①小肠扭转:多见于青壮年,常在饱餐后立即进行剧烈活动时发病。表现为突发腹部绞痛,呈持续性伴阵发性加剧,呕吐频繁,腹胀不明显。②乙状结肠扭转:多见于老年人,常有便秘习惯,表现为腹部绞痛,明显腹胀,呕吐不明显。肠扭转是较严重的机械性肠梗阻,可在短时间内发生肠绞窄、坏死,一经诊断,应急症手术治疗。

(三)肠套叠

肠套叠指一段肠管套入与其相连的肠管内,以回结肠型(回肠末端套入结肠)最多见。肠套叠多见于 2 岁以下婴幼儿。典型表现为阵发性腹痛、果酱样血便和腊肠样肿块(多位于右上腹),右下腹触诊有空虚感。X 线空气或钡剂灌肠显示空气或钡剂在结肠内受阻,梗阻端的钡剂影像呈"杯口状"或"弹簧状"阴影。早期肠套叠可试行空气灌肠复位,无效者或病期超过 48 小时,怀疑有肠坏死或肠穿孔者,应行手术治疗。

(四)蛔虫性肠梗阻

由于蛔虫聚集成团并刺激肠管痉挛致肠腔堵塞,多见于 2~10 岁儿童,驱虫不当常为诱因。主要表现为阵发性脐部周围腹痛,伴呕吐,腹胀不明显。部分患者腹部可触及变形、变位的条索状团块。少数患者可并发肠扭转或肠壁坏死穿孔,蛔虫进入腹腔引起腹膜炎。单纯性蛔虫堵塞多采用非手术治疗,包括解痉挛止痛、禁食、酌情胃肠减压、输液、口服植物油驱虫等,若无效或并发肠扭转、腹膜炎时,应行手术取虫。

六、护理

(一)护理诊断/问题

1.疼痛

疼痛与肠内容物不能正常运行或通过障碍有关。

2.体液不足

体液不足与呕吐、禁食、胃肠减压、肠腔积液有关。

3.潜在并发症

肠坏死、腹腔感染、休克。

(二)护理措施

1.非手术治疗的护理

(1)饮食:禁食,梗阻缓解 12 小时后可进少量流质饮食,忌甜食和牛奶;48 小时后可进半流质饮食。

(2)胃肠减压,做好相关护理。

(3)体位:生命体征稳定者可取半卧位。

(4)解痉挛、止痛：若无肠绞窄或肠麻痹，可用阿托品解除痉挛、缓解疼痛，禁用吗啡类止痛药，以免掩盖病情。

(5)输液：纠正水、电解质和酸碱失衡，记录24小时出入液量。

(6)防治感染和中毒：遵照医嘱应用抗生素。

(7)严密观察病情变化：出现下列情况时应考虑有绞窄性肠梗阻的可能，应及早采取手术治疗：①腹痛发作急骤，为持续性剧烈疼痛，或在阵发性加重之间仍有持续性腹痛，肠鸣音可不亢进。②早期出现休克。③呕吐早、剧烈而频繁。④腹胀不对称，腹部有局部隆起或触及有压痛的包块。⑤明显的腹膜刺激征，体温升高、脉快、白细胞计数和中性粒细胞比例增高。⑥呕吐物、胃肠减压抽出液、肛门排出物为血性或腹腔穿刺抽出血性液。⑦腹部X线检查可见孤立、固定的肠襻。⑧经积极非手术治疗后症状、体征无明显改善者。

2.手术前后的护理

(1)术前准备：除上述非手术护理措施外，按腹部外科常规行术前准备。

(2)术后护理：①病情观察，观察患者生命体征、腹部症状和体征的变化，伤口敷料及引流情况，以及早发现术后并发症；②卧位：麻醉清醒、血压平稳后取半卧位；③禁食、胃肠减压，待排气后，逐步恢复饮食；④防止感染：遵照医嘱应用抗生素；⑤鼓励患者早期活动。

（郭莹莹）

第七节 小肠破裂

一、概述

小肠是消化管中最长的一段肌性管道，也是消化与吸收营养物质的重要场所。人类小肠全长 3～9 m，平均 5～7 m，个体差异很大。分为十二指肠、空肠和回肠3部分，十二指肠属上消化道，空肠及其以下肠段属下消化道。

各种外力的作用所致的小肠穿孔称为小肠破裂。小肠破裂在战时和平时均较常见，多见于交通事故、工矿事故、生活事故如坠落、挤压、刀伤和火器伤。小肠可因穿透性与闭合性损伤造成肠管破裂或肠系膜撕裂。小肠占满整个腹部，又无骨骼保护，因此易于受到损伤。由于小肠壁厚，血运丰富，故无论是穿孔修补或肠段切除吻合术，其成功率均较高，发生肠瘘的机会少。

二、护理评估

(一)健康史

了解患者腹部损伤的时间、地点及致伤源、伤情、就诊前的急救措施、受伤至就诊之间的病情变化，如果患者神志不清，应询问目击人员。

(二)临床表现

小肠破裂后在早期即产生明显的腹膜炎的体征，这是因为肠管破裂肠内容物溢出腹腔所致。症状以腹痛为主，程度轻重不同，可伴有恶心及呕吐，腹部检查肠鸣音消失，腹膜刺激征明显。

小肠损伤初期一般均有轻重不等的休克症状，休克的深度除与损伤程度有关外，主要取决于内出血的多少,表现为面色苍白、烦躁不安、脉搏细速、血压下降、皮肤发冷等。若为多发性小肠损伤或肠系膜撕裂大出血,可迅速发生休克并进行性恶化。

(三)辅助检查

(1)实验室检查:白细胞计数升高说明腹腔炎症;血红蛋白含量取决于内出血的程度,内出血少时变化不大。

(2)X线检查:X线透视或摄片检查有无气腹与肠麻痹的征象,因为一般情况下小肠内气体很少,且损伤后伤口很快被封闭,不但膈下游离气体少见,且使一部分患者早期症状隐匿。因此,阳性气腹有诊断价值,但阴性结果也不能排除小肠破裂。

(3)腹部B超检查:对小肠及肠系膜血肿、腹水均有重要的诊断价值。

(4)CT或磁共振检查:对小肠损伤有一定诊断价值,而且可对其他脏器进行检查,有时可能发现一些未曾预料的损伤,有助于减少漏诊。

(5)腹腔穿刺有混浊的液体或胆汁色的液体,说明肠破裂,穿刺液中白细胞、淀粉酶含量均升高。

(四)治疗原则

小肠破裂的诊断一旦确诊,应立即进行手术治疗。手术方式以简单修补为主。肠管损伤严重时,则应做部分小肠切除吻合术。

(五)心理-社会因素

小肠损伤大多在意外情况下突然发生,加之伤口、出血及内脏脱出的视觉刺激和对预后的担忧,患者多表现为紧张、焦虑、恐惧。应了解其患病后的心理反应,对本病的认知程度和心理承受能力,家属及亲友对其支持情况、经济承受能力等。

三、护理问题

(一)有体液不足的危险
危险与创伤致腹腔内出血、体液过量丢失、渗出及呕吐有关。

(二)焦虑、恐惧
焦虑、恐惧与意外创伤的刺激、疼痛、出血、内脏脱出的视觉刺激及担心疾病的预后等有关。

(三)体温过高
体温过高与腹腔内感染毒素吸收和伤口感染等因素有关。

(四)疼痛
疼痛与小肠破裂或手术有关。

(五)潜在并发症
腹腔感染、肠瘘、失血性休克。

(六)营养失调
低于机体需要量与消化道的吸收面积减少有关。

四、护理目标

(1)患者体液平衡得到维持,生命体征稳定。

(2)患者情绪稳定,焦虑或恐惧减轻,主动配合医护工作。

(3)患者体温维持正常。

（4）患者主诉疼痛有所缓解。

（5）护士密切观察病情变化,如发现异常,及时报告医师,并配合处理。

（6）患者体重不下降。

五、护理措施

（一）一般护理

1.伤口处理

对开放性腹部损伤者,妥善处理伤口,及时止血和包扎固定。若有肠管脱出,可用消毒或清洁器皿覆盖保护后再包扎,以免肠管受压、缺血而坏死。

2.病情观察

密切观察生命体征的变化,每15分钟测定脉搏、呼吸、血压一次。重视患者的主诉,若主诉心慌、脉快、出冷汗等,及时报告医师。不注射止痛药(诊断明确者除外),以免掩盖伤情。不随意搬动伤者,以免加重病情。

3.腹部检查

每30分钟检查一次腹部体征,注意腹膜刺激征的程度和范围变化。

4.禁食和灌肠

禁食和灌肠可避免肠内容物进一步溢出,造成腹腔感染或加重病情。

5.补充液体和营养

注意纠正水、电解质及酸碱平衡失调,保证输液通畅,对伴有休克或重症腹膜炎的患者可进行中心静脉补液,这不仅可以保证及时大量的液体输入,而且有利于中心静脉压的监测,根据患者具体情况,适量补给全血、血浆或人血清蛋白,尽可能补给足够的热量和蛋白质、氨基酸及维生素等。

（二）心理护理

关心患者,加强交流,讲解相关病情、治疗方式及预后,使患者了解自己的病情,消除患者的焦虑和恐惧,保持良好的心理状态,并与其一起制订合适的应对机制,鼓励患者,增加治疗的信心。

（三）术后护理

1.妥善安置患者

麻醉清醒后取半卧位,有利于腹腔炎症的局限,改善呼吸状态。了解手术的过程,查看手术的部位,对引流管、输液管、胃管及氧气管等进行妥善固定,做好护理记录。

2.监测病情

观察患者血压、脉搏、呼吸、体温的变化。注意腹部体征的变化。适当应用止痛药,减轻患者的不适。若切口疼痛明显,应检查切口,排除感染。

3.引流管的护理

腹腔引流管保持通畅,准确记录引流液的性状及量。腹腔引流液应为少量血性液,若为绿色或褐色渣样物,应警惕腹腔内感染或肠瘘的发生。

4.饮食

继续禁食、胃肠减压,待肠功能逐渐恢复、肛门排气后,方可拔除胃肠减压管。拔除胃管当日可进清流质饮食,第2天进流质饮食,第3天进半流质饮食,逐渐过渡到普通饮食。

5.营养支持

维持水、电解质和酸碱平衡,增加营养。维生素主要是在小肠被吸收,小肠部分切除后,要及时补充维生素 C、维生素 D、维生素 K 和复合 B 族维生素等维生素和微量元素钙、镁等,可经静脉、肌内注射或口服进行补充,预防贫血,促进伤口愈合。

(四)健康教育

(1)注意饮食卫生,避免暴饮暴食,进易消化食物,少食刺激性食物,避免腹部受凉和饭后剧烈活动,保持排便通畅。

(2)注意适当休息,加强锻炼,增加营养,特别是回肠切除的患者要长期定时补充维生素 B_{12} 等营养素。

(3)定期门诊随访。若有腹痛、腹胀、停止排便及伤口红、肿、热、痛等不适,应及时就诊。

(4)加强社会宣传,增进劳动保护、安全生产、安全行车、遵守交通规则等知识,避免损伤等意外的发生。

(5)普及各种急救知识,在发生意外损伤时,能进行简单的自救或急救。

(6)无论腹部损伤的轻重,都应经专业医务人员检查,以免贻误诊治。

(郭莹莹)

第八节 大 肠 癌

一、疾病概述

(一)概念

大肠癌是消化道最常见的恶性肿瘤之一,包括结肠癌及直肠癌。结肠癌以 41~50 岁发病率最高,近年来结肠癌在世界范围内的发病率呈明显上升且有多于直肠癌的趋势,而直肠癌的发病率基本稳定。大肠癌的发病率随年龄的增加而逐步上升,尤其以 60 岁以后大肠癌的发病率及病死率均显著增加。在我国,直肠癌比结肠癌发病率略高,比例为(1.2~1.5)∶1;中低位直肠癌所占直肠癌比例高,约为 70%;青年人(<30 岁)比例较高,占 12%~15%。

(二)相关病理生理

1.大体分型

(1)隆起型:肿瘤主体向肠腔内突出,呈结节状、菜花状或息肉状隆起,大的肿块表面易发生溃疡。此型恶性程度较低,预后最好。

(2)溃疡型:最为常见。肿瘤中央形成较深的溃疡,溃疡底部深达或超过肌层。此型转移早,恶性程度高。

(3)浸润型:肿瘤沿肠壁各层呈浸润生长,易引起肠腔狭窄、梗阻。此型转移早,预后最差。

2.组织学分型

主要有腺癌、黏液癌、未分化癌。其中腺癌最多见,未分化癌预后最差。

3.转移途径

大肠癌可通过直接浸润、淋巴转移、血行转移和种植转移 4 种途径扩散和转移。其中淋巴转移是大肠癌最常见的转移途径。

4.临床病理分期

目前常用的是国际抗癌联盟(UICC)和美国肿瘤联合会(AJCC)于 2003 年修改的 TNM 分期及我国 1984 年提出的 Dukes 改良分期,以后者更为简化,应用方便。Dukes 改良分期法如下。

(1)A:癌肿局限于肠壁,三个分期 A_1(癌肿侵及黏膜或黏膜下层),A_2(癌肿侵及肠壁浅肌层),A_3(癌肿侵及肠壁深肌层)。

(2)B:癌肿穿透肠壁或侵及肠壁外组织,尚能整块切除,无淋巴转移。

(3)C:癌肿侵及肠壁任何一层,但有淋巴转移。

(4)D:有远处转移或腹腔转移或广泛浸润,侵及邻近脏器。

(三)病因与诱因

大肠癌的确切病因尚不清楚,根据流行病学调查和临床观察发现与下列因素有关。

1.饮食习惯

大肠癌的发生与高脂肪、高蛋白和低纤维饮食有一定相关性;此外,过多摄入腌制及油煎炸食品可增加肠道中致癌物质,诱发大肠癌;而维生素、微量元素及矿物质的缺乏均可能增加大肠癌的发病概率。

2.遗传因素

10％～15％的大肠癌患者为遗传性结直肠肿瘤,常见的有家族性腺瘤性息肉病及遗传性非息肉病性结肠癌,在散发性大肠癌患者家族成员中,大肠癌的发病率高于一般人群。

3.癌前病变

多数大肠癌来自腺瘤癌变,其中以绒毛状腺瘤及家族性肠息肉病癌变率最高;而近年来大肠的某些慢性炎症改变,如溃疡性结肠炎、克罗恩病及血吸虫性肉芽肿也已被列为癌前病变。

(四)临床表现

早期多无症状或症状不明显,随病程的发展与病灶的增大,至中晚期可出现一系列症状。

1.结肠癌

(1)排便习惯和粪便性状改变:是结肠癌最早出现的症状,多表现为排便次数增加,腹泻、便秘交替出现,粪便中带血、脓或黏液。

(2)腹痛:也是早期症状之一,常为定位不确切的持续性隐痛,或仅为腹部不适、腹胀感。出现肠梗阻时腹痛加重或为阵发性绞痛。

(3)腹部包块:以右半结肠癌多见,位于横结肠或乙状结肠的癌肿可有一定的活动度。若癌肿穿透肠壁并发感染,可表现为固定压痛的肿块。

(4)肠梗阻:一般属晚期症状。多表现为腹胀、便秘、腹部胀痛或阵发性绞痛等慢性不完全性肠梗阻征象,当发生完全性肠梗阻时,症状加剧。

(5)全身症状:贫血、消瘦、乏力和低热等。晚期可有肝大、黄疸、水肿、腹水、锁骨上淋巴结肿大及恶病质等。

由于癌肿的病理分型和生长部位不同,左侧结肠癌和右侧结肠癌的临床表现存在差异。①左半结肠:由于肠腔较小,肿瘤多呈浸润生长,易使肠腔狭窄,加之粪便在肠腔已经成形,故主要是肠梗阻症状。当肿瘤破溃时,粪便表面可染有鲜血或黏液。由于症状出现较早,患者往往就诊早,没有出现明显的贫血、消瘦等。②右半结肠:肠腔较大,肿瘤多突出于肠腔,呈肿块型;粪便稀薄,患者可有腹胀、便秘交替出现,排便不困难,有便血,肉眼不易看出。因症状不明显,右半结肠癌不易被早期发现,患者往往有明显贫血、乏力、消瘦、腹部肿块时才就诊。

2.直肠癌

(1)直肠刺激症状:癌肿刺激直肠产生频繁便意,引起排便习惯改变,里急后重,有排便不尽感,晚期可有下腹痛。

(2)黏液血便:为直肠癌最常见的早期症状。80%~90%患者可发现便血,癌肿破溃感染时,大便表面带血及黏液,甚至脓血便。

(3)肠腔狭窄症状:随癌肿增大,肠腔变窄,出现大便变形、变细。癌肿造成肠管部分梗阻时,出现腹胀、腹痛、排便困难等梗阻征象。

(4)转移症状:癌肿侵犯前列腺、膀胱,可发生尿频、尿痛;侵犯骶前神经则出现骶尾部疼痛;肝转移是出现腹水、肝大、黄疸、贫血、消瘦、水肿等恶病质表现。

(五)辅助检查

1.直肠指检

直肠指检是诊断直肠癌最简便而又最重要的检查方法。75%以上的直肠癌为低位,能在直肠指检时触及,可了解癌肿的部位、大小、范围、固定程度、与周围组织的关系。

2.大便潜血试验

可作为高危人群的初筛方法及普及手段。持续阳性者应行进一步检查。

3.内镜检查

内镜检查包括直肠镜、乙状结肠镜或纤维结肠镜检查,是诊断大肠癌最有效、可靠的方法。可在直视下肉眼做出诊断并可取活组织进行病理检查。

4.X线钡剂灌肠或气钡双重对比造影检查

X线钡剂灌肠或气钡双重对比造影检查是诊断结肠癌的重要方法,可明确癌肿范围,了解结肠其他部位有无病变,但对直肠癌的诊断意义不大。

5.血清癌胚抗原(CEA)测定

诊断特异性不高,主要用于监测大肠癌的预后、疗效和复发。

6.B超、CT检查

可帮助了解癌肿浸润肠壁的深度、周围淋巴结肿大情况及有无肝内转移、侵犯邻近脏器等。

7.其他

女患者应做直肠阴道双合诊检查。男患者有泌尿系统症状时,应做膀胱镜检查,有利于了解癌肿浸润范围。

(六)治疗原则

手术切除是大肠癌的主要治疗方法,同时配合化疗、放疗等综合治疗可在一定程度上提高疗效。

1.非手术治疗

(1)放疗:放疗作为手术切除的辅助疗法有提高疗效的作用。术前放疗可提高手术切除率,降低术后复发率。术后放疗,可杀灭残留微小病灶,适用于晚期患者或局部复发者。

(2)化疗:化疗作为根治性手术的辅助治疗可提高5年生存率。给药途径有区域动脉灌注、门静脉给药、静脉给药、术后腹腔置管灌注、肠腔内化疗给药等。化疗方案包括以氟尿嘧啶为基础的联合用药。大量文献显示,Ⅲ,Ⅳ期大肠癌患者应用新辅助化疗和术后辅助化疗疗效显著。

（3）中医中药治疗：利用中药补益气血、调理脏腑，配合手术后或化疗后治疗，以减轻毒副反应。

（4）局部治疗：对于不能手术切除且发生肠管缩窄的大肠癌患者，可局部放置金属支架扩张肠管；对直肠癌患者亦可用电灼、液氮冷冻和激光烧灼等治疗，以改善症状。

（5）其他：有基因治疗、分子靶向治疗、生物免疫治疗、干细胞研究等，但尚处于摸索阶段，疗效尚待评价。

2.手术治疗

（1）结肠癌根治性手术：手术切除范围应包括癌肿在内的足够的两端肠段，一般要求距肿瘤边缘10 cm，还包括所属系膜和区域淋巴结。①右半结肠切除术：适用于盲肠、升结肠、结肠肝曲癌。②横结肠切除术：适用于横结肠肿瘤。③左半结肠切除术：适用于横结肠脾曲、降结肠、乙状结肠癌肿。④乙状结肠切除术：根据肿瘤的位置调整切除范围。

（2）直肠癌根治性手术：手术切除范围包括癌肿、足够的两端肠段、受累器官的全部或部分、周围可能被浸润的组织及全直肠系膜。直肠癌根据其部位、大小、活动度、细胞分化程度等，手术方式各异。①局部切除术：适用于早期癌体小、局限于黏膜或黏膜下层、分化程度高的直肠癌。②腹会阴联合直肠癌根治术（Miles 手术）：适用于腹膜反折以下的直肠癌。乙状结肠近端在左下腹做永久性人工肛门。③经腹腔直肠癌切除术（Dixon 手术）：适用于癌肿下缘距肛缘 5 cm 以上的直肠癌，切除乙状结肠和直肠大部，做直肠和乙状结肠端端吻合，保留正常肛门。④经腹直肠癌切除、近端造口、远端封闭（Hartmann 手术）：适用于一般情况差，不能耐受 Miles 手术或因急性肠梗阻不宜行 Dixon 手术的患者。

（3）大肠癌腹腔镜根治术：可减少创伤，减轻患者痛苦，减少术后并发症，加快愈合，且经远期随访研究认为其具备与传统手术相同的局部复发率及 5 年生存率，已逐步在临床推广使用，但对术者要求较高。

（4）姑息性手术：对癌症晚期、有远处转移，但局部肿瘤尚能切除者，可做癌肿所在肠段局部切除与肠吻合术。局部不能切除时，为解除梗阻，做梗阻近端与远端肠管端侧或侧侧吻合，或于梗阻近端做结肠造口术。

二、护理评估

（一）一般评估

1.生命体征（T、P、R、BP）

癌肿晚期患者可有低热表现。

2.患者主诉

是否有排便习惯的改变；是否有腹泻、便秘、腹痛、腹胀、肛门停止排气排便等肠梗阻症状；是否有腹部包块；是否有直肠刺激症状；有无大便表面带血、黏液和脓液的情况；是否有大便变形变细；有无食欲减退、消瘦、贫血、乏力；有无淋巴结肿大、肿块大小、活动度和压痛程度。

3.相关记录

体重、饮食习惯、营养情况、有无烟酒、饮茶等嗜好、排便习惯、家族史、既往史等。

（二）身体评估

（1）视诊：无特殊。

（2）触诊：有无扪及肿块及肿块大小、部位、硬度、活动度、有无局部压痛等；有无淋巴结肿大、肿块大小、活动及压痛程度。

(3)叩诊:无特殊。

(4)听诊:无特殊。

(5)直肠指诊:直肠癌癌肿与肛缘的距离、大小、硬度、形态及其与周围组织的关系。

(三)心理-社会评估

了解患者和家属对疾病的认识,患者是否接受手术的方式及理解手术可能导致的并发症;对结肠造口带来的生活不便和生理功能改变的心理承受能力;是否产生焦虑、恐惧、悲观和绝望心理;了解家庭对患者手术及进一步治疗的经济承受能力和支持程度等。

(四)辅助检查阳性结果评估

直肠指检、癌胚抗原测定、粪便隐血试验、影像学和内镜检查有无异常发现;有无重要器官功能检查结果异常及肿瘤转移情况等。

(五)治疗效果的评估

1.非手术治疗评估要点

非手术治疗是大肠癌综合治疗的一部分,有助于改善症状、提高手术切除率、控制转移和提高生存率。因此,非手术治疗时要注意评估患者是否出现化疗药物和放疗的毒副反应。

2.手术治疗评估要点

观察患者体温、脉搏、呼吸和血压有无变化;患者的营养状况是否能到维持或改善;观察患者腹部体征有无变化;引流管是否妥善固定,引流是否通畅,引流液的颜色、性质、量;切口的愈合情况等;术后有无发生切口感染、吻合口瘘、造口缺血坏死或狭窄及造口周围皮炎等并发症。

三、主要护理诊断/问题

(一)焦虑、恐惧或预感性悲哀

焦虑、恐惧或预感性悲哀与担心或害怕癌症、手术、化疗、结肠造口等影响生活、工作等有关。

(二)营养失调

低于机体需要量与癌肿慢性消耗、手术创伤、放化疗反应有关。

(三)自我形象紊乱

自我形象紊乱与行肠造口后排便方式改变有关。

(四)知识缺乏

缺乏手术有关的知识及肠造口术后的护理知识。

(五)潜在并发症

(1)切口感染与手术污染、存留异物和血肿、引流不畅等有关。

(2)吻合口瘘与术中误伤、吻合口缝合过紧影响血供、术前肠道准备不充分、患者营养状况不良、术后护理不当等有关。

(3)造口缺血坏死与造口血运不良、张力过大等有关。

(4)造口狭窄与术后瘢痕挛缩有关。

(5)造口周围粪水性皮炎与造口位置差难贴造口袋、底板开口剪裁过大等导致粪水长时间刺激皮肤有关。

四、主要护理措施

(一)休息与活动

病情平稳后,可改半坐卧位,以利腹腔引流。术后早期,可鼓励患者在床上多翻身、活动四肢;术后2~3天患者情况许可时,协助患者下床活动,以促进肠蠕动恢复,减轻腹胀,避免肠粘连。活动时注意保护伤口,避免牵拉。

(二)饮食

留置胃管期间应禁食,由静脉输液补充营养,并准确记录24小时出入量,避免水和电解质紊乱。术后48~72小时肛门排气或开放造口后,若无腹胀、恶心、呕吐等不良反应,即可拔除胃管,经口进流质饮食,但早期切忌进食易引起胀气的食物,例如牛奶等;术后1周进少渣半流质饮食,逐步过渡到软食,2周左右可以进普通饮食,注意补充高热量、高蛋白、低脂、维生素丰富的食品,如豆制品、蛋、鱼类等。目前大量研究表明,术后早期(约6小时)开始应用肠内全营养制剂可促进肠功能的恢复,维持并修复肠黏膜屏障,改善患者营养状况,减少术后并发症。

(三)用药护理

遵医嘱及时应用有效抗生素,控制感染,防止并发症的发生。

(四)造口护理

(1)造口开放前,用凡士林纱条外敷结肠造口,外层敷料浸湿后应及时更换,防止感染。一般术后3天拆除凡士林纱条。

(2)结肠造口一般于术后:2~3天肠功能恢复后开放,开放时宜取左侧卧位,并预先用塑料薄膜将腹部切口与造口隔开,以防流出的粪便污染切口。

(3)术后早期根据患者肠造口的类型、造口的大小、造口的位置等选择一件式或两件式无碳片的白色透明的开口造口袋,以便于观察造口的血运、肠蠕动功能的恢复和排泄物的颜色。

(4)指导患者正确使用造口袋,基本步骤包括备物、除袋、清洗、度量造口大小和剪裁造口袋、粘贴,扣好造口尾部袋夹等;造口袋内充满1/3排泄物时,须及时更换。

(5)注意饮食卫生,避免进食产气或刺激性食物,以免腹胀或腹泻;少进食产生异味的食物,以免散发不良气味;适量进食粗纤维食物,多饮水,防止便秘。

(五)心理护理

了解患者的实际心理承受力,有技巧地与家属共同做好安慰、解释工作,增加患者积极配合治疗和护理的信心及勇气。对于造口患者来说,应对造口手术带来的各种问题是一项巨大的挑战,无论是身体的康复还是心理上对造口的接受都需要较长的时间,有研究显示,大部分患者至少需要半年才能适应有造口的生活。术后早期,这些患者经常感到焦虑无助和虚弱无力,因而也就更依赖于医护人员的帮助和照顾。造口护士在术后早期注意提高患者造口自我护理能力及增强患者自我护理造口的信心,有助于提高其对造口的适应水平,早日恢复正常生活。

(六)造口及其周围并发症的观察和护理

1.造口缺血坏死

肠造口黏膜正常外观为牛肉红色或粉红色,若黏膜呈暗紫色或黑色,则说明造口肠管血运有障碍,应首先为患者去除或避免一切可能加重造口缺血坏死的因素,最好选用一件式透明造口袋。评估造口活力并通知医师。

2.造口狭窄

小指不能通过肠造口时为造口狭窄。程度较轻者,每天两次用小指扩张肠造口开口处,每次10分钟以上,需长期进行。情况严重者须外科手术治疗。

3.造口回缩

肠造口高度最好能突出皮肤水平1~2.5 cm。当肠造口过于平坦时,常易引起渗漏,导致造口周围皮肤损伤。轻度回缩使用凸面猪油膏底板,乙状结肠造口而皮肤有持续损伤者,可考虑采用结肠灌洗法,肥胖患者宜减轻体重。如果肠造口断端已回缩至腹腔,产生腹膜炎征象,应立即手术治疗。

4.粪水性皮炎

造口周围皮肤糜烂,患者主诉皮肤烧灼样疼痛。检查刺激原因并及时去除;指导患者重新选择合适的造口用品,并指导患者正确的造口底板剪裁技术;指导患者掌握需要更换造口袋的指征,如有渗漏要随时更换。

(七)健康教育

(1)提高大众的防癌意识,尤其对有家族史、有癌前期病变及其他相关疾病者,养成定期体检的习惯,及时发现早期病变。

(2)促进健康的生活方式,注意调整饮食,进低脂、适当蛋白质及纤维素的食物,保持排便通畅,避免体重增加。

(3)参加适量体育锻炼,生活规律,保持心情舒畅,尽快回归术前的生活方式。有条件的造口患者可参加造口患者联谊会,交流经验和体会,找回自信。

(4)指导患者做好造口自我护理,出院后每周扩肛1次,用示指戴上指套涂上润滑剂后轻轻插入造口至第2指关节处,停留5~10分钟。若发现造口狭窄、排便困难应及时到医院就诊。

(5)指导患者定期复查,一般从出院后2周开始每3~6个月定期门诊复查。行化疗、放疗的患者,应定期检查血常规,出现白细胞和血小板计数明显减少时,遵医嘱及时暂停化疗和放疗。

五、护理效果评估

(1)患者是否情绪稳定,食欲、睡眠未受影响。
(2)患者的营养状况是否得以维持或改善。
(3)造口患者是否能正视造口,对今后的生活、工作充满信心,情绪是否稳定。
(4)患者是否掌握了疾病和造口的有关护理知识,是否积极主动配合治疗护理工作。
(5)未发生术后并发症和造口并发症,或并发症得到及时发现和处理。

(郭莹莹)

第九节　急性阑尾炎

一、概念

急性阑尾炎是外科最常见的急腹症之一,多发生于青壮年,以20~30岁为多,男性比女性发病率高。若能正确处理,绝大多数患者可以治愈,但如延误诊断治疗,可引起严重并发症,甚至造成死亡。

根据急性阑尾炎发病过程的病理解剖学变化,分为 4 种类型。

(一)急性单纯性阑尾炎

炎症主要侵及黏膜和黏膜下层,渐向肌层和浆膜层扩散。阑尾外观轻度肿胀,黏膜和黏膜下层充血、水肿,黏膜表面有小溃疡和出血点。浆膜轻度充血,表面可有少量纤维素性渗出物。

(二)急性化脓性阑尾炎

炎症主要侵及肌层和浆膜层。此时阑尾明显肿胀,阑尾黏膜的溃疡面加大,阑尾腔内有积脓。浆膜高度充血,有脓性渗出物。阑尾周围的腹腔内有少量混浊液。

(三)坏疽性及穿孔性阑尾炎

阑尾管壁坏死或部分坏死,呈暗紫色或黑色。如管腔梗阻又合并管壁坏死时,2/3 病例可发生穿孔,穿孔后可引起急性弥漫性腹膜炎。

(四)阑尾周围脓肿

急性阑尾炎化脓坏疽时,大网膜将坏疽阑尾包裹或将穿孔后形成的弥漫性腹膜炎局限,出现炎性肿块或形成阑尾周围脓肿。急性阑尾炎与阑尾管腔堵塞、胃肠道疾病影响、细菌入侵等因素有关。

二、临床表现

(一)腹痛

典型的急性阑尾炎多起于中上腹和脐周,数小时后腹痛转移并固定于右下腹,腹痛为持续性,阵发性加剧。早期阶段是由于管腔扩张和管壁肌收缩引起的内脏神经反射性疼痛,常不能确切定位。当阑尾炎症波及浆膜层和壁腹膜时,因后者受体神经支配,痛觉敏感,定位确切,疼痛即固定于右下腹。转移性右下腹痛是阑尾炎特征性的症状。据统计 70%～80% 急性阑尾炎患者具有这种典型的转移性腹痛的特点。不同病理类型阑尾炎的腹痛有差异。如单纯性阑尾炎是轻度隐痛;化脓性阑尾炎呈阵发性胀痛和剧痛;坏疽性阑尾炎呈持续性剧烈腹痛;穿孔性阑尾炎因阑尾管腔压力骤减,腹痛可暂时减轻,但出现腹膜炎后,腹痛呈持续性加剧。

(二)胃肠道症状

食欲缺乏、恶心、呕吐常很早发生,但多不严重,一部分患者可有腹泻(青年人多见)或便秘(老年人多见)等。盆腔位阑尾炎时,炎症刺激直肠和膀胱,可引起里急后重和排尿痛。并发弥漫性腹膜炎时,可出现腹胀。

(三)全身症状

早期体温多正常或低热,体温在 38 ℃以下,患者有乏力、头痛等。化脓性阑尾炎坏疽穿孔后,体温明显升高,全身中毒症状重。如有寒战、高热、黄疸,应考虑为化脓性门静脉炎。

(四)体征

1.右下腹压痛

右下腹压痛是急性阑尾炎最重要的体征。压痛点常在脐与右髂前上棘连线中、外 1/3 交界处,也称为麦氏(Mcburney)点。随阑尾解剖位置的变异,压痛点可改变,但压痛点始终在一个固定的位置上,右下腹固定压痛是早期阑尾炎诊断的重要依据。

2.反跳痛（Blumberg 征）

用手指深压阑尾部位后迅速抬起手指，患者感到剧烈腹痛为反跳痛，表明炎症已经波及壁腹膜。

3.腹肌紧张

化脓性阑尾炎时，可出现腹肌紧张，阑尾炎坏疽穿孔时则更为明显。检查腹肌时，腹部两侧及上下应对比触诊，可准确判断有无腹肌紧张及其紧张程度。

4.结肠充气试验

用一手压住左下腹降结肠部，再用另一手反复压迫近侧结肠部，结肠内积气即可传至盲肠和阑尾部位，引起右下腹痛感者为阳性。

5.腰大肌试验

患者取左侧卧位，将右下肢向后过伸，引起右下腹痛者为阳性。提示阑尾位置靠后，炎症波及腰大肌（即后位阑尾炎）。

6.闭孔肌试验

患者取仰卧位，右髋和右膝均屈曲 90°，并将右股向内旋转，引起右下腹痛者为阳性，说明阑尾位置较低，炎症已波及闭孔肌（即低位性阑尾炎）。

7.直肠指诊

盆腔阑尾炎，直肠右前方可有触痛；盆腔脓肿者，可触及有弹性感的压缩包块。

三、辅助检查

(一)实验室检查

多数急性阑尾炎患者的白细胞数及中性粒细胞比例增高；尿常规检查可见有少量红细胞及白细胞。

(二)腹部 X 线平片检查

少数患者可发现阑尾粪石。

四、护理措施

急性阑尾炎诊断明确后，如无手术禁忌，原则上应早期手术治疗，既安全，又可防止并发症的发生。非手术治疗仅适用于早期单纯性阑尾炎或有手术禁忌证者。

(一)非手术治疗的护理

(1)体位：取半卧位卧床休息。

(2)禁食：减少肠蠕动，利于炎症局限，禁食期间给静脉补液。

(3)密切观察病情变化。①腹部症状和体征的变化：观察期间如腹痛突然减轻，并有明显的腹膜刺激征，且范围扩大，提示阑尾已穿孔，应立即手术治疗。②全身情况：观察精神状态，每 4～6 小时测量体温、脉搏、呼吸 1 次，若出现寒战、高热、黄疸，可能为门静脉炎，应及时通知医师处理。③观察期间每 6～12 小时查血常规 1 次。

(4)非手术治疗期间禁用吗啡类镇痛剂，以免掩盖病情。同时禁服泻药及灌肠，以免肠蠕动加快，肠内压增高，导致阑尾穿孔或炎症扩散。

(5)使用有效的抗生素抗感染。

(6)做好术前准备：非手术治疗期间如确定患者需手术治疗，应做好术前准备。

(二)术后护理

(1)卧位:术后血压平稳后,取半卧位,使炎性液体流至盆腔,防止膈下感染。

(2)饮食:通常在排气后进食。

(3)早期活动:术后 24 小时可起床活动,促进肠蠕动恢复,防止肠粘连,增进血液循环,促进伤口愈合。

(4)应用抗生素:化脓性或坏疽穿孔性阑尾炎术后应选用有效抗生素。

(5)做好腹腔引流管护理,保持引流通畅,并做好观察记录。根据病情变化,可在术后 48~72 小时酌情拔除。

(6)术后并发症的观察与护理。①切口感染:多因手术时污染伤口、腹腔引流不畅所致,阑尾坏疽或穿孔者尤易发生。术后 3~5 天体温逐渐升高,患者感觉伤口疼痛,切口周围皮肤有红肿、触痛,应及时发现并报告医师进行处理。②腹腔脓肿:由于腹腔残余感染或阑尾残端处理不当所致。常发生于术后 5~7 天。表现为体温持续升高或下降后又上升,有腹痛、腹胀、腹部包块,以及里急后重感。应采取半卧位,使脓液流入盆腔,减少中毒反应。同时使用抗生素,未见好转者,应及时行手术切开引流。③腹腔出血:少见,但很严重。由于阑尾动脉结扎线脱落所致。常发生于术后几小时至数天内。患者有腹痛、腹胀,并伴有面色苍白、脉速、出冷汗、血压下降等出血性休克症状。必须立即平卧,氧气吸入,并与医师联系,静脉输血、输液,必要时手术止血。④粪瘘:少见。由于阑尾残端结扎线脱落或手术时误伤肠管所致。感染较局限,患者表现为持续低热、腹痛、切口不能愈合且有粪水不断地从肠腔流至腹腔或腹壁外。应及时更换伤口敷料,应用抗生素治疗后大多能治愈。如长期不能愈合,则需手术修补。

(郭莹莹)

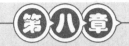

产 科 护 理

第一节 羊 水 异 常

一、概述

(一)定义及发病率

(1)羊水过多:妊娠期间羊水量超过 2 000 mL 者,称为羊水过多。羊水的外观和性状与正常无异样,多数孕妇羊水增多缓慢,在较长时间内形成,称为慢性羊水过多;少数孕妇可在数天内羊水急剧增加,称为急性羊水过多。其发生率为 0.5%~1%。

(2)妊娠晚期羊水量少于 300 mL 称为羊水过少。羊水过少的发病率为 0.4%~4%。羊水过少严重影响胎儿预后,羊水量少于 50 mL,围生儿的死亡率也高达 88%。

(二)主要发病机制

胎儿畸形羊水循环障碍,多胎妊娠血压循环量增加胎儿尿量增加,胎盘病变、妊娠合并症等导致羊水过多或过少。

(三)治疗原则

取决于胎儿有无畸形、孕周大小及孕妇自觉症状的严重程度,羊水过多时在分娩期应警惕脐带脱垂和胎盘早剥的发生。

二、护理评估

(一)健康史

详细询问病史,了解孕妇年龄、有无妊娠合并症、有无先天畸形家族史及生育史。羊水过少同时了解孕妇自觉胎动情况。

(二)生理状况

1.症状体征

(1)羊水过多:①急性羊水过多较少见。多发生于妊娠 20~24 周,由于羊水量急剧增多,在数天内子宫急剧增大,横膈上抬,患者出现呼吸困难,不能平卧,甚至出现发绀,孕妇表情痛苦,腹部因张力过大而感到疼痛,食量减少。由于胀大的子宫压迫下腔静脉,影响静脉回流,导致孕妇下肢及外阴部水肿、静脉曲张。②慢性羊水过多较多见。多发生于妊娠晚期,羊水可在数周内逐渐增多,多数孕妇能适应,常在产前检查时发现。孕妇子宫大于妊娠月份,腹部膨隆,腹壁皮肤发亮、变薄,触诊时感到皮肤张力大,胎位不清,胎心遥远或听不到。羊水过多孕妇容易并发妊娠期高血压疾病、胎位不正、早产等。患者破膜后因子宫骤然缩小,可以引起胎盘早剥。产后因子宫过大可引起子宫收缩乏力而致产后出血。

(2)羊水过少:孕妇于胎动时感觉腹痛,检查时发现宫高、腹围小于同期正常妊娠孕妇,子宫的敏感度较高,轻微的刺激即可引起宫缩,临产后阵痛剧烈,宫缩不协调,宫口扩张缓慢,产程延长。羊水过少若发生在妊娠早期,可以导致胎膜与胎体相连;若发生妊娠中、晚期,子宫周围压力容易对胎儿产生影响,造成胎儿斜颈、曲背、手足畸形等异常。

2.辅助检查

(1)B超:测量单一最大羊水暗区垂直深度(AFV)≥8 cm 即可诊断为羊水过多,其中,若用羊水指数法,羊水指数(AFI)≥25 cm 为羊水过多。测量单一最大羊水暗区垂直深度≤2 cm 即可考虑为羊水过少;≤1 cm 为严重羊水过少;若用羊水指数法,AFI≤5.0 cm 诊断为羊水过少;<8.0 cm 应警惕羊水过少的可能。除羊水测量外,B超还可判断胎儿有无畸形,羊水与胎儿的交界情况等。

(2)神经管缺陷胎儿的检测:此类胎儿可做羊水及母血甲胎蛋白(AFP)测定。若为神经管缺陷胎儿,羊水中的甲胎蛋白均值超过正常妊娠平均值 3 个标准差以上有助于诊断。

(3)电子胎儿监护:可出现胎心变异减速和晚期减速。

(4)胎儿染色体检查:需排除胎儿染色体异常时可做羊水细胞培养,或采集胎儿脐带血细胞培养,做染色体核型分析,荧光定量 PCR 法快速诊断。

(5)羊膜囊造影:用以了解胎儿有无消化道畸形,但应注意造影剂对胎儿有一定损害,还可能引起胎儿早产和宫腔内感染,应慎用。

3.高危因素

胎儿畸形、胎盘功能减退、羊膜病变、双胎、母胎血型不合、糖尿病、母体妊娠期高血压疾病可能导致的胎盘血流减少等。

4.心理-社会因素

孕妇及家属因担心胎儿可能会有某种畸形,会感到紧张、焦虑不安,甚至产生恐惧心理。

三、护理措施

(一)一般护理

向孕妇及其家属介绍羊水过多或过少的原因及注意事项。包括指导孕妇摄取低钠饮食,防止便秘;减少增加腹压的活动以防胎膜早破。改善胎盘血液供应;自觉胎动监测;出生后的胎儿应认真全面评估,识别畸形。

(二)症状护理

观察孕妇的生命体征,定期测量宫高、腹围和体重,判断病情进展,并及时发现并发症。观察胎心、胎动及宫缩,以及早发现胎儿宫内窘迫及早产的征象。羊水过多时人工破膜应密切观察胎心和宫缩,及时发现胎盘早剥和脐带脱垂的征象。产后应密切观察子宫收缩及阴道流血情况,防止产后出血。发生羊水过少时,严格 B 超监测羊水量。并注意观察有无胎儿畸形。

(三)孕产期处理

(1)羊水过多:腹腔穿刺放羊水时应防止速度过快、量过多,一次放羊水量不超过 1 500 mL,放羊水后腹部放置沙袋或加腹带包扎以防血压骤降发生休克。腹腔穿刺放羊水注意无菌操作,防止发生感染,同时按医嘱给予抗感染药物。

(2)羊水过少合并有过期妊娠、胎儿生长受限等需及时终止妊娠者,应遵医嘱做好阴道助产或剖宫产的准备。若羊水过少合并胎膜早破或者产程中发现羊水过少,需遵医嘱进行预防性羊膜腔灌注治疗者,应注意严格无菌操作,防止发生感染,同时按医嘱给予抗感染药物。有国外文献报道羊膜腔输液的治疗方法不降低剖宫产和新生儿窒息的发生率,反而可能增加胎粪吸入综合征的发生率,此项治疗手段现已较少应用。

(四)心理护理

让孕妇及家人了解羊水过多或过少的发生发展过程,正确面对羊水过多或过少可能给胎儿带来的不良结局,引导孕产妇减少焦虑,主动配合参与治疗护理过程。

四、健康指导

羊水过多或过少胎儿正常者,母婴健康平安,做好正常分娩及产后的健康指导;羊水过多或过少合并胎儿畸形者,积极进行健康宣教,引导孕产妇正确面对,终止妊娠,顺利度过产褥期。

五、注意事项

腹腔穿刺放羊水时严格操作注意事项;严密观察羊水量、性质、病情等变化。

(王惠云)

第二节 脐带异常

一、概述

(一)定义

脐带异常包括脐带先露或脱垂、脐带缠绕、脐带长度异常、脐带打结、脐带扭转等,可引起胎儿急性或慢性缺氧,甚至胎死宫内。本节以脐带先露与脱垂为例进行讨论。脐带先露是指胎膜未破时脐带位于胎先露部前方或一侧,脐带脱垂是指胎膜破裂后脐带脱出于宫颈口外,降至阴道内甚至露于外阴部。

(二)病因

导致脐带先露与脱垂的主要原因有头盆不称、胎头入盆困难、胎位异常(如臀先露、肩先露、枕后位)、胎儿过小、羊水过多、脐带过长、脐带附着异常及低置胎盘等。

(三)治疗原则

早期发现脐带异常,迅速解除脐带受压,选择正确的分娩方式,保障胎儿安全。

二、护理评估

(一)健康史

详细了解产前检查结果,有无羊水过多、胎儿过小、胎位异常、低置胎盘等。

(二)生理状况

1.症状

若脐带未受压可无明显症状,若脐带受压,产妇自觉胎动异常甚至消失。

2.体征

出现频繁的变异减速,上推胎先露部及抬高臀部后恢复,若胎儿缺氧严重可伴有胎心消失。胎膜已破者,阴道检查可在胎先露旁或其前方触及脐带,甚至脐带脱出于外阴。

3.辅助检查

(1)产科检查:在胎先露旁或其前方触及脐带,甚至脐带脱出于外阴。

(2)胎儿电子监护:伴有频繁的变异减速,甚至胎心音消失。

(3)B超检查:有助于明确诊断。

(三)心理-社会因素

评估孕产妇及家属有无焦虑、恐慌等心理问题,对脐带脱垂的认识程度及家庭支持度。

(四)高危因素

(1)胎儿过小者。

(2)羊水过多者。

(3)脐带过长者。

(4)胎先露部入盆困难者。

(5)胎位异常者,如肩先露、臀先露等。

(6)胎膜早破而胎先露未衔接者。

(7)脐带附着位置低或低置胎盘者。

三、护理措施

(一)一般护理

除产科一般护理外,还需注意协助孕妇取臀高位卧床休息,缓解脐带受压。

(二)分娩方式的选择

1.脐带先露

若为经产妇、胎膜未破、宫缩良好,且胎心持续良好者,可在严密监护下经阴道分娩;若为初产妇或足先露、肩先露者,应行剖宫产术。

2.脐带脱垂

胎心尚好,胎儿存活者,应尽快娩出胎儿。若宫口开全,胎先露部已达坐骨棘水平以下者,还纳脐带后行阴道助产术;若宫口未开全,应立即协助产妇取头低臀高位,将胎先露部上推,还纳脐带,应用宫缩抑制剂,缓解脐带受压,严密监测胎心的同时尽快行剖宫产术。

(三)心理护理

(1)了解孕产妇及家属的心理状态,并予以心理支持,缓解其紧张、焦虑情绪。

(2)讲解脐带脱垂相关知识,以取得其对诊疗护理工作的配合。

四、健康指导

(1)教会孕妇自数胎动,以便早期发现胎动异常。

(2)督促其定期产前检查,妊娠晚期及临产后再次行超声检查。

五、注意事项

脐带脱垂为非常紧急的情况，一旦发现，应立即进行脐带还纳并保持手在阴道内直到胎儿娩出。

（王惠云）

第三节 胎位异常

一、概述

胎位异常是造成难产的常见因素之一。最常见的异常胎位为臀位，占 3%～4%。本节仅介绍持续性枕后位、枕横位、臀先露、肩先露。

(一)持续性枕后位、枕横位

在分娩过程中，胎头以枕后位或枕横位衔接。在下降过程中，胎头枕部因强有力宫缩绝大多数能向前转，转成枕前位自然分娩。仅有 5%～10% 胎头枕骨持续不能转向前方，直至分娩后期仍位于母体骨盆后方或侧方，致使分娩发生困难者，称持续性枕后位或持续性枕横位。国外报道发病率均为 5% 左右。

(二)臀先露

臀先露是最常见的异常胎位，占妊娠足月分娩总数的 3%～4%，多见于经产妇。臀先露以骶骨为指示点，有骶左前、骶左横、骶左后、骶右前、骶右横、骶右后 6 种胎位。根据胎儿两下肢所取姿势，分为 3 类：单臀先露或腿直臀先露，最多见；完全臀先露或混合臀先露，较多见；不完全臀先露或足位，较少见。

(三)肩先露

胎体纵轴与母体纵轴相垂直为横产式。胎体横卧于骨盆入口之上，先露部为肩，称肩先露，又称横位，占妊娠足月分娩总数的 0.25%，是一种对母儿最不利的胎位。胎儿极小或死胎浸软极度折叠后才能自然娩出外，正常大小的足月胎儿不可能从阴道自产。根据胎头在母体左或右侧和胎儿肩胛朝向母体前或后方，有肩左前、肩左后、肩右前、肩右后 4 种胎位。

二、护理评估

(一)病史

骨盆形态、大小异常是发生持续性枕后位、枕横位的重要原因。胎头俯屈不良、子宫收缩乏力、头盆不称、前置胎盘、膀胱充盈、子宫下段宫颈肌瘤等均可影响胎头内旋转，形成持续性枕横位或枕后位。

肩先露与臀先露发生原因相似有：①胎儿在宫腔内活动范围过大，如羊水过多、经产妇腹壁松弛及早产儿羊水相对过多，胎儿容易在宫腔内自由活动形成臀先露。②胎儿在宫腔内活动范围受限，如子宫畸形、胎儿畸形等。③胎头衔接受阻，如狭窄骨盆、前置胎盘易发生。

(二)身心状况与检查

1.持续性枕后位、枕横位

(1)表现:临产后胎头衔接较晚及俯屈不良,常导致协调性宫缩乏力及宫口扩张缓慢,产妇自觉肛门坠胀及排便感,致使宫口尚未开全时过早使用腹压。持续性枕后位常致活跃期晚期及第二产程延长。

(2)腹部检查:在宫底部触及胎臀,胎背偏向母体后方或侧方,在对侧明显触及胎儿肢体。若胎头已衔接,有时可在胎儿肢体侧耻骨联合上方扪到胎儿颏部。胎心在脐下一侧偏外方听得最响亮,枕后位时因胎背伸直,前胸贴近母体腹壁,胎心在胎儿肢体侧的胎胸部位也能听到。

(3)肛门检查或阴道检查:当肛查宫口部分扩张或开全时,若为枕后位,感到盆腔后部空虚,查明胎头矢状缝位于骨盆斜径上。前囟在骨盆右前方,后囟(枕部)在骨盆左后方则为枕左后位,反之为枕右后位。查明胎头矢状缝位于骨盆横径上,后囟在骨盆左侧方,则为枕左横位,反之为枕右横位。当出现胎头水肿,颅骨重叠,囟门触不清时,需行阴道检查借助胎儿耳郭及耳屏位置及方向判定胎位,若耳郭朝向骨盆后方,诊断为枕后位;若耳郭朝向骨盆侧方,诊断为枕横位。

(4)B超检查:根据胎头颜面及枕部位置,能准确探清胎头位置以明确诊断。

(5)危害:①对产妇的影响有:胎位异常导致继发性宫缩乏力,使产程延长,常需手术助产,容易发生软产道损伤,增加产后出血及感染机会。若胎头长时间压迫软产道,可发生缺血坏死脱落,形成生殖道瘘。②对胎儿的影响有:第二产程延长和手术助产机会增多,常出现胎儿窘迫和新生儿窒息,使围生儿死亡率增高。

2.臀先露

(1)表现:孕妇常感肋下有圆而硬的胎头。常致宫缩乏力,宫口扩张缓慢,产程延长。

(2)腹部检查:子宫呈纵椭圆形,胎体纵轴与母体纵轴一致。在宫底部可触到圆而硬,按压时有浮球感的胎头。若未衔接,在耻骨联合上方触到不规则,软而宽的胎臀,胎心在脐左(或右)上方听得最清楚。衔接后,胎臀位于耻骨联合之下,胎心听诊以脐下最明显。

(3)肛门检查及阴道检查:肛门检查时,触及软而不规则的胎臀或触到胎足、胎膝(图 8-1、图 8-2)。

(4)B超检查:可明确诊断,能准确探清臀先露类型及胎儿大小,胎头姿势等。

(5)危害:①对产妇的影响有容易发生胎膜早破或继发性宫缩乏力,使产后出血与产褥感染的机会增多,容易造成宫颈撕裂甚至延及子宫下段。②对胎儿及新生儿的影响有胎臀高低不平,对前羊膜囊压力不均匀,常致胎膜早破,发生脐带脱垂是头先露的 10 倍,脐带受压可致胎儿窘迫甚至死亡;胎膜早破,使早产儿及低体重儿增多。后出胎头牵出困难,常发生新生儿窒息,臂丛神经损伤及颅内出血。

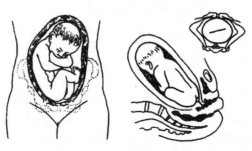

图 8-1　臀先露检查示意图

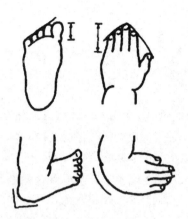

图 8-2 胎手与胎足的鉴别

3.肩先露

(1)表现:分娩初期,因先露部高,不能紧贴子宫下段及宫颈内口,缺乏直接刺激,容易发生宫缩乏力;由于先露部不能紧贴骨盆入口,致前后羊水沟通,当宫缩时,宫颈口处胎膜所承受的压力很大,胎肩对宫颈压力不均,容易发生胎膜破裂及脐带脱垂。破膜后羊水迅速外流,胎儿上肢或脐带容易脱出,导致胎儿窘迫甚至死亡。羊水流出后,胎体紧贴宫壁,宫缩转强,胎肩被挤入盆腔,胎臂可脱出于阴道口外,而胎头和胎体则被阻于骨盆入口之上,称为"忽略性横位。"此时由于羊水流失殆尽,子宫不断收缩,上段越来越厚,下段异常伸展变薄,出现"病理性缩复环",可导致子宫破裂。由于失血、感染及水电解质发生紊乱等,可严重威胁产妇生命,多数胎儿因缺氧而死亡。有时破膜后,分娩受阻,子宫呈麻痹状态,产程延长,常并发严重宫腔感染。

(2)腹部检查:外形呈横椭圆形,子宫底部较低,耻骨联合上方空虚,在腹部一侧可触到大而硬的胎头,对侧为臀,胎心在脐周两旁最清晰。子宫呈横椭圆形,子宫长度低于妊娠周数,子宫横径宽。宫底部及耻骨联合上方较空虚,在母体腹部一侧触到胎头,另侧触到胎臀。肩前位时,胎背朝向母体腹壁,触之宽大平坦;肩后位时,胎儿肢体朝向母体腹壁,触及不规则的小肢体。胎心在脐周两侧最清楚。根据腹部检查多能确定胎位。

(3)肛门检查或阴道检查:在临产初期,先露部较高,不易触及,当宫口已扩开。由于先露部不能紧贴骨盆入口,致前后羊水沟通,当宫缩时,宫颈口处胎膜所承受的压力很大,易发生胎膜破裂及脐带或胎臂脱垂。胎膜未破者,因胎先露部浮动于骨盆入口上方,肛查不易触及胎先露部。若胎膜已破,宫口已扩张者,阴道检查可触到肩胛骨或肩峰,肋骨及腋窝。肩胛骨朝向母体前或后方,可决定肩前位或肩后位。例如,胎头在母体右侧,肩胛骨朝向后方,则为肩右后位。胎手若已脱出于阴道口外,可用握手法鉴别是胎儿左手或右手。

(4)B超检查:能准确探清肩先露,并能确定具体胎位。

三、护理诊断

(一)恐惧

恐惧与分娩结果未知及手术有关。

(二)有新生儿受伤的危险

有新生儿受伤的危险与胎儿缺氧及手术产有关。

（三）有感染的危险

有感染的危险与胎膜早破有关。

（四）潜在并发症

产后出血、子宫破裂、胎儿窘迫。

四、护理目标

（1）产妇恐惧感减轻，积极配合医护工作。

（2）孕产妇及新生儿未出现因护理不当引起并发症。

（3）产妇与家属对胎儿夭折能正确面对。

五、护理措施

（一）及早发现异常并纠正

妊娠期加强围生期保健，宣传产前检查，妊娠发现胎位异常者，配合医师进行纠正。28 周以前臀位多能自行转成头位，可不予处理。30 周以后仍为臀位者，应设法纠正。常用的矫正方法有以下几种。

1.胸膝卧位

让孕妇排空膀胱，松解裤带，做胸膝卧位姿势，每天 2 次，每次 15 分钟，使胎臀离开骨盆腔，有助于自然转正。为了方便进行早晚各做一次为宜，连做 1 周后复查。

2.激光照射或艾灸至阴穴

激光照射至阴穴，左右两侧各照射 10 分钟，每天 1 次，7 次为 1 个疗程，有良好效果。也可用艾灸条，每天 1 次，每次 15～20 分钟，5 次为 1 个疗程。1 周后复查 B 超。

3.外转胎位术

现已少用。腹壁较松子宫壁不太敏感者，可试外倒转术，将臀位转为头位。倒转时切勿用力过猛，亦不宜勉强进行，以免造成胎盘早剥。倒转前后均应仔细听胎心音。

（二）执行医嘱，协助做好不同方式分娩的一切准备

1.持续性枕后位、枕横位

在骨盆无异常，胎儿不大时，可以试产。试产时应严密观察产程，注意胎头下降，宫口扩张程度，宫缩强弱及胎心有无改变。

（1）第一产程。①潜伏期：需保证产妇充分营养与休息。若有情绪紧张，睡眠不好可给予派替啶或地西泮。②活跃期宫口开大 3～4 cm，产程停滞除外头盆不称可行人工破膜；若产力欠佳，静脉滴注缩宫素。在试产过程中，出现胎儿窘迫征象，应行剖宫产术结束分娩。

（2）第二产程：若第二产程进展缓慢，初产妇已近 2 小时，经产妇已近 1 小时，应行阴道检查。当胎头双顶径已达坐骨棘平面或更低时，可先行徒手将胎头枕部转向前方；若转成枕前位有困难时，也可向后转成正枕后位，再以产钳助产。若以枕后位娩出时，需做较大的会阴后一斜切开。若胎头位置较高，疑有头盆不称，需行剖宫产术，中位产钳禁止使用。

（3）第三产程：因产程延长，容易发生产后宫缩乏力，胎盘娩出后应立即静脉注射或肌内注射子宫收缩剂，以防发生产后出血。有软产道裂伤者，应及时修补。新生儿应重点监护。产后应给予抗生素预防感染。

2.臀先露

臀位分娩的关键在于胎头能否顺利娩出,儿头娩出的难易,与胎儿与骨盆的大小及与宫颈是否完全扩张有直接关系。对疑有头盆不称、高龄初产妇及经产妇屡有难产史者,均应仔细检查骨盆及胎儿的大小,常规做 B 超以进一步判断胎儿大小,排除胎儿畸形。未发现异常者,可从阴道分娩,如有骨盆狭窄或相对头盆不称(估计胎儿体重≥3 500 g),或足先露、胎膜早破、胎儿宫内窘迫、脐带脱垂者,以剖宫取胎为宜。因此应根据产妇年龄,胎产次,骨盆类型,胎儿大小,胎儿是否存活,臀先露类型及有无合并症,于临产初期做出正确判断,决定分娩方式。

(1)择期剖宫产的指征:狭窄骨盆,软产道异常,胎儿体重≥3 500 g,胎儿窘迫,高龄初产,有难产史,不完全臀先露等,均应行剖宫产术结束分娩。

(2)决定经阴道分娩的处理。①第一产程:待产时应耐心等待,做好产妇的思想工作,以解除顾虑,产妇应侧卧,不宜站立走动,少做肛查,不灌肠,尽量避免胎膜破裂。勤听胎心音,一旦破膜,应立即听胎心。若胎心变慢或变快,应行肛查,必要时行阴道检查,了解有无脐带脱垂。若有脐带脱垂,胎心尚好,宫口未开全,为抢救胎儿,需立即行剖宫产术。若无脐带脱垂,可严密观察胎心及产程进展。若出现协调性宫缩乏力,应设法加强宫缩。臀位接产的关键在于儿头的顺利娩出,而儿头的顺利娩出有赖于产道,特别是宫颈是否充分扩张。胎膜破裂后,当宫口开大 4～5 cm 时,儿臀或儿足出现于阴道口时,消毒外阴之后,用一消毒巾盖住,每次阵缩用手掌紧紧按住使之不能立即娩出,使用"堵"外阴方法。此法有利于后出胎头的顺利娩出。在"堵"的过程中,应每隔 10～15 分钟听胎心一次,并注意宫口是否开全。宫口已开全再堵易引起胎儿窘迫或子宫破裂。宫口近开全时,要做好接产和抢救新生儿窒息的准备。"堵"时用力要适当,忌用暴力,直到胎臀显露于阴道口,检查宫口确已开全为止。"堵"的时间一般需 0.5～1 小时,初产妇有时需堵 2～3 小时。②第二产程:臀位阴道分娩,有自然娩出、臀位助产及臀位牵引等 3 种方式。自然分娩系胎儿自行娩出;臀位助产系胎臀及胎足自行娩出后,胎肩及胎头由助产者牵出;臀位牵引系胎儿全部由助产者牵引娩出,为手术的一种,应有一定适应证。后者对胎儿威胁较大。接产前,应导尿排空膀胱。初产妇应作会阴切开术。3 种分娩方式分述如下。自然分娩:胎儿自然娩出,不作任何牵拉。极少见,仅见于经产妇,胎儿小,宫缩强,骨盆腔宽大者。臀助产术:当胎臀自然娩出至脐部后,胎肩及后出胎头由接产者协助娩出。脐部娩出后,一般应在 2～3 分钟娩出胎头,最长不能超过 8 分钟。后出胎头娩出有主张用单叶产钳,效果佳。臀牵引术:胎儿全部由接产者牵拉娩出,此种手术对胎儿损伤大,一般情况下应禁止使用。③第三产程:产程延长易并发子宫收缩乏力性出血。胎盘娩出后,应肌内注射缩宫素或麦角新碱,防止产后出血。行手术操作及有软产道损伤者,应及时检查并缝合,给予抗生素预防感染。

3.肩先露

妊娠期发现肩先露应及时矫正。可采用胸膝卧位,激光照射(或艾灸)至阴穴。上述矫正方法无效,应试行外转胎位术转成头先露,并包扎腹部以固定胎头。若行外转胎位术失败,应提前住院决定分娩方式。

分娩期应根据产妇年龄、胎产次、胎儿大小、骨盆有无狭窄、胎膜是否破裂、羊水留存量、宫缩强弱、宫颈口扩张程度、胎儿是否存活、有无并发感染及子宫先兆破裂等决定分娩方式。

(1)足月活胎,对于有骨盆狭窄、经产妇有难产史、初产妇横位估计经阴道分娩有困难者,应于临产前行择期剖宫产术结束分娩。

(2)初产妇,足月活胎,临产后应行剖宫产术。如为经产妇,宫缩不紧,胎膜未破,仍可试外倒转术,若外倒转失败,也可考虑剖宫产。

(3)破膜后,立即做阴道检查,了解宫颈口扩张情况、胎方位及有无脐带脱垂等。如胎心好,宫颈口扩张不大,特别是初产妇有脐带脱垂,估计短时期内不可能分娩者,应即剖宫取胎。如系经产妇,宫颈口已扩张至 5 cm 以上,胎膜破裂不久,可在全麻麻醉下试做内倒转术,使横位变为臀位,待宫口开全后再行臀位牵引术。如宫口已近开全或开全,倒转后即可做臀牵引。

(4)破膜时间过久,羊水流尽,子宫壁紧贴胎儿,胎儿存活,已形成忽略性横位时,应立即剖宫取胎。如胎儿已死,可在宫颈口开全后做断头术,出现先兆子宫破裂或子宫破裂征象,无论胎儿死活,均应立即行剖宫产术。如宫腔感染严重,应同时切除子宫。

(5)胎儿已死,无先兆子宫破裂征象,若宫口近开全,在全麻下行断头术或碎胎术。

(6)胎盘娩出后应常规检查阴道、宫颈及子宫下段有无裂伤,并及时做必要的处理。如有血尿,应放置导尿管,以防尿瘘形成。产后用抗生素预防感染。

(7)临时发现横位产及无条件就地处理者,可给哌替啶 100 mg 或氯丙嗪 50 mg,设法立即转院,途中尽量减少颠簸,以防子宫破裂。

(王惠云)

第四节　过 期 妊 娠

平时月经周期规则,妊娠达到或超过 42 周(>294 天)尚未分娩者,称为过期妊娠。其发生率占妊娠总数的 3%~15%。过期妊娠使胎儿窘迫、胎粪吸入综合征、过熟综合征、新生儿窒息、围生儿死亡、巨大儿,以及难产等不良结局发生率增高,并随妊娠期延长而增加。

一、病因

过期妊娠可能与下列因素有关。

(一)雌、孕激素比例失调

内源性前列腺素和雌二醇分泌不足而孕酮水平增高,导致孕激素优势.抑制前列腺素和缩宫素的作用,延迟分娩发动。导致过期妊娠。

(二)头盆不称

部分过期妊娠胎儿较大,导致头盆不称和胎位异常,使胎先露部不能紧贴子宫下段及宫颈内口,反射性子宫收缩减少,容易发生过期妊娠。

(三)胎儿畸形

如无脑儿,由于无下丘脑,垂体肾上腺轴发育不良或缺如,促肾上腺皮质激素产生不足,胎儿肾上腺皮质萎缩,使雌激素的前身物质 16α-羟基硫酸脱氢表雄酮不足,从而雌激素分泌减少;小而不规则的胎儿不能紧贴子宫下段及宫颈内口诱发宫缩,导致过期妊娠。

(四)遗传因素

某家族、某个体常反复发生过期妊娠,提示过期妊娠可能与遗传因素有关。胎盘硫酸酯酶缺乏症是一种罕见的伴性隐性遗传病,可导致过期妊娠。其发生机制是因胎盘缺乏硫酸酯酶,胎儿肾上腺与肝脏产生的 16α-羟基硫酸脱氢表雄酮不能脱去硫酸根转变为雌二醇及雌三醇,从而使血雌二醇及雌三醇明显减少,降低子宫对缩宫素的敏感性,使分娩难以启动。

二、临床表现

(一)胎盘

过期妊娠的胎盘病理有两种类型:一种是胎盘功能正常,除重量略有增加外。胎盘外观和镜检均与妊娠足月胎盘相似;另一种是胎盘功能减退,肉眼观察胎盘母体面呈片状或多灶性梗死及钙化,胎儿面及胎膜常被胎粪污染,呈黄绿色。

(二)羊水

正常妊娠38周后,羊水量随妊娠推延逐渐减少,妊娠42周后羊水减少迅速,约30%减至300 mL以下;羊水粪染率明显增高,是足月妊娠的2~3倍,若同时伴有羊水过少,羊水粪染率达71%。

(三)胎儿

过期妊娠胎儿生长模式与胎盘功能有关,可分以下3种。

1.正常生长及巨大儿

胎盘功能正常者,能维持胎儿继续生长,约25%成为巨大儿,其中1.4%胎儿出生体重>4 500 g。

2.胎儿成熟障碍

10%~20%过期妊娠并发胎儿成熟障碍。胎盘功能减退与胎盘血流灌注不足、胎儿缺氧及营养缺乏等有关。由于胎盘合成、代谢、运输及交换等功能障碍,胎儿不易再继续生长发育。临床分为3期:①第Ⅰ期为过度成熟期,表现为胎脂消失、皮下脂肪减少、皮肤干燥松弛多皱褶,头发浓密,指(趾)甲长,身体瘦长,容貌似"小老人"。②第Ⅱ期为胎儿缺氧期,肛门括约肌松弛,有胎粪排出,羊水及胎儿皮肤黄染,羊膜和脐带绿染,同胎儿患病率及围生儿死亡率最高。③第Ⅲ期为胎儿全身因粪染历时较长广泛黄染,指(趾)甲和皮肤呈黄色,脐带和胎膜呈黄绿色,此期胎儿已经历和渡过第Ⅱ期危险阶段,其预后反较第Ⅱ期好。

3.胎儿生长受限

小样儿可与过期妊娠共存,后者更增加胎儿的危险性,约1/3过期妊娠死产儿为生长受限小样儿。

三、处理原则

应根据胎盘功能、胎儿大小、宫颈成熟度综合分析,以确诊过期妊娠,并选择恰当的分娩方式终止妊娠,在产程中密切观察羊水情况、胎心监护,出现胎儿窘迫征象,行剖宫产尽快结束分娩。

四、护理

(一)护理评估

1.病史

准确核实孕周,确定胎盘功能是否正常是关键。诊断过期妊娠之前必须准确核实孕周。

2.身心诊断

平时月经周期规则,妊娠达到或超过42周(>294天)未分娩者,可诊断为过期妊娠。由于孕妇结果的不可预知、恐惧、焦虑、猜测是过期妊娠孕妇常见的情绪反应。

3.诊断检查

实验室检查:①根据 B 超检查确定孕周,妊娠 20 周内,B 超检查对确定孕周有重要意义。妊娠 5~12 周内以胎儿顶臀径推算孕周较准确,妊娠 12~20 周以内以胎儿双顶径、股骨长度推算预产期较好。②根据妊娠初期血、尿 HCG 增高的时间推算孕周。

(二)可能的护理诊断

1.有新生儿受伤的危险

有新生儿受伤的危险与过期胎儿生长受限有关。

2.焦虑

焦虑与担心分娩方式、过期胎儿预后有关。

(三)预期目标

(1)新生儿不存在因护理不当而产生的并发症。

(2)患者能平静地面对事实,接受治疗和护理。

(四)护理措施

1.预防过期妊娠

(1)加强孕期宣教,使孕妇及家属认识过期妊娠的危害性。

(2)定期进行产前检查,适时结束妊娠。

2.加强监测,判断胎儿在宫内情况

(1)教会孕妇进行胎动计数:妊娠超过 40 周的孕妇,通过计数胎动进行自我监测尤为重要。胎动计数>30 次/12 小时为正常,<10 次/12 小时或逐日下降,超过 50%,应视为胎盘功能减退,提示胎儿宫内缺氧。

(2)胎儿电子监护仪检测:无应激试验(NST)每周 2 次,胎动减少时应增加检测次数;住院后需每天 1 次监测胎心变化。NST 无反应型需进一步做缩宫素激惹试验(OCT),若多次反复相互现胎心晚期减速,提示胎盘功能减退、胎儿明显缺氧。因 NST 存在较高假阳性率,需结合 B 超检查,估计胎儿安危。

3.终止妊娠应根据胎盘功能、胎儿大小、宫颈成熟度综合分析,选择恰当的分娩方式

(1)终止妊娠的指征:已确诊过期妊娠,严格掌握终止妊娠的指征有:①宫颈条件成熟;②胎儿体重>4 000 g 或胎儿生长受限;③12 小时内胎动<10 次或 NST 为无反应型,OCT 可疑;④尿 E/C 比值持续低值;⑤羊水过少(羊水暗区<3 cm)和/或羊水粪染;⑥并发重度子痫前期或子痫。终止妊娠的方法应酌情而定。

(2)引产:宫颈条件成熟、Bishop 评分>7 者,应予引产;胎头已衔接者,通常采用人工破膜,破膜时羊水多而清者,可静脉滴注缩宫素。在严密监视下经阴道分娩。对羊水Ⅱ度污染者,若阴道分娩,要求在胎肩娩出前用负压吸管或吸痰管吸净胎儿鼻咽部黏液。

(3)剖宫产:出现胎盘功能减退或胎儿窘迫征象,不论宫颈条件成熟与否,均应行剖宫产尽快结束分娩。过期妊娠时,胎儿虽有足够储备力,但临产后宫缩应激力的显著增加超过其储备力,出现隐性胎儿窘迫,对此应有足够认识。最好应用胎儿监护仪,及时发现问题,采取应急措施,适时选择剖宫产挽救胎儿。进入产程后。应鼓励产妇左侧卧位、吸氧。产程中最好连续监测胎心,注意羊水性状,必要时取胎儿头皮血测 pH,以及早发现胎儿窘迫,并及时处理。过期妊娠时,常伴有胎儿窘迫、羊水粪染,分娩时应做相应准备。胎儿娩出后立即在直接喉镜指引下行气管插管吸出气管内容物,以减少胎粪吸入综合征的发生。过期儿患病率和死亡率均增高,应及时发现和

处理新生儿窒息、脱水、低血容量及代谢性酸中毒等并发症。

(五)护理评价

(1)患者能积极配合医护措施。

(2)新生儿未发生窒息。

(王惠云)

第五节　胎儿窘迫

胎儿窘迫是指孕妇、胎儿、胎盘等各种原因引起的胎儿宫内缺氧,影响胎儿健康甚至危及生命。胎儿窘迫是一种综合征,主要发生在临产过程。也可发生在妊娠后期。发生在临产过程者,可以是妊娠后期的延续和加重。

一、病因

胎儿窘迫的病因涉及多方面,可归纳为三大类。

(一)母体因素

妊娠妇女患有高血压疾病、慢性肾炎、妊娠高血压综合征、重度贫血、心脏病、肺源性心脏病、高热、吸烟、产前出血性疾病和创伤、急产或子宫不协调性收缩、缩宫素使用不当、产程延长、子宫过度膨胀、胎膜早破等;或者产妇长期仰卧位,镇静药、麻醉药使用不当等。

(二)胎儿因素

胎儿心血管系统功能障碍、胎儿畸形,如严重的先天性心血管疾病、母婴血型不合引起的胎儿溶血、胎儿贫血、胎儿宫内感染等。

(三)脐带、胎盘因素

脐带因素有长度异常、缠绕、打结、扭转、狭窄、血肿、帆状附着;胎盘因素有植入异常、形状异常、发育障碍、循环障碍等。

二、病理生理

胎儿窘迫的基本病理生理变化是缺血、缺氧引起的一系列变化。缺氧早期或者一过性缺氧时。机体主要通过减少胎盘和自身耗氧量代偿,胎儿则通过减少对肾与下肢血供等方式来保证心脑血流量,不产生严重的代偿障碍及器官损害。缺氧严重则可引起严重的并发症。缺氧初期通过自主神经反射兴奋交感神经,使肾上腺儿茶酚胺及皮质醇分泌增多,引起血压上升及心率加快。此时胎儿的大脑、肾上腺、心脏及胎盘血流增加,而肾、肺、消化系统等血流减少,出现羊水减少、胎儿发育迟缓等。若缺氧继续加重,则转为兴奋迷走神经,血管扩张,有效循环血量减少,主要器官的功能由于血流不能保证而受损,于是胎心率减慢。缺氧继续发展下去可引起严重的器官功能损害,尤其可以引起缺血缺氧性脑病甚至胎死宫内。此过程基本是低氧血症至缺氧,然后至代谢性酸中毒,主要表现为胎动减少、羊水少、胎心监护基线变异差、出现晚期减速甚至呼吸抑制。由于缺氧时肠蠕动加快,肛门括约肌松弛引起胎粪排出。此过程可以形成恶性循环,更加重母体及胎儿的危险。不同原因引起的胎儿窘迫表现过程可以不完全一致,所以应加强监护、积极评价、及时发现高危征象并积极处理。

三、临床表现

胎儿窘迫的主要表现为胎心音改变、胎动异常及羊水胎粪污染或羊水过少,严重者胎动消失。根据其临床表现,胎儿窘迫可以分为急性胎儿窘迫和慢性胎儿窘迫。急性胎儿窘迫多发生在分娩期,主要表现为胎心率加快或减慢;CST 或者 OCT 等出现频繁的晚期减速或变异减速;羊水胎粪污染和胎儿头皮血 pH 下降,出现酸中毒。羊水胎粪污染可以分为三度:Ⅰ度羊水呈浅绿色;Ⅱ度羊水呈黄绿色,浑浊;Ⅲ度羊水呈棕黄色,稠厚。慢性胎儿窘迫发生在妊娠末期,常延续至临产并加重,主要表现为胎动减少或消失、NST 基线平直、胎儿发育受限、胎盘功能减退、羊水胎粪污染等。

四、处理原则

急性胎儿窘迫者,应积极寻找原因并给予及时纠正。若宫颈未完全扩张、胎儿窘迫情况不严重者,给予吸氧,嘱产妇左侧卧位,若胎心率变为正常,可继续观察;若宫口开全、胎先露部已达坐骨棘平面以下3 cm者,应尽快助产经阴道娩出胎儿;若因缩宫素使宫缩过强造成胎心率减慢者。应立即停止使用,继续观察,病情紧迫或经上述处理无效者立即剖宫产结束分娩。慢性胎儿窘迫者,应根据妊娠周、胎儿成熟度和窘迫程度决定处理方案。首先应指导妊娠妇女采取左侧卧位,间断吸氧,积极治疗各种并发症或并发症,密切监护病情变化。若无法改善,则应在促使胎儿成熟后迅速终止妊娠。

五、护理评估

(一)健康史

了解妊娠妇女的年龄、生育史、内科疾病史如高血压疾病、慢性肾炎、心脏病等;本次妊娠经过,如妊娠高血压综合征、胎膜早破、子宫过度膨胀(如羊水过多和多胎妊娠);分娩经过,如产程延长(特别是第二产程延长)、缩宫素使用不当。了解有无胎儿畸形、胎盘功能的情况。

(二)身心状况

胎儿窘迫时,妊娠妇女自感胎动增加或停止。在窘迫的早期可表现为胎动过频(每 24 小时大于20 次);若缺氧未纠正或加重,则胎动转弱且次数减少,进而消失。胎儿轻微或慢性缺氧时,胎心率加快(>160 次/分);若长时间或严重缺氧。则会使胎心率减慢。若胎心率<100 次/分则提示胎儿危险。胎儿窘迫时主要评估羊水量和性状。

孕产妇夫妇因为胎儿的生命遭遇危险而产生焦虑,对需要手术结束分娩产生犹豫、无助感。对于胎儿不幸死亡的孕产妇夫妇,其感情上受到强烈的创伤,通常会经历否认、愤怒、抑郁、接受的过程。

(三)辅助检查

1.胎盘功能检查

出现胎儿窘迫的妊娠妇女一般 24 小时尿 E_3 值急骤减少$30\%\sim40\%$,或于妊娠末期连续多次测定在每 24 小时 10 mg 以下。

2.胎心监测

胎动时胎心率加速不明显,基线变异率<3 次/分,出现晚期减速、变异减速等。

3.胎儿头皮血血气分析

pH<7.20。

六、护理诊断/诊断问题

(一)气体交换受损(胎儿)

气体交换受损(胎儿)与胎盘子宫的血流改变、血流中断(脐带受压)或血流速度减慢(子宫-胎盘功能不良)有关。

(二)焦虑

焦虑与胎儿宫内窘迫有关。

(三)预期性悲哀

预期性悲哀与胎儿可能死亡有关。

七、预期目标

(1)胎儿情况改善,胎心率在 120~160 次/分。

(2)妊娠妇女能运用有效的应对机制控制焦虑。

(3)产妇能够接受胎儿死亡的现实。

八、护理措施

(1)妊娠妇女左侧卧位,间断吸氧。严密监测胎心变化,一般每 15 分钟听 1 次胎心或进行胎心监护,注意胎心变化。

(2)为手术者做好术前准备,如宫口开全、胎先露部已达坐骨棘平面以下 3 cm 者,应尽快阴道助产娩出胎儿。

(3)做好新生儿抢救和复苏的准备。

(4)心理护理。①向孕产妇提供相关信息,包括医疗措施的目的、操作过程、预期结果及孕产妇需做的配合;将真实情况告知孕产妇,有助于其减轻焦虑,也可帮助产妇面对现实。必要时陪伴产妇,对产妇的疑虑给予适当的解释。②对于胎儿不幸死亡的父母亲,护理人员可安排一个远离其他婴儿和产妇的单人房间,陪伴他们或安排家人陪伴他们,勿让其独处;鼓励其诉说悲伤,接纳其哭泣及抑郁的情绪,陪伴在旁提供支持及关怀;若他们愿意,护理人员可让他们看看死婴并同意他们为死产婴儿做一些事情,包括沐浴、更衣、命名、拍照或举行丧礼,但事先应向他们描述死婴的情况,使之有心理准备。解除"否认"的态度而进入下一个阶段,提供足印卡、床头卡等作为纪念,帮助他们使用适合自己的压力应对技巧和方法。

九、结果评价

(1)胎儿情况改善,胎心率在 120~160 次/分。

(2)妊娠妇女能运用有效的应对机制来控制焦虑,叙述心理和生理上的感受。

(3)产妇能够接受胎儿死亡的现实。

(王惠云)

第六节　子宫破裂

子宫破裂是指在分娩期或妊娠晚期子宫体部或子宫下段发生破裂。是产科严重的并发症，若不及时诊治，可随时威胁母儿生命。

根据子宫破裂发生的时间可分为妊娠期破裂和分娩期破裂；根据子宫破裂发生的部位可分为子宫体部破裂和子宫下段破裂；根据子宫破裂发生的程度可分为完全性破裂和不完全性破裂。完全破裂是指子宫壁的全层破裂，导致宫腔内容物进入腹腔，破裂常发生于子宫下段。不完全破裂是指子宫内膜、肌层部分或全部破裂，而浆膜层完整，常发生于子宫下段，宫腔与腹腔不相通，而往往在破裂侧进入阔韧带之间，形成阔韧带血肿。

一、病因

(一)梗阻性难产

它是引起子宫破裂最常见的原因。骨盆狭窄、头盆不称、软产道阻塞（发育畸形、瘢痕或肿瘤等），胎位异常（肩先露、额先露），胎儿异常（巨大胎儿、胎儿畸形）等，均可以导致胎先露部下降受阻，子宫上段为克服产道阻力而强烈收缩，使子宫下段过分伸展变薄超过最大限度，而发生子宫破裂。

(二)瘢痕子宫

剖宫产、子宫修补术、子宫肌瘤剔除术等都会使术后子宫肌壁留有瘢痕，于妊娠晚期或者临产后因子宫收缩牵拉及宫腔内压力增高而致子宫瘢痕破裂。宫体部瘢痕多于妊娠晚期发生自发破裂，多为完全破裂；子宫下段瘢痕破裂多发生于临产后，为不完全破裂。前次手术后伴感染或愈合不良者，发生子宫破裂概率更大。

(三)宫缩剂使用不当

分娩前肌内注射缩宫素或过量静脉滴注缩宫素，使用前列腺素栓剂及其他子宫收缩药物使用不当，均可导致子宫收缩过强，造成子宫破裂。多产、高龄、子宫畸形或发育不良、多次刮宫史、宫腔感染等都会增加子宫破裂的概率。

(四)手术创伤

多发生于不适当或粗暴的阴道助产手术，如宫颈口未开全时行产钳或臀牵引术，强行剥离植入性胎盘或严重粘连胎盘，行毁胎术、穿颅术时器械、胎儿骨片伤及子宫等情况均可导致子宫破裂。

二、临床表现

子宫破裂多发生于分娩期，通常是个逐渐发展的过程，可分为先兆子宫破裂和子宫破裂两个阶段。其症状与破裂发生的时间、部位、范围、出血量、胎儿及子宫肌肉收缩情况有关。

(一)先兆子宫破裂

子宫病理性缩复环形成、下腹部压痛、胎心率异常、血尿，是先兆子宫破裂的四大主要表现。

1.症状

常见于产程长、有梗阻性难产因素的产妇。产妇通常在临产过程中,当宫缩愈强。但胎儿下降受阻,产妇表现为烦躁不安、疼痛难忍、下腹部拒按、呼吸急促、脉搏加快,同时膀胱受压充血,出现排尿困难及血尿。

2.体征

因胎先露部下降受阻,子宫收缩过强,子宫体部肌肉增厚变短,子宫下段肌肉变薄拉长,在两者间形成环状凹陷,称为病理性缩复环。可见该环逐渐上升至脐平或脐上,压痛明显(图 8-3)。因子宫收缩过强过频,胎儿可能触不清,胎心率先加快后减慢或听不清,胎动频繁。

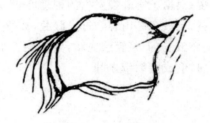

图 8-3　病理性缩复环

(二)子宫破裂

1.症状

产妇突感下腹部撕裂样剧痛,子宫收缩停止,腹部稍感舒适。后因血液、羊水进入腹腔,出现全腹持续性疼痛,伴有面色苍白、冷汗淋漓、脉搏细速、呼吸急促等现象。

2.体征

产妇全腹压痛、反跳痛,腹壁下可扪及胎体,子宫位于侧方,胎心胎动消失。阴道出血可见鲜血流出,下降中的胎儿先露部消失,扩张的宫颈口回缩,部分产妇可扪及子宫下段裂口及宫颈。若为子宫不完全破裂者,上述体征不明显,仅在不全破裂处有压痛、腹痛,若破裂口累及两侧子宫血管,可致急性大出血或形成阔韧带内血肿,查体时可在子宫一侧扪及逐渐增大且有压痛的包块。

三、处理原则

(一)先兆子宫破裂

立即抑制宫缩,使用麻醉药物或者肌内注射哌替啶,即刻行剖宫产终止妊娠。

(二)子宫破裂

在输血、输液、吸氧等抢救休克的同时,无论胎儿是否存活,都尽快做好剖宫产的准备,进行手术治疗。根据产妇全身状况、破裂的部位和程度、破裂的时间、有无感染征象等决定手术方法。

四、护理

(一)护理评估

1.病史

收集产妇既往有无与子宫破裂相关的病史,如子宫手术瘢痕、剖宫产史;此次妊娠有无出现高危因素,如胎位不正、头盆不称等;临产期间有无滥用缩宫素。

2.身心状况

评估产妇目前的临床表现和生命体征、情绪变化。如宫缩的强度、间隔时间、腹部疼痛的性质,有无排尿困难、有无血尿、有无出现病理性缩复环,同时监测胎儿宫内情况,了解有无出现胎儿窘迫征象。产妇精神状态有无烦躁不安、恐惧、焦虑、衰竭等现象。

3.辅助检查

(1)腹部检查:可了解产妇腹部疼痛的部位和体征,从而判断子宫破裂的阶段。

(2)实验室检查:血常规检查可了解有无白细胞计数升高、血红蛋白下降等感染、出血征象;同时尿常规检查可了解有无肉眼血尿。

(3)超声检查:可协助发现子宫破裂的部位和胎儿的位置。

(二)护理诊断

1.疼痛

疼痛与产妇出现强直行宫缩、子宫破裂有关。

2.组织灌注无效

组织灌注无效与子宫破裂后出血量多有关。

3.预感性悲哀

预感性悲哀与担心自身预后和胎儿可能死亡有关。

(三)护理目标

(1)及时补充血容量,产妇低血容量予以纠正。

(2)能够抑制强直性子宫收缩,产妇疼痛略有缓解。

(3)产妇情绪能够得到安抚和平稳。

(四)护理措施

1.预防子宫破裂

向孕产妇宣教,做好计划生育工作,避免多次人工流产,减少多产。认真做好产前检查,如有瘢痕子宫、产道异常者提前入院待产。正确处理产程,严密观察产程进展,尽早发现先兆子宫破裂的征象并进行及时处理。严格掌握使用缩宫素的指征和禁忌证,避免滥用,滴注缩宫素时应有专人看护并记录,从小剂量起,逐渐增加,严防发生过强宫缩。

2.先兆子宫破裂的护理

密切观察产程进展,注意胎儿心率变化。待产时,如果宫缩过强过频,下腹部压痛明显,或出现病理性缩复环时,及时报告医师,停止缩宫素等一切操作,严密监测产妇生命体征,根据医嘱使用抑制宫缩药物。

3.子宫破裂的护理

迅速开放静脉通路,短时间内补充液体、输血,补足血容量,同时吸氧、保暖,纠正酸中毒,进行抗休克处理,根据医嘱做好手术前各项准备,严密监测产妇生命体征、24 小时出入量,各种实验室检查结果,评估出血量,根据医嘱使用抗生素防止感染。

4.心理支持

协助医师根据产妇的情况,向产妇及家属解释病情治疗计划,取得家属的支持和产妇的配合。如果出现胎儿死亡的产妇,要努力开解其悲伤的心情,鼓励其说出内心感受,为其提供安静的环境,同时给予关心和生活上的护理,努力帮助其接受现实,调整情绪,为产妇提供相应的产褥期休养计划,做好关于其康复的各种宣教。

（王惠云）

第七节 羊 水 栓 塞

羊水栓塞(amniotic fluid embolism,AFE)是指在分娩过程中,羊水突然进入母体血循环而引起的急性肺栓塞、休克和弥散性血管内凝血(DIC)、肾衰竭和猝死的严重分娩并发症。其起病急、病情凶险,是造成孕产妇死亡的重要原因之一,发生于足月分娩者死亡率高达 70%～80%。也可发生在妊娠早、中期的流产,但病情较轻,死亡率较低。

一、病因

羊水栓塞是由污染羊水中的有形物质(胎儿毳毛、角化上皮、胎脂、胎粪)进入母体血循环引起。通常有以下几个原因。

(1)羊膜腔内压力增高(子宫收缩过强),胎膜与宫颈壁分离或宫颈口扩张引起宫颈黏膜损伤时,静脉血窦开放,羊水进入母体血循环。

(2)宫颈裂伤、子宫破裂、前置胎盘、胎盘早剥或剖宫产术中羊水通过病理性开放的子宫血窦进入母体血循环。

(3)羊膜腔穿刺或钳刮术时子宫壁损伤处静脉窦也可以成为羊水进入母体通道。

二、病理生理

近年来研究认为,羊水栓塞主要是变态反应。羊水进入母体循环后,通过阻塞肺小血管,引起变态反应而导致凝血机制异常,使机体发生一系列的病理生理变化。

(一)肺动脉高压

羊水内的有形物质如胎儿毳毛、胎脂、胎粪、角化上皮细胞等直接形成栓子。一方面,羊水的有形物质激活凝血系统,使小血管内形成广泛的血栓而阻塞肺小血管,反射性引起迷走神经兴奋,使肺小血管痉挛加重。另一方面,羊水内有形物质经肺动脉进入肺循环,阻塞小血管,引起肺内小支气管痉挛,支气管内分泌物增加,使肺通气、换气量减少,反射性地引起肺小血管痉挛,肺小管阻塞而引起肺动脉压增高,导致急性右心衰竭,继而发生呼吸和循环功能衰竭、休克,甚至死亡。

(二)过敏性休克

羊水中有形物质成为致敏原,作用于母体,引起变态反应所导致的过敏性休克,多在羊水栓塞后立即出现血压骤降甚至消失,甚至心、肺功能衰竭的表现。

(三)弥散性血管内凝血(DIC)

妊娠时母体血液呈高凝状态。羊水中含有大量促凝物质可激活母体凝血系统,进入母血循环后,在血管内产生大量的微血栓,消耗大量的凝血因子和纤维蛋白原,从而导致 DIC。同时纤维蛋白原下降时,可激活纤溶系统,由于大量凝血物质的消耗和纤溶系统的激活,产妇血液系统由高凝状态转变为纤溶亢进,血液不凝固,极易发生严重的产后出血及失血性休克。

(四)急性肾衰竭

由于休克和 DIC,导致肾脏急剧缺血,进一步发生肾衰竭。

三、临床表现

(一)症状

羊水栓塞起病急骤、来势凶险,多发生于分娩过程中,尤其发生在胎儿娩出前后的短时间内。临床经过可分为以下 3 个阶段。

1.急性休克期

在分娩过程中。尤其是刚破膜不久,产妇突感寒战、烦躁不安、气急、恶心、呕吐等先兆症状,继而出现呛咳、呼吸困难、发绀、抽搐、昏迷,迅速出现循环衰竭,进入休克或昏迷状态。病情严重者仅在数分钟内死亡。

2.出血期

患者渡过呼吸、循环衰竭和休克而进入凝血功能障碍阶段,表现为难以控制的大量出血,血液不凝,身体其他部位出血如切口渗血、全身皮肤黏膜出血、血尿、消化道大出血或肾脏出血,产妇可死于出血性休克。

3.急性肾衰竭

后期存活的患者出现少尿、无尿和尿毒症的症状。主要为循环功能衰竭引起的肾脏缺血,DIC 早期形成的血栓堵塞肾内小血管,引起肾脏缺血、缺氧,导致肾脏器质性损害。

(二)体征

心率增快,血压骤降,肺部听诊可闻及湿啰音。全身皮肤黏膜有出血点及瘀斑,阴道流血不止,切口渗血不凝。

四、处理原则

及时处理,立即抢救,抗过敏,纠正呼吸、循环系统衰竭和改善低氧血症,抗休克,防止 DIC 和肾衰竭的发生。

五、护理

(一)护理评估

1.病史

评估发生羊水栓塞临床表现的各种诱因,有无胎膜早破或人工破膜,前置胎盘或胎盘早剥,宫缩过强或强直性宫缩,中期妊娠引产或钳刮术,羊膜腔穿刺术等病史。

2.身心状况

胎膜破裂后,胎儿娩出后或手术中产妇突然出现寒战、呛咳、气急、烦躁不安、尖叫、呼吸困难、发绀、抽搐、出血不凝、不明原因休克等症状和体征,血压下降或消失,应考虑为羊水栓塞,立即进行抢救。

3.辅助检查

(1)血涂片查找羊水有形物质:采集下腔静脉血,镜检见到羊水有形成分可确诊。

(2)床旁胸部 X 线摄片:可见肺部双侧弥漫性点状、片状浸润影,沿肺门分布,伴轻度肺不张和右心扩大。

(3)床旁心电图或心脏彩色多普勒超声检查:提示有心房、有心室扩大,ST 段下降。

(4)若患者死亡,行尸检时,可见肺水肿、肺泡出血。心内血液查到有羊水有形物质,肺小动脉或毛细血管有羊水有形成分栓塞,子宫或阔韧带血管内查到羊水有形物质。

(二)护理诊断

(1)气体交换受损:与肺血管阻力增加、肺动脉高压、肺水肿有关。

(2)组织灌注无效:与弥散性血管内凝血及失血有关。

(3)有胎儿窘迫的危险:与羊水栓塞、母体血循环受阻有关。

(三)护理目标

(1)实施抢救后,患者胸闷、气急、呼吸困难等症状有所改善。

(2)患者心率、血压恢复正常,出血量减少,肾功能恢复正常。

(3)新生儿无生命危险。

(四)护理措施

1.羊水栓塞的预防

加强产前检查,及时注意有无诱发因素,及时发现前置胎盘、胎盘早剥等并发症并予以积极处理。严密观察产程进展情况,正确掌握缩宫素的使用方法,防止宫缩过强。严格掌握人工破膜的指征和时间,宜在宫缩间歇期行人工破膜术,破口要小,并注意控制羊水流出的速度。

2.配合医师,并积极抢救患者

(1)吸氧:最初阶段是纠正缺氧。给予患者半卧位,加压给氧,必要时给予气管插管或者气管切开,减轻肺水肿,改善脑缺氧。

(2)抗过敏:根据医嘱,尽快给予大剂量肾上腺糖皮质激素抗过敏、解除痉挛,保护细胞。可予地塞米松 20～40 mg 静脉推注,以后根据病情可静脉滴注维持。氢化可的松 100～200 mg 加入 5%～10%葡萄糖注射液 50～100 mL 快速静脉滴注,后予 300～800 mg 加入 5%葡萄糖注射液 250～500 mL 静脉滴注,日用上限可达 500～1 000 mg。

(3)缓解肺动脉高压:解痉药物能改善肺血流灌注,预防有心衰竭所致的呼吸循环衰竭。首选盐酸罂粟碱,30～90 mg 加入 25%葡萄糖注射液 20 mL 缓慢推注,能松弛平滑肌,扩张冠状动脉、肺和脑动脉,降低小血管阻力。与阿托品合用扩张小动脉效果更佳。其次使用阿托品,阿托品能阻断迷走神经反射所导致的肺血管和支气管痉挛。1 mg 阿托品加入 10%～25%葡萄糖注射液 10 mL,每 15～30 分钟静脉推注 1 次。直至症状缓解,微循环改善为止。第三,使用氨茶碱。氨茶碱具有松弛支气管平滑肌、解除肺血管痉挛的作用,250 mg 氨茶碱加入 25%葡萄糖注射液 20 mL 缓慢推注。第四,酚妥拉明为 α 肾上腺素能抑制剂,能解除肺血管痉挛,降低肺动脉阻力,消除肺动脉高压。可用 5～10 mg 加入 10%葡萄糖注射液 100 mL 静脉滴注。

(4)抗休克。①补充血容量、使用升压药物:扩容常使用右旋糖酐-40 静脉滴注,并且补充新鲜的血液和血浆。在抢救过程中,监测中心静脉压,了解心脏负荷情况,并据此调节输液量和输液速度。升压药物可用多巴胺 20 mg 加入 5%葡萄糖溶液 250 mL 静脉滴注,随时根据血压调节滴速。②纠正酸中毒:根据血氧分析和血清电解质结果,判断是否存在酸中毒。一旦发现,5%碳酸氢钠 250 mL 静脉滴注。及时应用可纠正休克和代谢失调,并根据血清电解质,及时纠正电解质紊乱。③纠正心力衰竭消除肺水肿:使用毛花苷 C 或毒毛花苷 K 静脉滴注。同时使用呋塞米静脉推注,有利于消除肺水肿,防止急性肾衰竭。

(5)防治 DIC:DIC 阶段应早期抗凝,补充凝血因子,及时输注新鲜血液和血浆、纤维蛋白原等;应用肝素,尤其在羊水栓塞时其血液呈高凝状态时短期内使用。用药过程中监测出凝血时间,如使用肝素过量(凝血时间＞30 分钟),则出现出血倾向,如伤口渗血、血肿、阴道流血不止等,可用鱼精蛋白对抗。

DIC晚期纤溶时期,抗纤溶可使用氨基己酸、氨甲苯酸、氨甲环酸抑制纤溶激活酶,使纤溶酶原不被激活,从而抑制纤维蛋白溶解。抗纤溶的同时补充纤维蛋白原和凝血因子,防止大出血。

(6)预防肾衰竭:抢救的同时注意尿量,如补足血容量后仍然少尿或无尿,需要及时使用呋塞米等利尿剂,预防与治疗肾衰竭。

(7)预防感染:使用肾毒性较小的抗生素防止感染。

(8)产科处理:第一产程发病的产妇应立即考虑行剖宫产终止妊娠,去除病因。第二产程发病者,及时行阴道助产结束分娩,并且密切观察出血量、出凝血时间等,如果发生产后出血不止,应及时配合医师,做好子宫切除术的准备。

3.提供心理支持

如果在发病抢救过程中,产妇神志清醒,应给予产妇鼓励,安抚其紧张和恐惧的心理,使其配合医师抢救;对于家属要表示理解和抚慰,向家属解释产妇的病情,争取家属的支持和配合。在产妇病情稳定的情况下,可允许家属探视并且陪伴产妇,同时,病情稳定的康复期,可与产妇和家属一起制定康复计划,适时地给予相应的健康教育。

(王惠云)

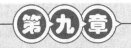

儿科护理

第一节 肺 炎

肺炎是指不同病原体或其他因素所致的肺部炎症,以发热、咳嗽、气促、呼吸困难和肺部固定湿啰音为共同临床表现,该病是儿科常见疾病中能威胁生命的疾病之一。据联合国儿童基金会统计,全世界每年约有 350 万＜5 岁儿童死于肺炎,占＜5 岁儿童总病死率的 28％;我国每年＜5 岁儿童因肺炎死亡者约 35 万,占全世界儿童肺炎死亡数的 10％。因此积极采取措施,降低小儿肺炎的病死率,是 21 世纪世界儿童生存、保护和发展纲要规定的重要任务。

目前,小儿肺炎的分类尚未统一,常用方法有 4 种,各种肺炎可单独存在,也可两种同时存在。①病理分类:可分为支气管肺炎、大叶性肺炎、间质性肺炎等。②病因分类:感染性肺炎,如病毒性肺炎、细菌性肺炎、支原体肺炎、衣原体肺炎、真菌性肺炎、原虫性肺炎;非感染性肺炎,如吸入性肺炎、坠积性肺炎等。③病程分类:急性肺炎(病程＜1 个月),迁延性肺炎(病程 1～3 个月),慢性肺炎(病程＞3 个月)。④病情分类:轻症肺炎(主要为呼吸系统表现)、重症肺炎(除呼吸系统受累外,其他系统也受累,且全身中毒症状明显)。

临床上若病因明确,则按病因分类,否则按病理分类。

一、病因与发病机制

引起肺炎的主要病原体为病毒和细菌,病毒中最常见的为呼吸道合胞病毒,其次为腺病毒、流感病毒等;细菌中以肺炎链球菌多见,其他有葡萄球菌、链球菌、革兰阴性杆菌等。低出生体重、营养不良、维生素 D 缺乏性佝偻病、先天性心脏病等患儿易患本病,且病情严重,容易迁延不愈,病死率也较高。

病原体多由呼吸道入侵,也可经血行入肺,引起支气管、肺泡、肺间质炎症,支气管因黏膜水肿而管腔变窄,肺泡壁因充血水肿而增厚,肺泡腔内充满炎症渗出物,影响了通气和气体交换;同时由于小儿呼吸系统的特点,当炎症进一步加重时,可使支气管管腔更加狭窄,甚至阻塞,造成通气和换气功能障碍,导致低氧血症及高碳酸血症。为代偿缺氧,患儿呼吸与心率加快,出现鼻翼翕动和三凹征,严重时可产生呼吸衰竭。由于病原体作用,重症常伴有毒血症,引起不同程度的感染中毒症状。缺氧、二氧化碳潴留及毒血症可导致循环系统、消化系统、神经系统的一系列症状及水、电解质和酸碱平衡紊乱。

(一)循环系统

缺氧使肺小动脉反射性收缩,肺循环压力升高,形成肺动脉高压;同时病原体和毒素侵袭心肌,引起中毒性心肌炎。肺动脉高压和中毒性心肌炎均可诱发心力衰竭。重症患儿常出现微循环障碍、休克甚至弥散性血管内凝血。

(二)中枢神经系统

缺氧和高碳酸血症使脑血管扩张、血流减慢,血管通透性增加,致使颅内压升高。严重缺氧和脑供氧不足使脑细胞无氧代谢增加,造成乳酸堆积、ATP 生成减少和 Na-K 离子泵转运功能障碍,引起脑细胞内水、钠潴留,形成脑水肿。病原体毒素作用亦可引起脑水肿。

(三)消化系统

低氧血症和毒血症可引起胃黏膜糜烂、出血、上皮细胞坏死脱落等应激性反应,导致黏膜屏障功能破坏,使胃肠功能紊乱,严重者可引起中毒性肠麻痹和消化道出血。

(四)水、电解质和酸碱平衡紊乱

重症肺炎可出现混合性酸中毒,因为严重缺氧时体内需氧代谢障碍、酸性代谢产物增加,常可引起代谢性酸中毒;而 CO_2 潴留、H_2CO_3 增加又可导致呼吸性酸中毒。缺氧和 CO_2 潴留还可导致肾小动脉痉挛而引起水钠潴留,重症者可造成稀释性低钠血症。

二、临床表现

(一)支气管肺炎

支气管肺炎为小儿最常见的肺炎。多见于 3 岁以下婴幼儿。

1.轻症

以呼吸系统症状为主,大多起病较急。主要表现为发热、咳嗽和气促。

(1)发热:热型不定,多为不规则热,新生儿或重度营养不良儿可不发热,甚至体温不升。

(2)咳嗽:较频,早期为刺激性干咳,以后有痰,新生儿则表现为口吐白沫。

(3)气促:多发生在发热、咳嗽之后,呼吸频率加快,每分钟可达 40～80 次,可有鼻翼翕动、点头呼吸、三凹征、唇周发绀。肺部可听到较固定的中、细湿啰音,病灶较大者可出现肺实变体征。

2.重症

重症肺炎常有全身中毒症状及循环、神经、消化系统受累的临床表现。

(1)循环系统:常见心肌炎、心力衰竭及微循环障碍。心肌炎表现为面色苍白、心动过速、心音低钝、心律不齐,心电图显示 ST 段下移和 T 波低平、倒置;心力衰竭表现为呼吸突然加快,>60 次/分;极度烦躁不安,明显发绀,面色发灰;心率增快,>180 次/分,心音低钝有奔马率;颈静脉怒张,肝脏迅速增大,尿少或无尿,颜面或下肢水肿等。

(2)神经系统:表现为烦躁或嗜睡,脑水肿时出现意识障碍、反复惊厥、前囟膨隆、脑膜刺激征等。

(3)消化系统:常有食欲缺乏、腹胀、呕吐、腹泻等;重症可引起中毒性肠麻痹和消化道出血,表现为严重腹胀、肠鸣音消失、便血等。

若延误诊断或病原体致病力强,可引起脓胸、脓气胸、肺大泡等并发症,多表现为体温持续不退,或退而复升,中毒症状或呼吸困难突然加重。

（二）几种不同病原体所致肺炎的特点

1.呼吸道合胞病毒性肺炎

其由呼吸道合胞病毒感染所致，多见于2岁以内婴幼儿，尤以2～6个月婴儿多见。常于上呼吸道感染后2～3天出现干咳、低～中度发热，喘憋为突出表现，2～3天后病情逐渐加重，出现呼吸困难和缺氧症状。肺部听诊可闻及多量哮鸣音、呼气性喘鸣，肺基底部可听到细湿啰音。喘憋严重时可合并心力衰竭、呼吸衰竭。临床上有两种类型。

（1）毛细支气管炎：有上述临床表现，但中毒症状不严重，当毛细支气管接近完全阻塞时，呼吸音可明显降低，胸部X线常显示不同程度的梗阻性肺气肿和支气管周围炎，有时可见小点片状阴影或肺不张。

（2）间质性肺炎：全身中毒症状较重，呼吸困难明显，肺部体征出现较早，胸部X线呈线条状或单条状阴影增深，或互相交叉成网状阴影，多伴有小点状致密阴影。

2.腺病毒性肺炎

此为腺病毒引起，在我国以3、7两型为主，11、12型次之。本病多见于6个月～2岁的婴幼儿。起病急骤，呈稽留高热，全身中毒症状明显，咳嗽较剧，可出现喘憋、呼吸困难、发绀等。肺部体征出现较晚，常在发热4～5天后出现湿啰音，以后病变融合而呈现肺实变体征，少数患儿可并发渗出性胸膜炎。胸部X线改变的出现较肺部体征为早，可见大小不等的片状阴影或融合成大病灶，并多见肺气肿，病灶吸收较缓慢，需数周至数月。

3.葡萄球菌肺炎

这主要包括金黄色葡萄球菌及白色葡萄球菌所致的肺炎，多见于新生儿及婴幼儿。临床起病急，病情重，进展迅速；多呈弛张高热，婴儿可呈稽留热；中毒症状明显，面色苍白、咳嗽、呻吟、呼吸困难，皮肤常见一过性猩红热样或荨麻疹样皮疹，有时可找到化脓灶，如疖肿等。肺部体征出现较早，双肺可闻及中、细湿啰音，易并发脓胸、脓气胸等，可合并循环、神经及胃肠功能障碍。胸部X线常见浸润阴影，易变性是其特征。

4.流感嗜血杆菌肺炎

此类肺炎由流感嗜血杆菌引起。近年来，由于广泛使用广谱抗生素和免疫抑制剂，加上院内感染等因素，流感嗜血杆菌感染有上升趋势，多见于<4岁的小儿，常并发于流感病毒或葡萄球菌感染者。临床起病较缓，病情较重，全身中毒症状明显，有发热、痉挛性咳嗽、呼吸困难、鼻翼翕动、三凹征、发绀等。体检肺部有湿啰音或肺实变体征，易并发脓胸、脑膜炎、败血症、心包炎、中耳炎等。胸部X线表现多种多样。

5.肺炎支原体肺炎

本型肺炎由肺炎支原体引起，多见于年长儿，婴幼儿发病率也较高。以刺激性咳嗽为突出表现，有的酷似百日咳样咳嗽，咯出黏稠痰，甚至带血丝；常有发热，热程1～3周。年长儿可伴有咽痛、胸闷、胸痛等症状，肺部体征不明显，常仅有呼吸音粗糙，少数闻及干湿啰音。婴幼儿起病急，呼吸困难、喘憋和双肺哮鸣音较突出。部分患儿出现全身多系统的临床表现，如心肌炎、心包炎、溶血性贫血、脑膜炎等。胸部X线检查可分为4种改变：①肺门阴影增浓。②支气管肺炎改变。③间质性肺炎改变。④均一的实变影。

6.衣原体肺炎

沙眼衣原体肺炎多见于6个月以下的婴儿，可于产时或产后感染，起病缓，先有鼻塞、流涕，后出现气促、频繁咳嗽，有的酷似百日咳样阵咳，但无回声，偶有呼吸暂停或呼气喘鸣，一般无发热。可同时患有结膜炎或有结膜炎病史。胸部 X 线呈弥漫性间质性改变和过度充气。肺炎衣原体肺炎多见于 5 岁以上小儿,发病隐匿,体温不高,咳嗽逐渐加重,两肺可闻及干湿啰音。X 线显示单侧肺下叶浸润,少数呈广泛单侧或双侧浸润。

三、治疗要点

采取综合措施,积极控制感染,改善肺的通气功能,防止并发症。

(一)控制感染

根据不同病原体选用敏感抗生素积极控制感染,使用原则为早期、联合、足量、足疗程,重症宜静脉给药。

WHO 推荐的 4 种第一线抗生素为复方磺胺甲基异噁唑、青霉素、氨苄西林、阿莫西林,其中青霉素为首选药,复方磺胺甲基异噁唑不能用于新生儿。怀疑有金葡菌肺炎者,推荐用氨苄西林、氯霉素、苯唑西林或氯唑西林和庆大霉素。我国卫健委对轻症肺炎推荐使用头孢氨苄。大环内酯类抗生素如红霉素、交沙霉素、罗红霉、阿奇霉素素等对支原体肺炎、衣原体肺炎等均有效;除阿奇霉素外,用药时间应持续至体温正常后 5～7 天,临床症状基本消失后 3 天。支原体肺炎至少用药 3 周。应用阿奇霉素3～5天1 个疗程,根据病情可再重复 1 个疗程,以免复发。葡萄球菌肺炎比较顽固,疗程宜长,一般于体温正常后继续用药 2 周,总疗程 6 周。

病毒感染尚无特效药物,可用利巴韦林、干扰素、聚肌胞、乳清液等,中药治疗有一定疗效。

(二)对症治疗

止咳、止喘、保持呼吸道通畅;纠正低氧血症、水电解质与酸碱平衡紊乱;对于中毒性肠麻痹者,应禁食、胃肠减压,皮下注射新斯的明。对有心力衰竭、感染性休克、脑水肿、呼吸衰竭者,采取相应的治疗措施。

(三)肾上腺皮质激素的应用

若中毒症状明显,或严重喘憋,或伴有脑水肿、中毒性脑病、感染性休克、呼吸衰竭等及胸膜有渗出者,可应用肾上腺皮质激素,常用地塞米松,每天 2～3 次,每次 2～5 mg,疗程 3～5 天。

(四)防治并发症

对并发脓胸、脓气胸者及时抽脓、抽气;对年龄小、中毒症状明显、脓液黏稠经反复穿刺抽脓不畅者,以及有张力气胸者进行胸腔闭式引流。

四、护理措施

(一)改善呼吸功能

(1)保持病室环境舒适,空气流通,温湿度适宜,尽量使患儿安静,以减少氧的消耗。不同病原体肺炎患儿应分室居住,以防交叉感染。

(2)置患儿于有利于肺扩张的体位并经常更换,或抱起患儿,以减少肺部淤血和防止肺不张。

(3)给氧。凡有低氧血症,有呼吸困难、喘憋、口唇发绀、面色灰白等情况立即给氧;婴幼儿可用面罩法给氧,年长儿可用鼻导管法;若出现呼吸衰竭,则使用人工呼吸器。

(4)正确留取标本,以指导临床用药;遵医嘱使用抗生素治疗,以消除肺部炎症,促进气体交换;注意观察治疗效果。

(二)保持呼吸道通畅

(1)及时清除患儿口鼻分泌物,经常协助患儿转换体位,同时轻拍背部,边拍边鼓励患儿咳嗽,以促使肺泡及呼吸道的分泌物借助重力和震动易于排出;病情许可的情况下可进行体位引流。

(2)给予超声雾化吸入,以稀释痰液,利于咳出,必要时予以吸痰。

(3)遵医嘱给予祛痰剂,如复方甘草合剂等;对严重喘憋者,遵医嘱给予支气管解痉剂。

(4)给予易消化、营养丰富的流质、半流质饮食,少食多餐,避免过饱影响呼吸;哺喂时应耐心,防止呛咳引起窒息;重症不能进食者,给予静脉营养。保证液体的摄入量,以湿润呼吸道黏膜,防止分泌物干结,利于痰液排出;同时可以防止发热导致的脱水。

(三)加强体温监测

观察体温变化并警惕高热惊厥的发生,对高热者给予降温措施,保持口腔及皮肤清洁。

(四)密切观察病情

(1)如患儿出现烦躁不安、面色苍白、气喘加剧、心率加速(>180次/分)、肝脏在短时间内急剧增大等心力衰竭的表现,及时报告医师,给予氧气吸入并减慢输液速度,遵医嘱给予强心、利尿药物,以增强心肌收缩力,减慢心率,增加心搏出量,减轻体内水钠潴留,从而减轻心脏负荷。

(2)若患儿出现烦躁或嗜睡、惊厥、昏迷、呼吸不规则等,提示颅内压增高,立即报告医师并共同抢救。

(3)患儿腹胀明显伴低钾血症时,及时补钾;若有中毒性肠麻痹,应禁食,予以胃肠减压,遵医嘱皮下注射新斯的明,以促进肠蠕动,消除腹胀,缓解呼吸困难。

(4)如患儿病情突然加重,出现剧烈咳嗽、烦躁不安、呼吸困难、胸痛、面色发绀、患侧呼吸运动受限等,提示并发脓胸或脓气胸,应及时配合进行胸穿或胸腔闭式引流。

(五)健康教育

向患儿家长讲解疾病的有关知识和护理要点,指导家长合理喂养,加强体格锻炼,以改善小儿呼吸功能;对易患呼吸道感染的患儿,在寒冷季节或气候骤变外出时,应注意保暖,避免着凉;定期健康检查,按时预防接种;对年长儿说明住院和注射等对疾病痊愈的重要性,鼓励患儿克服暂时的痛苦,与医护人员合作;教育患儿咳嗽时用手帕或纸捂嘴,不随地吐痰,防止病原菌污染空气而传染给他人。

(王彩霜)

第二节 支气管哮喘

支气管哮喘是一种表现为反复发作性咳嗽、喘鸣和呼吸困难,并伴有气道高反应性的可逆性、梗阻性呼吸道疾病。哮喘可在任何年龄发病,但多数始发于4～5岁以前。

一、病因及发病机制

(一)引起感染的病原体及其毒素

小儿哮喘发作常和呼吸道感染密切相关,婴幼儿哮喘中95％以上是由于呼吸道感染所致。

(二)吸入物

通常自呼吸道吸入,引起哮喘最主要变态原为尘螨、屋尘、霉菌、花粉、羽毛等。

(三)食物

主要为异性蛋白质,如牛奶、鸡蛋、鱼虾、香料等,食物过敏以婴儿期为常见,4～5 岁以后逐渐减少。

(四)非特异性刺激物质

如灰尘、烟、气味等可刺激支气管黏膜感觉神经末梢及迷走神经,引起反射性咳嗽和支气管痉挛,长期持续可导致气道高反应性。

(五)气候

儿童患儿对气候变化很敏感,如气温突然变冷或气压降低,常可激发哮喘发作,因此,一般春秋两季儿童发病明显增加。

(六)精神因素

如大哭大笑或激怒恐惧后可引起哮喘发作。情绪激动或其他心理活动障碍时常伴有迷走神经兴奋。

(七)遗传因素

哮喘具有遗传性,父母有气道高反应性的,则子女哮喘发病率明显增加。患儿多有其他过敏病史,如婴儿湿疹、荨麻疹、过敏性鼻炎等。

(八)运动

文献报道约 90% 哮喘患儿可由运动激发,又称运动性哮喘,多见于较大儿童,剧烈持续(5～10 分钟)的奔跑后最易诱发哮喘,其发生机制是免疫性的。

(九)药物

药物引起的哮喘也较常见。主要有两类药物:①阿司匹林及类似的解热镇痛药,可造成所谓内源性哮喘,如同时伴有鼻窦炎及鼻息肉,则称为阿司匹林三联症。②作用于心脏的药物,如普萘洛尔、氧烯洛尔等可阻断 β 受体而引起哮喘,其他如碘油造影,磺胺类药物过敏也常可诱发哮喘发作。

二、临床表现

(一)先兆期表现

常有胸闷、咳嗽、喷嚏、鼻塞、流涕、鼻痒、咽痒、眼痒和流泪等。

(二)发作期表现

婴幼儿起病常较缓慢,年长儿多呈急性过程。发病时往往先有刺激性干咳,接着可咳大量白黏痰,伴有呼气性呼吸困难和哮鸣音,出现烦躁不安或被迫坐位,咳喘剧烈时还可出现腹痛。哮喘发作以夜间更为严重,可自行或经治疗缓解。若哮喘急剧严重发作,经合理应用拟交感神经药物仍不能在 24 小时内缓解,称为哮喘持续状态。随病情变化,患儿由呼吸困难的挣扎状态转为软弱、咳嗽无力、血压下降、出现发绀,甚至死于急性呼吸衰竭。

(三)体格检查

胸廓饱满,呈吸气状,叩诊呈过清音,听诊全肺布满哮鸣音。重症患儿呼吸困难加重时,呼吸音可明显减弱,哮鸣音随之消失。病程长而反复发作者可出现桶状胸,伴营养障碍和生长发育落后。

三、辅助检查

(一)变应原检查

目的在于发现和明确诱发哮喘的原因,以便在日常生活中避免与之接触,以防哮喘发作。

(二)激发试验

对于症状与哮喘一致,但肺功能检查正常的患者,乙酰胆碱和组胺的气道反应性测定或运动激发试验有助于确定哮喘诊断。

(三)肺功能测定

一般包括肺容量、肺通气量、弥散功能、流速-容量图和呼吸力学测验,但均需较精密的仪器,也不能随时监测。哮喘患儿常表现为肺总量(TLC)和功能残气量(FRC)增加,而残气量(RV)、肺活量(VC)可正常或降低;更重要的改变为呼吸流速方面的变化,表现为用力肺活量(FVC)、第一秒用力呼气流速(FEF 25%~75%)和最大呼气流速率(PF)变化。

(四)测定气道炎症的无创性标志物

可以通过检查自发生成痰液中或高渗盐水诱发痰液中的嗜酸性粒细胞和异染细胞来评估与哮喘相关的气道炎症。

(五)其他检查

X线胸片显示肺过度充气;血嗜酸性粒细胞计数增多($0.05\sim0.15$)或绝对值增多($>300\times10^6/L$);T淋巴细胞亚群包括 Th_1/Th_2 测定;嗜碱性粒细胞脱颗粒试验;嗜碱性粒细胞计数等。有些检查虽可符合哮喘诊断,但无特异性。

四、临床诊断

(一)诊断标准

1.婴幼儿哮喘诊断标准

(1)年龄<3岁,喘息发作≥3次。

(2)发作时双肺闻及呼气相哮鸣音,呼气相延长。

(3)具有特应性体质,如过敏性湿疹、过敏性鼻炎等。

(4)父母有哮喘病等过敏史。

(5)除外其他引起喘息的疾病。

凡具有以上(1)(2)(3)条即可诊断哮喘。如喘息发作2次,并具有第(2)(5)条,诊断为可疑哮喘或喘息性支气管炎。如同时具有第(3)和/或第(5)条时,可考虑给予哮喘治疗性诊断。

2.3岁以上儿童哮喘诊断标准

(1)年龄≥3岁,喘息呈反复发作者或可追溯与某种变应原或刺激因素有关。

(2)发作时双肺闻及以呼气相为主的哮鸣音,呼气相延长。

(3)支气管舒张药有明显的疗效。

(4)除外其他引起喘息、胸闷和咳嗽的疾病。

对各年龄组疑似哮喘同时肺部有哮鸣音者,可做以下任何一项支气管舒张试验:①用 β_2 受体激动药的气雾剂或溶液雾化吸入;②0.1%肾上腺素 0.01 mL/kg 皮下注射,每次最大量不超过0.3 mL。在做以上任何一项试验后15分钟,如果喘息明显缓解及肺部哮鸣音明显减少,或一秒钟用力呼气容积上升率≥15%,支管舒张试验阳性,可作哮喘诊断。

3.咳嗽变异性哮喘诊断标准(年龄不分大小)

(1)咳嗽持续或反复发作＞1个月,常在夜间或清晨发作、痰少、运动后加重,临床无感染征象,或经较长期抗生素治疗无效。

(2)用支气管扩张药可使咳嗽发作缓解(基本诊断条件)。

(3)有个人过敏史或家族过敏史,变应原试验阳性可做辅助诊断。

(4)气道呈高反应性特征,支气管激发试验阳性可做辅助诊断。

(5)除外其他原因引起的慢性咳嗽。

(二)诊断中的临床思维

在婴幼儿中注意事项有以下3点。

(1)一些婴幼儿发病的最初症状是反复或持续性咳嗽,或在呼吸道感染时伴有喘息,经常被误诊为支气管炎、喘息性支气管炎或肺炎,因此,应用抗生素或镇咳药物治疗无效,此时给予抗哮喘药物治疗是有效的,具有以上特点的婴幼儿可以考虑沿用"婴幼儿哮喘"的诊断名称。

(2)如果患儿的"感冒"反复地发展到下呼吸道,持续10天以上使用抗哮喘药物治疗后才好转,则应考虑哮喘。

(3)目前婴幼儿喘息常分为两种类型:有特应性体质(如湿疹),其喘息症状常持续整个儿童期直至成人。无特应性体质及特应性家族史,反复喘息发作与急性呼吸道病毒感染有关,喘息症状通常在学龄前期消失。不论以上哪一类型的喘息均可增加支气管反应性,部分出现特应性炎症。至今尚无一种确切方法可以预测哪些患儿会有持续性喘息。由于80%以上哮喘开始于3岁前,早期干预是有必要的。尽管一部分患儿存有过度应用抗哮喘药物的可能,但有效使用抗变应性炎症药物及支气管舒张药比应用抗生素能更好地缩短或减轻喘息的发作,亦符合儿童哮喘早期诊断和防治的原则。

五、鉴别诊断

(一)毛细支气管炎

主要是由呼吸道合胞病毒及副流感病毒感染所致,好发于2～6个月婴儿,常于冬春季流行。喘息是急性呼吸道感染最常见的症状,尤其以病毒感染为著。第1次婴幼儿喘息可能是毛细支气管炎,而1岁时出现多次喘息就可能是哮喘,如根据哮喘治疗有效,则有助于诊断。

(二)先天性喉喘鸣

先天性喉喘鸣是因喉部发育较差引起喉软骨软化,在吸气时喉部组织陷入声门而发生喘鸣及呼吸困难。于出生时或生后数天出现持续吸气性喘鸣,重者吸气困难,并有胸骨上窝及肋间凹陷。在俯卧位或被抱起时喘鸣有时可消失。喘鸣一般在6个月到2岁消失。

(三)异物吸入

好发于幼儿及学龄前期,有吸入异物史,呛咳可有可无,有时胸部X线片检查无异常,应作吸气及呼气相透视或摄片,可有纵隔摆动,或由于一侧气体滞留而两肺透光度不一致。如X线检查阴性,仍不能除外异物,可做支气管镜检查。

(四)支气管淋巴结核

支气管淋巴结核可由肿大淋巴结压迫支气管或因结核病变腐蚀和侵入支气管壁导致部分或完全阻塞,出现阵发性痉挛性咳嗽伴喘息,常伴有疲乏、低热、盗汗、体重减轻。可做PPD及X线检查、痰结核菌检查、测定血清抗体,疑有支气管内膜结核引起的气道阻塞廊做支气管镜检。

(五)环状血管压迫

环状血管压迫为先天性畸形,多发生于主动脉弓处,有双主动脉弓或有环状血管畸形。由一前一后血管围绕气管和食管,随后两者又合并成降主动脉,某些病例右侧主动脉弓和左侧主动脉韧带形成一个环,前者压迫气管及食管。

(六)胃食管反流

多数婴儿进食后发生反流,食管黏膜有炎症改变,反流可引起反射性气管痉挛而出现咳嗽、喘息,可行吞钡 X 线检查,近年来用食管 24 小时 pH 监测以助诊断。

六、治疗

(一)治疗原则

坚持长期、持续、规范、个体化的治疗原则。①发作期:快速缓解症状、抗炎、平喘;②缓解期:长期控制症状、抗炎、降低气道高反应性、避免触发因素、自我保健。

(二)治疗方法

1.去除病因

避免接触变应原,积极治疗和清除感染病灶,去除各种诱发因素。

2.控制发作

主要是解痉和抗感染治疗,药物缓解支气管平滑肌痉挛,减轻气道黏膜水肿和炎症,减少黏痰分泌。

(1)拟肾上腺素类药物:β_2 受体激动药是目前临床应用最广的支气管舒张药。①短效 β_2 受体激动药,常用的有沙丁胺醇和特布他林。②长效 β_2 受体激动药,沙美特罗、福莫特罗、盐酸丙卡特罗、班布特罗。

目前推荐联合吸入糖皮质激素和长效 β_2 受体激动药治疗哮喘,联合应用具有协同抗炎和平喘作用,可获得相当于(或优于)吸入加倍剂量的糖皮质激素时的疗效,并可以增加患儿的依从性、减少较大剂量糖皮质激素的不良反应,尤其适用于中重度哮喘患儿的长期治疗。

(2)茶碱类药物:不是舒张支气管的首选药物。重症患者、24 小时内未用过茶碱,首剂负荷量为 4～6 mg/kg,加入葡萄糖注射液中 20～30 分钟静脉滴完,然后以 0.75～1 mg/(kg·h)维持。<2 岁及 6 小时内用过茶碱或病史问不清是否用过茶碱制剂者,不给负荷剂量,而直接以 1 mg/(kg·h)静脉滴注。长时间使用者,最好监测茶碱的血药浓度。

(3)抗胆碱能药物:临床应用以气雾剂及雾化吸入为主。

(4)糖皮质激素:儿童吸入丙酸倍氯米松或丁地曲安西龙每天 200～400 μg 是很大的安全剂量,重度年长儿亦可达 600～800 $\mu g/d$,一旦病情控制、稳定则应降至常规吸入剂量。对于年幼儿哮喘及吸入定量气雾剂有困难或重症患儿可用丁地曲安西龙悬液,每次 0.5～1 mg,每天 1～2 次,可合用 β_2 激动药和/或抗胆碱类药物溶液一起雾化吸入。如病情能较快控制,则可停用平喘药,普米克悬液吸入可达数周至数月或更长时间,或酌情改用气雾剂吸入。吸入激素疗程偏长,达 1 年以上,现亦有主张轻、中患者疗程可达 3～5 年。

(5)硫酸镁:每次 0.1 mL/kg 加 10％葡萄糖注射液 20 mL 在 20 分钟内静脉滴注,1～3 天,可连续使用 2～3 天,能取得支气管解痉及镇静作用。

3.哮喘持续状态

哮喘持续状态可选用吸氧及药物等治疗。

(1)吸氧:所有危重哮喘患儿均存在低氧血症,需用密闭面罩或双鼻导管提供高浓度湿化氧气,以维持氧饱和度≥0.95,初始吸氧浓度以40%为宜,流量4～5 L/min。在无慢性肺部疾病患者,高浓度吸氧并不会导致呼吸抑制。

(2)β₂受体激动药:是儿童危重哮喘的首要治疗药物。首选吸入治疗,使用射流式雾化装置,如缺氧严重,应使用氧气作为驱动气流,以保证雾化治疗时的供氧,氧气流量6～8 L/min。第1小时可每20分钟吸入1次,以后每2～4小时可重复吸入。药物量:每次沙丁胺醇2.5～5 mg或特布他林5～10 mg,亦可做连续雾化吸入。部分危重症或无法使用吸入治疗者,可静脉应用β₂受体激动药,沙丁胺醇15 μg/kg静脉注射10分钟以上;病情严重需静脉维持滴注时剂量为1～2 μg/(kg·min),最大不超过5 μg/(kg·min)。静脉应用β₂受体激动药时容易出现心律失常和低钾血症等严重不良反应,使用时要严格掌握指征及剂量,并做必要的心电图、血气及电解质等监护。

(3)肾上腺能受体激动药:没有条件使用吸入型β₂受体激动药时,可考虑使用肾上腺素皮下注射,但应加强临床密切观察,预防心血管等不良反应的发生。每次皮下注射0.1%肾上腺素0.01 mL/kg,儿童最大量不超过0.3 mL。必要时可每20分钟使用1次,不能超过3次。

(4)糖皮质激素:全身应用糖皮质激素作为儿童危重哮喘治疗的一线药物,应尽早使用。常用琥珀酸氢化可的松4～8 mg/kg或甲泼尼龙0.5～2 mg/kg,静脉注射,每4～6小时使用1次,好转后可口服泼尼松1～2 mg/(kg·d),每天最大量60 mg。治疗时间依病情而定,如连续用药超过7天应逐渐减量。儿童危重哮喘时大剂量吸入糖皮质激素可能有一定帮助,选用雾化吸入布地奈德悬液每次0.5～1 mg。但病情严重时不能以吸入治疗替代全身糖皮质激素治疗,以免延误病情。

(5)抗胆碱药:是儿童危重哮喘联合治疗的组成部分,其临床安全性和有效性已明确,对β₂受体激动药治疗反应不佳的重症者应尽早联合使用。药物剂量:溴化异丙托品250 μg,加入β₂受体激动药溶液作雾化吸入,治疗时间同β₂受体激动药。

(6)氨茶碱静脉滴注:氨茶碱可作为儿童危重哮喘一种附加治疗的选择,负荷量4～6 mg/kg,最大250 mg,静脉滴注20～30分钟,继之持续滴注维持剂量0.8～1.0 mg/(kg·h)。如已用口服氨茶碱者,直接使用维持剂量持续静脉滴注。亦可采用间歇给药方法,每6小时缓慢静脉滴注4～6 mg/kg,治疗时应注意不良反应的发生,有条件应做血药浓度监测。

(7)硫酸镁:硫酸镁是一种安全的危重哮喘治疗药物,有助于危重哮喘症状的缓解。剂量:25～40 mg/(kg·d),最大剂量≤2 g/d,分1～2次,加入10%葡萄糖注射液20 mL缓慢静脉滴注(20分钟以上),酌情使用1～3天。可出现一过性面色潮红、恶心等不良反应,通常在药物输注时发生。如过量可静脉注射10%葡萄糖酸钙注射液拮抗。

(8)辅助机械通气:儿童危重哮喘经氧疗、全身应用糖皮质激素、β₂受体激动药等治疗后病情继续恶化者,应及时给予辅助机械通气治疗。适用指征包括持续严重的呼吸困难;呼吸音降低到几乎听不到哮鸣音及呼吸音;因过度通气和呼吸肌疲劳而使胸廓运动受限;意识障碍、烦躁或抑制,甚至昏迷;吸氧状态下发绀进行性加重;$PaCO_2$≥8.7 kPa(65 mmHg)。通气模式以定容型为宜,呼吸频率略慢于正常值,潮气量8～12 mL/kg,吸气峰压一般不宜超过3.92 kPa(40 cmH₂O),必要时酌情加用呼气末正压通气。

(9)其他治疗:注意维持水电解质平衡,纠正酸碱紊乱。由于液体摄入量减少、呕吐及呼吸道非显性液体丢失增多,大多数哮喘患儿在就诊时已有不同程度的脱水,应予及时纠正。但由于危

303

重哮喘患儿多存在抗利尿激素分泌异常,故继续治疗时应注意避免因液体过多而导致的肺水肿加重,一般用2/3的生理需要量维持。危重哮喘时左右心室的后负荷明显增加,合并心力衰竭时慎用正性肌力药物,如确需使用,应做适当剂量调整。儿童哮喘发作主要由病毒引发,抗生素不作为常规应用,如同时发生下呼吸道细菌感染则选用病原体敏感的抗菌药物。

4.预防

(1)免疫治疗:目前通过正规应用各种药物及采取必要的预防措施基本上可以满意地控制哮喘,在无法避免接触变应原或药物治疗无效时,可以考虑针对变应原进行特异性免疫治疗,因反复呼吸道感染诱发喘息发作者可酌情加用免疫调节剂。

(2)色甘酸钠:为抗过敏药,能稳定肥大细胞膜,抑制肥大细胞释放组胺及白三烯类过敏介质,抑制细胞外钙离子内流和抑制细胞内储存的结合钙离子释放,阻止迟发反应和抑制非特异性支气管高反应性。在哮喘发作前给药,能防止Ⅰ型变态反应和运动诱发哮喘。

(3)酮替芬:为碱性抗过敏药,对儿童哮喘疗效较成人稍好,其不良反应为口干、困倦、头晕等。年幼儿口服0.5 mg,每天1~2次;儿童1 mg,每天2次。若困倦明显者可1 mg每晚1次,对经激素吸入疗法能使哮喘缓解的患儿,应继续吸入维持量糖皮质激素,至少2年或更长时间。

七、护理

(一)一般护理

1.护理评估

(1)评估患儿营养及饮食情况有无喂养困难;液体摄入量、尿量、近期体重变化;睡眠情况(有无呼吸困难的发生)。

(2)评估患儿咳嗽、咳痰的程度和性质。观察患儿有无发绀,监测体位改变对患儿缺氧的影响。有无其他伴随症状,如胸痛、呼吸困难。

(3)评估患儿的呼吸情况,记录性质、频率、形态、深度,有无鼻翼翕动、三凹征、端坐呼吸等,听诊患儿的呼吸音,监测患儿生命体征。必要时监测、记录患儿的动脉血气分析值。

(4)评估患儿心理、精神因素,有无焦虑、恐惧。

(5)评估患儿及其家属心理-社会状况:评估患儿及其家属对疾病知识的了解程度、对治疗及护理的配合程度、经济状况等。

2.气道通畅

(1)体位,采取半坐卧位或坐位以利肺部扩张。

(2)保证休息:给患儿提供一个安静、舒适的环境以利于休息,护理操作应尽可能地集中进行。

3.病情观察

监测患儿是否有烦躁不安、气喘加剧、心率加快、短时间内肝急剧增大及血压变化等情况,警惕心力衰竭及呼吸骤停等合并症的发生。呼吸困难加重时,注意有无呼吸音及哮鸣音的减弱或消失、心率加快等。患儿活动前后,监测其呼吸和心率,活动时如有气促、心率加快可给予持续吸氧并给予休息。根据病情逐渐增加活动量。

(二)专科护理

1.吸氧

患儿哮喘时大多有缺氧现象,故应给予氧气吸入,以减少无氧代谢,预防酸中毒。氧气浓度以 40％为宜。

2.呼吸道护理

给予雾化吸入,应用支气管扩张剂后立即进行吸痰处理,吸痰过程中保持动作轻柔,技巧娴熟,若呼吸严重不畅,应用无创正压通气治疗。

3.用药护理

(1)支气管扩张剂:使用时可嘱患儿充分摇匀药物,在按压喷药于咽喉部的同时,然后闭口屏气 10 秒后,用鼻缓缓呼气,最后清水漱口,将获得较好效果。

(2)用药无缓解应停用,常见不良反应主要有心动过速、血压升高、虚弱、恶心、变态反应及反常的支气管痉挛。

(3)急性发作者,如口服无效,可由静脉推注,以 5％～10％葡萄糖液稀释,在 30 分钟内缓慢注入。如已运用氨茶碱治疗(在 6 小时内),应将剂量减半,以后可给予维持量。1～9 岁患儿,可选择氨茶碱静脉滴注,有条件时应测氨茶碱血浓度,治疗哮喘的有效血浓度为 10～20 μg/mL。每 6～8 小时给药一次。有条件的单位应监测氨茶碱血浓度的峰值与谷值,寻找最佳投药方案。病情稳定后,可每隔 2～3 个月监测浓度一次。

(4)肾上腺皮质激素类:长期使用可产生较多不良反应,如二重感染、肥胖、高血压等。当患儿出现身体形象改变时要做好心理护理。

4.化验及检查护理

(1)血常规检查。检查前准备及注意事项晨起空腹抽血检查。

(2)肺功能检查。适用于 5 岁以上的儿童。检查时儿童可能会对检查害怕,在检查前与检查时要给予安抚和引导。

(3)检查后注意事项。抽完血后,用棉签或止血工具按压针孔部位 3 分钟以上,以压迫止血。不要按揉针孔部位,以免造成皮下血肿。抽血后出现晕血症状,如头晕、眼花、乏力等应立即平卧。放于空腹抽血之后。

5.并发症护理

(1)呼吸衰竭:重度哮喘时因气道严重痉挛,气流出入受阻,同时因为哮喘发病时患儿紧张、用力呼吸等导致体力消耗,耗氧量和二氧化碳产生量增加,吸入气体量减少可引起低氧血症,而呼出气体量降低则导致体内二氧化碳潴留,出现Ⅱ型呼吸衰竭。密切观察患儿的呼吸变化,呼吸＞40 次/分或心率突然减慢,原有的哮鸣音减弱或消失,血压降低等症状,应立即通知医师。

(2)气胸:哮喘急性发作时因肺泡内压力增高,对于有肺大泡或严重肺气肿的患儿,有时会导致肺泡破裂,气体进入胸膜腔而出现气胸。患儿出现烦躁不安,发绀,大汗淋漓,气喘加剧,心率加快,呼吸音减弱等情况,应立即报告医师并积极配合抢救。

6.心理护理

哮喘患儿年龄尚小,患儿家属多伴有紧张、焦虑心理,护理人员应充分与患儿家属沟通,缓解其悲伤、焦虑情绪,让其做好思想准备,沟通过程中应掌握好语言技巧和语速,切忌急躁处理。要帮助患儿保持愉快的心情,比如给年幼的患儿讲故事、玩玩具、听音乐、分散其注意力,对年龄较大的患儿要根据其心理活动讲道理,争取患儿的配合,以达到最佳治疗状态。若患儿身体状况许可,应鼓励其在户外活动,加强体育锻炼,增强抗病能力。特别对首次哮喘发作的患儿应耐心解释,通过护理干预缓解患儿的紧张心理。精神紧张是诱发小儿哮喘的因素之一,所以心理护理是小儿支气管哮喘护理中不可忽视的内容之一。

八、健康教育

(一)饮食

给予富含维生素易消化的食物,应尽量避免食用诱发哮喘的食品,如鱼、虾、蛋、奶等含蛋白质丰富的食物。应少食多餐。保证营养均衡搭配,以利病情康复,家属要经常细心观察患儿的饮食,找到对哮喘致敏的食品。随着患儿年龄的增长,病情的好转,尤其是机体免疫功能逐渐增强,食物过敏的种类也就随之减少。因此,也要不断地解除某些限吃的食品。

(二)休息与活动

协助患儿的日常生活。指导患儿活动,避免情绪激动及紧张的活动。

(三)用药知识

告知家属雾化的意义及注意事项:复方异丙托溴铵可使平滑肌松弛并减轻支气管炎症。使支气管平滑肌扩张,并使气道内分泌物减少。松弛气道平滑肌,降低气道阻力,增强纤毛清除黏液能力,抑制气道神经,降低血管通透性,减轻了气道黏膜水肿,从而缓解喘憋,能迅速有效地解除气道痉挛。布地奈德对呼吸道局部抗炎作用具有抗过敏作用,并可收缩气道血管,减少黏膜水肿及黏液分泌可以达到平喘、改善通气、缓解喘息的症状。因此先用复方异丙托溴铵雾化扩张支气管,再给予布地奈德治疗局部抗炎,达到改善通气消除炎症的效果。

喷剂应用后用清水漱口防止咽部真菌感染。糖皮质激素口服,应于饭后,减少对胃肠道刺激。用药勿自行减药停药。

(四)疾病相关知识

哮喘发作分为 3 度:①轻度 pH 正常或稍高,PaO_2 正常,$PaCO_2$ 稍低,提示哮喘处于早期,有轻度过度通气,支气管痉挛不严重,口服或气雾吸入平喘药可使之缓解;②中度 pH 正常,PaO_2 偏低,$PaCO_2$ 仍正常,则提示患儿通气不足,支气管痉挛较明显,病情转重,必要时可加用静脉平喘药物;③重度 pH 降低,PaO_2 明显降低,$PaCO_2$ 升高,提示严重通气不足,支气管痉挛和严重阻塞,多发生在哮喘持续状态,需积极治疗或给予监护抢救。

(五)出院指导

(1)患儿居住的环境要空气清新,室温恒定,杜绝一切变态原,如花草、猫狗等小动物;蚊香、真菌类等变态原及刺激性气味,如气温寒冷也易引起哮喘。

(2)加强锻炼,增强机体抗病能力,坚持户外锻炼,如跑步、跳绳等运动,增加肺活量,对预防哮喘的发作具有积极的作用。

(3)哮喘在发作前多有前驱症状,最常见眼鼻发痒、打喷嚏、流涕、流泪、咳嗽等,一旦出现上述症状时,应及时就诊及用药,避免诱发哮喘发作。

(4)指导呼吸运动:指导进行腹式呼吸、向前弯曲运动及胸部扩张运动。

(5)防护知识:①增强体质,预防呼吸道感染。②协助患儿及家属确认或哮喘发作的因素,避免接触变态原,祛除各种诱发因素。③患儿及家属能辨认哮喘发作先兆、症状,并能简单及时自我护理(哮喘发作时家属要镇静,给患儿安全感,立即吸入支气管扩张剂-万托林气雾剂,室内通风,避免烟雾刺激,给患儿坐位或半卧位)。④提供出院后使用药物资料。⑤指导患儿和家属使用长期预防及快速缓解的药物,并做到正确安全的用药。⑥及时就医,以控制哮喘严重发作。哮喘的随访计划:急性发作期(住院或留院观察);慢性持续期(1 个月随访一次,检查指导用药);缓解期(3 个月随访一次,复查肺功能)。

（王彩霜）

第三节 鹅 口 疮

鹅口疮又称急性假膜型假丝酵母性口炎,又名雪口病,是由白假丝酵母感染所引起口腔黏膜表面形成白色斑膜,为真菌感染。多见于新生儿、营养不良、腹泻、长期应用抗生素或激素的患儿。病程严重的患儿可引起下呼吸道、消化道真菌感染,最后发展为真菌性败血症。

一、病因及发病机制

(一)产道感染
婴儿出生时通过产道接触母体分泌物所引起的真菌感染。

(二)哺乳不洁
婴儿使用的奶具消毒不彻底,母亲乳房不洁或喂奶者手指污染,患儿经口进食后感染。

(三)滥用药物
患儿长期应用抗生素或激素,致患儿体内正常菌群失调,抵抗力下降,易造成真菌感染。

(四)其他因素
患儿因营养不良、腹泻等致机体免疫功能降低时,也可发生真菌感染。

二、临床表现

(一)症状及体征
1.口腔黏膜改变

患儿口腔黏膜表面出现乳白色、高于黏膜表面的乳凝块物,可呈点状或片状,除去斑膜,可见红色黏膜创面。最常见于颊黏膜,其次舌、齿龈、上颚,严重时蔓延到咽部及以下,表现为整个口腔均被白色斑膜覆盖。

2.疼痛

轻症患儿患处不痛,不影响进食。重症患儿出现烦躁、哭闹、拒食、食欲下降等表现。

3.低热

严重患儿可出现感染表现,可伴低热。

(二)并发症
1.假丝酵母性食管炎

白假丝酵母侵袭食管引起食管炎症,患儿可表现为吞咽困难、恶心等症状。

2.肺念珠菌病

口腔内真菌侵袭呼吸道从气管入肺部,导致肺部感染,患儿可表现为咳嗽、咳痰等症状,严重患儿可出现咳血、呼吸困难。

3.败血症

白假丝酵母侵入血液系统,引起真菌败血症。患儿临床表现不典型,可出现高热、精神反应差等表现,新生儿可出现呼吸暂停等表现。

三、辅助检查

口腔黏膜涂片可见霉菌丝及念珠菌孢子,以确定致病菌种类,作为诊断依据。

四、诊断

(一)症状体征

患儿口腔黏膜可见白色乳凝块状物,点状或片状,略突起,不易拭去。

(二)实验室检查

口腔黏膜涂片可见白假丝酵母菌丝及孢子。

五、治疗

(一)保持口腔清洁

喂奶前后用2%碳酸氢钠溶液清洁口腔,避免奶液残留。

(二)局部用药

用制霉菌素片1片(每片50万单位)溶于10 mL 生理盐水中,然后涂口腔,每天2~3次。

六、护理

(一)护理评估

(1)评估患儿意识及精神情况,为患儿进行生命体征、身高、体重的测量,了解患儿基本生长发育情况。

(2)询问家属,了解患儿的既往史、过敏史、用药史、手术史及家族史等。

(3)评估患儿营养情况,有无食欲减退、拒食、吞咽困难等表现,进食时有无哭闹,询问患儿的大小便情况,尿量有无减少,有无便秘或腹泻等。

(4)评估患儿口腔黏膜情况,口腔黏膜有无白色片状物,能否拭去,出现的部位及范围,有无流涎、口臭,有无破损。

(5)询问患儿有无饮食不洁情况,出生时有无产道感染,有无滥用药物的情况。

(6)心理-社会状况。了解家属对疾病采取的治疗、护理的配合程度,以及家属对此疾病的知识缺乏程度。评估患儿及家属的心理状态和家庭经济承受能力。

(二)护理措施

1.一般护理

(1)休息与活动:患儿需保证每天睡眠充足,适当活动,增强患儿机体免疫力。

(2)饮食护理:给予患儿高热量、高蛋白、含丰富维生素的流食或半流食,避免食物过冷、过热或过硬,以免刺激患儿口腔黏膜引起疼痛或破损。每次喂奶后再给患儿喂服少量温开水,避免奶液在口腔中存留以促进真菌生长。

(3)预防感染:①患儿使用的餐具或奶具应给予彻底消毒,且一人一用,避免交叉感染;②指导家属正确喂养,加强个人卫生,接触患儿前后注意手卫生;③母乳喂养前后用温水将乳头清洗干净并擦干,保持内衣清洁干燥。

2.病情观察

(1)观察患儿生命体征变化,注意体温的变化,及时发现患儿感染征象。

（2）观察患儿精神状态变化,有无哭闹明显、拒食、吞咽困难及食欲下降等表现。

（3）观察患儿口腔黏膜情况,注意口腔黏膜白斑有无扩大、破损等表现。

3.口腔护理

（1）保持口腔清洁,哺乳前后给予患儿用2‰碳酸氢钠溶液涂口腔,用棉签轻轻擦拭,使口腔成为碱性环境,可以抑制白假丝酵母的生长与繁殖。

（2）用制霉菌素片1片(每片50万单位)溶于10 mL生理盐水中,然后涂口腔,擦于患处,每天2～3次。

（3）给予患儿口腔上药时,需避开进食时间,宜在奶后进行,涂抹在口腔内白色斑膜上,动作要轻、快、准,以免患儿因疼痛或恶心出现哭闹从而影响护理操作。

4.心理护理

鹅口疮患儿年龄一般较小,且由于口腔黏膜的改变及患儿哭闹、拒食易引起家属焦虑、担心及恐惧,医护人员应及时给予帮助,告知此病的病因、护理方法及治疗要点,以减轻家属的不良情绪。护理人员常与家属进行沟通,告知家属目前患儿所存在的问题,积极指导家属正确喂养,以增进护患关系,取得家属的信任,从而提高依从性。

5.健康教育

（1）生活指导:保持患儿周围环境的清洁,注意个人卫生。保证患儿营养充足,增强患儿机体免疫力,避免出现营养不良情况发生。

（2）饮食指导:母乳喂养需注意乳头的清洁,喂奶者注意手卫生,哺乳者勤换内衣,防止奶渍留在内衣上,引发细菌繁殖。患儿奶具及用物需进行严格消毒。保证患儿营养充足,注意饮食卫生。

（3）用药指导:教会家属给予患儿口腔黏膜上药的方法和注意事项,应避开进食时间,以便使药物长时间发挥作用。同时避免长期滥用广谱抗生素及激素类药物。

（王彩霜）

第四节　腹　　泻

小儿腹泻又称腹泻病,是由多病原、多因素引起的以大便次数增多伴性质改变为主要表现的一组疾病,也可伴有发热、呕吐、腹痛等症状。腹泻严重时患儿可出现不同程度的水、电解质、酸碱平衡紊乱,是儿科最常见疾病之一。6个月以内的婴儿,出生后不久即出现腹泻,仅表现大便次数增多,患儿食欲好,生长发育正常,当增加辅食后,大便次数可自行好转,这类腹泻称为生理性腹泻,多见于母乳喂养儿。小儿腹泻发病年龄以6个月～2岁婴幼儿多见,一年四季均可发病,但夏秋季发病率最高。

一、病因及发病机制

(一)易感因素

1.婴幼儿消化系统特点

婴幼儿消化系统发育不完善,胃酸和消化酶分泌不足且活性低,患儿消化道的负担较重,易引起消化功能紊乱。

2.婴幼儿防御能力较差

婴幼儿血清免疫球蛋白及胃肠道 SIgA 较低,易出现肠道感染引起腹泻。

3.人工喂养

母乳中含有 SIgA、巨噬细胞及粒细胞等免疫因子,有抗肠道感染作用,人工喂养患儿不能从中获得,易出现肠道感染引起腹泻。

(二)感染因素

1.肠道内感染

(1)病毒感染:寒冷季节婴幼儿腹泻 80% 由病毒感染引起。其中轮状病毒是病毒性肠炎最主要病原,其次为星状和杯状病毒、柯萨奇病毒、诺沃克病毒、冠状病毒等。

(2)细菌感染:以可致泻的大肠埃希菌为主要病原,包括致病性大肠埃希菌、产毒性大肠埃希菌、侵袭性大肠埃希菌、出血性大肠埃希菌和黏附性-集聚性大肠埃希菌。其他细菌有空肠弯曲菌、沙门氏菌、金黄色葡萄球菌等。

(3)真菌感染:婴儿以白假丝酵母多见,其他包括曲菌、毛霉菌等。婴幼儿长期应用广谱抗生素引起肠道菌群失调或激素引起免疫功能的降低,易发生肠道真菌感染导致腹泻。

(4)寄生虫感染:以阿米巴原虫、蓝氏贾第鞭毛虫、隐孢子虫多见。

2.肠道外感染

如中耳炎、上呼吸道感染、泌尿系统感染、皮肤感染或急性传染病等疾病的病原菌直接感染患儿肠道引起腹泻。

(三)非感染因素

1.饮食因素

由于喂养不当,包括喂养次数、食量、种类的改变太快,给予过多脂肪类、纤维素类食物或高果糖的果汁,均可引起腹泻。部分患儿对牛奶、豆类或某种食物过敏也可引起腹泻。

2.气候因素

由于天气突然变冷或天气过热,导致腹部受凉或消化酶分泌降低均可导致腹泻。

二、临床表现

(一)症状与体征

1.大便次数增多、性质及气味改变

根据腹泻轻重每天排便数次至数 10 次不等。呈黄色或黄绿色稀水便、蛋花汤样便,可混有黏液、泡沫或奶瓣,严重患儿可伴有少量血便。大便气味可出现腥臭味或酸味。

2.腹泻伴随症状

患儿腹泻时可伴恶心、呕吐或溢乳,食欲减退等。

3.全身中毒症状

肠道内感染所致腹泻,可出现全身中毒现象。表现为体温低热或高热、烦躁、精神差或嗜睡等。

4.电解质紊乱

(1)代谢性酸中毒:主要表现为呼吸深快、精神萎靡、嗜睡、面色苍白、口唇樱红。

(2)低钙血症:主要表现为手足搐搦、惊厥等。

（3）低钾血症：多随酸中毒的纠正，出现低钾血症。主要表现为全身乏力、反应迟钝、哭声低、吃奶无力、肌张力低下等表现。

（二）小儿腹泻分型

1.按病程分类

（1）急性腹泻：腹泻病程＜2 周。

（2）迁延性腹泻：腹泻病程 2 周～2 月。

（3）慢性腹泻：腹泻病程＞2 月。

2.按病情分类

（1）轻型腹泻：多由饮食及肠道外感染引起。一般无全身症状，精神尚可，失水不明显，主要为胃肠道症状，偶有伴随症状，大便次数每天 10 次左右，量少，呈黄色或黄绿色稀糊状伴有奶瓣或泡沫。

（2）重型腹泻：多为肠道内感染引起。表现为严重的胃肠道症状，常伴呕吐，严重者可见咖啡渣样液体，大便次数每天多至数 10 次，量多，多呈水样便或蛋花汤样便伴有少量黏液或血便。除此之外还可出现明显脱水、电解质紊乱及全身中毒症状。

三、辅助检查

（一）血液检查

血常规及血生化检查。白细胞计数及中性粒细胞计数增多提示细菌感染；淋巴细胞计数增多提示病毒感染；嗜酸性粒细胞计数增多提示有寄生虫感染或接触变态原。血清钠的浓度提示脱水性质，根据血钾、血钙、血镁浓度提示患儿是否出现电解质紊乱。

（二）粪便检查

便常规、便潜血、便培养。肠炎患儿大便可见红细胞、白细胞；消化不良或脂肪泻可见脂肪滴；便潜血可了解患儿大便是否出现便血；便培养可检验出致病菌。

四、诊断

（一）症状和体征

患儿每天大便次数超过正常排便习惯，且出现大便性质改变，水分增多，粪质减少，可伴奶瓣、黏液、血便等。伴随症状可表现为呕吐、腹痛或不同程度发热。可出现不同程度脱水、电解质紊乱、酸中毒。

（二）实验室检查

轮状病毒肠炎患儿大便行电镜检测可发现轮状病毒颗粒。便常规镜检可见红细胞、白细胞等。细菌培养可见致病菌。

（三）过敏性腹泻

患儿摄入牛乳 48 小时内出现症状，若停止摄入，腹泻症状好转。

五、治疗

（一）调整饮食

除严重呕吐患儿外，均可继续进食。母乳喂养的患儿，继续母乳喂养，暂停辅食，人工喂养患儿可喂米汤或稀释的牛奶或其他代乳品，少食多餐，病毒性肠炎患儿可以改喂免乳糖配方奶。随病情的好转,逐渐从流食、半流食过渡到正常饮食。

(二)对症处理

纠正水电解质紊乱及酸碱失衡。

1.脱水

口服补液盐(ORS)用于腹泻预防轻、中度脱水。轻度脱水给予 $50\sim80$ mL/kg,中度脱水给予 $80\sim100$ mL/kg。静脉补液治疗,适用于重度脱水、呕吐及腹泻严重的患儿,需补充累积损失量、继续损失量及生理需要量。

2.电解质紊乱

及时纠正低钾、低钙和低镁血症。

3.代谢性酸中毒

纠正酸中毒,静脉补充碱性溶液,首选碳酸氢钠溶液。

(三)止泻治疗

应用微生态制剂补充肠道菌群,蒙脱石散保护消化道黏膜。

(四)控制感染

根据病原菌选择适宜抗生素进行治疗。

六、护理

(一)护理评估

(1)评估患儿意识及精神情况,为患儿进行生命体征、身高、体重的测量,了解患儿基本生长发育情况。

(2)询问家属患儿有无既往史、过敏史、手术史及家族史等。

(3)评估患儿营养情况,有无食欲减退,进食后有无呕吐,呕吐物的性质、量,询问患儿的大小便情况,尿量有无减少,腹泻的次数、颜色、性质、量,以及有无伴随症状如腹痛、呕吐等。

(4)评估患儿目前病情,精神有无烦躁或萎靡,是否全身乏力,面色有无苍白或发灰发暗,评估患儿皮肤的弹性及干燥程度,呼吸是否平稳,有无抽搐、惊厥等表现。

(5)评估患儿是否有饮食不卫生史,询问喂养的时间、食量及成分情况;患儿腹部有无受凉;有无其他感染性疾病,如上呼吸道感染、肺炎、中耳炎等;有无滥用药物的现象,如广谱抗生素或肾上腺糖皮质激素等。

(6)了解患儿目前相关检查,关注患儿便常规、便潜血、便培养结果,以及血常规、血生化的结果。

(7)心理-社会状况。了解家属对疾病采取的治疗、护理的配合程度,以及家属对此疾病的知识缺乏程度。评估患儿及家属的心理状态和家庭经济承受能力。

(二)护理措施

1.一般护理

(1)休息与活动。根据患儿腹泻病情程度,适当安排活动,急性期可卧床休息,家属需予患儿定时翻身,避免身体局部受压,出现压疮。

(2)饮食护理:①饮食调整原则上由少到多,由稀到稠,根据患儿食欲、腹泻等情况进行调整,尽早恢复正常饮食。②母乳喂养患儿,不可突然中断喂养,可采用少量多次喂养的方法,患儿母亲同时需要限制饮食,少食脂肪类、纤维素高的食物,多饮水,以稀释母乳。若为人工喂养,可喂养与奶等量的米汤或稀释后的牛奶或其他代乳品,保证奶类的质量。腹泻严重时,患儿需暂停辅食,当患儿腹泻次数减少时,按增加辅食的原则逐渐增加。③年长儿饮食上以流质食物为主,食物种类宜选用清淡、易消化、高蛋白、高热量食物,避免多食糖类及脂肪,忌油腻、刺激、生冷,需保证充分营养供给。待病情好转后,给予半流质食物如粥、面条等,逐渐过渡到正常饮食。④鼓励患儿多饮水,保证患儿每天出入量平衡。

(3)预防感染:做好消毒隔离,预防交叉感染。腹泻患儿自身抵抗力低下,易受外界病毒、细菌等病原微生物感染。所以护理或接触每位患儿前后需认真洗手,避免患儿之间交叉感染。轮状病毒主要经粪-口传播及接触传播,也可通过呼吸道传播,为了预防婴幼儿轮状病毒的感染,接触已感染患儿后,需严格执行床旁隔离,用物专人专用,病室环境及物品定时消毒;接触患儿呕吐物、排泄物需戴手套,把污物扔在医疗垃圾中;接触后按"七步洗手法"洗手。对于母乳喂养的患儿,母亲需注意乳房卫生,每次喂养前后用清水清洗乳房,保持内衣清洁干燥。人工喂养的患儿,家属需进行餐具、奶瓶的清洗及消毒,可采取煮沸消毒的方法。对于年长儿,家属需帮助患儿进食及大小便前后要用肥皂洗手,勤剪指甲。

2.病情观察

(1)观察及记录患儿生命体征,包括体温、呼吸、心率、血压。关注患儿体温是否出现低热或高热,及时发现感染征象,观察患儿呼吸、心率是否平稳,血压是否正常。

(2)严格记录患儿出入量,关注患儿进食情况,进食后有无呕吐,呕吐物的性质、量,记录患儿尿量及大便情况,包括大便次数、颜色、性质、量,是否伴有泡沫、奶瓣、黏液及脓血。

(3)观察患儿臀部皮肤情况,有无发红、破损。

(4)观察患儿有无脱水征象,观察患儿的精神状态、面色、皮肤弹性、皮肤黏膜干燥程度及尿量情况。

(5)观察患儿有无休克先兆,如患儿面色和皮肤发灰或发花、四肢发冷、出冷汗、精神极度萎靡、脉搏细数、尿少等。

(6)观察患儿是否出现低钾、低钙血症及代谢性酸中毒的表现。

3.用药护理

(1)口服补液盐:对于轻度、中度脱水患儿,要遵循少量多次的原则,以免造成呕吐;服用ORS期间应让患儿照常饮水,防止出现高钠血症;高钠血症的患儿,禁止服用ORS;若脱水纠正,应立即停服ORS;心、肾功能不全及腹胀明显的患儿,忌服ORS。

(2)静脉治疗:对于重度脱水患儿,应立即建立有效的静脉通路,保证液体输入,及时补充血容量。补液原则按照先盐后糖、先浓后淡、先快后慢、见尿补钾,补钾溶液浓度应<0.3%;根据脱水程度调整输液速度,注意患儿尿量变化;护理人员需定时观察患儿输液局部皮肤情况,防止静脉炎及渗液情况发生,保证患儿输液安全。

(3)微生态制剂:常用制剂有双歧三联活菌、金双歧等。药物应低温保存至2~8 ℃;口服时用温水冲服,水温不宜超过40 ℃;避免与抗菌药同服。

(4)消化道黏膜保护剂:它是一种天然的硅铝酸盐。口服时应注意空腹服用,温水冲服;治疗急性腹泻时,止泻同时需注意纠正脱水;注意观察药物不良反应,如便秘。

4.臀部皮肤护理

(1)尿裤选用质地柔软的吸水布料,勤更换,避免排泄物刺激臀部皮肤,导致破损。

(2)患儿每次大便后温水擦拭,动作轻柔,肛周尽量保持干燥,若已出现臀红,可涂抹5%鞣酸软膏或 40％氧化锌油给予保护。

(3)臀部皮肤破损严重患儿,可适当暴露皮肤或遵医嘱给予红光治疗。

(4)慢性腹泻患儿常伴营养不良,皮下脂肪含量少,需予患儿定期翻身,对皮肤受压部位进行按摩,防止压疮发生。

5.心理护理

腹泻患儿大多身体虚弱、无力,且由于大便次数增多及性状改变,患儿家属常出现焦虑、担心、恐惧的心理。护理人员首先应尽快帮助患儿及家属适应医院环境,用温柔、可亲的语言与患儿及家属交流,及时给予疾病指导,告知家属护理方法和治疗要点,以消除家属的焦虑、恐惧心理。在进行每项护理操作前取得家属或年长患儿同意,做好解释工作,操作完成后给予适当鼓励和表扬,可以促进护患之间关系,取得家属对医护人员的信任,以提高患儿的治疗效果。

6.健康教育

(1)生活指导:对于腹泻患儿,需营造安静、舒适的环境,以使其休眠充足。指导家属进行出入量的记录及脱水表现的观察。

(2)饮食指导:给予患儿易消化、高热量,富含丰富蛋白质的食物,以保证患儿营养需求,避免进食刺激患儿消化道的食物,如过冷、过热、油腻等食物。

(3)用药指导:指导患儿家属按时按量给予患儿服药,告知家属所用药物的不良反应,同时观察患儿大便改变情况,有无减轻或加重。

(4)疾病相关知识:小儿腹泻是由多病因、多因素引起的患儿大便次数增多及性质改变,多见于夏秋季节,所以提前预防就尤为重要。在易发病季节注意饮食及饮食卫生,避免肠道感染,以减少患儿发病率。注意天气变化,合理增减衣服。避免滥用广谱抗生素,导致患儿肠道菌群失调引起腹泻。

(王彩霜)

第五节　病毒性心肌炎

小儿病毒性心肌炎是指由病毒侵犯心脏所引起的以心肌炎性病变为主要表现的疾病。其病理特征为心肌细胞坏死与变性。以学龄前及学龄儿童多见,好发于夏、秋季。

一、病因及发病机制

多种病毒都可以引起病毒性心肌炎,以肠道病毒最常见。如柯萨奇病毒 B(1-6 型)、埃可病毒、脊髓灰质炎病毒、细小病毒 B19,其他为流感病毒、副流感病毒、腮腺炎病毒及麻疹、风疹和单纯疱疹病毒等。最近研究资料表明,柯萨奇是病毒性心肌炎的主要病因之一。过度运动劳累、受凉导致细菌和病毒混合感染及营养不良、高热、寒冷、缺氧过度等均可诱发病毒性心肌炎。

二、临床表现

病毒性心肌炎临床表现取决于病变的广泛程度和部位,轻者可无症状,重者可出现严重的心律失常、心源性休克和猝死。

(一)症状

1.病毒感染的症状

半数患儿发病前1~3周出现病毒感染前驱症状,如发热、全身倦怠等"感冒"样症状或恶心、腹痛、腹泻等消化道样症状。新生儿会出现高热,反应低下。

2.心脏受累症状

心悸、胸闷、呼吸困难、胸痛、乏力等表现。严重的出现阿-斯综合征、心源性休克和猝死。

(二)体征

心率增快或减慢、心律不齐。心音减弱,第一心音低钝,可有奔马律。重症弥漫性心肌炎患儿可出现急性心力衰竭,属于心肌泵血功能衰竭,左右心同时发生衰竭,引起心排血量过低,易合并心源性休克。

(三)临床分期

1.急性期

新发病确诊为病毒性心肌炎,病程在半年以内。

2.恢复期

症状及客观检查好转,但尚未治愈,病程一般在半年以上。

3.迁延期

临床症状反复出现,临床检查指标迁延不愈,病程1年以上。

4.慢性期

进行性心脏扩大,反复心力衰竭或心律失常,病情时轻时重,病程在1年以上。

三、辅助检查

(一)心肌酶学改变

(1)肌酸激酶(CK)及肌酸激酶同工酶(CK-MB),心肌炎早期升高。

(2)乳酸脱氢酶(LDH)及乳酸脱氢酶同工酶(LDH1 与 LDH2),病毒性心肌炎时升高,尤其LDH1升高明显。

(3)心肌肌钙蛋白(cTnT 或 cTnI)是评价心肌损害特异性、敏感性指标。

(二)心电图检查

急性期心电图异常改变,常见 ST-T 改变,T 波平坦、低平或倒置,期前收缩,经常出现二联律、三联律,房室传导阻滞及 QT 间期延长。

(三)心内膜及心肌活检

心内膜及心肌活检是指自心内膜、心肌、心包或心包穿刺液检查,为有创检查。主要用于病情危重、治疗反应差、病因不明的患儿。

(四)病毒学检查

双份血清检测特异性抗体效价4倍升高或下降有意义。

(五)胸部 X 线检查

病情轻者可正常;病情重者可有心影增大。

(六)超声心动图检查

病情轻者可正常;病情重者可有左心室增大、室壁运动降低、心脏收缩功能异常、心室充盈异常等。

四、诊断

(一)临床诊断依据

(1)心功能不全、心源性休克或心脑综合征。

(2)心脏扩大(X线、超声心动图检查具有表现之一)。

(3)心电图改变:以R波为主的2个或2个以上主要导联(Ⅰ、Ⅱ、aVF、V_5的ST-T改变持续4天以上伴动态变化,窦房传导阻滞、房室传导阻滞,完全性右或左束支阻滞,成联律、多形、多源、成对或并行性期前收缩,非房室结及房室折返引起的异位性心动过速,低电压(新生儿除外)及异常Q波。

(4)肌酸激酶同工酶CK-MB升高或心肌肌钙蛋白(cTnI或cTnT)阳性。

(二)病原学确诊依据

心内膜及心肌活检,分离到病毒,用病毒核酸探针查到病毒核酸。特异性病毒抗体阳性,阳性结果是诊断心肌炎的可靠证据。

(三)病原学参考依据

(1)分离到病毒。自患儿粪便、咽拭子或血液中分离到病毒,且恢复期血清同抗体滴度较第一份血清升高或降低4倍以上。

(2)从患儿血中查到病毒核酸。

(3)病毒特异性IgM抗体阳性。

(四)确诊依据

(1)具有临床诊断依据2项,可临床诊断为病毒性心肌炎。发病同时或发病前1～3周有病毒感染者,同时具备病毒学确诊之一,可确诊为病毒性心肌炎。同时具备病原学参考依据之一,可临床诊断为病毒性心肌炎。

(2)凡不具备确诊依据的患儿,应给予必要的治疗和随诊,依病情变化确诊或除外。

五、治疗

(一)一般治疗

卧床休息;急性期卧床休息3～4周,心脏功能不全者卧床休息3个月。恢复期应继续限制活动,待病情稳定,再逐步增加活动量。病情较重,心脏扩大者,卧床6个月左右,如心脏未明显缩小,应适当延长卧床时间。

(二)增强心肌营养改善心肌代谢

(1)大剂量维生素C静脉滴注,每天1次,疗程3～4周。

(2)1,6-二磷酸果糖,静脉滴注,每天1次,疗程2周。

(3)辅酶Q_{10}口服。

(三)抗心力衰竭治疗

必须及时控制心力衰竭,洋地黄类药物起效快、排泄快的地高辛或去乙酰毛花苷。

(四)抗心律失常治疗

1.室性心动过速

首选利多卡因,静脉滴注,有效后加入葡萄糖100～200 mL稀释后静脉滴注维持。

2.三度房室传导阻滞

首选异丙肾上腺素葡萄糖静脉滴注。出现阿-斯综合征者需考虑安装起搏器。

(五)激素治疗

危重患儿可短期应用泼尼松或泼尼松龙。

(六)免疫调节剂

静脉注射免疫球蛋白。

(七)中西医结合治疗

近年来使用中西医结合治疗逐渐得到人们的认可,如玉丹荣心丸、黄芪颗粒等。

六、护理

(一)一般护理

1.护理评估

(1)评估患儿神志、面色、生命体征(特别是体温);目前饮食及营养状况;睡眠及排泄形态是否改变;患儿是否留置静脉通道,管路是否通畅,有无红肿及药物渗出;评估患儿活动耐力。

(2)评估患儿本次发病的病因,有无胸痛、气短、心律失常症状及患儿体温变化;有无家族史、病毒感染史及引起或加重不适的因素,如劳累、紧张等;了解患儿的相关辅助检查,日常用药情况及用药后的效果;评估患儿的生活习惯及工作环境,对疾病的认知、经济能力、配合及心理情况;有无焦虑、抑郁等。

(3)评估患儿心功能的情况。对≥3岁的患儿行6分钟步行试验(6MWT);要求患儿在平直的走廊里尽可能快地行走,测定其6分钟的步行距离。根据6MWT步行距离(6MWD)及做功(体重与6MWD乘积),以及6MWT前后呼吸频率(RR)、心率(HR)、收缩压(SBP)和舒张压(DBP)等指标变化,同时进行平板运动试验(TET),分析6MWD、6MWT做功与TET代谢当量(METs)之间的相关性,将心力衰竭划分为轻、中、重3个等级。

(4)心理-社会状况:评估患儿及家属的心理-社会状况及患儿对疾病的认知状况,经济情况、合作程度,有无焦虑、悲观情绪。

(5)评估患儿的自理能力及日常生活能力、压疮等风险。参照北京大学第一医院患儿压疮Braden评分表。

2.休息

急性期需严格卧床休息。卧床休息至热退后4周,病情基本稳定后,逐渐增加活动量,但休息不得少于6个月。有心脏扩大的患儿,卧床休息半年至1年。

3.饮食

给予高热量、高蛋白、高维生素、清淡易消化、营养丰富的饮食,少量多餐,多食新鲜蔬菜及水果(含维生素C),但不要暴饮暴食,以免胃肠道负担过重。应保持患儿大便通畅,防止诱发心力衰竭,可进食润肠的水果,如香蕉等。增强机体抵抗力,避免外感风寒,引发疾病。避免过食辛辣刺激性饮料、食物。心功能不全时,适当限制钠盐和水分的摄入。

4.并发症

由于患儿需严格卧床休息,采用北京大学第一医院患儿压疮Braden评分表对患儿发生压疮的危险程度进行评估。保持床单位清洁、干燥、平整。指导并告知患儿变换体位的方法、间隔时间及其重要性。膝部及踝部、足跟、背部等骨隆突处可垫软枕以减轻局部压力,必要时可用减压敷料保护局部皮肤。翻身及床上使用便器时动作轻巧,避免拉、拽等动作,防止损伤皮肤。

(二)病情观察

(1)定时测量体温、脉搏,其体温与脉率增速不成正比。

(2)密切观察患儿呼吸频率、节律的变化,以及早发现是否心功能不全。

(3)定时测量血压,观察记录尿量,以及早判断有无心源性休克的发生。

(4)密切观察心率与心律,以及早发现有无心律失常,如室性期前收缩、不同程度的房室传导阻滞等,严重者可出现急性心力衰竭、心律失常等。

(5)如突然发现患儿面色苍白、恶心、呕吐、烦躁不安、呼吸困难、脉搏异常,立即通知医师,进行抢救。对有缺氧的给予氧气吸入。对严重心律失常应持续进行心电监护。密切注意示波器上心电图的变化,发现多源性期前收缩、心动过速过缓、完全性房室传导阻滞或扑动、颤动等,需立即通知医师并采取紧急措施。

(6)对于需要静脉输液的患儿我们尽量使用静脉留置针,减少患儿痛苦及抵触情绪。静脉给药速度宜慢,应根据病情及儿童的年龄来调节输液速度,有条件可采用输液泵。

(三)用药护理

(1)应用洋地黄类药物治疗心力衰竭时,应注意由于心肌炎引起的对洋地黄制剂较敏感,导致中毒,在用药期间应密切观察心率、心律。若心率过缓或其他不良反应出现时,应及时报告医师妥善处理。

(2)对心源性休克应积极做好输液准备,及时有效的扩充血容量,改善微循环。需要静脉输液治疗时,应注意控制输液速度,防止发生心力衰竭。

(四)化验及检查护理指导

1.X线胸片检查

选择易于穿脱的宽松衣服,检查前需脱去较多的衣物,只留单层棉质内衣(不带橡皮筋、印花),务必取下饰物、手机、硬币、金属纽扣、拉链、膏药贴等。青春期女患儿做胸部检查需脱去胸罩,婴幼儿由医师开具镇静药或给予相应的处置,镇静后行X线检查。摄片时听从医师吩咐,积极配合摆好体位完成照片。并由家属陪伴。

2.心电图检查

去除装饰物,有电极片患儿应将其摘除。为行动态心电图检查,检查前不能饱饮、饱食、吃冷饮,需要平静休息20分钟。检查时要平卧,全身肌肉放松,平稳呼吸,保持安静,切勿讲话或移动体位。过去做过心电图的,应把以往报告或记录交给医师。如正在服用洋地黄、钾盐、钙类及抗心律失常药物,应告诉医师。

3.超声心动图检查

年龄小的患儿尽量选择饱餐及睡眠时进行检查,避免哭闹,必要时给予药物镇静。患儿取左侧卧位或平卧位。危重患儿检查应在床旁进行。小儿哭闹或不配合时,需镇静,如患儿1~3岁,需药物镇静,如肌内注射苯巴比妥或口服水合氯醛等。

4.血液学检查及免疫学检查

晨起空腹抽血检查,抽完血后,用棉签或止血工具按压针孔部位3分钟以上,以压迫止血。不要按揉针孔部位,以免造成皮下血肿。抽血后出现晕血症状如头晕、眼花、乏力等应立即平卧。

（五）并发症护理

1.心悸、胸闷

保证患儿休息，急性期卧床。按医嘱及时使用改善心肌营养与代谢的药物。

2.心律失常

当急性病毒性心肌炎患儿出现三度房室传导阻滞或窦房结病变引起窦房传导阻滞、窦房停搏而致阿-斯综合征时，应就地进行心肺复苏，并积极配合医师进行药物治疗或紧急做临时心脏起搏处理。

3.心力衰竭

按心力衰竭护理常规。

（六）心理护理

病毒性心肌炎患儿大部分为青少年和儿童，以学生居多，易产生孤独心理，应多与患儿及家属沟通，反复向患儿及家属宣教急性期积极治疗的重要性，向患儿家属介绍病理、治疗、预后，护士要亲切、热情地与患儿交谈向患儿介绍病区环境及同室病友，使患儿有家的感觉，以取得患儿感情的信任感、亲切感、安全感，使患儿能够主动安心地接受治疗和护理，增强战胜疾病的信心。同时使患儿及家属理解，摆正学习和治疗的关系，以调整患儿的心态，积极乐观地配合治疗。

七、健康教育

（1）指导患儿进食营养丰富、易消化的食物，尤其是补充富含维生素 C 的食物，如新鲜蔬菜、水果，以促进心肌代谢与恢复。

（2）急性心肌炎病情稳定后即可带药出院。需继续休息，一般为 3～6 个月，强调休息的重要性，避免劳累。

（3）鼓励患儿适当锻炼身体，以增强抵抗力；注意避免受凉，预防呼吸道感染。

（4）应用洋地黄药物时要教会患儿及家属测量脉搏的方法，发现异常或有胸闷、心悸等不适情况时应及时复诊。

（5）保持大小便通畅，防止便秘发生。

（6）保持情绪稳定，避免情绪紧张及激动，调动机体的免疫系统，发挥自身的抗病能力，使疾病得以恢复。

（7）保护性隔离，应积极预防各种感染，避免去人多的公共场所，防止各种感染的发生。

（8）疾病相关知识。各种病毒都可引起心肌炎，其中以引起肠道和上呼吸道感染的病毒多见。临床上绝大多数病毒性心肌炎由柯萨奇病毒和埃可病毒引起。当机体处于细菌感染、营养不良，劳累，寒冷，缺氧等情况下，机体抵抗力下降，更易导致病毒感染发病。病毒性心肌炎的发生常和病毒感染、自身免疫能力、饮食结构、生活环境及心理情况等因素紧密联系。如能早发现、早诊断、早治疗，该病预后大多较好。但如不及早治疗，可发生心律失常、心力衰竭、心源性休克，甚至猝死。

（9）出院指导。遵医嘱给予营养心肌的药物，向患儿及家属讲明药物治疗的重要性，嘱患儿按时服药，坚持服药，不能因自觉症状好转，认为疾病痊愈，而放松治疗，使疾病复发。患儿出院后需继续休息，避免劳累，3～6 个月后可逐渐恢复学习。如发现异常后有胸闷、心悸等症状及时就诊。出院后 1 个月、3 个月、6 个月、1 年到医院检查。

（王彩霜）

第六节　心　包　炎

心包炎可分感染和非感染性两类,且多为其他疾病(婴儿常见于败血症、肺炎、脓胸,学龄儿童多见于结核病、风湿病)的一种表现。

一、临床特点

(一)症状

较大儿童常有心前区刺痛,平卧时加重,坐位或前倾位可减轻,疼痛可向肩背及腹部放射;婴儿则表现为烦躁不安。同时有原发病的症状表现,常有呼吸困难、咳嗽、发热等。

(二)体征

早期可听到心包摩擦音,多在胸骨左缘第3～4肋间最清晰,但多为一过性。有心包积液时心音遥远、低钝,出现奇脉。当心包积液达一定量时,心包舒张受限,出现颈静脉怒张、肝脏增大、肝颈反流征阳性、下肢水肿、心动过速、脉压变小。

(三)辅助检查

1.X线检查

心影呈烧瓶样增大而肺血大多正常。

2.心电图

窦性心动过速,低电压,广泛ST段、T波改变。

3.超声心动图

超声心动图能提示心包积液的部位、量。

4.实验室检查

血沉增快,CRP增高,血常规白细胞、中性粒细胞计数增高。

二、护理评估

(一)病史

了解患儿近期有无感染性疾病及有无结核、风湿热病史。

(二)症状、体征

评估患儿有无发热、胸痛,胸痛与体位的关系,评估有无心脏压塞症状,如呼吸困难、心率加快、颈静脉怒张、肝大、水肿、心音遥远及奇脉。听诊心脏,注意有无心包摩擦音。

(三)社会-心理因素

评估家长对疾病的了解程度和态度。

(四)辅助检查

了解并分析胸片、心电图、超声心动图等检查结果。

三、常见护理问题

(一)疼痛

疼痛与心包炎性渗出有关。

(二)体温异常

体温异常与炎症有关。

(三)气体交换受损

气体交换受损与心包积液、心脏受压有关。

(四)合作性问题

急性心脏压塞。

四、护理措施

(一)休息与卧位

患儿应卧床休息,宜取半卧位。

(二)饮食

给予高热量、高蛋白、高维生素、易消化的半流质或软食,限制钠盐摄入,少食易产气的食物,如薯类,多食芹菜、海带等富含纤维素的食物,以防止肠内产气过多引起腹胀及便秘而导致膈肌上抬。

(三)高热护理

及时做好降温处理,测定并及时记录体温。

(四)吸氧

胸闷、气急严重者给予氧气吸入。

(五)对症护理

有心包积液者,护理人员应做好患儿的解释工作,协助医师进行心包穿刺,操作过程中仔细观察生命体征的变化,记录抽出液体性质和量,穿刺完毕后局部加压数分钟后无菌包扎,送回病床后继续观察有无渗液、渗血,必要时局部沙袋加压。

(六)病情观察

(1)呼吸困难为急性心包炎和慢性缩窄性心包炎最主要突出症状,应密切观察呼吸频率和节律。

(2)当患儿出现静脉压升高,面色苍白、发绀,烦躁不安,肝脏在短期内增大,应及时报告医师并做好心包穿刺准备。

(七)心理护理

对患儿疼痛的描述予以肯定,并设法分散和减轻其不适感觉。

(八)健康教育

(1)向家长讲解舒适的体位、安静休息和充足的营养供给是治疗本病的良好措施。

(2)若需要进行心包穿刺时,应向家长说明必须配合和注意的事宜。

五、出院指导

(1)遵医嘱及时、准确使用药物并定期随访。

(2)由于心包炎患儿机体抵抗力减弱,出院后仍应坚持休息半年左右,并加强营养,以利心功能的恢复。

(王彩霜)

第七节 肾病综合征

肾病综合征是指由各种原因引起肾小球毛细血管通透性增高,导致大量蛋白尿的临床综合征。临床具有四大特点:①大量蛋白尿;②低清蛋白血症;③高胆固醇血症;④不同程度水肿。按病因可分为原发性、继发性和先天性 3 种类型。本节特指原发性。原发性又分为单纯性和肾炎性,病程迁延,极易复发。

一、临床特点

(1)水肿全身性、体位性、进行性加剧,程度不等,呈凹陷性,常伴有胸腔积液和腹水,外阴或阴囊水肿。

(2)尿量减少。

(3)常伴有面色苍白、乏力、食欲下降、精神萎靡等。

(4)多数血压正常,若伴有高血压、肾功能不全、补体 C_3 下降、血尿其中之一者称为肾炎型肾病,否则为单纯型肾病。

(5)辅助检查。①尿常规:尿蛋白≥+++。若 2 周内 3 次尿常规红细胞每高倍视野镜>10 个,即称为伴有血尿。②24 小时尿蛋白定量≥50 mg/kg。③生化检查:低蛋白血症,清蛋白低于 30 g/L,肾功能多呈正常。④补体 C_3 在肾炎型肾病可降低。⑤红细胞沉降率多数显著增快。⑥血电解质:多为低钾、低钠、低钙。⑦其他:血小板计数增多、D-二聚体增高、白陶土凝血活酶时间缩短,提示有高凝状态。⑧胸片可有胸腔积液表现。⑨腹部 B 超:双肾大多呈弥漫性病变,常有腹水现象。

二、护理评估

(一)健康史
询问发病前有无急性上呼吸道感染,既往有无类似疾病发生。若为复发者则应详细询问本次发病的原因,是否由感冒、激素自行减量或自行停药等引起。

(二)症状、体征
询问有无水肿及水肿发生发展过程。评估水肿部位、性质、程度,皮肤有无破损,尿量是否减少,尿色有无改变,血压是否正常,体重增减情况,精神状态,饮食状况,有无恶心、呕吐及腹泻情况。

(三)社会-心理因素
了解患儿及家长心态,家长对本病的了解及对患儿健康的需求。

(四)辅助检查
了解尿常规、血电解质、肝肾功能等检查结果。

三、常见护理问题

(一)体液过多
体液过多与低蛋白血症导致的水钠潴留有关。

（二）营养失调

低于机体需要量与大量蛋白质由尿中丢失有关。

（三）有皮肤完整性受损的危险

有皮肤完整性受损的危险与高度水肿有关。

（四）有感染的危险

有感染的危险与免疫力低下有关。

（五）知识缺乏

缺乏疾病的相关信息。

（六）焦虑

焦虑与病情反复及病程长有关。

（七）合作性问题

电解质紊乱、低血容量性休克、血栓形成、药物不良反应、肾衰竭。

四、护理措施

（一）休息

严重水肿和高血压时需卧床休息，水肿消退后应鼓励多活动。

（二）饮食

水肿和高血压时予低盐饮食；大量蛋白尿时，蛋白质摄入每天 1.5～2 g/kg，并提供优质蛋白质；水肿消退，血压正常后即恢复正常饮食。

（三）预防感染

与感染性疾病患儿分室收治，避免受凉，防止感冒。

（四）观察水肿变化

记 24 小时尿量或出入液量，每天称体重、测血压，每周查尿常规 2 次。

（五）皮肤护理

（1）保持皮肤清洁干燥，高度水肿的患儿床褥应松软（可加用海绵垫），勤翻身，防止皮肤擦伤，预防压疮发生。

（2）应避免肌内注射，若必须注射，要严格消毒，注射后按压时间要长，以防药液外渗。

（3）阴囊水肿时，可用棉垫将阴囊托起。每次排尿后及时用柔软毛巾擦干净，减少尿液刺激，每天用温水或 1：5 000 高锰酸钾液清洗会阴部 2～3 次，干燥后涂抹滑石粉。穿全棉宽松的内裤，经常更换体位，避免阴囊局部长期受压。每天用 33％硫酸镁湿敷 2～3 次，可减轻阴囊水肿及局部红肿热痛症状。阴囊破损处渗液不止，应暴露创面，勿覆盖敷料，每天用 3％过氧化氢清洗后，再予乙烯吡咯烷酮碘外涂。

（六）预防血栓形成

水肿消退、血压正常，鼓励患儿下床活动，卧床休息患儿也要经常在床上活动肢体，多饮水（除有严重水肿及高血压），严禁股静脉采血。

（七）观察药物疗效及不良反应

（1）应用激素过程中要严格按医嘱服药，监督患儿将药物服下方可离开，对年长儿要做好长期服药的健康指导，以防擅自停药造成反复发作。长期服用激素可导致骨质疏松，应每天补钙，并注意避免剧烈活动及患儿之间的互相打闹，以防骨折。

（2）应用利尿剂期间要注意观察尿量、体重，如尿量过多或体重下降过快，应及时与医师联系，防止发生电解质紊乱。尿量多时还应补充水分、盐和含钾多的食物。

（3）应用免疫抑制剂环磷酰胺时，要鼓励患儿多饮水，食欲缺乏不能饮水的患儿要静脉补液，以防发生出血性膀胱炎。同时要注意观察尿量、尿色及有无胃肠道反应，白细胞计数等。

（4）应用肝素抗凝时，要注意观察有无出血倾向，液体滴速不宜过快。

(八)健康教育

（1）讲解激素治疗对患儿的重要性，使家长及患儿主动配合、坚持按计划用药。

（2）使用激素期间患儿比较兴奋，应按计划安排作息时间，避免剧烈活动及相互打闹。

（3）告知家长及患儿感染是本病常见的并发症，可使病情加重或复发，因此，采取有效措施预防感染至关重要。

（4）要使家长知道长期的低盐饮食，不仅影响患儿的生长发育，严重时可发生低血容量休克。因此，在严重水肿时可适当限制水钠的入量，水肿消退后可进普通饮食。

（5）对反复发作者，要耐心疏导和劝慰家长及患儿，使其保持良好的情绪，树立战胜疾病的信心。

（6）要教会家长正确留取尿标本：留清晨第一次尿，容器要清洁。

五、出院指导

（1）严格按医嘱服药，不可随便停药或改量。

（2）注意休息，可鼓励孩子上学，但要避免剧烈活动及劳累。

（3）可进普通饮食，但应限制高蛋白、高脂肪饮食，如甲鱼、河鳗、动物内脏等。小孩饭量过大时，适当控制饭量，以水果充饥。

（4）少去公共场所，避免受凉感冒，室内经常开窗通风。

（5）增加户外活动，多晒太阳。适当锻炼，以增加抵抗力。

（6）每周复查尿常规，定期专科门诊随访。

（7）一旦发现发热、水肿、尿少等异常情况应及时就医。

（王彩霜）

第八节　营养性贫血

一、缺铁性贫血

缺铁性贫血是由于体内铁缺乏导致血红蛋白减少引起的一种小细胞低色素性贫血。

(一)疾病相关知识

1.流行病学

遍及全球，发病年龄以6个月至2岁小儿多见，是我国重点防治的常见病之一。

2.临床表现

起病缓慢，面色苍白、消瘦、出现精神神经症状、易疲乏、易激惹、异食癖。

3.治疗

去除病因,纠正不合理饮食习惯,铁剂治疗。

4.预后

早期发现,对症治疗预后较好。

(二)专科评估与观察要点

(1)皮肤、黏膜:逐渐苍白,以唇、口腔黏膜及甲床最明显,皮肤干燥,毛发枯黄,反甲。

(2)营养状况:早期体重不增或增长缓慢。

(3)精神神经症状:烦躁不安或萎靡不振,易疲乏,注意力不集中,理解力下降,学习成绩下降智能较同龄儿低。

(4)消化系统:食欲缺乏,少数患儿有异食癖,可出现呕吐、腹泻、口腔炎、舌炎,重者可出现萎缩性胃炎或吸收不良综合征。

(5)心血管系统:心率增快,心脏扩大,严重时可出现心力衰竭。

(6)年长儿可有头晕、耳鸣、眼前发黑等症状。

(7)髓外造血:肝、脾大,淋巴结肿大。

(8)其他:行为及智力改变,易出现感染。

(三)护理问题

1.活动无耐力

活动无耐力与贫血致组织缺氧有关。

2.营养失调

低于机体的需要量与铁剂的供应不足,吸收不良,丢失过多或消耗增加有关。

3.知识缺乏

缺乏营养及护理知识。

4.潜在并发症

充血性心力衰竭与心肌缺氧有关。

5.潜在不合作

潜在不合作与所给药物及饮食方案有关。

(四)护理措施

(1)注意休息,适量活动:评估活动耐力情况,制订规律的作息时间,活动强度,持续时间,避免剧烈运动,生活规律,睡眠充足。

(2)饮食指导:讲解发病病因,纠正不良饮食习惯,指导饮食制作和合理科学的饮食搭配。鲜牛奶必须煮沸后喂养小儿,提倡母乳喂养,按时添加辅食和含铁丰富的食物。早产儿、低体重儿应在2个月时开始补充铁剂。维生素C、氨基酸、果糖、脂肪酸可促进铁剂吸收,茶、牛奶、咖啡抑制铁的吸收,避免同服。

(3)指导正确应用铁剂,观察疗效与不良反应,观察血红蛋白及网织红细胞上升情况。口服铁剂从小剂量开始,在两餐之间服用,避免引起胃肠道的不适。服药期间大便变黑为正常现象,停药后恢复正常。为避免牙齿变黑,服用铁剂时应用吸管。网织红细胞2~3天上升,1~2周后血红蛋白上升。治疗3~4周无效时,积极查找原因。

(4)防治感染:观察早期感染征象,注意无菌操作,实施保护性隔离。

(5)心理护理:给予家长心理疏导,关心患儿,学习成绩下降者减少其自卑心理。

（五）健康指导

（1）讲解本病的发病原因、护理要点。

（2）合理喂养，提倡母乳喂养，培养良好的饮食习惯。

（3）讲解服用铁剂的方法、注意事项，观察疗效。

（4）治疗原发病，预防感染。

（六）护理结局评价

（1）患儿活泼健康。

（2）家长能为患儿提供生长发育所需的含铁及营养丰富的食物。

（3）家长能够叙述病因及掌握护理知识。

（4）患儿血清铁 3 个月内达正常值。

二、营养性巨幼红细胞性贫血

营养性巨幼红细胞性贫血是由于维生素 B_{12} 和/或叶酸缺乏所致的一种大细胞性贫血。

（一）疾病相关知识

1.流行病学

单纯乳类喂养而未及时添加辅食，年长儿偏食、挑食者多见，年龄以 6 个月至 2 岁小儿多见。

2.临床表现

起病缓慢，面色苍白，皮肤蜡黄，毛发稀黄，虚胖，反应迟钝，智力及动作落后或倒退，震颤，共济失调。

3.治疗

去除诱因，加强营养，防治感染，维生素 B_{12} 治疗。

4.预后

精神症状发生时间短的治疗效果恢复快，精神症状出现 6 个月开始治疗的恢复较困难，治疗 6 个月至 1 年无症状改善者，会留有永久性损伤。

（二）专科评估与观察要点

1.皮肤、黏膜

皮肤呈蜡黄色，睑结膜、口唇、甲床苍白，毛发稀黄，颜面轻度水肿或蜡黄色。

2.贫血、出血表现

乏力，轻度黄疸，常有肝脾大。严重者有皮肤出血点或瘀斑。

3.精神神经症状

烦躁不安，表情呆滞，嗜睡，肢体或全身震颤，智力及运动发育落后甚至出现倒退现象。

4.消化系统

常有厌食，可出现呕吐、腹泻、口腔溃疡、舌炎等消化道症状。

5.其他

易出现感染，重症者可有心脏扩大或出现心力衰竭。

（三）护理问题

1.活动无耐力

活动无耐力与贫血致组织缺氧有关。

2.营养失调

低于机体的需要量与各种原因致需要量增加有关。

3.生长发育改变

生长发育改变与营养不足、贫血、维生素 B_{12}、叶酸缺乏致生长发育落后或倒退有关。

4.有感染的危险

有感染的危险与机体免疫力下降有关。

(四)护理措施

(1)注意休息,适量活动:根据患儿的活动耐力情况安排日常活动,一般不需卧床休息,严重贫血时适当限制活动,注意劳逸结合。震颤、烦躁、抽搐者遵医嘱给予镇静剂。心力衰竭时卧床休息。

(2)指导喂养,加强营养:母乳喂养儿及时添加辅食,合理搭配食物,改善乳母营养,养成良好的饮食习惯,维生素 C 可促进叶酸的吸收,提高疗效。年长儿做到不偏食、不挑食。推荐食物种类为肉类、动物肝、肾及蛋类含有丰富的维生素 B_{12},绿色新鲜蔬菜、水果、酵母、动物肝脏、谷类食物含有充足的叶酸。

(3)生长发育的监测:评估患儿的发育状况及智力水平,对于落后者尽早训练和教育。

(4)药物疗效观察 2~4 天症状好转,网织红细胞 1 周增高,贫血症状好转。

(5)预防感染(同缺铁性贫血)。

(五)健康指导

(1)讲解本病的发病原因,预防发病的基本卫生知识。

(2)提供喂养知识,提高母乳喂养水平。

(3)培养良好的饮食习惯,纠正偏食、挑食。

(4)去除病因,积极治疗,合理用药,预防感染。

(六)护理结局评价

(1)患儿运动发育正常,智能不受损伤。

(2)家长掌握喂养的基本知识和预防措施。

(3)红细胞和血红蛋白正常。

(4)无感染发生。

(王彩霜)

第九节 特发性血小板减少性紫癜

特发性血小板减少性紫癜是儿童常见的出血性疾病,与免疫机制有关,可发生于任何年龄。以自发性皮肤黏膜出血为特征;有些患儿以大量鼻出血或齿龈出血为主,伴有血小板计数减少,骨髓常规显示巨核细胞计数正常或增多,约 80% 的患儿在发病前 4 周有病毒感染史。临床上分为急性型、慢性型和反复型。

一、临床特点

(一)症状与体征

(1)皮肤黏膜出血:皮肤黏膜可见针尖样出血或瘀点、瘀斑,以四肢较多,散在或较密集分布,压之不褪色,不高出皮面。

(2)鼻出血或齿龈出血:有些患儿以大量鼻出血或齿龈出血为主。

(3)胃肠道出血:较少见,可表现为黑便。

(4)颅内出血:10%的患儿发生颅内出血,成为特发性血小板减少性紫癜致死的主要原因,表现为头痛、嗜睡、昏迷、抽搐、意识模糊、小婴儿前囟饱满等。

(5)球结膜出血。

(6)少数患儿可有脾大。

(二)辅助检查

(1)血常规:血小板计数减少,急性型可低于 $20 \times 10^9 / L$,出血严重者血红蛋白降低,网织红细胞升高。

(2)出血时间延长,凝血时间正常,血块退缩不良,束臂试验可阳性。

(3)骨髓检查:巨核细胞计数正常或增多,并伴有成熟障碍,产血小板型的巨核细胞计数减少,幼稚巨核细胞或成熟未释放巨核细胞比例增多,另见裸核巨核细胞。

(4)特发性血小板减少性紫癜患儿血小板抗体含量增高,如血小板抗体持续增高,提示治疗效果欠佳。

二、护理评估

(一)健康史

了解患儿2~3周内有无上呼吸道感染史,以前有无类似出血情况,家族中有无类似出血的患儿。

(二)症状、体征

检查全身皮肤出血点、瘀斑、血肿情况,有无鼻出血、牙龈出血,有无血尿、黑便等消化道及泌尿道出血情况,有无头痛、嗜睡、呕吐、抽搐等颅内出血症状。

(三)社会-心理因素

评估家长对本病相关知识的了解程度,评估患儿对疾病的承受能力。

(四)辅助检查

了解各项检查如血常规尤其是血小板计数,血小板抗体滴度,出、凝血时间等化验结果,判断疾病的严重程度。

三、常见护理问题

(1)合作性问题:出血。

(2)恐惧与出血危险有关。

(3)有感染的危险与糖皮质激素应用,机体抵抗力下降有关。

四、护理措施

(一)出血护理

按出血性疾病护理常规。

(二)病情观察

密切观察病情变化,及时了解患儿血小板动态变化,对血小板计数极低($<20\times10^9$/L)者,应密切观察有无自发出血情况发生。出血严重时,如大量鼻出血、黑便、血尿等,应定时测血压、脉搏、呼吸,观察面色、神志变化,正确记录出血量,早期发现失血性休克,以及早采取抢救措施。密切观察有无颅内出血的先兆,如头痛、剧烈呕吐呈喷射状,视物模糊,烦躁不安等。

(三)用药护理

(1)避免应用引起血小板减少或抑制其功能的药物,如阿司匹林、双嘧达莫、吲哚美辛等。

(2)肾上腺皮质激素的应用要求剂量准确,适当应用胃黏膜保护剂,注意激素的不良反应,如高血压、高血糖、应激性溃疡等,如为口服给药,一定要发药到口。

(3)大剂量丙种球蛋白应用时要注意减慢液体滴速,及时观察有无过敏现象,如发热、胸闷、气促、皮疹等,出现以上情况应及时报告医师进行处理。

(4)免疫抑制剂应用时要保护静脉通路,防止发生渗漏,若局部渗漏可用硫酸镁湿敷,注意消化道反应,鼓励多饮水。

(四)健康教育

(1)向家长讲述本病的有关知识、主要治疗手段,使其对该病有所了解,减轻家长及患儿的焦虑情绪。

(2)向家长及患儿说明骨髓穿刺是确诊本病的主要检查手段,讲明穿刺目的、操作过程,减少其顾虑,积极配合医师进行操作。

(3)向家长及患儿说明激素药物应用的重要性及应用过程中会产生短暂的不良反应如外貌、体形变化、胃口增加及易感染等。

(4)告知家长避免患儿剧烈运动,注意安全,不要碰撞、摔伤,食物不能过硬,选择安全的玩具,在床栏上加护垫。

(5)压迫止血方法指导:受伤组织应加压 10~15 分钟,抬高患肢至心脏高度以上,以减少血流,用冷敷使血管收缩。

五、出院指导

(1)做好自我保护,服药期间不与感染患儿接触,去公共场所需戴口罩,预防感冒,以免引起病情加重或复发。

(2)出院后应按医嘱正确服药,激素类药物不能自行减量或停药,并定期门诊复查。

(3)出院后注意营养,尽量给以温凉、柔软饮食,不要食用带皮及壳的干果类食物,忌辛辣刺激性食物,可适当食用补血类食品,如红枣、花生皮等。

(4)不使用硬质牙刷,不挖鼻孔,用液状石蜡涂鼻腔防止鼻黏膜干燥出血,多饮水。

(5)慢性特发性血小板减少性紫癜脾切除患儿易患呼吸道及皮肤感染,甚至败血症,应酌情应用抗生素。

(6)指导家长识别出血征象,如瘀点、瘀斑,发现面色苍白、虚弱、不安、感觉异常应高度怀疑内出血倾向,出现剧烈的头痛、呕吐、不安、定向障碍、嗜睡等现象,应高度怀疑是否颅内出血,需及早就医。

(王彩霜)

第十节　过敏性紫癜

过敏性紫癜又称舒-亨综合征,是一种主要侵犯毛细血管的变态反应性疾病,以广泛的小血管炎症为病理基础。主要表现为皮肤紫癜、关节肿痛、腹痛、便血、血尿等。病因尚不明确,相关因素有感染,服用某些药物如苯巴比妥钠,食用鱼、虾、牛奶、蛋等动物蛋白及花粉吸入,虫咬等。

一、临床特点

多见于学龄儿童及青年,病前1~3周常有上呼吸道感染史。多为急性起病,首发症状以皮肤紫癜为主,约半数患儿有关节肿痛或腹痛。

(一)皮肤紫癜

反复出现皮肤紫癜是本病的特点,多见于下肢及臀部,对称分布,分批出现,严重者波及上肢和躯干。紫癜大小不等、紫红色、高出皮面。少数重症紫癜可融合成大疱。有的患儿可发生血管神经性水肿。初起可为荨麻疹样,数小时后皮疹出血,渐变为暗红色,消退时留有褐斑。

(二)消化道症状

约2/3的患儿有消化道症状,反复出现突发性腹痛、恶心、呕吐及便血,伴肠鸣音增强及腹部压痛,有的发生在皮疹出现前。少数患儿可并发肠套叠和肠穿孔。

(三)关节肿痛及肿胀

多累及膝、踝、肘、腕等大关节,呈游走性,数天内消退,关节腔可有渗出,活动受限,不遗留关节畸形。

(四)肾损害

部分患儿在病程1~8周内发生紫癜性肾炎,出现血尿、蛋白尿及管型,伴血压增高及水肿,称为紫癜性肾炎。

(五)其他

偶有颅内出血、鼻出血、牙龈出血等。

二、护理评估

(一)健康史

了解皮疹出现的时间及分布,有无腹痛、便血、关节痛等,病前有无感染史、特殊食物(尤其动物蛋白类)和药物服用史,虫咬、花粉接触史等,以及居住环境,有无寄生虫,有无对药物、食物、花粉等过敏史,既往有无类似发作。

(二)症状、体征

评估患儿皮疹的分布和外观,腹痛和关节肿痛程度。大便的颜色、性状和尿色,有无水肿、血压增高等。

（三）社会-心理因素

评估患儿及家长对疾病的认知程度和治病态度。

（四）辅助检查

血小板计数，出、凝血时间是否正常；大便隐血试验是否阳性及尿常规的变化等。

三、常见护理问题

（一）皮肤黏膜完整性受损

皮肤黏膜完整性受损与变态反应性血管内皮受损有关。

（二）舒适改变

舒适改变与关节和肠道紫癜致腹痛、关节痛有关。

（三）合作性问题

消化道出血、肠套叠和肠穿孔。

四、护理措施

（一）皮肤护理

（1）保持皮肤清洁，避免摩擦、碰伤、抓伤，如有破溃及时处理，防止出血和感染。

（2）衣着宽松、柔软，并保持清洁、干燥。被褥平整、清洁、柔软，防止紫癜受压、破损。

（3）尽量减少肌内注射，静脉注射操作轻柔，尽量一针见血，扎压脉带切勿太紧，拔针后要延长进针部位的压迫时间。

（二）腹痛、便血护理

腹痛、有消化道出血时应卧床休息，给予舒适的体位，出血量多时要绝对卧床休息，给予静脉补液和输血。呕血严重者应注意保持呼吸道通畅。

（三）关节肿痛的护理

观察疼痛及肿胀情况，保持患肢功能位置，协助患儿选用舒适体位，做好日常生活护理。

（四）饮食护理

给予高营养、易消化饮食，避免食用动物蛋白，如鱼、虾、蟹、海鲜、鸡蛋、牛奶等，怀疑引起致病的食物也应避免食用。有肠道出血倾向者给予无渣半流质或流质饮食。呕血严重及便血者，应暂禁食。紫癜性肾炎时应给予低盐饮食。

（五）病情观察

（1）观察紫癜的分布，有无消退或增多。

（2）观察有无腹痛、便血等。腹痛者注意其部位和性质，有无压痛、反跳痛、肌紧张，以排除急腹症如肠套叠等。出血量多时要准确记录出血量，监测脉搏、血压，以便早期发现失血性休克。

（3）观察尿量、尿色、尿比重的变化，出现肾功能损害时，要注意有无水肿及血压升高。

（六）心理护理

过敏性紫癜往往易反复，病程长，患儿及家长多有急躁情绪，应针对具体情况做好解释，消除不良情绪，树立战胜疾病的信心。

（七）健康教育

向家长介绍过敏性紫癜的有关知识，尤其是饮食方面，向患儿及家长做好耐心细致的解释工作，讲明饮食护理的重要性，使家长主动配合治疗、护理。

五、出院指导

（1）避免接触变应原：春天少去公园，以免接触花粉；室内不要养花；家中勿养宠物，避免接触动物皮毛；忌食过敏食物；尽量避免应用过敏性的药物如某些抗生素、磺胺药、苯巴比妥钠、异烟肼等。保持生活环境清洁卫生，养成良好的卫生习惯，避免细菌、病毒、寄生虫感染。

（2）积极寻找变应原：注意进食某些食物、药物或接触某些物品与发病的关系，含动物蛋白的食物应逐步增加种类和量，并仔细观察。

（3）积极锻炼身体，增强抵抗力，尽量避免感染。

（4）肾型紫癜患儿遵医嘱按时、准确用药，对应用激素者应告知可能出现哪些不良反应，用药注意事项，不能随便加量、减量和停药，并要定期随访。

（王惠云）

第十一节 川 崎 病

川崎病又称皮肤黏膜淋巴结综合征，是一种以全身性血管炎为主要病理改变的急性发热、出疹性疾病。严重并发症为冠状动脉炎甚至冠状动脉瘤。发病年龄主要见于10岁以下小儿。

一、临床特点

（1）发热5天以上，高热39～40 ℃，多数持续10天左右。

（2）四肢末端皮肤改变：急性期手足呈坚实性肿胀，指趾末端潮红，持续1周左右开始消退。同时在指、趾末端沿指甲与皮肤交界处出现膜状脱皮。

（3）躯干部有多形性红斑，无疱疹及血痂。卡介苗接种处再现红斑。肛周红，数天后有脱皮现象。

（4）两眼球结膜充血、干燥，无分泌物。唇干裂、红，有时有血痂。常见杨梅舌。

（5）口腔黏膜变化：口腔、咽部黏膜充血、疼痛，进食困难。

（6）颈部淋巴结非化脓性肿大，可为一过性。

（7）内脏损害：部分患儿可引起冠状动脉炎、冠状动脉扩张，甚至形成冠状动脉瘤或心肌梗死等病变，此病变可造成突然死亡。

（8）其他：可有呼吸道和消化道症状。偶见无菌性脑膜炎。

（9）辅助检查。①血常规：白细胞总数高，以中性粒细胞为主。C-反应蛋白增高，红细胞沉降率增快。血小板早期正常，以后显著增高。②心脏B超检查：冠状动脉扩张，以第2～3周检出率最高。

二、护理评估

（一）健康史

了解发热的时间，询问近期有无与麻疹、猩红热等患儿的接触史，有无服药及疗效如何。

（二）症状、体征

测量生命体征，尤其注意体温变化，检查有无皮疹、双眼结膜充血、口唇干燥、颈部淋巴结肿大，手足硬性水肿等。心脏听诊注意有无心脏受累的表现。

（三）社会-心理因素

了解患儿家庭经济状况，评估患儿家长的心理状态，对疾病的认识程度。

（四）辅助检查

了解外周血象、红细胞沉降率、C-反应蛋白等变化，了解超声心动图有无冠状动脉扩张及程度。

三、常见护理问题

（一）体温过高

体温过高与全身性血管炎性反应有关。

（二）皮肤黏膜完整性受损

皮肤黏膜完整性受损与血管炎性改变有关。

（三）合作性问题

冠状动脉炎。

（四）焦虑

焦虑与患儿和/或家长缺乏相关疾病的知识有关。

四、护理措施

（一）注意休息

急性期卧床休息，各种操作集中进行，动作轻柔，减少对患儿的各种刺激。

（二）饮食护理

给予清淡、高热量、高蛋白、高维生素、易消化流质或半流质饮食，避免酸、碱、热、粗等食物。鼓励多饮水。

（三）高热护理

每4小时1次监测体温并记录。高热时给温水擦浴等物理降温，必要时药物降温。警惕高热惊厥的发生。及时擦干汗液，更衣。

（四）皮肤黏膜护理

口腔护理每天2次，饭后及时漱口。维生素E涂口唇每天1～2次，及时处理口腔溃疡。洗净患儿双手、剪短指甲以免抓伤皮肤，对半脱的痂皮要采取正确的方法去除。肛周可涂少许液状石蜡。

（五）药物治疗护理

准时服用阿司匹林，注意药效及不良反应，长期使用阿司匹林者应注意肝功能损害及消化道症状。丙种球蛋白冲击疗法时偶尔见皮疹，严重可发生喉头水肿、休克。应严密观察，及时处理。

（六）并发症观察

密切观察心率、心音的改变，有无气急、烦躁不安及面色、精神状态的变化。必要时进行心肺监护。

(七)心理护理

及时向家长交代病情,并以安慰,消除紧张情绪,配合治疗。

(八)健康教育

(1)耐心讲解疾病的发展和预后,消除患儿和家长的紧张心理并使其积极配合治疗。

(2)急性期应绝对卧床休息,恢复期可适当锻炼,如有冠状动脉损害应避免剧烈活动。

(3)给予易消化、高热量、高蛋白、高维生素的流质或半流质。鼓励多饮水,避免酸、碱、热、粗、硬等食物。

(4)高热时,温水擦浴,必要时药物降温;及时擦干汗液,及时更衣。

五、出院指导

(1)出院后注意休息,避免剧烈运动,有冠状动脉受累者更应注意。要注意冷暖,防止感冒。

(2)给予易消化、高热量、高蛋白、高维生素的饮食。

(3)正确准时服药,在医师指导下正确减量,最后停服。密切观察有无皮肤出血,恶心、呕吐等症状,如有异常及时就医。

(4)少数患儿可能复发,如有类似症状出现要及时就医。

(5)定时随访,2 年内每 3～6 个月 1 次,2 年后每年 1 次,定期做心脏超声、C-反应蛋白、血常规等检查。

(王惠云)

第十二节　麻　疹

麻疹是由麻疹病毒引起的急性呼吸道传染病,以发热、咳嗽、流涕、结膜炎、口腔麻疹黏膜斑及全身皮肤斑丘疹为主要表现。麻疹具有高度的传染性,每年全球有数百万人发病。近年来,在全国范围内出现了麻疹流行,8 个月之前的婴儿患病和大年龄麻疹的出现,是我国麻疹流行的新特点。

一、病因

麻疹病毒属副黏液病毒科,为 RNA 病毒,直径为 100～250 nm,呈球形颗粒,有 6 种结构蛋白。仅有一个血清型,近年来发现该病毒有变异,其抗原性稳定。麻疹病毒在体外生活能力不强,对阳光和一般消毒剂均敏感,55 ℃ 15 分钟即被破坏,含病毒的飞沫在室内空气中保持传染性一般不超过 2 小时,在流通空气中或日光下 30 分钟失去活力,对寒冷及干燥耐受力较强。麻疹疫苗需低温保存。

二、发病机制

麻疹病毒侵入易感儿后出现两次病毒血症。麻疹病毒随飞沫侵入上呼吸道、眼结膜上皮细胞,在其内复制繁殖并通过淋巴组织进入血流,形成第一次病毒血症。此后,病毒被单核巨噬细胞系统(肝、脾、骨髓)吞噬,并在其内大量繁殖后再次侵入血流,形成第二次病毒血症。引起全身广泛性损害而出现高热、皮疹等一系列临床表现。

三、病理

麻疹是全身性疾病,皮肤、眼结合膜、鼻咽部、支气管、肠道黏膜及阑尾等处可见单核细胞增生及围绕在毛细血管周围的多核巨细胞,淋巴样组织肥大。皮疹是由麻疹病毒致敏了的 T 淋巴细胞与麻疹病毒感染的血管内皮细胞及其他组织细胞作用时,产生迟发性的变态反应,使受染细胞坏死、单核细胞浸润和血管炎样病变。由于表皮细胞坏死、变性引起脱屑。崩解的红细胞及血浆渗出血管外,使皮疹消退后留有色素沉着。麻疹黏膜斑与皮疹病变相同。麻疹的病理特征是受病毒感染的细胞增大并融合形成多核巨细胞。其细胞大小不一,内含数十至百余个核,核内外有病毒集落(嗜酸性包涵体)。

四、流行病学

(一)传染源

患者是唯一的传染源。出疹前 5 天至出疹后 5 天均有传染性,如合并肺炎传染性可延长至出疹后 10 天。

(二)传播途径

患者口、鼻、咽、气管及眼部的分泌物中均含有麻疹病毒,主要通过喷嚏、咳嗽和说话等空气飞沫传播。密切接触者可经污染病毒的手传播,通过衣物、玩具等间接传播者少见。

(三)易感人群和免疫力

普遍易感,易感者接触患者后,90%以上发病,病后能获持久免疫。由于母体抗体能经胎盘传给胎儿,因而麻疹多见于 6 个月以上的小儿,6 个月~5 岁小儿发病率最高。

(四)流行特点

全年均可发病,以冬、春两季为主,高峰在 2~5 月份。自麻疹疫苗普遍接种以来,发病的周期性消失,发病年龄明显后移,青少年及成人发病率相对上升,育龄妇女患麻疹增多,并将可能导致先天麻疹和新生儿麻疹发病率上升。

五、临床表现

(一)潜伏期

平均 10 天(6~18 天),接受过免疫者可延长至 3~4 周。潜伏期末可有低热、全身不适。

(二)前驱期(发疹前期)

从发热至出疹,常持续 3~4 天,以发热、上呼吸道炎和麻疹黏膜斑为主要特征。此期患儿体温逐渐增高达 39~40 ℃。同时伴有流涕、咳嗽、流泪等类似感冒症状,但结膜充血、畏光流泪及眼睑水肿是本病特点。90%以上的患者于病程的第 2~3 天,在第一白齿相对应的颊黏膜处,可出现 0.5~1 mm 大小的白色麻疹黏膜斑(柯氏斑 Koplik spots),周围有红晕,常在 2~3 天内消退,具有早期诊断价值。

(三)出疹期

多在发热后 3~4 天出现皮疹,体温可突然升高到 40~40.5 ℃。皮疹初见于耳后发际,渐延及面、颈、躯干、四肢及手心足底,2~5 天出齐。皮疹为淡红色充血性斑丘疹,大小不等,压之褪色,直径 2~4 mm,散在分布,皮疹痒,疹间皮肤正常。病情严重时皮疹常可融合呈暗红色,皮肤水肿,面部水肿变形。此期全身中毒症状及咳嗽加剧,可因高热引起谵妄、嗜睡,可发生腹痛、腹泻和呕吐,可伴有全身淋巴结及肝、脾大,肺部可闻少量湿啰音。

(四)恢复期

出疹 3～5 天后,体温下降,全身症状明显减轻。皮疹按出疹的先后顺序消退,可有麦麸样脱屑及浅褐色素斑,7～10 天消退。麻疹无并发症者病程为 10～14 天。少数患者,病程呈非典型经过。体内尚有一定免疫力者呈轻型麻疹,症状轻,常无黏膜斑,皮疹稀而色淡,疹退后无脱屑和色素沉着,无并发症,此种情况多见于潜伏期内接受过丙种球蛋白或成人血注射的患儿。体弱、有严重继发感染者呈重型麻疹,持续高热,中毒症状重,皮疹密集融合,常有并发症或皮疹骤退、四肢冰冷、血压下降等循环衰竭表现,病死率极高。此外,注射过减毒活疫苗的患儿还可出现无典型黏膜斑和皮疹的无疹型麻疹。

麻疹的临床表现需与其他小儿出疹性疾病鉴别见表 9-1。

表 9-1　小儿出疹性疾病鉴别

疾病	病原	发热与皮疹关系	皮疹特点	全身症状及其他特征
麻疹	麻疹病毒	发热 3～4 天,出疹期热更高	红色斑丘疹,自头部→颈→躯干→四肢,退疹后有色素沉着及细小脱屑	呼吸道卡他性炎症、结膜炎、发热第 2～3 天口腔黏膜斑
风疹	风疹病毒	发热后半天至一天出疹	面部→躯干→四肢,斑丘疹,疹间有正常皮肤,退疹后无色素沉着及脱屑	全身症状轻,耳后、枕部淋巴结肿大并触痛
幼儿急疹	人疱疹病毒 6 型	高热 3～5 天热退疹出	红色斑丘疹,颈及躯干部多见,一天出齐,次日消退	一般情况好,高热时可有惊厥,耳后、枕部淋巴结亦可肿大
猩红热	乙型溶血性链球菌	发热 1～2 天出疹,伴高热	皮肤弥漫充血,上有密集针尖大小丘疹,持续 3～5 天退疹,1 周后全身大片脱皮	高热,中毒症状重,咽峡炎、杨梅舌,环口苍白圈,扁桃体炎
肠道病毒感染	埃可病毒柯萨奇病毒	发热时或退热后出疹	散在斑疹或斑丘疹,很少融合,1～3 天消退,不脱屑,有时可呈紫癜样或水泡样皮疹	发热,咽痛,流涕,结膜炎,腹泻,全身或颈、枕淋巴结肿大
药物疹		发热、服药史	皮疹痒感,摩擦及受压部位多,与用药有关,斑丘疹、疱疹、猩红热样皮疹、荨麻疹	原发病症状

(五)并发症

(1)支气管肺炎:出疹 1 周内常见,占麻疹患儿死因的 90% 以上。

(2)喉炎:出现频咳、声嘶,甚至哮吼样咳嗽,极易出现喉梗阻,如不及时抢救可窒息而死。

(3)心肌炎:是少见的严重并发症,多见于 2 岁以下、患重症麻疹或并发肺炎者和营养不良患者。

(4)麻疹脑炎:多发生于疹后 2～6 天,也可发生于疹后 3 周内。与麻疹的轻重无关。临床表现与其他病毒性脑炎相似,多经 1～5 周恢复,部分患者留有后遗症。

(5)结核病恶化。

六、辅助检查

(一)一般检查

血白细胞总数减少,淋巴细胞相对增多。

(二)病原学检查

从呼吸道分泌物中分离出麻疹病毒,或检测到麻疹病毒均可做出特异性诊断。

(三)血清学检查

在出疹前 1～2 天时用 ELSIA 法可检测出麻疹特异性 IgM 抗体,有早期诊断价值。

七、治疗原则

目前尚无特异性药物,宜采取对症治疗、中药透疹治疗及并发症治疗等综合性治疗措施。麻疹患儿对维生素 A 的需求量加大,WHO 推荐。在维生素 A 缺乏地区的麻疹患儿应补充维生素 A,<1 岁的患儿每天给 10 万单位,年长儿 20 万单位,共 2 天,有维生素 A 缺乏眼症者,1～4 周后应重复。

八、护理评估

(一)健康史询问

患儿有无麻疹的接触史及接触方式,出疹前有无发热、咳嗽、喷嚏、畏光、流泪及口腔黏膜改变等;询问出疹顺序及皮疹的性状,发热与皮疹的关系;询问患儿的营养状况及既往史,有无接种麻疹减毒活疫苗及接种时间。

(二)身体状况

评估患儿的生命体征,如体温、脉搏、呼吸、神志等;观察皮疹的性质、分布、颜色及疹间皮肤是否正常;有无肺炎、喉炎、脑炎等并发症。分析辅助检查结果,注意有无血白细胞总数减少、淋巴细胞相对增多;有无检测到麻疹病毒特异性 IgM 抗体,或分离出麻疹病毒等。

(三)心理-社会状况

评估患儿及家长的心理状况、对疾病的应对方式;了解家庭及社区对疾病的认知程度、防治态度。

九、护理诊断

(一)体温过高

体温过高与病毒血症、继发感染有关。

(二)皮肤完整性受损

皮肤完整性受损与麻疹病毒感染有关。

(三)营养失调

低于机体需要量与病毒感染引起消化吸收功能下降、高热消耗增多有关。

(四)有感染的危险

危险与免疫功能下降有关。

(五)潜在并发症

肺炎、喉炎、脑炎。

十、预期目标

(1)患儿体温降至正常。

(2)患儿皮疹消退,皮肤完整、无感染。

（3）患儿住院期间能得到充足的营养。

（4）患儿不发生并发症或发生时得到及时发现和处理。

十一、护理措施

（一）维持正常体温

1.卧床休息

绝对卧床休息至皮疹消退、体温正常为止。室内空气新鲜,每天通风2次(避免患儿直接吹风以防受凉),保持室温于18～22 ℃,湿度50％～60％。衣被穿盖适宜,忌捂汗,出汗后及时擦干更换衣被。

2.高热的护理

出疹期不宜用药物或物理方法强行降温,尤其是乙醇擦浴、冷敷等物理降温,以免影响透疹。体温＞40 ℃时可用小量的退热剂,以免发生惊厥。

（二）保持皮肤黏膜的完整性

1.加强皮肤的护理

保持床单整洁干燥和皮肤清洁,在保温情况下,每天用温水擦浴更衣一次(忌用肥皂),腹泻患儿注意臀部清洁,勤剪指甲防抓伤皮肤继发感染。及时评估透疹情况,如透疹不畅,可用鲜芫荽煎水服用并擦身(须防烫伤),以促进血循环,使皮疹出齐、出透,平稳度过出疹期。

2.加强五官的护理

室内光线宜柔和,常用生理盐水清洗双眼,再滴入抗生素眼液或眼膏(动作应轻柔,防眼损伤),可加服维生素A预防眼干燥症。防止呕吐物或泪水流入外耳道发生中耳炎。及时清除鼻痂、翻身拍背助痰排出,保持呼吸道通畅。加强口腔护理,多喂白开水,可用生理盐水或朵贝液含漱。

（三）保证营养的供给

发热期间给予清淡易消化的流质饮食,如牛奶、豆浆、蒸蛋等,常更换食物品种,少量多餐,以增加食欲利于消化。多喂开水及热汤,利于排毒、退热、透疹。恢复期应添加高蛋白、高维生素的食物。指导家长做好饮食护理,无须忌口。

（四）注意病情的观察

麻疹并发症多且重,为及早发现,应密切观察病情。出疹期如透疹不畅、疹色暗紫、持续高烧、咳嗽加剧、鼻扇喘憋、发绀、肺部啰音增多,为并发肺炎的表现,重症肺炎尚可致心力衰竭;患儿出现频咳、声嘶、甚至哮吼样咳嗽、吸气性呼吸困难、三凹征,为并发喉炎表现;患儿出现嗜睡、惊厥、昏迷为脑炎表现。病期还可导致原有结核病的恶化。如出现上述表现应予以相应护理。

（五）预防感染的传播

麻疹是可以预防的。为控制其流行,应加强社区人群的健康宣教。

1.管理好传染源

对患儿宜采取呼吸道隔离至出疹后5天,有并发症者延至疹后10天。接触的易感儿隔离观察21天。

2.切断传播途径

病室要注意通风换气。进行空气消毒,患儿衣被及玩具暴晒2小时,减少不必要的探视,预防继发感染。因麻疹可通过中间媒界传播,如被患者分泌物污染的玩具、书本、衣物,经接触可导致感染,所以医务人员接触患儿后,必须在日光下或流动空气中停留 30 分钟以上,才能再接触其他患儿或健康易感者。流行期间不带易感儿童去公共场所,托幼机构暂不接纳新生。

3.保护易感儿童

(1)被动免疫:对年幼、体弱的易感儿肌内注射人血丙种球蛋白或胎盘球蛋白,接触后 5 天内注射可免于发病,6 天后注射可减轻症状,有效免疫期 3~8 周。

(2)主动免疫:为提高易感者免疫力,对 8 个月以上未患过麻疹的小儿可接种麻疹疫苗。接种后 12 天血中出现抗体,一月达高峰,故易感儿接触患者后 2 天内接种有预防效果。由于麻疹疫苗免疫接种后阳转率不是 100%,且随时间延长,免疫效果可变弱,1989 年美国免疫咨询委员会提出:4~6 岁儿童进幼儿园和小学时,应第二次接种麻疹疫苗,进入大学的年轻人要再次进行麻疹免疫。急性结核感染者如需注射麻疹疫苗应同时进行结核治疗。

十二、护理评价

评价患儿体温是否降至正常,皮疹是否出齐、出透,皮肤是否完整,是否合并其他感染,能否得到充足的营养;患儿家长是否了解麻疹的有关知识,能否配合好消毒隔离、家庭护理等。

(王惠云)

第十三节 水 痘

水痘是由水痘-带状疱疹病毒(varicella-zoster virus,VZV)所引起的传染性较强的儿童常见急性传染病。临床以轻度发热、全身性分批出现的皮肤黏膜斑疹、丘疹、疱疹和结痂并存为特点,全身中毒症状轻。水痘的传染性极强,易感儿接触水痘患儿后,几乎均可患病。原发感染表现为水痘,一般预后良好,病后可获持久免疫。成年以后再次发病时表现为带状疱疹。

一、病因

水痘-带状疱疹病毒属 α 疱疹病毒亚科,病毒核心为双股 DNA,只有一个血清型。该病毒在儿童时期,原发感染表现为水痘,恢复后病毒可长期潜伏在脊髓后根神经节或颅神经的感觉神经节内,少数人在青春期或成年后,当机体免疫力下降或受冷、热、药物、创伤、恶性病或放射线等因素作用,病毒被激活,再次发病,表现为带状疱疹。水痘-带状疱疹病毒在外界抵抗力弱,不耐热和酸、对乙醚敏感,在痂皮中不能存活,但在疱疹液中可长期存活。

二、发病机制

水痘-带状疱疹病毒主要由飞沫传播,也可经接触感染者疱液或输入病毒血症期血液而感染,病毒侵入机体后在呼吸道黏膜细胞中复制,而后进入血流,形成病毒血症。在单核巨噬细胞系统内再次增殖后释放入血,形成第二次病毒血症。由于病毒入血往往是间歇性的,导致患儿皮疹分批出现,且不同性状皮疹同时存在。皮肤病变仅限于表皮棘细胞层,故脱屑后不留瘢痕。

三、病理

水痘的皮损为表皮棘细胞气球样变性、肿胀,胞核内嗜酸性包涵体形成,临近细胞相互融合形成多核巨细胞,继而有组织液渗出形成单房性水泡。泡液内含大量病毒。由于病变浅表,愈后不留瘢痕。黏膜病变与皮疹类似。

四、流行病学

(一)传染源

水痘患者是唯一传染源,病毒存在于患儿上呼吸道鼻咽分泌物、皮肤黏膜斑疹及疱疹液中。出疹前1天至疱疹全部结痂时均有传染性,且传染性极强,接触者90%发病。

(二)传播途径

主要通过空气飞沫传播。亦可通过直接接触疱液、污染的用具而感染。孕妇分娩前患水痘可感染胎儿,在出生后2周左右发病。

(三)易感人群

普遍易感,以1~6岁儿童多见,6个月以内的婴儿由于有母亲抗体的保护,很少患病。但如孕期发生水痘,则可从胎盘传给新生儿。水痘感染后一般可获得持久免疫,但可以发生带状疱疹。

(四)流行特点

本病一年四季均可发病,以冬、春季高发。

五、临床表现

(一)典型水痘

1.潜伏期

潜伏期12~21天,平均14天。

2.前驱期

前驱期可无症状或仅有轻微症状,全身不适、乏力、咽痛、咳嗽,年长儿前驱期症状明显,体温可达38.5 ℃,持续1~2天迅速进入出疹期。

3.出疹期

发热第1天就可出疹,其皮疹特点如下。

(1)皮疹按斑疹、丘疹、疱疹、结痂的顺序演变。连续分批出现,一般2~3批,每批历时1~6天,同一部位可见不同性状的皮疹。

(2)疱疹形态呈椭圆形,3~5 mm大小,周围有红晕,无脐眼,经24小时。水痘内容物由清亮变为混浊,疱疹出现脐凹现象,泡壁薄易破,瘙痒感重,疱疹3~4天在中心开始干缩,迅速结痂,愈后多不留疤痕。

(3)皮疹为向心性分布,躯干部皮疹最多,四肢皮疹少,手掌和足底更少。皮疹的数目多少不一,皮疹愈多,全身症状愈重。

(4)水痘病变浅表,愈后多不留瘢痕。部分患儿疱疹可发于口腔、咽喉、结膜和阴道黏膜,破溃后形成溃疡。

水痘为自限性疾病,一般10天左右自愈。

（二）重型水痘

少数体质很弱或正在应用肾上腺皮质激素的小儿，如果感染水痘，可发生出血性和播散性皮疹，病儿高热，疱疹密布全身，疱疹内液呈血性，皮肤黏膜可出现瘀点和瘀斑，病死率高。

（三）先天性水痘

妊娠早期发生水痘，偶可引起胎儿畸形，致新生儿患先天性水痘综合征。接近产期感染水痘，新生儿病情多严重，病死率高达 30%。

（四）并发症

水痘患儿可继发皮肤细菌感染、肺炎和脑炎等，水痘脑炎一般于出生后 1 周左右发生。水痘应注意与天花、丘疹样荨麻疹鉴别。

六、辅助检查

（一）血常规

外围血白细胞计数正常或稍低。

（二）疱疹刮片检查

可发现多核巨细胞及核内包涵体。

（三）血清学检查

做血清特异性抗体 IgM 检查，抗体在出疹 1~4 天后即出现，2~3 周后滴度增高 4 倍以上即可确诊。

七、治疗原则

（一）对症治疗

可用维生素 B_{12} 肌内注射，如有高热可给予退热剂但避免使用阿司匹林，以免增加 Reye 综合征的危险。可给予人血丙种球蛋白免疫治疗及血浆支持，以减轻症状和缩短病程。对免疫功能受损或正在应用免疫抑制剂的患儿，应尽快将糖皮质激素减至生理量并尽快停药。

（二）抗病毒治疗

阿昔洛韦（ACV）为目前首选抗水痘病毒的药物，但只有在水痘发病后 24 小时内用药才有效。

八、护理诊断

（一）皮肤完整性受损

皮肤完整性受损与病毒感染及细菌继发感染有关。

（二）有传播感染的危险

危险与呼吸道及疱疹液排出病毒有关。

（三）潜在并发症

脑炎、肺炎、血小板减少、心肌炎。

九、护理措施

（一）恢复皮肤的完整性

(1)室温适宜，衣被不宜过厚，以免造成患儿不适，增加痒感。勤换内衣，保持皮肤清洁。防止继发感染。剪短指甲,婴幼儿可戴并指手套,以免抓伤皮肤,继发感染或留下疤痕。

(2)皮肤瘙痒吵闹时,设法分散其注意力,或用温水洗浴、局部涂 0.25%冰片炉甘石洗剂或 5%碳酸氢钠溶液,亦可遵医嘱口服抗组胺药物。疱疹破溃时涂 1%甲紫,继发感染者局部用抗生素软膏,或遵医嘱给抗生素口服控制感染。有报道用麻疹减毒活疫苗 0.3~1 mL 一次皮下注射,可加速结痂,不再出现新皮疹,疗效明显。

(二)病情观察

注意观察精神、体温、食欲及有无呕吐等,如有口腔疱疹溃疡影响进食,应给予补液。如有高热,可用物理降温或适量退热剂,忌用阿司匹林,以免增加 Reye 综合征的危险。水痘临床过程一般顺利,偶可发生播散性水痘、并发肺炎或脑炎,应注意观察,以及早发现,并予以相应的治疗及护理。

(三)避免使用肾上腺皮质激素类药物(包括激素类软膏)

应用激素治疗其他疾病的患儿一旦接触了水痘患者,应立即肌内注射较大剂量的丙种球蛋白0.4~0.6 mL/kg,或带状疱疹免疫球蛋白 0.1 mL/kg,以期减轻病情。如已发生水痘,肾上腺皮质激素类药物应争取在短期内递减,逐渐停药。

(四)预防感染的传播

1.管理传染源

大多数无并发症的水痘患儿多在家隔离治疗,应隔离患儿至疱疹全部结痂或出疹后 7 天止。

2.保护易感者

保持室内空气新鲜,托幼机构宜采用紫外线消毒。避免易感者接触,尤其是体弱、免疫缺陷者更应加以保护。如已接触,应在接触水痘后 72 小时内给予水痘-带状疱疹免疫球蛋白(VZIG)125~625 U/kg 肌内注射,或恢复期血清肌内注射,可起到预防或减轻症状的作用。孕妇如患水痘,则终止妊娠是最好的选择,母亲在分娩前 5 天或新生儿生后 2 天患水痘,也应使用 VZIG。近年来国外试用水痘-带状疱疹病毒减毒活疫苗效果满意,不良反应少,接触水痘后立即给予即可预防发病,即使患病症状也很轻微。所以凡使用免疫抑制剂或恶性病患儿在接触水痘后均应立即给予注射。

(五)健康教育

水痘传染性强,对社区人群除进行疾病病因、表现特点、治疗护理要点知识宣教外,为控制疾病的流行,重点应加强预防知识教育。如流行期间避免易感儿去公共场所。介绍水痘患儿隔离时间,使家长有充分思想准备,以免引起焦虑。告之卧床休息时间及至热退及症状减轻。保证患儿足够营养,饮食宜清淡、富含营养,多饮水。为家长示范皮肤护理方法,注意检查,防止继发感染。

(王惠云)

第十四节　猩　红　热

猩红热是由 A 组乙型溶血性链球菌引起的急性呼吸道传染病,常在冬末春初流行,多见于 3 岁以上儿童。临床以发热、咽峡炎、草莓舌、全身弥漫性鲜红色皮疹和疹退后片状蜕皮为特征。

少数起病后 1～5 周可发生变态反应性风湿病及急性肾小球肾炎。

一、病因

A 组乙型溶血性链球菌是唯一对人类致病的链球菌,具有较强的侵袭力,能产生致热性外毒素,又称红疹毒素,是本病的致病菌。该菌外界生命力较强,在痰液和渗出物中可存活数周,但对热及一般消毒剂敏感。

二、发病机制

病原菌及其毒素等产物在侵入部位及其周围组织引起炎症和化脓性变化,并进入血液循环,引起败血症,致热毒素引起发热和红疹。

三、病理

链球菌及其毒素侵入机体后,主要产生如下 3 种病变。

(一)化脓性病变

病原菌侵入咽部后,由于 A 组菌的 M 蛋白能抵抗机体的白细胞的吞噬作用,因而可在局部产生化脓性炎症反应,引起咽峡炎、化脓性扁桃体炎。

(二)中毒性病变

细菌毒素吸收入血后引起发热等全身中毒症状。红疹毒素使皮肤和黏膜血管充血、水肿、上皮细胞增殖与白细胞浸润,以毛囊周围最明显,出现典型猩红热皮疹。

(三)变态反应性病变

病程 2～3 周。少数患者发生变态反应性病理损害,主要为心、肾及关节滑膜等处非化脓性炎症。人体可对红疹毒素产生较持久的抗体,一般人一生只得一次猩红热。再次感染这种细菌时仅表现为化脓性扁桃体炎。

四、流行病学

(一)传染源

患者及带菌者为主,自发病前 24 小时至疾病高峰传染性最强。

(二)传播途径

主要通过空气飞沫直接传播,亦可由食物、玩具、衣服等物品间接传播。偶可经伤口、产道污染而传播。

(三)易感人群

人群普遍易感。10 岁以下小儿发病率高。

(四)流行特征

四季皆可发生,但以春季多见。

五、临床表现

(一)普通型

1.潜伏期

1～12 天,一般 2～5 天。

2.前驱期

数小时至 1 天。起病急、畏寒、高热,多为持续性,常伴头痛、恶心呕吐、全身不适、咽部红肿、扁桃体发生化脓性炎症。

3.出疹期

(1)皮疹:多在发热后第 2 天出现,始于耳后、颈部及上胸部,24 小时左右迅速波及全身。皮疹特点为全身弥漫性充血的皮肤上出现分布均匀的针尖大小的丘疹,压之褪色,触之有砂纸感,疹间无正常皮肤,伴有痒感。皮疹约 48 小时达高峰,然后体温下降、皮疹按出疹顺序,2～4 天内消失。

(2)特殊体征:腋窝、肘窝、腹股沟处可见皮疹密集并伴出血点,呈线状,称为帕氏线。面部潮红,有少量皮疹,口鼻周围无皮疹,略显苍白,称为口周苍白圈杨梅舌是指病初舌被覆白苔,3～4 天后白苔脱落,舌乳头红肿突起。

4.脱屑期

多数患者于病后 1 周末,按出疹顺序开始脱屑,躯干为糠皮样脱屑,手掌、足底可见大片状脱皮,呈"手套""袜套"状。脱皮持续 1～2 周。

5.并发症

并发症为变态反应性疾病,多发生于病程的 2～3 周。主要有急性肾小球肾炎、风湿病、关节炎等。

(二)轻型

起病缓,低热,全身中毒症状轻,咽部稍充血,皮疹稀少,色淡或隐约可见。

(三)重症

发病急,中毒症状重,咽峡炎明显,皮疹呈片状红斑,甚至为出血疹,常有高热、烦躁或嗜睡,甚至昏迷、惊厥、休克,易并发肺炎、蜂窝织炎、急性肾小球肾炎、风湿性关节炎等。

(四)外科猩红热

多继发于皮肤创伤、烧伤或产道感染,皮疹常在创口周围出现,然后波及全身,全身症状轻。预后好。

六、辅助检查

(一)血常规

白细胞总数增高,可达$(10～20)×10^9$/L,中性粒细胞占 80％以上。

(二)咽拭子培养

治疗前取咽拭子或其他病灶分泌物培养,可得到乙型溶血性链球菌。

七、治疗原则

首选青霉素 G 治疗,中毒症状重或伴休克症状者。应给予相应处理,防治并发症。

八、护理诊断

(一)体温过高

体温过高与感染、毒血症有关。

(二)皮肤黏膜完整性受损

受损与皮疹、脱皮有关。

(三)有传播的危险

危险与病原体播散有关。

(四)舒适改变

改变与咽部充血、皮疹有关。

(五)合作性问题

中耳炎、肺炎、蜂窝织炎、急性肾小球肾炎、风湿性关节炎。

九、护理措施

(一)发热护理

(1)急性期患者绝对卧床休息 2～3 周以减少并发症。高热时给予适当物理降温,但忌用冷水或酒精擦浴。

(2)急性期应给予营养丰富的含大量维生素且易消化的流质、半流质饮食,恢复期给软食,鼓励并帮助患者进食。提供充足的水分,以利散热及排泄毒素。

(3)遵医嘱及早使用青霉素 G,7～10 天。并给溶菌酶含片或用生理盐水、稀释 2～5 倍的复方硼砂溶液漱口,每天 4～6 次。

(二)皮肤护理

观察皮疹及脱皮情况,保持皮肤清洁,可用温水清洗皮肤(禁用肥皂水),剪短患儿指甲,避免抓破皮肤。脱皮时勿用手撕扯,可用消毒剪刀修剪,以防感染。

(三)密切观察病情

意测量体温,观察咽部变化、皮疹的发生发展,有无中毒症状。重型患儿应严密监测生命体征,密切观察精神状态、神志、周围循环,并注意观察血压变化,有无眼睑水肿、尿量减少及血尿等。每周送尿常规检查两次。

(四)预防感染的传播

1.隔离患儿

呼吸道隔离至症状消失后 1 周,连续咽拭子培养 3 次阴性后即解除隔离。有化脓性并发症者应隔离至治愈为止。

2.切断传播途径

室内通风换气或用紫外线照射进行消毒,患者鼻咽分泌物须以 2%～3%氯胺或漂白粉澄清液消毒,被患者分泌物所污染的物品,如食具、玩具、书籍、衣被褥等。可分别采用消毒液浸泡、擦拭、蒸煮或日光曝晒等。

3.保护易感人群

对密切接触者需医学观察 7 天,并可口服磺胺类药物或红霉素 3～5 天以预防疾病发生。

(五)健康教育

向家长说明猩红热的发病原因、传染源、传播途径,呼吸道隔离的意义。密切接触者应医学观察 7～12 天。患儿的分泌物及污染物应消毒处理,患儿居室应进行空气消毒。多饮水有助于体内毒素的排出。

(王惠云)

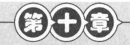

五官科护理

第一节 泪 囊 炎

一、新生儿泪囊炎

(一)概述

新生儿泪囊炎也是儿童常见眼病之一。其是由于鼻泪管下端先天残膜未开放造成泪道阻塞,致使泪液滞留于泪囊之内,伴发细菌感染引起的。常见致病菌为葡萄球菌、链球菌、假白喉杆菌等。

(二)诊断

1.症状

出生后数周或数天发现患儿溢泪并伴有黏液脓性分泌物。

2.体征

内眦部有黏液脓性分泌物,局部结膜充血,下睑皮肤浸渍或粗糙,可伴有湿疹。指压泪囊区有脓性分泌物从泪小点返出。

3.辅助检查

分泌物行革兰染色,血琼脂培养以确定感染细菌类型。

(三)鉴别诊断

1.累及内眦部眼眶蜂窝织炎

挤压泪囊区无分泌物自泪小点溢出。

2.急性筛窦炎

鼻骨表面疼痛、肿胀,发红区可蔓延至内眦部。

3.急性额窦炎

炎症主要累及上睑,前额部有触痛。

(四)治疗

1.按摩

用示指沿泪囊上方向下方挤压,挤压后滴抗生素滴眼液,2～4次/天。

2.滴眼液或眼膏

有黏液脓性分泌物时,滴抗生素滴眼液或眼膏,2～4次/天。

3.泪道探通术

对于2～4个月患儿可以施行泪道探通手术,探通后滴抗生素眼药1周。

4.泪道插管手术

对于大于5个月或者存在反复泪道探通手术失败的患儿可以考虑行泪道插管手术治疗。

5.抗感染治疗

继发急性泪囊炎或眼眶蜂窝织炎时,须及时全身及局部抗感染治疗。

二、急性泪囊炎

(一)概述

急性泪囊炎是儿童比较少见但十分严重的泪道疾病。其常继发于新生儿泪囊炎、先天性泪囊突出、泪囊憩室及先天性骨性鼻泪管发育异常等。常见致病菌为葡萄球菌、链球菌等。

(二)诊断

1.症状

内眦部红肿,疼痛,患眼流泪并伴有黏液脓性分泌物。

2.体征

内眦部充血肿胀,患眼局部结膜充血,可伴有全身症状如发热等。

3.辅助检查

分泌物行革兰染色、血琼脂培养以确定感染细菌类型。

(三)鉴别诊断

1.累及内眦部眼眶蜂窝织炎

挤压泪囊区无分泌物自泪小点溢出。

2.急性筛窦炎

鼻骨表面疼痛、肿胀,发红区可蔓延至内眦部。

3.急性额窦炎

炎症主要累及上睑,前额部有触痛。

(四)治疗

(1)全身及局部应用广谱抗生素治疗。根据眼部分泌物细菌培养加药敏实验结果调整用药。

(2)局部脓肿形成,可以先尝试经上、下泪小点引流脓液。如果上述方法无效,则只能行经皮肤的切开引流。

(3)炎症控制后尽快行进一步影像学检查如CT等,明确发病原因。根据不同的发病原因行进一步的病因治疗。

三、护理措施

(一)慢性期护理重点

1.指导正确滴眼药

每次滴眼药前,先用手指按压泪囊区或行泪道冲洗,排空泪囊内的分泌物后,再滴抗生素眼药水,每天4～6次。

2.冲洗泪道

选用生理盐水加抗生素行泪道冲洗,每周1～2次。

(二)急性期护理重点

(1)指导正确热敷和超短波物理治疗,以缓解疼痛,注意防止烫伤。

(2)按医嘱应用有效抗生素,注意观察药物的不良反应。

(3)急性期切忌泪道冲洗或泪道探通,以免感染扩散,引起眶蜂窝织炎。

(4)脓肿未形成前,切忌挤压,以免脓肿扩散,待脓肿局限后切开排脓或行鼻内镜下开窗引流术。

(三)新生儿泪囊炎护理重点

指导患儿父母泪囊局部按摩方法,置患儿立位或侧卧位,用一手拇指自下睑眶下线内侧与眼球之间向下压迫,压迫数次后滴用抗生素眼水,每天进行3~4次,坚持数周,促使鼻泪管下端开放。操作时应注意不能让分泌物进入婴儿气管内。如果保守治疗无效,按医嘱做好泪道探通手术准备。

(四)经皮肤径路泪囊鼻腔吻合术护理

1.术前护理

(1)术前3天滴用抗生素眼药水并行泪道冲洗。

(2)术前1天用1‰麻黄碱液滴鼻,以收缩鼻黏膜,利于引流及预防感染。

(3)向患儿家属解释手术目的、意义、注意点。泪囊鼻腔吻合术是通过人造骨孔使泪囊和中鼻道吻合,使泪液经吻合孔流入中鼻道。

2.术后护理

(1)术后患儿置半坐卧位:术后24小时内可行面颊部冷敷,以减少出血及疼痛。

(2)做好鼻腔护理:术后第2天开始给予1‰麻黄碱液、雷诺考特喷雾剂等喷鼻,以收敛鼻腔黏膜,利于引流,达到消炎、止血、改善鼻腔通气功能的目的。注意鼻腔填塞物的正确位置,嘱患儿勿牵拉填塞物、勿用力擤鼻及挖鼻腔,以防止填塞物松动或脱落而引起出血。

(3)做好泪道护理:术后患儿眼部滴用抗生素眼液,滴眼时,患儿面部处于水平稍偏健眼位置,有利于药液聚集在患眼内眦部,从而被虹吸入泪道,增强伤口局部药物浓度,促进局部炎症的消退。

(4)术后嘱患儿注意保暖、防止感冒。术后当天进温凉饮食,多吃水果蔬菜,加强营养,忌食酸辣刺激性食物,禁烟、酒,忌喝浓茶、咖啡。

(五)鼻内镜下泪囊鼻腔吻合术护理

(1)加强并发症的观察和护理:术后短时间内鼻腔或口腔的少许血丝不需处理;若有大量鲜血顺前鼻流出、或吐出血性分泌物,色鲜红,则可能为伤口活动性出血,应及时通知医师给予处理。

(2)术后3~5天起,每天在鼻内镜下对手术侧腔道进行彻底清理,以减少腔道内结痂、黏膜炎症,加快愈合。

(3)术后应用抗菌药物加地塞米松进行泪道冲洗,每天1次,连续1周。冲洗时注意动作轻柔,应顺着泪道方向缓慢进针。如植入人工泪管,嘱患儿不要用力揉眼、牵拉泪管,以免人工泪管脱落。

(4)教会患儿家属正确滴鼻药和眼药方法,嘱家属带患儿定期随访,坚持复诊。在内镜下彻底清理鼻腔凝血块、分泌物和结痂等;按时冲洗泪道,冲刷泪道内分泌物,避免泪道再次堵塞。

(慕　娇)

第二节 角 膜 炎

角膜炎是我国常见的致盲眼病之一。角膜炎的分类尚未统一,根据病因可分为感染性角膜炎、免疫性角膜炎、外伤性角膜炎、营养不良性角膜炎,其中感染性角膜炎最为常见,其病原体包括细菌、真菌、病毒、棘阿米巴、衣原体等,以细菌和真菌感染最为多见。角膜炎最常见的症状是眼痛、畏光、流泪、眼睑痉挛,伴视力下降,甚至摧毁眼球。其典型体征为睫状充血、角膜浸润、角膜溃疡的形成。

角膜炎病理变化过程基本相同,可以分为如下四期。①浸润期:致病因子侵入角膜,引起角膜边缘血管网充血,随即炎性渗出液及炎症细胞进入,导致病变角膜出现水肿和局限性灰白色的浸润灶,如炎症及时得到控制,角膜仍能恢复透明。②溃疡形成期:浸润期的炎症向周围或深层扩张,可导致角膜上皮和基质坏死、脱落形成角膜溃疡,甚至角膜穿孔,房水从角膜穿破口涌出,导致虹膜脱出、角膜瘘、眼内感染、眼球萎缩等严重并发症。③溃疡消退期:炎症控制、患者自身免疫力增加,阻止致病因子对角膜的损害,溃疡边缘浸润减轻,可有新生血管长入。④愈合期:溃疡区上皮再生,由成纤维细胞产生的瘢痕组织修复,留有角膜薄翳、角膜斑翳、角膜白斑。

一、细菌性角膜炎

(一)概述

细菌性角膜炎是由细菌感染引起的角膜炎症的总称,是临床常见的角膜炎之一。

(二)病因与发病机制

本病常由于角膜外伤后被感染所致,常见的致病菌有表皮葡萄球菌、金黄色葡萄球菌、肺炎双球菌、链球菌、铜绿假单胞菌(绿脓杆菌)等。眼局部因素(如慢性泪囊炎、倒睫、戴角膜接触镜等)和导致全身抵抗力低下因素(如长期使用糖皮质激素和免疫抑制剂、营养不良、糖尿病等)也可诱发感染。

(三)护理评估

1.健康史

(1)了解患者有无角膜外伤史、角膜异物剔除史、慢性泪囊炎、眼睑异常、倒睫病史,或长期佩戴角膜接触镜等。

(2)有无营养不良、糖尿病病史,是否长期使用糖皮质激素或免疫抑制剂,以及此次发病以来的用药史。

2.症状与体征

(1)发病急,常在角膜外伤后 24～48 小时发病,有明显的畏光、流泪、疼痛、视力下降等症状,伴有较多的脓性分泌物。

(2)眼睑肿胀,结膜混合充血或睫状充血,球结膜水肿,角膜中央或偏中央有灰白色浸润,逐渐扩大,进而组织坏死脱落形成角膜溃疡。并发虹膜睫状体炎,表现为角膜后沉着物、瞳孔缩小、虹膜后粘连及前房积脓,是因毒素渗入前房所致。

(3)革兰阳性球菌角膜感染表现为圆形或椭圆形局灶性脓肿,边界清楚,基质处出现灰白色浸润。革兰阴性球菌角膜感染多表现为快速发展的角膜液化坏死,其中铜绿假单胞菌角膜感染者发病迅猛,剧烈眼痛,严重充血水肿,角膜溃疡浸润灶及分泌物略带黄绿色,前房严重积脓,感染如未控制,可导致角膜坏死穿孔、眼球内容物脱出或全眼球炎。

3.心理-社会状况评估

(1)通过与患者及其家属的交流,了解患者及其家属对细菌性角膜炎的认识程度及有无紧张、焦虑、悲哀等心理表现。

(2)评估患者视力对工作、学习、生活等能力的影响。

(3)了解患者的用眼卫生和个人卫生习惯。

4.辅助检查

了解角膜溃疡刮片镜检和细胞培养是否发现相关病原体。

(四)护理诊断

1.疼痛

疼痛与角膜炎症刺激有关。

2.感知紊乱

感知紊乱与角膜炎症引起的角膜混浊导致的视力下降有关。

3.潜在并发症

角膜溃疡、穿孔、眼内炎等。

4.知识缺乏

缺乏细菌性角膜炎相关的防治知识。

(五)护理措施

1.心理护理

向患者介绍角膜炎的病变特点、转归过程及角膜炎的防治知识,鼓励患者表达自己的感受,解释疼痛原因,帮助患者转移注意力,及时给予安慰理解,消除其紧张、焦虑、自卑的心理,正确认识疾病,树立战胜疾病的信心,争取患者对治疗的配合。

2.指导患者用药

根据医嘱积极抗感染治疗,急性期选择高浓度的抗生素滴眼液,每 15～30 分钟眼一次。严重病例,可在开始 30 分钟内每 5 分钟滴药一次。同时全身应用抗生素,随着病情的控制逐渐减少滴眼次数,白天使用滴眼液,睡前涂眼药膏。进行球结膜下注射时,先向患者解释清楚,并在充分麻醉后进行,以免加重局部疼痛。

3.保证充分休息、睡眠

要提供安静、舒适、安全的环境,病房要适当遮光,避免强光刺激,减少眼球转动,外出应佩戴有色眼镜或眼垫遮盖。指导促进睡眠的自我护理方法,如睡前热水泡脚、喝热牛奶、听轻音乐等,避免情绪波动。患者活动空间不留障碍物,将常用物品固定摆放方便患者使用,教会患者使用传呼系统,鼓励其寻求帮助。厕所必须安置方便设施,如坐便器、扶手等,并教会患者如何使用,避免跌倒。

4.严格执行消毒隔离制度

换药、上药均要无菌操作,药品及器械应专人专眼专用,避免交叉感染。

5.严密观察

为预防角膜溃疡穿孔,护理时要特别注意如下几点:①治疗操作时。禁翻转眼睑,勿加压眼球。②清淡饮食,多食易消化、富含维生素、粗纤维的食物,保持大便通畅,避免便秘,以防增加腹压。③告知患者勿用手擦眼球,勿用力闭眼、咳嗽及打喷嚏。④球结膜下注射时,避免在同一部位反复注射,尽量避开溃疡面。⑤深部角膜溃疡、后弹力层膨出者,可用绷带加压包扎患眼,配合局部及全身应用降低眼压的药物,嘱患者减少头部活动,避免低头,可蹲位取物。⑥按医嘱使用散瞳剂,防止虹膜后粘连而导致眼压升高。⑦可用眼罩保护患眼,避免外物撞击。⑧严密观察患者的视力、角膜刺激征、结膜充血及角膜病灶和分泌物的变化,注意有无角膜穿孔的症状,例如,角膜穿孔时,房水从穿孔处急剧涌出,虹膜被冲至穿孔处,可出现眼压下降、前房变浅或消失、疼痛减轻等症状。

6.健康教育

(1)帮助患者了解疾病的相关知识,树立治疗信心,保持良好的心理状况。

(2)养成良好的卫生习惯,不用手或不洁手帕揉眼。

(3)注意劳逸结合,生活规律,保持充足的休息和睡眠,戒烟酒,避免摄入刺激性食物(如咖啡、浓茶等)。

(4)注意保护眼睛,避免角膜受伤,外出要戴防护眼镜。

(5)指导患者遵医嘱坚持用药,定期随访。

二、真菌性角膜炎

(一)概述

真菌性角膜炎为致病真菌引起的感染性角膜病。近年来,随着广谱抗生素和糖皮质激素的广泛应用,其发病率有升高趋势,是致盲率极高的角膜疾病。

(二)病因与发病机制

其常见的致病菌有镰刀菌和曲霉菌,还有念珠菌属、青霉菌属、酵母菌等。它常发生于植物引起的角膜外伤后,有的则发生于长期应用广谱抗生素、糖皮质激素和机体抵抗力下降者。

(三)护理评估

1.健康史

(1)多见于青壮年男性农民,有农作物枝叶或谷物皮壳擦伤眼史。

(2)有长期使用抗生素及糖皮质激素史。

2.症状与体征

疼痛、畏光、流泪等刺激性症状均较细菌性角膜炎为轻,病程进展相对缓慢,呈亚急性,有轻度视力下降。体征较重,眼部充血明显,角膜病灶呈灰白色或黄白色,表面微隆起,外观干燥而欠光滑,似牙膏样或苔垢样。溃疡周围抗体与真菌作用,形成灰白色环形浸润即"免疫环"。有时在角膜病灶旁可见"伪足""卫星状"浸润病灶,角膜后可有纤维脓性沉着物。前房积脓为黄白色的黏稠脓液。由于真菌穿透力强,易发生眼内炎。

3.心理-社会状况评估

了解患者职业,评估该病对患者的工作学习及家庭经济有无影响。评估患者对真菌性角膜炎的认识度,有无紧张、焦虑、悲哀等心理表现。

4.辅助检查

(1)角膜刮片革兰染色和Giemsa染色可发现真菌菌丝,是早期诊断真菌最常见的方法。

(2)共聚焦显微镜检查角膜感染灶,可直接发现真菌病原体(菌体和菌丝)。

(3)病变区角膜组织活检,可提高培养和分离真菌的阳性率。

(四)护理诊断

1.疼痛

疼痛慢性眼痛与角膜真菌感染刺激有关。

2.焦虑

焦虑与病情反复及担心预后不良有关。

3.感知紊乱

感知紊乱与角膜真菌感染引起的角膜混浊导致的视力下降有关。

4.潜在并发症

角膜溃疡、穿孔、眼内炎等。

5.知识缺乏

缺乏真菌性角膜炎防治知识。

(五)护理措施

(1)由植物引起的角膜外伤史者,长期应用广谱抗生素及糖皮质激素滴眼液或眼药膏者,应严密观察病情,注意真菌性角膜炎的发生。

(2)遵医嘱应用抗真菌药物,同时要观察药物的不良反应,禁用糖皮质激素。

(3)对于药物不能控制或有角膜溃疡穿孔危险者,可行角膜移植手术。

(4)真菌性角膜炎病程长,易引起患者情绪障碍,应对患者做好解释疏导工作,并告知患者真菌复发的表现,如患眼出现畏光、流泪、眼痛、视力下降等,应立即就诊。

三、单纯疱疹病毒性角膜炎

(一)概述

单纯疱疹病毒性角膜炎是指由单纯疱疹病毒所致的严重的感染性角膜病,其发病率及致盲率均占角膜病首位。其特点是复发性强,角膜知觉减退。

(二)病因与发病机制

本病多为单纯疱疹病毒原发感染后的复发,多发生在上呼吸道感染或发热性疾病以后。原发感染常发生于幼儿,单纯疱疹病毒感染三叉神经末梢和三叉神经支配的区域(头、面部皮肤和黏膜),并在三叉神经节长期潜伏下来。当机体抵抗力下降时,潜伏的病毒被激活,可沿三叉神经至角膜组织,引起单纯疱疹病毒性角膜炎。

(三)护理评估

1.健康史

(1)了解患者有无上呼吸道感染史,全身或局部有无使用糖皮质激素、免疫抑制剂。

(2)评估有无复发诱因存在,如过度疲劳、日光暴晒、月经来潮、发热、熬夜、饮酒、角膜外伤等。

(3)了解有无疾病反复发作史。

2.症状与体征

(1)原发感染常见于幼儿,有发热、耳前淋巴结肿大、唇部皮肤疱疹,呈自限性。眼部表现为急性滤泡性或假膜性结膜炎、眼睑皮肤疱疹,可有树枝状角膜炎。

(2)复发感染常在诱因存在下引起角膜感染复发,多为单侧。患眼可有轻微眼痛、畏光、流泪、眼痉挛,若中央角膜受损,则视力明显下降,并有典型的角膜浸润灶形态。①树枝状和地图状角膜炎:最常见的类型。初起时患眼角膜上皮呈小点状浸润,排列成行或成簇,继而形成小水疱,水疱破裂互相融合,形成树枝状表浅溃疡,称为树枝状角膜炎。随病情进展,炎症逐渐向角膜病灶四周及基质层扩展,可形成不规则的地图状角膜溃疡,称为地图状角膜炎。②盘状角膜炎:炎症浸润角膜中央深部基质层,呈盘状水肿、增厚,边界清楚,后弹力层皱褶。伴发前葡萄膜炎时,可见角膜内皮出现沉积物。③坏死性角膜基质炎:角膜基质层内出现单个或多个黄白色浸润灶、溃疡甚至穿孔,常可诱发基质层新生血管。疱疹病毒在眼前段组织内复制,可引起前葡萄膜炎、小梁网炎。炎症波及角膜内皮时,可诱发角膜内皮炎。

3.心理-社会状况评估

注意评估患者的情绪状况、性别、年龄、职业、经济、文化、教育背景。

4.辅助检查

角膜上皮刮片可见多核巨细胞、病毒包涵体或活化性淋巴细胞,角膜病灶分离培养出单纯疱疹病毒;酶联免疫法发现病毒抗原;分子生物学方法如 PCR 查到病毒核酸,有助于病原学的诊断。

(四)护理诊断

1.疼痛

急性眼痛与角膜炎症反应有关。

2.焦虑

焦虑与病程长、病情反复发作、担心预后不良有关。

3.感知紊乱

感知紊乱与角膜透明度受损导致视力下降有关。

4.潜在并发症

角膜溃疡、穿孔、眼内炎等。

5.知识缺乏

缺乏单纯疱疹病毒性角膜炎的防治知识。

(五)护理措施

(1)严密观察患者病情,注意角膜炎症的进展。

(2)指导患者据医嘱正确用药:①急性期每 1~2 小时滴眼一次,睡前涂眼药膏。注意观察眼睛局部药物的毒性作用,如出现点状角膜上皮病变和基质水肿。②使用糖皮质激素滴眼液者,要告知患者按医嘱及时用药。停用时要逐渐减量,不能随意增加使用次数和停用,并告知其危害性。注意观察激素的并发症,如出现细菌、真菌的继发感染,出现角膜溶解,出现青光眼等。③用散瞳药的患者,外出可戴有色眼镜,以减少光线刺激,并加强生活护理。④使用阿昔洛韦者要定期检查肝、肾功能。

(3)鼓励患者参加体育锻炼,增强体质,预防感冒,以降低复发率。

(4)药物治疗无效、反复发作、角膜溃疡面积较大者,有穿孔危险,可行治疗性角膜移植术。

(慕　娇)

第三节 睑 缘 炎

睑缘炎是眼睑缘皮肤、睫毛的毛囊及其腺体的亚急性或慢性炎症,常由细菌感染所致。

一、护理评估

了解患儿全身的健康状况,如营养、睡眠,有无文眼线等;注意屈光不正和慢性结膜炎病史。临床上将睑缘炎分为鳞屑性睑缘炎、溃疡性睑缘炎和眦部睑缘炎,主要表现为眼睑红、肿、热、痛、痒等症状。

(一)鳞屑性睑缘炎

睑缘、睫毛根部覆盖着头皮屑样的鳞屑,鳞屑脱落后下面露出充血的睑缘,但无溃疡,睫毛脱落后能再生,眼睛干痒、刺痛及烧灼感等。

(二)溃疡性睑缘炎

睑缘皮脂腺分泌较多,睫毛因皮脂腺结痂而凝成束状,睑缘有许多脓痂,清除痂皮后,可见到小脓疱和出血性小溃疡,睫毛易脱落而不易再生,严重者可形成睫毛秃。有时睑缘溃疡结疤收缩而出现倒睫,睫毛刺激角膜,常因角膜溃疡而影响视力。

(三)眦部睑缘炎

眦部睑缘炎主要发生于外眦部,外眦部睑缘和外眦部有痒及刺激症状,局部皮肤充血、肿胀,并有浸渍糜烂,邻近结膜常伴有慢性炎症。

二、治疗要点

局部保持清洁,去除诱因,使用抗生素眼水和眼药膏。眦部睑缘炎可选用 $0.25\% \sim 0.5\%$ 硫酸锌滴眼液,并适当服用维生素 B_2。

三、护理诊断和问题

(一)舒适改变
眼部干痒、刺痛与睑缘炎症病变有关。

(二)潜在并发症
潜在并发症包括角膜溃疡、慢性结膜炎、泪小点外翻。

四、护理目标

(1)患儿不适症状得到缓解。
(2)及时控制炎症,预防并发症发生。

五、护理措施

(1)首先应去除病因,增强营养,增加抵抗力,纠正用不洁手揉眼的不良习惯。如有屈光不正,应配戴眼镜矫正。

（2）观察患儿眼部分泌物情况,指导患儿家属清洁睑缘方法可用生理盐水棉签清洁,拭去鳞屑或脓痂脓液。

（3）指导眼部用药方法先清洁睑缘,再涂拭抗生素药膏,可用涂有抗生素药膏的棉签在睑缘按摩,增强药效。炎症消退后,应持续治疗至少 2 周,以免复发。

（4）外出配戴眼镜,避免烟尘风沙刺激。

（慕　娇）

第四节　急性化脓性中耳炎

急性化脓性中耳炎是中耳黏膜的急性化脓性炎症,致病菌多为肺炎球菌、溶血性链球菌和嗜血杆菌等。常通过以下途径感染：①咽鼓管途径,最为常见,如患急性上呼吸道感染,某些急性传染病(如猩红热、麻疹等),炎症可向咽鼓管蔓延侵入中耳。在不洁的水中游泳、跳水,不适当的擤鼻或咽鼓管吹张,哺乳不当等,均可导致污物进入咽鼓管及鼓室。小儿咽鼓管较成人的宽而短,且方向较水平,容易发生急性化脓性中耳炎。②鼓膜途径,鼓膜外伤、穿刺或手术时细菌直接进入鼓室。③血行感染,较少见,见于严重败血症、伤寒、猩红热等。临床表现主要为耳深部疼痛,为逐渐加重的刺痛或与脉搏一致的跳痛,可引起同侧咽部或头部放射痛,耳流脓后疼痛减轻。常伴有低音性耳鸣及听力下降,鼓膜穿孔后有血性脓液流出。可有不同程度的全身症状,如畏寒、发热、全身不适,小儿症状较重,可表现为哭闹不止、呕吐、腹泻,体温可达 40 ℃,耳流脓后全身症状减轻。耳部检查可见鼓膜急性充血、外凸、标志消失。后期可见到鼓膜穿孔及外耳道有脓,严重者乳突区可有红肿压痛,血液化验白细胞升高。治疗原则：早期全身应用高效、足量抗生素控制感染,可避免鼓膜穿孔。一旦鼓膜穿孔,应行脓液细菌培养及药敏试验,选用敏感抗生素。如全身和局部用药后,症状缓解不明显,鼓膜仍明显外凸者,可在无菌操作下行鼓膜穿刺或切开排脓。急性中耳炎经及时有效的治疗,一般预后良好。病情严重或治疗不当,可引起病情扩散,导致脑膜炎、脑脓肿、乳突骨膜下脓肿、迷路炎等颅内外并发症,或迁延不愈成慢性过程。

一、临床护理

（一）一般护理

给予高蛋白、高维生素易消化饮食,避免辛辣刺激性食物,忌烟酒,适当休息,多饮水,保持大便通畅。心理护理要注意两种心理倾向：一种是不在乎,觉得耳朵流点脓算不了什么,对治疗过程不重视,不能按照要求用药或病情稍有好转就停止用药。应向他们介绍急性化脓性中耳炎的危害性和可能引起的并发症,治疗不彻底还可能转为慢性,促使患者从思想上重视,尽早就诊并积极治疗。另一种是恐惧感,担心会引起永久性耳聋或导致其他严重后果。对这些患者应予以理解和同情,耐心向他们解释,急性中耳炎经过及时治疗多能治愈并恢复听力,帮助患者消除顾虑,树立信心,战胜疾病。

（二）病情观察

主要观察与治疗效果和并发症有关的症状和体征。如经 3～4 周治疗,患者的头痛、耳流脓、耳聋、发热等症状不减轻反而加重,并出现耳后皮肤红肿、隆起、溃破等表现,可能已并发急性化

355

脓性乳突炎或耳后骨膜下脓肿;如出现眩晕提示并发迷路炎,出现寒战、高热、恶心、呕吐甚至颈硬、昏睡等,则有发生乙状窦血栓静脉炎、耳源性脑膜炎、颅内硬膜下脓肿或耳源性脑脓肿等颅内并发症的可能性。

(三)对症护理

高热及全身症状严重者,给予物理降温或退热剂,鼓励患者多饮水,并注意支持疗法。疼痛严重者给予镇痛剂减轻患者痛苦,外耳道流脓者,应帮助或指导患者用3%过氧化氢定期清洗外耳道,脓液清洗干净后,用干棉签拭干外耳道皮肤并滴入抗生素,然后在外耳道口放置一无菌干棉球,防止脓液流出污染衣被。合并上呼吸道感染的患者,应给予滴鼻剂或咽部喷雾控制上呼吸道感染。

(四)治疗护理

诊断一经确立,应立即给予足量、有效抗生素控制感染。可选用青霉素、头孢霉素、红霉素等。用药期间应注意观察有无过敏及不良反应,以便及时进行调整或纠正。鼓膜穿孔前应用2%酚甘油滴耳可消炎止痛,但穿孔流脓后勿用,因为酚甘油与脓液混合后可释放出石炭酸,对外耳道皮肤的腐蚀作用。清洗脓液后可滴入0.5%~1%氯霉素、0.3%氧氟沙星或复方利福平等,注意不要用链霉素、庆大霉素、新霉素等滴耳,以免对听神经造成中毒性损害。

(五)并发症的护理

有颅内并发症的患者,要密切观察体温、脉搏、呼吸、血压及瞳孔、神志、肢体活动情况,备好急救器械及药品,做好术前准备及术后护理,详细做好护理记录,严格交班。有乳突骨膜下脓肿、颈深部脓肿、迷路炎等颅外并发症时,应同时注意观察有无脑膜炎、脑脓肿等颅内并发症的表现。

二、康复护理

建议患者积极锻炼身体,预防和治疗上呼吸道感染,儿童要积极进行疫苗的预防接种,提高对各种传染病的免疫力。有鼓膜穿孔和置管的患者,避免外耳道内进水和其他污物。

(孙智慧)

第五节 慢性化脓性中耳炎

慢性化脓性中耳炎是中耳黏膜、骨膜甚至骨质的慢性化脓性炎症,多为急性化脓性中耳炎治疗不及时,不彻底迁延而成。致病菌多为变形杆菌、金黄色葡萄球菌、铜绿假单胞杆菌等,常与鼻及鼻咽部的慢性病灶有关。临床上以长期耳流脓、鼓膜穿孔和听力下降为特点。根据病理改变及临床表现分为单纯型、骨疡型和胆脂瘤型(见表10-1)。

表10-1 慢性化脓性中耳炎各型的鉴别要点

类型	单纯型	骨疡型	胆脂瘤型
病理特征	病变局限于黏膜	听小骨及乳突骨质受累	有胆脂瘤形成
耳流脓	黏液或黏液脓性,无臭味,间歇性	脓性,有臭味,常为持续性	脓性,奇臭,间歇性或持续性,量较少

续表

类型	单纯型	骨疡型	胆脂瘤型
鼓膜穿孔	紧张部中央性穿孔,鼓室黏膜充血水肿	紧张部大穿孔或边缘性穿孔,鼓室内常有肉芽	松弛部或紧张部边缘性穿孔,有胆脂瘤上皮
乳突拍片或 CT 扫描	无骨质破坏	有骨质破坏	有胆脂瘤空洞
并发症	一般无并发症	可引起颅内外并发症	常引起颅内外并发症
治疗原则	非手术治疗	常需手术治疗	手术治疗

需要住院手术者多为骨疡型和胆脂瘤型,手术类型主要有单纯乳突凿开术、乳突根治术、改良乳突根治术等。

一、临床护理

(一)术前护理

(1)给予高蛋白、富含维生素饮食。有并发症的患者应卧床休息,加强护理,密切观察生命体征。体质较差的患者应注意补充营养,改善一般状况,必要时给予输血、清蛋白或血浆制品。

(2)外耳道有分泌物的患者,先采集标本送细菌培养及药敏试验,然后用吸引器将分泌物吸除干净,再用 3% 过氧化氢清洗并滴入抗生素滴耳剂如 0.3% 氧氟沙星等 2～3 次/天。

(3)应向患者详细讲解手术的有关情况,以缓解患者的紧张情绪。告诉患者手术可以去除病灶,预防或消除颅内外并发症。

(4)术前 1 天备皮,剃去耳郭周围 3～5 cm 的毛发。留长发的患者应把头发梳向对侧并予以捆扎。需植皮的患者,应根据医嘱对供皮区进行清洗、剃毛等准备。

(5)术前半小时肌内注射苯巴比妥及阿托品,需全身麻醉的患者术前 6 小时禁饮食,局麻不必禁食。

(二)术后护理

(1)卧床休息 2～3 天,观察生命体征,注意伤口是否有出血。全身麻醉的患者回病房后应去枕平卧,有专人护理,及时清除口腔内分泌物,保持呼吸道通畅,直至完全清醒。

(2)给予高营养易消化食物,前 3 天给半流质饮食,逐渐改为普通饮食。

(3)全身应用抗生素 7～10 天预防感染。外部敷料如有渗血或污染应及时更换,保持敷料清洁干燥。

(4)面神经走行于鼓室内、后侧壁的骨管中,乳突手术容易损伤而造成面瘫。面瘫既可发生于术中,也可发生于术后。故乳突手术后应常规观察面部表情和面肌活动情况,判断有无面瘫发生。

(5)行听力重建的患者减少头部活动,以免植入的赝复物发生移位,并注意询问听力情况。有植皮的患者,供皮区伤口定期换药。

(三)术后并发症的观察与护理

1.面神经麻痹

由于面神经从鼓室内侧壁的骨管中穿过,手术中的误伤或手术后感染,均可引起面神经麻痹。表现为同侧面部无表情,鼻唇沟变浅,不能闭眼,不能皱眉,露齿时口角歪向健侧,鼓腮时患侧漏气。一旦发生,应积极采取补救措施,尽早取出填塞纱条,给予大量抗生素、激素及扩张血管、营养神经、改善微循环的药物,必要时行面神经减压术。如面神经在手术中被切断,则应行面神经吻合术或面神经移植术。

2.眩晕

眩晕为手术中刺激内耳或术后感染引起迷路炎所致。可伴有恶心、呕吐及耳鸣。眩晕患者应卧床休息,加强护理,遵医嘱给予镇静剂及抗眩晕药,保持室内安静,尽量避免搬动。同时加大抗生素的用量,控制感染,避免发生化脓性迷路炎。

3.听力下降

由于手术清除病变的过程中可能会伤及中耳传导结构甚至内耳的感音系统,导致听力下降。应向患者做好解释工作,以免引起误解或产生纠纷。

二、康复护理

术后乳突腔的愈合时间需 1 月左右,如果患者已经出院,嘱患者一定要按照医师的要求定时到医院复诊换药,否则可能会导致创面感染或肉芽形成影响愈合。乳突腔完全愈合后,外耳道不再流脓、流水,但乳突腔内往往有痂皮形成,嘱患者每 2～3 个月到医院清理一次。一般在门诊进行,清理干净后局部喷洒氯霉素或磺胺粉(喷前询问有无磺胺药过敏史)。告诉患者平时防止外耳道进水和不洁物,如有流水、流脓应随时就诊。双侧传导性耳聋较重而不宜再行手术治疗的患者,可建议配戴助听器。

(孙智慧)

第六节　梅尼埃病

梅尼埃病又称膜迷路积水,病因不清,可能与变态反应、自主神经功能紊乱、内分泌障碍等因素有关。主要临床症状:①眩晕。呈突发性、旋转性,常伴有恶心、呕吐、眼球震颤。睁眼和转头时加重,闭目静卧时减轻,持续数小时或数天后缓解,发作期间患者始终神志清醒。②耳鸣。多在眩晕发作之前出现,为高音性、蝉鸣样或汽笛声,眩晕发作时加重,缓解期减轻或消失。③耳聋。多为单侧,早期常不自觉,多次患病后逐渐明显。④胀满感。发病时常有一侧头部或耳部胀满感。检查鼓膜多正常。纯音测听可有一侧骨导下降,以高频为主。前庭功能检查,初期发作时患侧反应增强,反复发作后降低。主要靠临床表现和前庭功能检查诊断,应注意与其他原因引起的眩晕相鉴别。治疗以药物为主,症状严重且反复频繁发作,影响工作与生活、保守治疗无效的患者,可考虑行手术治疗。

一、临床护理

(一)一般护理

发作期患者应卧床休息,房间要安静,光线宜暗,因声光刺激可引起患者不适。不能吸烟,减少探视,避免环境嘈杂,不要过多打扰患者。

给予高蛋白、富含维生素的低盐、低脂饮食,避免辛辣刺激性食物。

(二)病情观察

注意患者的饮食情况,患者因恶心多无食欲,应鼓励患者进食,恶心严重确实不能进饮食的患者,应给予静脉补充液体及能量。注意患者的情绪和精神状况,因急性发作时患者感到非常痛苦,心情容易烦躁并有一种恐惧感,应向患者解释该病虽然症状明显,但不会造成严重的后果,更无生命危险,只要安心休养,配合治疗,就会逐渐好转。

(三)对症护理

患者需要安静,应采取措施将周围嘈杂环境的影响降到最低程度,减少探视和不必要的侵袭性操作,并对烦躁不安的患者除进行耐心解释,必要时遵医嘱给予安定、镇静剂。呕吐严重的患者可给予镇吐剂如甲氧氯普胺、维生素 B_6 等。

(四)治疗护理

常用药物有抗眩晕药如地芬尼多、氟桂利嗪、茶苯海明等;血管扩张药如烟酸、地巴唑、山莨菪碱;减轻内耳水肿的药如高渗糖、肾上腺皮质激素等。也可给予安定镇静剂或调节自主神经功能的药物如地西泮、B族维生素、谷维素等。

目前该病的手术治疗方法主要为破坏迷路和前庭神经切断两大类,均为破坏性手术,因此,应严格掌握适应证。需要手术的患者,术前应协助医师做好思想工作,让患者及家属了解手术过程及其后果,自行做出是否手术的抉择。

二、康复护理

该病有复发的可能性,嘱患者恢复期应避免过度劳累和情绪激动,防止受凉感冒。戒烟酒,不饮浓茶和咖啡,少食或不食辛辣刺激性食物,减少钠的摄入。尽量避免从事高空作业或快速运行工作,如建筑工、司机等,以免发生意外。

（孙智慧）

第七节 变态反应性鼻炎

变态反应性鼻炎是发生在鼻黏膜的变态反应性疾病,简称变应性鼻炎,亦称过敏性鼻炎,分常年性和季节性。引起变态反应性鼻炎的物质多而复杂,最常见的有植物花粉、动物蛋白、尘土、螨虫、真菌、化妆品、香料、洗发剂、家居装饰材料及其他化学制剂等。临床表现为鼻痒、阵发性喷嚏连续发作,多在晨起、夜晚或接触变应原后立即发作,伴大量清水样鼻涕、间歇性或持续性鼻塞、嗅觉减退等。检查可见鼻黏膜苍白、水肿或慢性充血。分泌物涂片可见多量嗜酸性粒细胞。变应原皮肤试验对查找致敏物质有一定帮助。根据典型的症状体征,此病不难诊断,但应注意与血管运动性鼻炎及急性鼻炎相鉴别。

治疗可用抗过敏药物(主要为抗组胺药和皮质激素类)及特异性脱敏疗法等,也有人采用手术疗法(如鼻中隔黏膜下矫正术,筛前神经切断术等)、激光、化学药物烧灼及冷冻等以降低鼻黏膜的反应性。如能发现特异性变应原,并避免接触,此病不治自愈。

一、临床护理

(一)一般护理

不吃辛辣刺激性食物,戒除烟酒,尽量减少冷热温差刺激,避免接触可能导致过敏的物品或摄入易致过敏的食物,有条件者在发作期间最好脱离导致过敏的环境。

(二)病情观察

注意患者发病期间有无眼结膜充血及哮喘发作,如有哮喘发作或过敏性结膜炎,应遵医嘱给予相应的处理。同时注意观察疾病发作是否与某些食物、药物或日用品有关,帮助查找变应原。

(三)对症护理

有鼻塞的患者可给 1% 麻黄碱或氯麻液、氟麻液滴鼻,伴有眼痒、结膜充血的患者,可给 0.25% 氯霉素和 0.5% 可的松眼药水滴眼,合并严重哮喘的患者给予氧气吸入及平喘药。

(四)治疗护理

目前常用的药物为抗组胺药如氯苯那敏、赛庚啶、氯雷他定等;肥大细胞稳定剂如色甘酸钠;既可稳定肥大细胞,又能抗组胺的药物如酮替芬等。但这些药物常可引起不同程度的嗜睡,故用药期间告诉患者避免从事高空作业和驾驶等危险工作。某些长效类固醇药物如顿克、康宁可通-A 等,既可预防季节性发作,又对常年性患者有较好的疗效。但这类药物易引起经期妇女月经失调,高血压、溃疡病、糖尿病、骨质疏松等患者也不宜应用。短效激素类气雾剂如倍氯米松、雷诺考特等,局部应用也有较好的效果。过敏性鼻炎也可采用下鼻甲封闭、鼻甲冷冻、烧灼、激光照射等方法进行治疗。

二、康复护理

季节性过敏性鼻炎患者在发病季节到来之前数天离开本地,脱离过敏环境可避免发病。如不能脱离过敏环境,预防性用药也有一定效果,如 2% 色甘酸钠、伯克纳、雷诺考特提前 1 周喷鼻,顿克或康宁克通-A 肌内注射,可避免发作。但后两种药物有较多的不良反应,使用时应严格掌握适应证,且不宜长期应用和反复应用。常年性过敏性鼻炎患者,往往有过敏体质,在饮食、用药方面都应格外小心,避免应用容易过敏的药物(如青霉素族抗生素、磺胺药等)和食物(如海鲜等)。

(孙智慧)

第八节 急性化脓性鼻窦炎

急性化脓性鼻窦炎是鼻窦黏膜的急性化脓性炎症。多继发于急性鼻炎,并与下列因素有关:①全身因素,过度疲劳、受寒受湿、营养不良、维生素缺乏等引起抵抗力降低;某些急性传染病如流感、麻疹、猩红热等;某些慢性疾病如贫血、糖尿病等,均可诱发此病。②局部因素,某些鼻腔疾病如急、慢性鼻炎、变应性鼻炎、鼻中隔偏曲、中鼻甲肥大或息肉样变性、鼻腔异物、肿瘤、鼻息肉及鼻腔填塞等。③邻近器官的疾病,如慢性扁桃体炎、腺样体肥大、上颌第二前磨牙和第一、二磨牙牙根感染等。④直接感染,如外伤、异物及跳水、游泳时污水、污物进入鼻窦。致病菌多为球菌,其次是杆菌,厌氧菌亦不少见,且常为混合感染。临床表现全身不适、畏寒、发热、鼻塞、头痛、大量脓鼻涕,嗅觉减退或消失。头痛的部位和时间常有一定规律性,上颌窦炎常为面颊、颞部疼痛,上午轻、下午重。额窦炎则以前额和眶痛为主,上午重,午后轻。筛窦炎多为内眦及鼻根痛,无明显时间规律。蝶窦炎表现为眼球深部钝痛或头顶、枕部疼痛,晨起轻,午后重。检查鼻黏膜急性充血,鼻道或鼻底有脓性分泌物积聚。额、筛、上颌窦区常有明显压痛,严重的患者有局部皮肤红肿。鼻窦 X 线片或 CT 扫描可显示病变鼻窦黏膜增厚,窦腔密度增高或出现液平。治疗原则为消除病因,改善引流,控制感染,防止并发症或转为慢性鼻窦炎。上颌窦穿刺兼有诊断和治疗双重意义。

一、临床护理

(一)一般护理

严重患者应卧床休息,多饮水,给予高蛋白、高维生素、易消化食物,保持大便通畅。有发热、头痛的患者给予解热镇痛剂。

(二)病情观察

注意鼻腔分泌物的颜色、性质、数量,头痛的部位、时间及局部有无红肿、压痛。急性化脓性鼻窦炎可引起急性扁桃体炎、急性中耳炎、眶内骨膜下脓肿、眶内蜂窝织炎、球后视神经炎、脑膜炎、脑脓肿等并发症,应注意观察是否有咽痛、耳痛、眼球突出压痛、眼睑红肿、视力障碍及高热、头痛、呕吐、颈部僵硬等表现。

(三)对症护理

鼻塞严重可给予1%麻黄碱滴鼻、生理盐水鼻腔冲洗或用吸引器清除鼻腔分泌物,头痛可遵医嘱给予镇痛剂、局部进行热敷或理疗。

(四)治疗护理

全身应用抗生素,已做分泌物细菌培养的患者,根据药敏试验给药。未行细菌培养,可联合用药,兼顾球菌、杆菌、厌氧菌。局部给予减充血剂、抗生素及激素类药物喷鼻或滴鼻,可减轻鼻腔黏膜充血水肿,改善通气和引流。必要时可行体位引流,促进窦腔内脓液排出体外。局部理疗或热敷,有助于促进炎症的吸收。全身症状已缓解,但局部症状仍明显,拍片显示上颌窦密度增高者,可行上颌窦穿刺术。

二、康复护理

积极锻炼身体,增强体质,预防感冒和其他传染病。对贫血、糖尿病等慢性疾病予以治疗。积极治疗鼻腔、鼻窦、扁桃体、腺样体和牙齿的慢性病灶。对于反复发作的鼻窦炎,应行鼻内镜及鼻窦 CT 检查,及时发现潜在的致病因素并进行处理。

(孙智慧)

第九节　鼻　息　肉

鼻息肉为鼻腔及鼻窦黏膜高度水肿而形成的团块。常阻塞鼻腔及鼻窦,影响通气和引流。

其发病原因目前尚不清楚,多认为与变态反应和慢性炎症的长期刺激关系密切。近年来发现与阿司匹林不耐受、纤毛不动综合征及囊性纤维性变等有关。临床表现为持续性鼻塞、嗅觉减退、闭塞性鼻音、睡眠打鼾等。常伴有多脓涕、头痛等鼻窦炎的表现。检查可见鼻腔单个或多个表面光滑、灰白色、半透明肿物,呈荔枝肉状,有蒂,触软不易出血。X线片及CT扫描表现为鼻腔或鼻窦的软组织影。鼻息肉一般不难诊断,但应注意与鼻腔肿瘤、脑脊膜膨出等相鉴别。早期息肉可局部应用肾上腺皮质激素治疗,较大者须手术摘除。因鼻息肉多来自鼻窦,故只摘除鼻腔部分术后容易复发,近年来开展的功能性鼻内镜手术,在摘除鼻腔息肉的同时开放病变的鼻窦、改善其通气和引流,降低了鼻息肉的复发率。

一、临床护理

(一)术前护理

(1)鼻息肉患者常伴有鼻窦炎和过敏性鼻炎,术前全身/或局部应用抗生素及抗过敏药物,可减轻鼻腔黏膜炎症和充血,并能减少术中出血和术后并发症。有多次鼻腔手术史的患者,尤其是复发性鼻息肉,术中可能出血较多,术前应适当应用止血药并做好输血准备。

(2)有高血压和糖尿病的患者术前予以控制,使血压或血糖降至正常或接近正常。询问患者是否服用阿司匹林等抗凝血药物,如服用,告诉患者务必于术前1周前停药。

(3)上颌窦有积液、积脓的患者,遵医嘱术前给予穿刺冲洗。有多发性鼻窦炎的患者可进行排气置换治疗,以清洁鼻窦和鼻腔。

(4)拟行内镜手术时,应向患者及家属介绍手术的特点,以及术中、术后可能发生的危险及并发症,使患者及家属有充分的心理准备,更好的配合手术。

(5)手术前1天将鼻毛剪除干净。全身麻醉或局麻+强化的患者术前禁饮食4～6小时,局麻的患者不必禁食。遵医嘱给予常规术前用药。

(二)术后护理

(1)半坐位,观察有无鼻前、后鼻孔出血。全麻患者去枕平卧,头偏向一侧,保持呼吸道通畅。如患者有频繁的吞咽动作,警惕是否有鼻后孔出血。如有出血,应行重新填塞或应用止血药物。

(2)观察体温、脉搏、血压及视力、眼球活动情况。

(3)给予高蛋白、富含维生素的半流质或普通饮食,保持大便通畅。避免用力咳嗽和喷嚏导致填塞物脱出或出血。

(4)全身应用抗生素预防感染,术中出血较多或创伤较大的患者,可静脉或肌内注射止血药物,如酚磺乙胺、氨甲苯酸等。因填塞导致头痛和局部疼痛的患者,可给予镇静剂或镇痛剂。

(5)鼻腔填塞物于次日始逐渐取出,一般于术后24～48小时取完,如有出血则适当延缓取出时间。取后如有出血,可用麻黄碱或肾上腺素棉片收敛,仍有出血应重新填塞。

(6)填塞物取出后应每天收敛鼻腔、清理痂皮及血凝块,并给予麻黄碱、抗生素激素滴鼻或喷鼻。术后1周可行鼻腔冲洗。

(三)术后并发症的观察与护理

1.纸样板损伤

可引起眶内血肿、内直肌损伤和泪道损伤,导致眼睑青紫、视力障碍、流泪等。如发现上述情况,应报告主管医师,有皮下淤血的患者24小时内局部冷敷,24小时后局部热敷,并给予抗生素眼药水滴眼。

2.颅底损伤

可引起脑脊液鼻漏,继发感染则导致化脓性脑膜炎。有此并发症的患者应取半坐位,勿用力擤鼻,保持鼻腔清洁,并加大抗生素的用量。

3.出血

患有高血压、动脉硬化、术前局部炎症明显及有多次鼻息肉手术史的患者,术中及术后容易出血,可静脉或肌内注射止血药。因止血药有促进血栓形成,造成心脑血管梗死的倾向,故老年患者应慎重,巴曲酶只在受损的血管壁形成血栓,故用于老年患者比较安全。血压升高的患者应给予安定镇静剂及降压药,使血压降至正常或接近正常。因术中填塞不紧造成出血的应行重新填塞。

4.鼻腔粘连

常常与鼻腔狭窄、鼻中隔偏曲、术中损伤黏膜较重及术后换药不及时有关。多发生于手术1周之后,尤其是患者出院后没有按要求定期到医院复诊。表现为鼻腔通气和嗅觉功能逐渐下降,并出现局部胀痛等症状。检查可见鼻甲与中隔黏膜相接触,麻黄碱收敛也不能将其分开。早期、轻度粘连可在门诊表麻下进行分离,严重者则需再次住院手术。

5.息肉复发

鼻息肉病的特点之一就是术后容易复发,由于鼻内镜技术在手术中的应用,其复发率已大大降低,但由于体质等因素的影响,部分患者术后仍有复发倾向。对这些患者要特别强调术后定期复诊,及时处理创面出现的水肿、囊泡等可能导致复发的早期病变,可以避免复发或大大减少复发的概率。

二、康复护理

鼻息肉摘除术,尤其是鼻窦开放术后创面的愈合时间较长,嘱患者出院后要按时进行鼻腔冲洗及用药,并根据医师要求定期到医院复诊,在内镜下清理结痂和水肿黏膜,防止发生鼻腔粘连、息肉复发等并发症。因鼻腔黏膜感觉敏感,操作前可喷入少量1%丁卡因并轻柔操作,以免给患者带来痛苦或不适。

(孙智慧)

第十节　鼻中隔偏曲

正常人的鼻中隔并不完全平直居中,只有当鼻中隔明显偏向一侧或两侧,或者局部有突起引起鼻腔通气、引流障碍或头痛、出血等症状时,方可诊为鼻中隔偏曲。常见的偏曲可呈 C 型、S 型或向一侧突起形成嵴突、棘突或距状突。从部位上又分为高位偏曲和低位偏曲。引起鼻中隔偏曲的病因可为外伤或中隔软骨、骨发育不平衡所致。肿物压迫、小儿腺样体肥大也可导致鼻中隔偏曲。临床表现:①鼻塞,多为一侧,也可为两侧。②鼻出血,多因凸面或突起尖部黏膜薄而张力大,受到气流和尘埃刺激容易干燥、糜烂所致。③头痛,偏曲侧中隔黏膜张力过大压迫神经或偏曲部分压迫鼻外侧壁,均可引起反射性头痛。④其他症状,偏曲的鼻中隔常影响鼻窦的通气和引流,故可伴有鼻窦炎的症状,如长期经口呼吸则可引起咽部干燥与不适,还可引起鼾症或阻塞性睡眠呼吸暂停综合征。手术矫正是治疗鼻中隔偏曲的唯一方法,最常用的是鼻中隔黏膜下切除术或矫正术。

一、临床护理

(一)术前护理

(1)如有鼻黏膜急性炎症、糜烂、鼻窦炎等,应遵医嘱先予治疗。鼻黏膜充血明显的患者,术前用氯麻液和0.5％可的松滴鼻。术前1天剪除双侧鼻毛。

(2)有些患者担心手术会留下面部瘢痕,应向其说明手术在鼻孔内进行,外部没有刀口,以解除患者顾虑。

(二)术后护理

(1)嘱患者半坐位,给予高蛋白、富含维生素饮食,保持大便通畅,观察鼻腔有无渗血。

(2)嘱患者避免剧烈咳嗽和喷嚏,以免鼻腔填塞物掉出或引起出血。

(3)鼻腔填塞物于术后24~48小时取出,但患者仍不能用力擤鼻,并给予氯麻液和薄荷油交替点鼻。

(4)全身应用抗生素预防感染,因鼻腔填塞致头痛的患者,可给予镇静剂或镇痛剂。术后7天拆除伤口缝线。

(三)术后并发症的观察和护理

1.鼻中隔血肿

术中止血不彻底,加之鼻腔填塞不当或未行填塞,可引起血肿。表现为鼻中隔较宽,呈向两侧对称的半圆形隆起,触之柔软而富有弹性。发现上述情况应立即拆除缝线,重新打开伤口,将血肿清除干净,或用空针穿刺抽吸,然后填塞双侧鼻腔24~48小时,并给予抗生素预防感染。

2.鼻中隔穿孔

多因术中双侧粘骨膜裂伤处理不当所致。局部可涂抗生素软膏防止干燥出血,必要时行手术修补。

二、康复护理

鼻腔填塞物取出后1周内不要用力擤鼻,以免造成鼻中隔血肿。鼻腔内如有干痂形成,应进行清理、鼻腔冲洗并给予复方薄荷油滴鼻每天3次,以防鼻腔干燥。

(孙智慧)

第十一节 鼻腔及鼻窦良性肿瘤

鼻腔及鼻窦良性肿瘤比较少见,但种类繁多,其中较为常见的是血管瘤、乳头状瘤和骨瘤,病因不清。临床表现:①毛细血管瘤为暗红色、质软、有蒂或广基包块,触之易出血。海绵状血管瘤常发生于上颌窦,可压迫或侵蚀骨壁破坏骨质,突入鼻腔呈息肉状,可引起严重出血。血管瘤的治疗以手术切除为主,较小者可用冷冻、电凝、Nd:YAG激光照射或联合治疗,也可局部注射硬化剂。②乳头状瘤可发生于鼻腔或鼻窦。多为单侧。表现为持续性鼻塞,逐渐加重。检查可见鼻腔内乳头状或颗粒状新生物,X线片和CT扫描可了解肿瘤范围及与周围组织的关系。治疗以手术切除为主。有唇下进路、鼻侧切开进路,严重者需行上颌骨部分切除术。近年来在内镜下经鼻腔手术,也取得了较好的效果。乳头状瘤术后容易复发,而且有恶变的可能性(2%～20%)。③骨瘤主要发生于额窦和筛窦。早期无症状,较大时可引起局部隆起、疼痛和眼球移位。检查可见内眦或眶内上角隆起、质硬、皮肤正常。眼球向前、外、下移位,但活动好,视力正常。X线片或CT扫描显示边缘整齐的圆形或椭圆形高密度影。有症状者可行手术切除。

一、临床护理

(一)术前护理

(1)配合医师仔细检查鼻腔并进行必要的影像学检查,全面了解病变范围和手术方案。向患者做好解释工作,使其了解良性肿瘤也必须手术切除才能治愈。并告诉患者手术切除预后良好,一般不会复发。

(2)经鼻腔手术的患者术前1天剪除鼻毛,需做眉弓处切口的部分应剃除眉毛。拟行鼻侧切开或上颌骨部分截除的患者。需备血400～800 mL。

(3)全麻患者术前禁饮食4～6小时,苯巴比妥0.1 g、阿托品0.5～1 mg术前半小时肌内注射。

(二)术后护理

(1)全麻患者执行全麻护理常规至清醒,随时吸除口腔内分泌物,保持呼吸道通畅。患者清醒后口内有分泌物时,应让患者吐出,以观察是否有后鼻孔出血。

(2)给予高热量、高蛋白饮食,保持大便通畅。

(3)遵医嘱给予抗生素预防感染。鼻外切口的患者,保持伤口敷料清洁干燥。鼻腔填塞物一般于术后1～3天取出,术后7天拆除皮肤缝线。经内镜手术的患者,按内镜手术护理。

(三)术后并发症的观察与护理

(1)术后出血,鼻腔内纱条抽出后,或血管瘤经冷冻、电灼、激光治疗坏死组织脱落后创面可有出血。少量出血用麻黄碱或肾上腺素收敛,量较多时应重新填塞或采取其他止血措施。

(2)鼻侧切开和上颌骨部分截除的患者,因鼻腔外侧壁破坏,术后常有鼻腔干燥或遇冷空气刺激时头痛不适,可给予复方薄荷油滴鼻或建议患者冬天戴口罩。

二、康复护理

鼻腔及鼻窦乳头状瘤术后容易复发且有恶变的可能性,出院时应告诉患者定期复诊十分重要。鼻外侧壁切除的患者,可给予复方薄荷油滴鼻防止鼻腔干燥。

(孙智慧)

第十二节　鼻腔及鼻窦恶性肿瘤

鼻腔及鼻窦的恶性肿瘤较为常见,尤以上颌窦恶性肿瘤最多见。病理类型多为鳞状细胞癌,腺癌次之。其症状依肿瘤原发部位、范围、扩展方向而异。主要表现有鼻阻塞、脓血鼻涕及面部疼痛和麻木。晚期则可出现面颊及鼻部畸形,眼球移位及活动受限,硬腭下塌,张口困难,颈部淋巴结转移,剧烈头痛等。鼻腔及鼻窦恶性肿瘤症状出现较晚,早期不易发现,除注意临床表现及前、后鼻镜检查外,鼻腔及鼻窦内镜检查、鼻窦及颅底 X 线拍片、CT 检查等均有助于诊断,最后确诊有赖于活组织检查。

治疗方法以手术为主,配合放疗或化疗。根据肿瘤的部位及范围不同,可选择鼻侧切开术、上颌骨部分或全截除术及眶内容剜除术等。CO_2 激光、Nd:YAG 及半导体激光对鼻腔较局限之恶性肿瘤有较好的疗效。本病预后多数不良,综合治疗的 5 年生存率 30%～40%。

一、临床护理

(一)术前护理

(1)鉴于患者对恶性肿瘤的恐惧心理及对术后效果的担心,应做好患者的心理护理,使其解除思想压力并积极配合手术。必要时对患者本人将真实病情进行医疗保密,但对家属必须交代事实真相。

(2)术前 2 天用氯麻液滴鼻,复方硼砂溶液漱口。术前 1 天剪除患侧鼻毛,男性剃须,拟行眶内容剜除术的患者,剃除患者眉毛并剪除睫毛。拟行上颌骨切除的患者,备同侧大腿内侧皮肤。准备做颈外动脉结扎的患者(为了减少术中出血),则需备同侧颈部皮肤。

(3)做上颌骨截除及眶内容剜除术的患者,应告知术后容貌的改变,使其有思想准备。较晚期恶性肿瘤常伴有消瘦和贫血,术前应加强营养,或静脉给予补充,必要时少量多次输血。

(4)备全血 400～1 200 mL。

(二)术后护理

(1)患者回病房后平卧位,头偏向健侧。观察刀口有无渗血,并及时吸出口腔分泌物。注意呼吸、脉搏、血压情况,专人护理至清醒两日后取半卧位以利引流,减轻面颊部肿胀。

(2)术后第 2 天始进高热量、高蛋白、富含维生素的流质饮食。张口困难的患者可用橡皮管吮吸或汤匙喂食,病情好转后改为半流质。进食量较少的患者应静脉补充液体或营养物质,加强支持疗法。

(3)注意口腔卫生,术后第 2 天开始用生理盐水棉球或小纱布擦洗口腔,或用复方硼砂溶液漱口,保持口腔清洁。唇部伤口用生理盐水棉球擦洗后涂 2%红汞或甲紫。术后 7 天拆线,植皮的患者 10 天拆线。

(4)鼻腔填塞的患者勿用力咳嗽,想打喷嚏时张大口呼吸。填塞物取出后也不要用力擤鼻,以免伤口出血。

(5)术后 4～5 天鼓励患者下床活动,如出现持续高热、呕吐、烦躁不安、头痛、心率快等应考虑颅内并发症的可能性,要及时处理。

(6)植皮的患者应注意供皮区的伤口,有渗血者及时更换敷料。无渗血者于术后 7～8 天去除外层纱布,在紧贴创面的油纱布外面再贴 1～2 层含油较多的油纱,或涂抹多量抗生素软膏,待 1～2 天贴在创面的油纱软化后,轻轻从创面上一起揭下,再用干纱布覆盖伤口数天以免磨破。

(7)术腔内植皮患者,填塞物取出后,置入的皮肤会逐渐脱落并有创面结痂,应及时予以清理,如痂下有脓,用过氧化氢或生理盐水清洗干净,然后涂甲紫或喷撒抗生素药粉。

(三)术后并发症的观察与护理

1.手术创面出血

患者有频繁吞咽及烦躁、血压下降、脉速等表现,可能有伤口出血,应立即采取止血措施并给予止血药,密切观察血压、心率的变化。

2.颅内并发症

手术时如累及筛顶及颅底骨质,术后有发生颅内并发症之可能。表现为持续高热、恶心、呕吐、烦躁不安、头痛、心率快等,应加强抗感染治疗,并采取降低颅压措施。

二、康复护理

恶性肿瘤术后,常遗有面部瘢痕甚至丑容,患者思想负担较重,应做好患者的思想工作,让患者面对现实,树立信心,积极进行康复治疗和训练。眶内容剜除术患者,眼球处遗有空洞,应以纱布覆盖或戴墨镜。硬腭切除患者,饮食常有反流,应鼓励患者进行吞咽锻炼,吃高热量易消化的食物,并少食多餐。伤口愈合消肿后,即可与口腔矫形医师联系,配制带牙齿的腭托,解决食物反流和咀嚼问题。因鼻腔及鼻窦恶性肿瘤术后容易复发和转移,嘱患者定期复诊,严密观察,并进行化疗和放疗,以防肿瘤复发。

(孙智慧)

第十三节　鼻　出　血

鼻出血是耳鼻喉科常见病,青少年出血部位多在鼻中隔前下部,而老年常发生在下鼻道后外侧的吴氏静脉丛或鼻中隔后动脉。引起出血的原因比较复杂,局部因素有外伤、炎症、肿瘤、异物和畸形等。全身因素主要有某些急性传染病如流感、麻疹、出血热等;心血管疾病如高血压、动脉硬化等;血液疾病如凝血功能障碍、血小板数量减少或功能异常、白血病、再生障碍性贫血等;另外,肝肾功能障碍、重金属中毒、内分泌失调、遗传性毛细血管扩张症等均可引起出血。治疗原则是先止血,然后再详细查找出血原因,并进行对因治疗。

一、临床护理

(一)一般护理

鼻出血患者一般比较紧张,应帮助患者安定情绪,解除其思想顾虑和恐惧感,必要时给予镇静剂。较轻患者可取坐位,较重患者可取半坐位或卧位。给予半流质或软食,富含高蛋白、维生素和铁剂。保持大便通畅,不要剧烈咳嗽、突然喷嚏和剧烈活动,以防加重出血。

(二)病情观察

注意观察体温、脉搏,有高血压或低血压的患者应定时测量血压并做好记录。观察患者的神志、精神状态、口唇和眼结膜的颜色,判断是否有贫血或失血性休克。嘱患者咽部有东西时随时吐出而不要吞咽,以免将鼻后孔的出血吞入胃中而不能及时发现。如吐出物中有鲜血,说明患者有后鼻孔出血。如患者频繁吞咽,虽然鼻前孔不再出血但面色苍白、出冷汗、烦躁不安、口干、脉搏快速或血压下降,常表示有大量血液咽入胃中,应立即报告医师。

(三)对症护理

对情绪紧张的患者要进行安慰,必要时给予镇静剂,使患者保持安静。出血较多的患者要静脉补充血容量,必要时给予输血。鼻腔填塞后疼痛严重不能耐受患者,遵医嘱给予镇痛剂,高血压的患者在进行止血的同时采取降压措施。

(四)治疗护理

备齐各种止血用品,以便在最短的时间内对患者进行止血,以免耽误时间,延误治疗。出血较轻的患者,经收敛或用吸引器吸出积血后可见到出血点,可行烧灼、激光照射或压迫止血。出血较多或鼻腔后部出血患者,往往难以查到出血点,可先行鼻腔填塞把血止住,待病情稳定后再进一步查找出血原因。如经填塞等多种方法仍不能止血,可行动脉血管结扎术,如筛前、筛后动脉结扎,颈外动脉结扎等。并根据情况全身应用止血药,同时给予抗生素预防感染。

二、康复护理

嘱患者勿剧烈活动,保持大便通畅,避免用力引起再次出血。认真查找出血原因,对导致鼻出血的间接原因进行有效的治疗。有贫血病的人应注意补充铁剂及蛋白质。

（孙智慧）

第十四节　急性扁桃体炎

急性扁桃体炎是腭扁桃体急性炎症。在季节气候变化时容易发病,多发生于儿童或青年,并可反复发作或形成病灶。致病菌为乙型溶血型链球菌、葡萄球菌、肺炎链球菌、流感杆菌等,细菌与病毒混合感染亦不少见。临床表现为咽痛、高热寒战、全身中毒症状明显。两侧扁桃体充血肿大或有脓性分泌物附着。本病易诊断,但应与咽白喉和某些血液病在咽部的局部表现相鉴别。

一、临床护理

(一)一般护理

嘱患者漱口刷牙,保持口腔清洁。可用复方硼砂溶液含漱或用抗生素液喷雾 2～3 次/天。适当卧床休息,多喝水,吃清淡易消化的食物,避免烟酒及酸辣性食物刺激。

(二)病情观察

咽痛为急性扁桃体炎的主要症状,吞咽或咳嗽时加重。疼痛剧烈时可致吞咽困难。也可引起耳部放射痛。表现为言语含糊不清。若炎症向鼻咽部发展,波及咽鼓管可出现耳闷、耳鸣及耳痛症状,有时可出现听力下降。幼儿期因扁桃体肿大可引起呼吸困难。急性扁桃体炎起病较急,可有畏寒高热,面色潮红,不愿说话或不愿吞咽,一般持续 3～5 天。此时应注意患者体温的变化,积极治疗,预防全身并发症。

(三)对症护理

高热患者可行物理降温,应给予冷流质,无刺激的食物。咽痛不能进食的患者可以静脉补充液体,并适当的补充电解质和微量元素。

(四)治疗护理

急性扁桃体炎的治疗,主要是抗菌消炎。根据致病菌种应首选青霉素、红霉素或广谱、足量的抗生素治疗。在用药过程中应观察治疗效果和药物毒副作用的反应。如果疗效欠佳,应采集标本送检细菌培养加药敏,以便协助医师选择有效抗生素,促使炎症局限。

(五)并发症护理

急性扁桃体炎未得到及时控制,炎症向周围组织扩散,可引起扁桃体周围脓肿,咽旁脓肿,急性中耳炎及颈淋巴结炎等局部并发症。严重患者可继发风湿热,表现为关节痛、低热、多汗、疲乏,心动过速,心肌劳损,血沉快,抗"O"高等。多在急性扁桃体炎发病2～3周后出现症状,有时也发生在急性炎症期。还可引起急性肾炎。因此急性扁桃体炎发作时应密切观察患者的体温、心率的变化。需卧床休息,出现高热时遵医嘱给予退烧药,大剂量的应用抗生素控制炎症扩散,及时防治并发症。

二、康复护理

急性扁桃体炎已彻底控制后,患者机体尚未完全康复,应注意观察受累脏器,特别是心脏及肾脏功能恢复状况。康复过程中应重视去病因治疗。禁忌烟酒,防止感冒,适当休息,补充营养,加强锻炼,增强体质。对反复发作的患者,可以建议择期手术治疗。

(孙智慧)

第十五节　慢性扁桃体炎

慢性扁桃体炎多由急性扁桃炎反复发作转为慢性。病原菌以链球菌及葡萄球菌最常见。其发病机制尚不清楚,但近几年来基于免疫学的观点,认为自身变态反应是引起慢性扁桃体炎的重要机制。临床表现为咽痛。易感冒,或急性扁桃体炎反复发作。若扁桃体隐窝内有大量豆渣样脓栓积留会有口臭。根据病理可分为三种类型,即增生型、纤维型、隐窝型。由于病理改变的特点,其三种类型不同的慢性扁桃体炎其大小不同,故扁桃体大小并不能表现其炎症程度。目前扁桃体炎仍以手术切除为主要的治疗方法。手术方式:扁桃体剥离法、扁桃体挤切法两种。其适应证为慢性扁桃体炎反复急性发作;扁桃体周围脓肿的患者;小儿扁桃体过度肥大,影响呼吸,吞咽功能及语言含糊不清,伴有腺样体肥大者可一并切除;扁桃体良性肿瘤及恶性肿瘤早期;扁桃体角化症;病灶性扁桃体炎引起邻近器官并发症,如肾炎、关节炎、心肌炎、风湿热等。禁忌证为急性扁桃体炎发作期或呼吸道感染期;要在炎症消退1周后方可手术;造血系统疾病及有凝血机制障碍者;患有全身严重性疾病,如活动性肺结核、重症糖尿病、肝肾功能不全、未能控制的高血压、心脏病、重度贫血及白细胞计数特别低的患者、4岁以下的儿童或40岁以上年老体弱者、妇女月经期或妊娠期最好不做手术。

一、临床护理

(一)术前护理

(1)要了解患者是否有出血性病史、传染病及过敏性病史。注意患者的身体情况及精神状态。女患者注意询问月经期及是否受孕等。对手术有顾虑的患者应做好解释工作,病灶性扁桃体炎注意相关疾病的检查指标,如心电图、抗"O"、尿蛋白等。以解除心理紧张,必要时术前晚上给予镇静药。

(2)做普鲁卡因皮试,观察 24 小时,结果为阳性患者可改用利多卡因。青霉素皮试,观察 24 小时,结果阳性者改用其他抗生素。术前 4～6 小时禁饮食。成人术前半小时按医嘱给药。小儿行扁桃体挤切术,术前不需用药。

(二)术后护理

(1)全麻患者取平卧位,头偏向一侧,执行全麻护理常规。如患者有频繁吞咽动作,说明伤口有出血情况,应及时吸出,汇报医师及时处理。清醒患者嘱其将口腔分泌物吐出,观察分泌物性质。卧床休息 1～2 天,嘱患者少活动,不可用力咳嗽及大声哭闹,避免过度牵拉伤口引起出血。

(2)局麻手术后 4 小时,全麻清醒后 6 小时,伤口若无出血可进冷流质饮食,次日进半流质,3～5 天后可吃普通饭,但要避免硬食,术后 2～3 天内可有发热,但一般体温不超过 38 ℃,若体温超过 38.5 ℃,应警惕是否有伤口感染或诱发并发症发生。

(3)正常情况下术后 24 小时扁桃体窝形成一层白膜,这是局部组织创伤后正常反应,白膜形成的越完整,越光滑越好。如白膜污浊。不完整,有伤口感染的可能。一般术后 5～7 天白膜开始脱落,脱落时口腔内分泌物带有血丝视为正常。10～15 天伤口完全愈合。

(4)术后 24 小时内患者自觉伤口疼痛明显,可适当应用镇静、止痛药。术后一般全身应用抗生素 2～3 天。并注意口腔卫生,每次进食后用复方硼砂溶液漱口。病灶性扁桃体炎术后注意观察诱发并发症的发生,如心肌炎、肾炎等。

(5)小儿行扁桃体切除后,常因疼痛拒绝饮食,尤其是在炎热的夏季,应注意适量的输液,及时补充机体所需的物质,避免发生水、电解质紊乱。

(三)术后并发症的观察与护理

(1)术后出血为常见的并发症。24 小时内出血称为原发性出血,多由手术损伤,止血不完善或留下扁桃体残体等原因造成。一旦发现患者术后不断地吐出鲜血,应立即通知医师,采取止血措施,同时要准备好止血器械包,吸引器及局部浸润麻醉用 1％普鲁卡因,付肾素或利多卡因。根据患者的情况静脉输入液体或做好输血准备。在术后 5～7 天,由于伤口处白膜脱落、硬食物刺破伤口、伤口感染等,可发生继发性出血。应采取预防措施,一旦出血及时给予处理。

(2)伤口感染:表现为腭弓红肿,伤口处白膜污秽或夹杂血块,术后 3～5 天患者仍咽痛明显,体温持续 38 ℃以上,应遵医嘱加大抗生素的用量或更换用药。加强口腔护理,用 3％过氧化氢或硼酸漱口;局部用抗生素喷雾。全身支持疗法,增加身体抵抗力,避免感染向颈深部扩散。

(3)吸入性肺炎,肺不张,多因手术时血液,分泌物或异物误吸入下呼吸道引起。目前全麻手术减少,小儿扁桃体手术多采用挤切法,同时术后用适量抗生素,所以肺部并发症目前并不多见。对于小儿全麻扁桃体切除加腺样体刮除术,一定要及时吸出口腔内的分泌物,全麻患者未清醒时有频繁吞咽动作,说明有出血现象,应及时吸出,否则会将血液咽到胃中或误吸。

(4)病灶性扁桃体切除后,由于手术的激惹,局部细菌毒素扩散,可导致原心脏,肾脏等并发病急性发作,因此应注意观察心率及心律的变化。定期查尿常规,及时防治并发症。

二、康复护理

嘱患者两周内进软食。勿食生硬、辛辣、刺激性食品。1 月内勿做剧烈运动。注意口腔卫生,用温盐水或复方硼砂溶液漱口,预防口臭及感染。术后伤口处形成的白膜,7～10天开始脱落,告诉患者脱落期间口腔分泌物带有血丝属正常现象。由于伤口牵拉、术后有轻微的耳朵疼痛不用处理。

(孙智慧)

第十六节　咽部脓肿

一、扁桃体周围脓肿

扁桃体周围脓肿是扁桃体周围间隙内化脓性炎症。本病多继发于急性扁桃体炎或慢性扁桃体炎急性发作期,由于隐窝口阻塞引流不畅、感染可经上隐窝或咽部滤泡化脓,侵入扁桃体周围间隙而引起。本病常见的致病菌有金黄色葡萄球菌、乙型溶血性链球菌、甲型草绿色链球菌和厌氧菌等。

(一)临床护理

1.一般护理

由于咽部剧痛及炎症累及翼内肌致张口受限,故影响患者饮食。因此,应加强生活护理,尽可能给予富有营养易消化的冷流质。不能进食的患者通过静脉补液,保持代谢平衡。

2.病情观察

扁桃体急性炎症过程中,或初愈不久,体温再度升高,一侧咽痛加剧可放射至同侧耳部及牙齿。患者急性面容、痛苦表情,头偏向患侧,张口受限。检查见患侧扁桃体腭弓充血肿胀,向内前方隆起。患者语言不清,饮食时容易发生呛咳。

3.对症护理

患者体温高、咽痛剧烈,给予物理降温,如酒精擦浴、冰袋降温等。必要时口服解热镇痛片、肌内注射阿尼利定或静脉用药加激素可使体温逐渐下降。咽部疼痛告诉患者少讲话。

4.治疗护理

发病初期即扁桃体周围炎症阶段,要用大剂量广谱抗生素,尽快控制炎症扩散,脓肿形成后应及时穿刺抽脓,必要时切开排脓,检查咽部时,可撑开切口使其引流通畅。需用复方硼砂溶液漱口,保持口腔卫生。

(二)康复护理

本病易复发,有扁桃体周围脓肿病史的患者,即为扁桃体切除的适应证。告诉患者在炎症消退后2～3周后行扁桃体切除术。平时要注意预防感冒、增强营养,在身体健康状况较好的情况下施行手术为宜。

二、咽后脓肿

咽后脓肿为咽后间隙的化脓性炎症,多由咽后淋巴结感染引起,慢性咽后脓肿系由颈淋巴结形成的冷脓肿,本文不述及。由于上呼吸道感染,急性炎症可循淋巴途径蔓延,引起咽后间隙淋巴结发炎并形成脓肿,多发生于3岁以下婴幼儿。部分病例可因后壁损伤引起感染或由邻近部位的炎症直接蔓延所致。咽后脓肿起病急、病情重、体温高,患儿烦躁哭闹发音含糊似口内含物感,睡眠有鼾声。呼吸不通畅。严重者可引起急性呼吸道阻塞甚至窒息。

(一)临床护理

1.一般护理

病室应空气流通,环境安静,温湿度适宜,减少刺激。患儿取侧卧位,避免脓肿突然破裂脓液涌入呼吸道引起窒息。对咽后脓肿的患儿,检查前要备好吸痰器、氧气等。检查咽部动作不能粗暴,防止脓肿破裂。脓肿一旦破裂速将患儿头部放低,用吸引器将脓液吸出,防止窒息。咽部疼痛,易进营养丰富的软食或流质饮食。

2.病情观察

咽后脓肿患儿应严密守护观察,按时测量体温、呼吸、心率,密切观察面色、哭声、进食情况、精神状态。如脓肿突然破裂,可发生窒息或吸入性肺炎,应备齐各种抢救物品和器械,配合医师进行抢救。

3.对症护理

患儿体温高,发热应以物理降温为主。当体温超过 39 ℃时,可行温水擦浴,使体温逐渐下降,一般不用退热药,防止体温突降,出汗过多,引起虚脱。忌用酒精擦浴,防止体温急剧下降,而致体温不升或酒精中毒。烦躁哭闹者立即通知医师,按医嘱给予适量镇静药(复方氯丙嗪 1 mg/kg、地西泮 0.2～0.5 mg/kg 等),使其保持安静。

4.治疗护理

根据脓肿的细菌培养和药敏试验,选用对病原菌敏感足量的抗生素。要注意纠正电解质紊乱,必要时行支持疗法,静脉输血浆、清蛋白、鲜血,增强机体免疫力,促进身体尽快恢复健康。

(二)康复护理

病愈后的儿童,身体健康状况受到很大影响,因此要调配饮食结构,注意各种营养成分的需要量。嘱家长要纠正儿童偏食的不良习惯。多吃各类新鲜蔬菜及水果。适当增加室外活动,锻炼身体,增强体质,预防感冒。

(孙智慧)

第十七节 下 咽 癌

下咽癌又称喉咽癌,下咽癌多发于梨状窝、下咽后壁、环后区。梨状窝癌和下咽后壁癌多发于男性,环后癌多发于女性。下咽癌的好发龄为 50～70 岁。病因不清楚,可能与吸烟、营养不良、病毒感染、维生素及微量元素缺乏有关,咽部异物感是下咽癌患者最常见的初发症状,但因其下咽位置隐蔽,因而常被患者及医师所忽视而误诊及误治,临床发现时多为晚期肿瘤。逐渐出现吞咽疼痛、吞咽不畅、声嘶、颈部肿块、贫血、消瘦、衰竭等恶病质表现。肿瘤侵及大血管时可发生严重出血。

一、临床护理

(一)术前护理

(1)下咽癌切除术创伤大,疗效较差,因此术前应对患者详细讲解术前术后应注意的事项,术前教会患者用简单的手语表达大便、小便、饥饿、疼痛等意思。术后要进行的各种治疗,如气管切开、鼻饲流质、静脉输液等需要患者配合,减轻患者的焦虑与紧张情绪,并鼓励患者树立信心,积极配合手术。

(2)术前两日给复方硼砂溶液漱口。口鼻有炎症应先治疗后再行下咽癌切除,以防术后感染。对于有全身疾病,如心血管疾病的患者,要及时请心内科会诊、确定能否负担下咽癌切除手术。全身情况较差者需要用药治疗一段时间,纠正全身情况后再行手术。同时要注意患者的血生化的检查,给患者增加营养,提高患者的抵抗力及免疫力。

(3)备皮范围:上起面颊部颧骨弓下缘,胡须,下至双侧乳头水平,刮去双侧腋毛、左右上臂2/3的汗毛。胸腹联合手术的患者需备皮至脐下。侵及食管做结肠上徙代食管手术需进行肠道准备。术前3天进无渣流质饮食,番泻叶60 g分10包冲泡代茶饮。PPA 0.5 g口服,每天3次,预防肠道感染。术前12小时禁食,术前1天下午开始清洁灌肠。灌肠时应注意患者的生命体征的变化及排泄物的性质。如有虚脱现象及时静脉补充液体。

(4)备好全麻床,气管切开护理盘、吸引器、氧气、心电监护仪。结肠上徙及胃上提代食道术者应备好十二指肠营养管及胃管。

(二)术后护理

(1)术后进病房监护室,设专人护理。取平卧位,头垫枕,前倾30~35°,禁止左右摆动,减轻刀口张力,避免将吻合口撕裂。3~5天后可改为半卧位,头仍保持前倾位。严密观察生命体征、血氧饱和度的动态变化,根据病情调节氧流量。及时吸出气管内分泌物,防止呼吸道梗阻。观察分泌物的颜色、性质及量。注意患者呼吸频率及幅度的变化。观察伤口有无肿胀、出血、渗血,气管切开周围有无皮下气肿等。保持各种管道通畅。咽喉部缺损用胸大肌皮瓣修复的患者,皮下置引流管接负压引流袋进行吸引,以防皮瓣下积液影响皮瓣成活。注意观察引流液的量、颜色及性质,每天更换1次引流袋。24小时内引流量少于20 mL,2~3天后可拔除引流管。结肠上徙代食管及胃上提代食管患者,因其腹部有伤口,应密切观察腹部伤口有无渗血渗液。肠鸣音的恢复情况。吸痰时挤住腹部,减轻刀口张力,保证伤口愈合。

(2)保持病室空气清洁、流通,每天紫外线照射床单元1次,连续7天。保持口腔清洁,每天口腔护理2次,用盐水棉球擦拭口腔,7天后可开始漱口刷牙,预防口腔感染。嘱患者勿将口腔分泌物咽下,以防污染吻合口。气管切口处敷盖1层湿纱布,增加吸入空气的湿度和预防吸入异物。卧床期间帮助患者更换体位,预防褥疮。鼓励早期下床活动,及时吸痰,预防肺部并发症。气管切开护理请参照喉梗阻患者气管切开术后的护理。

(3)患者由于手术后不能讲话,往往情绪低落,注意应用安慰及鼓励的语言帮助患者树立起战胜疾病的信心,同时由于术后患者的敏感性增强,猜疑心加重,护士应注意自己的言谈举止等形态语言,避免给患者造成不良的影响。

(4)下咽癌切除胸大肌皮瓣修补术后的饮食护理同喉癌切除术后的患者。下咽癌切除结肠上徙代食管、胃上提代食管术后的饮食护理:此类患者通过鼻腔插入胃管和十二指肠营养管,术后胃管接负压引流袋行胃液引流,预防胃液反流侵蚀伤口。引流期间观察引流液的颜色及引流量,引流液呈咖啡色应考虑为应激性胃出血。十二指肠营养管用于提供肠内营养。一般术后2~3天患者恢复肠蠕动,出现肠鸣音或肛门排气后,可先经十二指肠营养管注入温热无菌等渗盐水30 mL,若患者无腹胀、腹痛现象,次日开始肠内营养,滴注要素膳。应先从等渗溶液低流速滴注,一般用10%要素膳500 mL由营养管滴入,滴速在10滴/分左右,滴注速度过快可致腹胀、腹泻。以后根据先增容量,再增浓度的原则逐日增加。滴注量可增加至20%要素膳2 000 mL/d,每天应保证7.53~10.4 MJ的热量。要素膳需随用随配。在配制及使用过程中应注意,保持器皿和管道的清洁卫生,防止污染。为保证要素膳滴入肠内的温度(38~40 ℃),可将管道穿过双孔软木塞的暖水瓶进行加温。肠内营养应注意定期复查血生化以指导用量。患者颈部吻合口愈合后可改为鼻饲匀浆膳。若行胃咽吻合术,则胃上提后呈细长状。注入匀浆膳初次不要超过100 mL,然后根据患者纳入后的感觉逐渐增加鼻饲量。下咽癌患者术后伤口一般在14天左右愈合。此时患者可试行经口进食。先嘱患者带胃管喝无菌生理盐水和糊状食物。密切观察患者有无吞咽困难及呛咳现象,进食顺利可拔除胃管。由于手术改变了喉的正常解剖结构,进食过程中最易出现呛咳现象,嘱进食前多做空咽动作,空咽时要用力,努力使新喉口抬高,调整好头部位置,找出适合进食的最佳体位。

(三)术后并发症的观察与护理

应激性胃溃疡是常见的并发症,为预防其发生,术前2天开始静脉滴注西咪替丁0.8/次/天,术后继续使用,以预防和减少应激性胃出血的发生。并发应激性胃出血时,应先嘱患者禁饮食,注意观察血压、脉搏及患者的精神状态的变化。若出血量<50 mL,可先用冰盐水30 mL加去甲肾上腺素2 mg、卡巴克洛2 mg或加凝血酶1 000 U,通过胃管反复冲洗胃,每天2~4次,注入药液后停止引流,半小时后再行胃肠引流,继续观察胃液颜色和性质,并注意观察患者用药后有无不良反应。若出血量>50 mL,还可静脉推注奥美拉唑400 mg/次/天;静脉滴注巴曲酶每天每次1~2 ku。

二、康复护理

下咽癌术后属于疗效较差的肿瘤。预后需行放射治疗,出院时不能拔除气管套管,以避免放疗期间出现喉头水肿而致喉梗阻。3~6个月经纤维喉镜检查喉腔通畅,黏膜光滑,披裂动度良好,可试行堵管,进而拔管。对暂时不能拔管的患者,应做好出院指导,套管内管的取出与放入、内管的清洁与煮沸消毒、气管内的滴药方法,敷料更换及脱管的危险性和急救处理。

(孙智慧)

第十八节 急性喉炎

急性喉炎的主要表现为声音嘶哑,全身不适,发热等上呼吸道感染症状,病情变化快。此病的主要危险是喉阻塞,应密切观察呼吸。急性喉炎容易治愈,关键在于处理及时,防止并发症。小儿急性喉炎起病急、病情重、体温高,发病初期有声音嘶哑、失音或"空"样咳嗽。若治疗不及时可发生吸气性呼吸困难、喉喘鸣及三凹征。严重者因急性喉阻塞导致窒息危及生命。

一、临床护理

(一)一般护理

患者要卧床休息,少讲话或不讲话。儿童尽量减少哭闹,使声带得以休息。室内要通风好,保持一定的温度和湿度,避免寒冷、干燥空气刺激呼吸道黏膜。嘱患者多喝水,吃营养丰富易消化的食物。患儿咽喉痛不能进食,应供给足够的热量及水分,以维持水、电解质平衡及营养的需要。新生儿所需能量按每天[250 KJ(60 kcal)~419 KJ(100 kcal)]/kg 计算。要加强口腔护理,防止发生口腔及咽喉部黏膜溃疡。

(二)病情观察

急性喉炎病情变化快,应严密守护观察,定时测量体温、呼吸、心律,密切观察面色,精神状况,有无声嘶、喉痛。成人全身中毒症状较轻,小儿则表现起病较急,多有发热、声嘶、咳嗽等。早期以喉痉挛为主,主要是喉阻塞,吸气时有锁骨上窝、胸骨上窝及上腹部显著凹陷,面色发绀或烦躁不安。呼吸频率变慢,10~15 次/分。如患儿出现面色苍白、口唇发绀、呼吸急促表浅、心率可达 180 次/分以上,或伴有心律不齐,应考虑为心力衰竭。应立即通知医师及时治疗。

(三)对症护理

急性喉炎的主要危险是喉阻塞,尤其是小儿急性喉炎,根据呼吸困难的程度采取相应的护理措施。如氧气吸入、超声雾化吸入,及时吸痰及做好气管切开准备等。对于烦躁不安、精神紧张或哭闹的患者按医嘱给予适量的镇静药,如复方氯丙嗪 1 mg/kg 肌内注射,10% 水合氯醛 0.5 mL/kg 灌肠。以减少机体的耗氧量,避免呼吸困难加重。

(四)治疗护理

及早使用足量抗生素加适量类固醇激素静脉点滴,观察 30~60 分钟病情稳定,说明药物有效,若经药物治疗后呼吸困难无缓解,应做好气管切开的准备,及时做气管切开术,保持呼吸道通畅。对痰液黏稠不易咳出的可用 α-糜蛋白酶 400 U、肝素钙 1 支、地塞米松 5 mg 行雾化吸入,1 天 3 次。补液时液体量不宜过多,控制滴数,以免发生心力衰竭。儿童不超过 15 滴/分。

(五)并发症护理

重度小儿急性喉炎常并发肺炎、急性心力衰竭、电解质紊乱等,甚至发生窒息。要密切观察患者全身情况及精神状态的突然变化。如体温高、白细胞高、呼吸急促、呈混合性呼吸困难,应想到可能并发肺部感染,要及时治疗。若患儿出现面色苍白、口唇发绀,呼吸急促、表浅、脉搏快、微弱、心率在 180 次/分以上,心律不齐、肝脏充血肿大等症状,应考虑为心力衰竭。要快速准备好抢救用药,给予大流量氧气吸入,并尽量减少对患儿的刺激。

二、康复护理

告诉患者及家属,急性喉炎多继发于上呼吸道感染,尤其是小儿,要预防感冒。同时多去室外活动,适当锻炼,以提高机体的抵抗力。特别对体质差的儿童,要注意天气变化,及时增减衣服,预防感冒和上呼吸道感染,如有疾病及时诊治,以防延误治疗时机。

(孙智慧)

第十九节 喉 外 伤

一、疾病概要

喉外伤分为喉外部外伤及喉内部外伤两类。喉外部外伤指喉部的皮肤、肌肉、黏膜、血管、神经等组织的损伤。损伤的种类包括钝挫伤、切割伤、刺伤及混合伤等。喉内部外伤包括喉内烫伤、烧灼伤及器械损伤,常见于麻醉插管、化学腐蚀剂及火灾时烟尘等误吞或吸入。引起咽喉部及呼吸道黏膜充血、水肿、糜烂、溃疡及坏死。严重喉外伤如急救不及时;治疗护理不当可发生喉阻塞、气管-食管瘘、瘢痕性上呼吸道狭窄,严重时可危及生命,治疗原则积极采取抢救措施,控制出血,解除呼吸困难、防止休克。手术治疗恢复喉功能。尽量避免出现喉狭窄。

二、临床护理

(一)术前护理

由于喉部血管丰富,多来自喉动脉、甲状腺动脉及甲状腺组织,出血较严重。易发生休克,应用力压住颈部大血管,减少出血并将伤口出血部位用血管钳夹住。快速建立静脉通道、遵医嘱给予输液输血、用药等抗休克抗感染治疗。保持呼吸道通畅,喉是呼吸的通道,上通咽腔下连气管。喉外伤造成组织移位、出血、分泌物阻塞呼吸道都会引起窒息。应迅速将伤口撑开恢复呼吸道通畅,及时清除口内分泌物、呕吐物,血液、唾液流入下呼吸道造成阻塞,必要时先行环甲膜切开或高位气管切开。使患者保持头低位,同时高流量吸入氧气。常规做 TAT、普鲁卡因皮试,对局部皮肤进行清洗备皮,在抢救的同时将病情,手术有关事项、危险性、并发症向家属说明,取得患者家属的配合,详细记录抢救过程。以便在抢救的同时尽快施行手术。

(二)术后护理

全麻术后进病房监护室,因喉外伤施行喉整复术,需保持颈部伤口无张力,所以体位需平卧后头垫枕,使头前倾30°,禁止左右摆动,避免将吻合口撕裂。观察伤口有无出血、渗血、气管切开周围皮下气肿。保持呼吸道通畅:喉腔整复术的患者先行气管切开,整复后喉腔放置扩张子关闭伤口。呼吸改为颈部气管切开造瘘口,因此做好气管切开护理保持呼吸道通畅尤为重要。严密观察生命体征及血氧饱和度的动态变化,根据病情调节氧流量,及时吸除气管内分泌物,一般术后 2 周左右拔除扩张子。伤口愈合拔除气管套管。保持室内清洁、安静,定期进行空气消毒。及时换药,保持伤口干燥,密切观察有无感染,应用足量广谱抗生素,防止伤口感染引起喉狭窄,给患者痊愈后的生活及治疗带来困难。喉外伤患者术后均需插鼻饲胃管,减少喉部活动及伤口污染,保证伤口愈合。在鼻饲期间做好口腔护理,保持口腔清洁,预防口腔黏膜糜烂。食物种类多选用米汤、牛奶、果汁,2 天后改为面食、骨头汤等,用食品加工机加工成为糊状,由胃管注入。每天注入 4～5 次,在鼻饲期间要观察患者的胃部反应,随时调整饮食种类。

三、康复护理

喉部手术伤口愈合后,嘱患者预防上呼吸道感染,避免咳嗽,禁止烟酒刺激,少说话,多做深呼吸运动锻炼喉功能,保持室内空气湿润,新鲜,适当锻炼身体,提高机体免疫力和抵抗力。如出现咳嗽给予庆大霉素 16 万单位加地塞米松 5 mg 雾化吸入,每天 1～2 次,5 天 1 个疗程。如果堵管后出现憋气,呼吸不畅,不能拔除气管套管,半年后再做喉整复术。

(孙智慧)

第二十节 急性喉梗阻

一、疾病概要

喉梗阻亦称喉阻塞。小儿发生喉阻塞的机会较成人多。喉阻塞有小儿急性喉炎、咽后壁脓肿、呼吸道异物、喉癌、喉乳头状瘤、喉外伤、双侧声带麻痹及先天性喉畸形等。临床症状为吸气性呼吸困难、吸气性喘鸣、吸气性三凹征(胸骨上凹、锁骨上凹、剑突下凹),根据喉阻塞的程度,引起呼吸困难分为四度,临床护理观察重点。

(一)Ⅰ度呼吸困难

平静时无症状,活动或哭闹时有轻度的吸气性呼吸困难,喉喘鸣及三凹征因为呼吸困难不明显,要详细询问病史、检查,针对病因治疗。

(二)Ⅱ度呼吸困难

安静时有轻微的吸气性呼吸困难,活动时加重,但不影响睡眠及进食。缺氧症状不明显,脉搏整齐有力。要密切观察病情变化、对症处理。给予氧气吸入,镇静药等。

(三)Ⅲ度呼吸困难

吸气性呼吸困难明显,喉鸣较响,三凹征及缺氧症状明显,出现发绀及烦躁不安,并影响睡眠及进食,脉搏快而弱。因为呼吸困难严重,其病因不明确或短时间内不能除去者,应立即行气管切开术。

(四)Ⅳ度呼吸困难

呼吸困难致极度缺氧及二氧化碳蓄积,患者手足乱动、面色苍白、口唇发绀、出汗、全身衰竭、脉搏细弱、心律不齐,可因窒息或心力衰竭而死亡。对于此类患者应快速气管切开,气管插管或插入气管镜,尽快使呼吸道通畅。

二、临床护理

(一)术前护理

严密观察呼吸,对表现呼吸困难和缺氧的患者应给予高流量氧气吸入,并做好术前准备。卧床休息,去枕半卧位,使颈部舒展以利于呼吸和咳痰。密切观察患者的呼吸变化,患者情绪较紧张,应给予心理疏导。对需行气管切开术的患者,向其本人及家属说明手术的必要性及注意事项,以减轻患者焦虑情绪。气管切开护理用物准备:吸痰器、气管套管(按患者年龄准备不同型号套管)、气管切开护理盘(无菌换药碗、吸痰管、血管钳、棉球、纱布、通内管用的探针)、弯盘、60 mL小滴瓶(装抗生素液)及外用盐水。

(二)术后护理

术后取平卧位或半卧位,设专人护理,严密观察生命体征、血氧饱和度的动态变化,根据病情调节吸氧流量。还要注意观察患者呼吸频率及幅度的变化。24小时内尽量少活动,以防气管套管脱出。术后进流质或半流质饮食,进食时注意有无呛咳及吞咽困难。术后患者暂时不能说话,表现为烦躁不安,护理时应耐心仔细,及时领会患者的意图,可与患者进行书面交流,或让患者堵住气管套管口进行短时交流。保持病室内空气清洁、流通,温度在 18～20 ℃,湿度在 60%～80%,气管切开口处覆盖 1 层无菌湿纱布,以增加吸入空气的湿度,并防止异物误吸。保持呼吸道通畅,及时吸痰,吸痰时注意无菌操作,动作要轻柔,注意吸气管内分泌物的导管不得再用作吸口腔分泌物,以防止交叉感染。为预防套管内结痂形成和感染,每 30 分钟气管内滴入抗生素液 2～3 滴。痰液黏稠不易吸出,可行超声雾化吸入,1～2 次/天,必要时 1 次/2 小时,每天更换 1～2 次气管切开口纱布。气管切开 48 小时抽出伤口内填塞的纱条,1 周后拆除缝线。气管套管外管固定要牢固,系带的松紧度要适宜(系好后能容纳一指为宜),在颈后系死结。执行气管切开护理常规。内管保持通畅。每 4～6 小时清洗内管 1 次,每天消毒 1～2 次。清洗内管时棉球要适量,以防内管变形。注意棉球勿遗漏在内管中。严密观察有无并发症,如刀口出血、皮下气肿、纵隔气肿、气胸、气管食管瘘、肺部感染等。发现并发症应及时汇报医师处理。术后禁用吗啡、可待因、阿托品等镇咳止痛药,以免抑制咳嗽而使分泌物不易咳出。患者剧烈咳嗽时可酌情使用止咳剂,以防脱管。由于剧烈咳嗽或活动、气管套管系带过松导致气管套管脱出时,患者主诉呼吸困难,小儿突然发出啼哭声,吸痰时有阻力,痰液不能够吸出。应立即用止血钳迅速撑开气管切开口,将气管套管插入气管内,同时给予高流量氧气吸入。喉梗阻去除病因后应尽快拔除气管套管,拔管前应先将大号气管套管换成小号的套管,无明显呼吸困难行堵管 48 小时,堵管期间注意观察患者呼吸,平稳即可拔除套管。拔管后伤口用创可贴拉拢,不必缝合,一周左右可自愈。

三、康复护理

气管切开术后需长期带气管套管的患者或暂不能拔管的患者,做好出院指导:气管套管内管的取出与放入:左手按住外套管,右后旋转内管上开关后取出,手法要轻柔,以防将外套管拔出;气管套管的清洗与煮沸消毒法;敷料更换与气管内滴药法;外套管固定的重要性及脱管的急救处理方法等。

(孙智慧)

第二十一节　喉乳头状瘤

喉乳头状瘤为喉部最常见的良性肿瘤,可发生于任何年龄,10 岁以下儿童更为常见。目前病因未明,可能与病毒感染、慢性炎症和内分泌因素等有关。喉乳头状瘤为来自上皮组织的疣状肿瘤,可单发或多发。单发者多见于成人,好发于一侧声带前缘或声带前联合,也有两侧均受累。多发多见于儿童,可生长于声带、室带、喉室等处。可以自行移植扩展至声门下或气管、支气管及咽部。小儿喉乳头状瘤易复发,成人喉乳头状瘤则有恶变倾向。本病进展缓慢,主要表现为渐进性声音嘶哑,肿瘤大者可发生呼吸不畅、失音、吸气性喘鸣,甚至严重呼吸困难。喉镜检查可见带蒂或基底较广的灰白色或暗红色菜花样或乳头状新生物。治疗方法以手术切除为主,对于小儿喉乳头状瘤,最常用的方法是手术疗法加免疫疗法。

一、临床护理

(一)术前护理

(1)嘱患者少说话,多喝水,不要大声喊叫或朗诵等,以免加重声嘶。

(2)严密观察病情变化,如有呼吸困难,应给予氧气吸入,做好气管切开的准备,必要时紧急行气管切开术,保持呼吸道通畅。

(3)对成人向其说明病变一定要及时治疗,防止恶变。对小儿应向其家属说明虽为良性肿瘤,易复发,需做多次手术,但是到青春期后有自行消退的可能,鼓励患者树立治病信心,战胜疾病。

(4)范围广泛或屡次复发并有呼吸困难的儿童期喉乳头状瘤,需要气管切开行喉裂开术切除肿瘤。气管切开后,一般在短期内不能拔管,必须向家属反复强调说明,使之能积极配合治疗。

(二)术后护理

(1)术后进病房监护室,设专人护理,患者取平卧位,执行全麻护理常规。术后6小时进流质、半流质饮食,逐渐过渡为普通饮食。

(2)给予患者高流量氧气吸入,观察心率、呼吸、血氧饱和度的变化,输液速度,不宜过快,减少心脏负担。

(3)行气管切开的患者,执行气管切开护理常规,保持呼吸道通畅。必要时随时清洗内套管。保持患儿安静,避免烦躁,必要时酌情约束两上肢或使用镇静剂,以防气管套管脱出。患儿突然发出啼哭声证明有脱管的可能,应立即用止血钳将气管切开口处撑开,重新插入气管套管。

(4)对于用干扰素治疗的患儿,应注意观察药物的不良反应,如发热、厌食、恶心、呕吐等,及时通知医师调整用药剂量。

(5)注意观察并发症,手术中损伤小儿肺尖部容易出现呼吸困难、胸痛,听诊一侧肺呼吸音减弱或消失,应请胸外科会诊,行胸腔闭式引流术。

二、康复护理

喉乳头状瘤容易复发,一定要定期复查,以便及时了解是否有复发征象,对带气管套管出院的患者,要做好出院指导,教会患者及家属气管切开的护理知识及操作。如气管套管的清洁、消毒、换药、防止脱管等。患儿在观察期间,如堵管无呼吸困难,尽量堵管呼吸,但要及时清洗内管,这样有利于儿童的喉部发育。加强营养,补充可吸收钙及各种维生素,尽量弥补因多次手术对身体发育所造成的影响。

(孙智慧)

第二十二节 喉 癌

喉癌是头颈部常见的恶性肿瘤,喉癌占全身恶性肿瘤的2.1%。喉癌的发生有地区差异,我国华北和东北地区的发病率远高于江南各省,近年来喉癌的发病率有明显上升的趋势。喉癌男性较女性多见,高发年龄为40~60岁。

一、病因与发病机制

喉癌的病因尚不明确,与以下因素有关,常是多种致癌因素协同作用的结果。

(一)吸烟

据统计约95%的喉癌患者有长期吸烟史,并且吸烟持续时间越长、数量越多、吸入程度越深和不戒烟者的发病率越高。因烟草燃烧时产生烟草焦油,其中含有致癌物质苯丙芘。烟草可使呼吸道纤毛运动迟缓或停止,黏膜充血水肿,上皮增厚和鳞状化生,成为致癌基础。

(二)饮酒

临床观察和流行病学调查结果显示慢性酒精摄入与喉癌发生有一定相关性。当吸烟和饮酒共存时有致癌的协同作用。

(三)环境因素

(1)长期大量吸入生产性粉尘或工业废气:如二氧化硫、芥子气、石棉等。

(2)长期接触各种有机化合物:如多环芳香烃、亚硝胺等。

(3)长期接触放射性同位素:如镭、铀、氡等。

(四)病毒感染

许多研究表明,人乳头状瘤病毒可引起喉乳头状瘤,目前认为是喉癌的癌前病变。

(五)其他

喉癌的发生可能与性激素代谢紊乱、免疫功能低下、体内微量元素缺乏有关。

二、分区及分期

根据喉癌的生长范围和扩散程度,按照国际抗癌协会(UICC)TNM分类标准(2002)方案如下述,临床分期见表10-2。

表 10-2 喉癌临床分期

分期	T	N	M
0	T_{is}	N_0	M_0
I	T_1	N_0	M_0
II	T_2	N_0	M_0
	T_3	N_0	M_0
III	T_1,T_2,T_3	N_1	M_0
IV$_A$	T_{4a}	N_0,N_1	M_0
	T_1,T_2,T_3,T_{4a}	N_2	M_0
IV$_B$	任何 T	N_3	M_0
	T_{4b}	任何 N	M_0
IV$_C$	任何 T	任何 N	M_1

(一)解剖分区

(1)声门上区:舌骨上会厌;杓会厌襞,喉面;勺状软骨;舌骨下部会厌;室带。

(2)声门区:声带;前联合;后联合。

(3)声门下区。

(二)TNM分类

1.原发肿瘤(T)

T_x:原发肿瘤不能评估。

T_0:无原发肿瘤证据。

T_{is}:原位癌。

(1)声门上型。

T_1:肿瘤局限于声门上一个亚区,声带活动正常。

T_2:肿瘤侵犯声门上一个亚区以上、侵犯声门或声门上区以外(如舌根黏膜、会厌谷等),无喉固定。

T_3:肿瘤局限于喉内,声带固定,和/或下列部位受侵:环后区、会厌前间隙、声门旁间隙和/或伴有甲状软骨局灶破坏(如内板)。

T_{4a}:肿瘤侵透甲状软骨板和/或侵及喉外组织(如气管、颈部软组织等)。

T_{4b}:肿瘤侵及椎前间隙,包裹颈总动脉,或侵及纵隔结构。

(2)声门型。

T_1:肿瘤侵犯声带,但是声带活动正常。

T_{1a}:肿瘤局限于一侧声带。

T_{1b}:肿瘤侵犯两侧声带。

T_2:肿瘤侵犯声门上或声门下,和/或声带活动受限。

T_3:肿瘤局限于喉内,声带固定和/或侵犯声门旁间隙,和/或有甲状软骨局灶破坏。

T_{4a}:肿瘤侵透甲状软骨板或侵及喉外组织。

T_{4b}:肿瘤侵及椎前间隙,侵及纵隔结构,或包裹颈总动脉。

(3)声门下型。

T_1:肿瘤局限于声门下。

T_2:肿瘤侵及声带,声带活动正常或受限。

T_3:肿瘤局限于喉内,声带固定。

T_{4a}:肿瘤侵透环状软骨或甲状软骨板,和/或侵及喉外组织。

T_{4b}:肿瘤侵及椎前间隙,侵及纵隔结构,或包裹颈总动脉。

2.区域淋巴结转移(N)

N_X:颈部淋巴结无法确定。

N_0:无颈部淋巴结转移。

N_1:同侧单个淋巴结转移,直径≤3 cm。

N_2:同侧、对侧或双侧单个或多个淋巴结转移,最大直径≤6 cm;N_3:淋巴结转移,最大直径>6 cm。

3.远处转移(M)

M_X:远处转移无法确定。

M_0:无远处转移。

M_1:有远处转移。

三、临床表现

(一)根据癌肿发生部位的不同,临床表现不一

见表 10-3。

表 10-3　喉癌分型及临床表现

分型	发生部位	早期症状	特点	临床表现
声门上癌(包括边缘区)	会厌,喉,面根部	无特异症状,仅有咽部不适、痒感或异物感	分化差,发展快,早期易出现颈淋巴结转移	向深层浸润或出现较深溃疡时,可有咽喉痛,并可放射到同侧耳部。侵犯梨状窝可影响吞咽。癌肿表面溃烂时,有咳嗽和痰中带血,并有臭味。晚期症状:呼吸困难、咽下困难、咳嗽、痰中带血。随着肿瘤增大,声嘶逐渐加重,或出现发声粗哑,甚至失声
声门癌(最多见)		声音改变,初期为发声易疲倦或声嘶,时轻时重	分化较好,转移较少	呼吸困难是声门癌另一个常见症状,常为声带运动受限或固定,或肿瘤组织堵塞声门引起肿瘤组织表面糜烂可出现痰中带血。晚期,肿瘤向声门上区或声门下区发展,除严重声嘶或失声外,可出现放射性耳痛、呼吸困难、咽下困难、频繁咳嗽、咳痰困难、口臭等症状
声门下癌(最少见)	位于声带平面以下,环状软骨下缘以上部位	症状不明显		可出现刺激性咳嗽、声嘶、咯血和呼吸困难
贯声门癌	原发于喉室,跨越两个解剖区域即声门上区及声门区	症状不明显	癌组织在黏膜下浸润扩展,广泛浸润声门旁间隙	出现声嘶时,常已有声带固定,但喉镜检查仍未见肿瘤。随着肿瘤向声门旁间隙扩展,浸润和破坏甲状软骨时,可引起咽喉痛

(二)体征

喉镜可见喉部有菜花样、结节样或溃疡性新生物。注意观察声带运动是否受限或固定。仔细触摸会厌前间隙是否饱满,再触摸颈部有无淋巴结肿大,并注意喉体、颈前软组织和甲状腺有无肿块。

四、辅助检查

(一)间接喉镜检查

此法最常用,可了解癌肿的部位、形态、范围和喉的各部分情况,观察声带运动和声门大小情况等。

(二)纤维喉镜或电子喉镜检查

能进一步观察癌肿大小、形态和基底部。并可进行活检,确定诊断。

（三）影像学检查

颈部和喉部 CT 和 MRI 检查能了解病变范围及颈部淋巴结转移情况,协助确定手术范围。

五、治疗要点

喉癌的治疗手段包括手术、放疗、化疗及免疫治疗等,目前多主张以手术为主的综合治疗。

（一）手术治疗

目前为治疗喉癌的主要手段。原则是在彻底切除癌肿的前提下,尽可能保留或重建喉功能,以提高患者的生存质量。喉癌的手术包括喉全切除术和各种喉部分切除术。喉部分切除术的术式很多,不同术式的选择主要根据肿瘤的部位、范围及患者的全身状况等因素而定。喉癌常有颈淋巴结转移,为此颈淋巴结清扫是喉癌手术的重要组成部分。

（二）放射治疗

适应证:①小而表浅的单侧或双侧声带癌,声带运动正常。②位于会厌游离缘,比较局限的声门上型癌。③全身情况差,不宜手术者。④病变范围广,术前先行放疗,术后补充放疗者。放疗的剂量和疗程根据具体情况而定。

（三）化学治疗

喉癌中 98% 左右为鳞状细胞癌,常对化疗不太敏感,虽然近年来化疗有一定的进展,但在喉癌的治疗中仍不能作为首选治疗方法。

（四）生物治疗

随着分子生物学、细胞生物学、肿瘤免疫学及遗传工程的发展,使肿瘤生物治疗将可能成为肿瘤治疗的第 4 种方式。生物治疗主要包括生物反应调节和基因治疗。

六、护理措施

（一）术前护理

1.预防窒息

(1)密切观察患者的呼吸情况。

(2)避免剧烈活动,限制活动范围。

(3)预防上呼吸道感染。

(4)手术前夜加强巡视,必要时床旁备好气管切开包。

2.术前指导

(1)保证营养供给。

(2)保持口腔清洁。

(3)教会患者放松的技巧,如缓慢的深呼吸等。

(4)对不能书写者教会简单的手语。

(5)戒除烟酒。

3.术区准备

术前 1 天根据手术范围备皮、剃须;一般喉癌切除术加双颈淋巴结清扫术的备皮范围为上起下唇水平,下平乳头,左右均至胸锁乳突肌前缘。双侧耳后及耳上各四指皮肤,将发根剃净。

4.术日晨准备

全麻患者术前至少禁食 6 小时。术前置入鼻饲管,全麻后置入导尿管。

5.心理护理

(1)评估患者的焦虑程度、心理承受能力。

(2)注意倾听患者的感受并表示理解。

(3)鼓励家属多陪伴患者,给予情感支持。

(4)向患者及家属详细讲解疾病的相关知识、治疗方法及预后。

(5)如需施行喉全切除术,需向患者和家属讲解切除喉的必要性及术后语言沟通的替代方法。帮助患者树立信心,积极配合治疗及护理。

(二)术后护理

1.保持呼吸道通畅

(1)向患者讲解术后呼吸方式:术后气体由颈部气管套管口或气管瘘口进出而不是由鼻进出,嘱患者不要遮盖或堵塞颈部气管套管口(喉部分切除术)或气管瘘口(喉全切除术)。

(2)密切观察患者呼吸节律和频率,监测血氧饱和度。

(3)及时吸出气管套管(或气管瘘口)内痰液,定时湿化气道。

(4)随时检查气管套管系带松紧度,防止气管套管脱出。

(5)病室内湿度保持在55%~65%,防止气道干燥、痰液结痂。

(6)鼓励患者深呼吸及有效咳嗽(深呼吸,于吸气末屏气片刻,注意要利用胸部力量屏气后将痰液咳出,而非以往的颈部用力屏气),排出气道分泌物。

(7)长期戴管者气管套管套囊需定时充、放气,防止长期压迫气管壁导致气管壁坏死、软化塌陷。

2.防止切口出血

(1)密切观察患者血压、心率变化。

(2)密切观察出血量:敷料渗透情况;引流液的量、颜色及性状;口腔、气管套管或气管瘘口内分泌物的量、颜色及性状。

(3)切口加压包扎。

(4)吸痰动作轻柔,以免剧烈咳嗽引起出血。

(5)气管套管套囊在术后24小时内遵医嘱定时充、放气,防止创面渗血进入气道内,如无血性分泌物吸出,可不再给套囊充气。

(6)患者发生大量出血时:立即协助患者平卧;保持气管套管套囊充气状态,如为喉全切除术患者,应于气管瘘口内置入硅胶气管套管,并保持套囊充气状态,以减少血液流入气道内;快速测量生命体征并用负压吸引装置吸出血液以防误吸;迅速建立静脉通路,遵医嘱使用止血药物或协助止血,必要时予以输血。

3.防止切口感染

(1)遵医嘱全身使用抗生素。

(2)观察体温变化。

(3)操作时严格遵守无菌原则。

(4)气管套管护理:定时刷洗、消毒气管内套管;气管套管垫布潮湿或污染时及时更换。

(5)做好口腔护理,嘱患者有唾液及时吐出,1周内不做吞咽动作。

(6)保持负压引流管通畅,防止无效腔形成。

4.保证足够的营养摄入

(1)术后 6 小时后抽吸胃内容物如无血性液体可给予 50 mL 温开水,患者无不适方可给予鼻饲流质饮食。

(2)少量多餐,逐步加量,患者无不适后应每隔 2 小时鼻饲 1 次,每次给予 200 mL 或根据患者需求适当增加量及次数,以保证鼻饲量。

(3)注意鼻饲饮食中各种营养的供给,包括蛋白质、热量、维生素、纤维素等。

(4)观察患者鼻饲后反应,如患者出现腹胀、腹泻、恶心、呕吐等,及时通知医师予以处理。

(5)做好鼻饲管护理:防止扭曲、打折及脱出;鼻饲前后用 30 mL 温水冲管,以防堵管。

5.疼痛的护理

(1)评估疼痛的部位、程度,告知患者疼痛的原因及可能持续的时间。

(2)床头抬高 30°~45°,利于术后患者呼吸,减轻水肿及颈部切口张力,在协助患者改变卧位时注意头部的保护。

(3)吸痰时动作轻柔,防止剧烈咳嗽加剧切口疼痛。

(4)必要时遵医嘱给予镇痛泵或镇痛药物。

6.语言交流障碍护理

(1)多与患者沟通,同时鼓励患者与他人交流,可使用写字板、图片、手语等方式。

(2)要耐心领会患者所表达需求,并尽量满足。

7.患者适应自己的形象改变

(1)关爱患者,鼓励其表达自己的感受,调动家庭、社会支持系统,使者树立战胜疾病的信心。

(2)请同病种恢复好的患者现身说法。

(3)教会患者自我护理,用一些遮盖气管套管口或气管瘘口的技巧如穿自制立领衬衫、佩戴自制围巾等。

8.防止发生肺部感染及压疮

鼓励并协助患者早日下床活动,开始活动要适量。

(三)放射治疗的护理

1.观察呼吸

放射治疗可致喉黏膜肿胀,喉阻塞加重。故如有呼吸困难的患者应先行气管切开,然后进行放疗;已做气管切开术的患者,放疗前需更换非金属性气管套管,喉部分切除术后达拔管指征的患者结束放疗后再拔除气管套管。

2.皮肤护理

颈部皮肤若有发黑、红肿、糜烂等放疗反应,应用温水清洁,勿用肥皂、沐浴露等擦拭皮肤。清洁后涂抗生素油膏加以保护。

3.心理护理

向患者及家属讲解早期喉癌患者经放射治疗可达到治愈的目的,晚期喉癌患者放疗配合手术治疗能降低癌肿复发率和颈淋巴结转移率,为患者树立信心,克服放疗反应,坚持完成每个疗程。

(四)健康指导

1.气管套管或气管瘘口的护理

(1)保持局部清洁:①照镜子观察气管套管口或气管瘘口周围是否有痰液或痰痂附着,可用湿润棉签清洁,切勿伸入套管或瘘口擦拭,以防棉签误吸入气道,必要时用消毒棉球消毒气管套管口或气管瘘口周围皮肤。②教会患者或家属清洗、消毒、佩戴气管内套管或全喉套管的方法,以防感染。

(2)加强保护:①外出时用有系带的清洁纱布系在颈部,遮住气管套管口或气管瘘口,防止异物及灰尘吸入。②沐浴时避免水流入气管套管口或气管瘘口内。

2.湿化气道,防痰痂形成

(1)遵医嘱定时向气道内滴入湿化液,以稀释痰液防止痰痂形成。

(2)鼓励多饮水,保证体内水分供应充足。

(3)对室内干燥的空气进行加湿。

(4)如果气道内有痂皮形成,切勿自行处理,应去医院请医师清理。

3.疾病知识指导

(1)防止上呼吸道感染:不可去人群密集场所;加强锻炼,提高免疫力;勿进行水上运动,注意劳逸结合,勿剧烈运动。

(2)加强营养:进高蛋白、高热量、高维生素、高纤维素的饮食;禁烟酒和刺激性食物,保持大便通畅。

(3)指导患者加强恢复头、颈、肩部功能的训练。

4.自我监测

(1)遵医嘱定期随访、复查,1个月内每两周1次,3个月内每月1次,1年内每3个月1次,1年后每半年1次。

(2)气管套管口或气管瘘口发现新生物、颈部触及包块、出现出血或呼吸困难等情况及时就诊。

5.发声功能康复训练

(1)食管发声:最为经济、简便、得到患者认可的方法。具体如下:吞咽空气并贮留在食管上段,然后以打嗝的方式将空气吐出,从而振动咽、食管部分发出声音,再配合口腔、舌、唇的动作,即构成语句。缺点是发声断续,不能讲长句子。并需患者有较好的体力及长期的训练。

(2)电子喉发声:喉全切除患者常用的交流方式。具体如下:将电子喉置于患者颌部或颈部做说话动作,利用音频振荡器产生声音。缺点是带有杂音,不够自然,不易理解。

(3)食管气管造瘘术:通过手术方式在气管后壁与食管前壁之间造瘘,插入发声钮(单向阀)。发声原理为:患者吸气后,堵住气管瘘口,使呼出的气体通过单向阀进入食管上端和下咽部,产生振动而发声,再配合患者口腔、舌、嘴唇、牙的动作形成语言。食管气管造瘘术的缺点为不是所有患者都适合此手术,而且手术易产生局部感染等并发症。

(孙智慧)

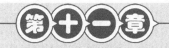

急诊科护理

第一节 昏 迷

昏迷是一种严重的意识障碍、随意运动丧失、对体内外(如语言、声音、光、疼痛等)一切刺激均无反应并出现病理反射活动的一种临床表现。在临床上,可由多种原因引起,并且是病情危重的表现之一。因此,如遇到昏迷的患者,应及时判断其原因,选择正确的措施,争分夺秒地抢救,以挽救患者生命。

昏迷的原因分为颅内、颅外因素。①颅内因素:中枢神经系统炎症(脑膜炎、脑脓肿、脑炎等),脑血管意外(脑出血、脑梗死、蛛网膜下腔出血),占位性病变(脑肿瘤、颅内血肿),脑外伤,癫痫。②颅外病因:严重感染(败血症、伤寒、中毒性肺炎等),心血管疾病(休克、高血压脑病、阿-斯综合征等),内分泌与代谢性疾病(糖尿病酮症酸中毒、低血糖、高渗性昏迷、肝昏迷、尿毒症等),药物及化学物品中毒(有机磷农药、一氧化碳、安眠药、麻醉剂、乙醚等),物理因素(中暑、触电)。

一、昏迷的临床表现

昏迷是病情危重的标志,病因不同其临床表现也各异。

(1)伴有抽搐者,见于癫痫、高血压脑病、脑水肿、尿毒症、脑缺氧、脑缺血等。

(2)伴有颅内压增高者,见于脑水肿、脑炎、脑肿瘤、蛛网膜下腔出血等。

(3)伴有高血压者,见于高血压脑病、脑卒中、嗜铬细胞瘤危象。

(4)伴有浅弱呼吸者,见于肺功能不全、药物中毒、中枢神经损害。

(5)患者呼出气体的气味对诊断很有帮助,如尿毒症患者呼出气体有氨气味,酮症酸中毒有烂苹果味,肝昏迷有肝臭味。

二、护理评估

(一)健康史

应向患者的家属或有关人员详细询问患者以往有无癫痫发作、高血压病、糖尿病及严重的心、肝、肾和肺部等疾病。了解患者发作现场情况,发病之前有无外伤或其他意外事故(如服用毒物、高热环境下长期工作、接触剧毒化学药品和煤气中毒等),最近患者的精神状态和与周围人的关系。

(二)身体状况

1.主要表现

应向患者家属或有关人员详细询问患者的发病过程、起病时有无诱因、发病的急缓、持续的时间、演变经过;昏迷是首发症状还是由其他疾病缓慢发展而来的,昏迷前有无其他表现(指原发病的表现:如有无剧烈头痛、喷射样呕吐;有无心前区疼痛;有无剧烈的咳嗽、咳粉红色痰液、严重的呼吸困难、发绀;有无烦躁不安、胡言乱语;有无全身抽搐;有无烦渴、多尿、烦躁、呼吸深大、呼气呈烂苹果味等),以往有无类似发作史,昏迷后有无其他的表现。

2.体格检查

(1)观察检查生命体征。①体温:高热提示有感染性或炎症性疾病。过高可能为中暑或中枢性高热(脑干或下丘脑损害)。过低提示为休克、甲状腺功能低下、低血糖、冻伤或镇静安眠药过量。②脉搏:不齐可能为心脏病。微弱无力提示休克或内出血等。过速可能为休克、心力衰竭、高热或甲状腺功能亢进危象。过缓可能为房室传导阻滞或阿-斯综合征。缓慢而有力提示颅内压增高。③呼吸:深而快的规律性呼吸常见于糖尿病酸中毒,称为 Kussmual 呼吸;浅而快速的规律性呼吸见于休克、心肺疾病或安眠药中毒引起的呼吸衰竭;脑的不同部位损害可出现特殊的呼吸类型,如潮式呼吸提示大脑半球广泛损害,中枢性过度呼吸提示病变位于中脑被盖部,长吸式呼吸为脑桥上部损害所致,丛集式呼吸系脑桥下部病变所致,失调式呼吸是延髓特别是其下部损害的特征性表现。④血压:过高提示颅内压增高、高血压脑病或脑出血。过低可能为脱水、休克、心肌梗死、镇静安眠药中毒、深昏迷状态等。昏迷时不同水平脑组织受损的表现见表 11-1。

表 11-1　昏迷对不同水平脑组织受损的表现

脑受损部位	意识	呼吸	瞳孔	眼球运动	运动功能
大脑	嗜睡、昏睡、昏迷、去皮质状态	潮式呼吸	正常	游动、向病灶侧凝视	偏瘫、去皮质强直
间脑	昏睡、昏迷、无动性缄默	潮式呼吸	小	游动、向病灶侧凝视	偏瘫、去皮质强直
中脑	昏睡、昏迷、无动性缄默	过度换气	大、光反应消失	向上或向下偏斜	交叉偏、去大脑强直
脑桥	昏睡、昏迷、无动性缄默	长吸气性、喘息性	小如针尖样	浮动向病灶对侧凝视	交叉偏、去大脑强直较轻
延髓	昏睡、昏迷、无动性缄默	失调性、丛集性呼吸	小或大	眼-脑反射消失	交叉性瘫呈迟缓状态

(2)神经系统检查。①瞳孔:正常瞳孔直径为 2.5～4 mm,小于 2 mm 为瞳孔缩小,大于 5 mm 为瞳孔散大。双侧瞳孔缩小见于吗啡中毒、有机磷杀虫药中毒、巴比妥类药物中毒、中枢神经系统病变等,如瞳孔针尖样缩小(小于 1 mm),常为脑桥病变的特征,1.5～2.0 mm 常为丘脑或其下部病变。双侧瞳孔散大见于阿托品、山莨菪碱、多巴胺等药物中毒,中枢神经病变见于中脑功能受损;双侧瞳孔散大且对光反射消失表示病情危重。两侧瞳孔大小若相差 0.5 mm 以上,常见于小脑天幕病及霍纳综合征。②肢体瘫痪:可通过自发活动的减少及病理征的出现来判断昏迷患者的瘫痪肢体。昏迷程度深的患者可重压其眶上缘,疼痛可刺激健侧上肢出现防御反应,患侧则无;可观察患者面部疼痛的表情判断有无面瘫;也可将患者双上肢同时托举后突然放开任其坠落,瘫痪侧上肢坠落较快,即坠落试验阳性;偏瘫侧下肢常呈外旋位,且足底的疼痛刺激下肢回

缩反应差或消失,病理征可为阳性。③脑膜刺激征:伴有发热者常提示中枢神经系统感染;不伴发热者多为蛛网膜下腔出血。如有颈项强直应考虑有无中枢神经系统感染、颅内血肿或其他造成颅内压升高的原因。④神经反射:昏迷患者若没有局限性的脑部病变,各种生理反射均呈对称性减弱或消失,但深反射也可亢进。昏迷伴有偏瘫时,急性期患侧肢体的深、浅反射减退。单侧病理反射阳性,常提示对侧脑组织存在局灶性病变,如果同时出现双侧的病理反射阳性,表明存在弥漫性颅内损害或脑干病变。⑤姿势反射:观察昏迷患者全身的姿势也很重要,临床上常见两种类型:一种为去大脑强直,表现为肘、腕关节伸直,上臂内旋和下肢处于伸展内旋位。提示两大脑半球受损且中脑及间脑末端受损。另一种为去皮质强直,表现为肘、腕处于屈曲位,前臂外翻和下肢呈伸展内旋位。提示中脑以上大脑半球受到严重损害。这两种姿势反射,可为全身性,亦可为一侧性。

(3)检查患者有无原发病的体征:有无大小便失禁,呼气有无特殊气味,皮肤颜色有无异常,肢端是否厥冷,肺部听诊有无湿啰音,听诊心脏的心音有无低钝,有无心脏杂音,腹肌有无紧张,四肢肌肉有无松弛,四肢肌力有无减退,眼球偏向哪侧,眼底检查有无视盘水肿。

(三)心理状况

由于患者病情发展快、病情危重,以及抢救中紧张的气氛、繁多的抢救设施,常引起患者家属的焦虑,而病情的缓解需要时间,家属常因关心患者而产生对治疗效果不满意。

(四)实验室检查

1.CT 或 MRI 检查

怀疑脑血管意外的患者可采取本项目,可显示病变的性质、部位和范围。

2.脑脊液检查

怀疑脑膜炎、脑炎、蛛网膜下腔出血的患者可选择,可提示病变的原因。

3.血糖、尿酮测定

怀疑糖尿病酮症酸中毒、高渗性昏迷、低血糖的患者可选择本项目,能及时诊断,并在治疗中监测病情变化。此外,根据昏迷患者的其他病因选择相应的检查项目,以尽快做出诊断,为挽救患者生命争取时间。

(五)判断昏迷程度

由于昏迷患者无法沟通,导致询问病史困难,因此,护士能够正确地进行病情观察和判断就显得非常重要,首先应先确认呼吸和循环系统是否稳定,而详细完整的护理体检应等到对患者昏迷的性质和程度判断后再进行。

1.临床分级法

主要是给予言语和各种刺激,观察患者反应情况,加以判断,如呼叫姓名、推摇肩臂、压迫眶上切迹、针刺皮肤、与之对话和嘱其执行有目的的动作等。注意区别意识障碍的不同程度:①嗜睡,是程度最浅的一种意识障碍,患者经常处于睡眠状态,唤醒后定向力基本完整,但注意力不集中,记忆稍差,如不继续对答,很快又入睡。②昏睡,处于较深睡眠状态,不易唤醒,醒时睁眼,但缺乏表情,对反复问话仅能做简单回答,回答时含混不清,常答非所问,各种反射活动存在。③昏迷,意识活动丧失,对外界各种刺激或自身内部的需要不能感知。按刺激反应及反射活动等可分三度(表 11-2)。

表 11-2　昏迷的临床分级

昏迷分级	疼痛刺激反应	无意识自发动作	腱反射	瞳孔对光反射	生命体征
浅昏迷	有反应	可有	存在	存在	无反应
中昏迷	重刺激可有	很少	减弱或消失	迟钝	轻度变化
深昏迷	无反应	无	消失	消失	明显变化

2.昏迷量表评估法

(1)格拉斯哥昏迷量表(GCS)：是在 1974 年英国 Teasdale 和 Jennett 制定的。以睁眼(觉醒水平)、言语(意识内容)和运动反应(病损平面)三项指标的 15 项检查结果来判断患者昏迷和意识障碍的程度。以上三项检查共计 15 分，凡积分低于 8 分，预后不良；5～7 分预后恶劣；积分小于 4 分者罕有存活。即以 GCS 分值愈低，脑损害的程度愈重，预后亦愈差。而意识状态正常者应为满分(15 分)。

此评分简单易行，比较实用。但临床发现：3 岁以下小孩不能合作；老年人反应迟钝，评分偏低；语言不通、聋哑人、精神障碍患者等使用受到限制；眼外伤影响判断；有偏瘫的患者应根据健侧作为判断依据。此外，有人提出，GCS 用于评估患者意识障碍的程度，不能反映出极为重要的脑干功能状态(表 11-3)。

表 11-3　GCS 计分法

记分项目	反应	计分
Ⅰ.睁眼反应	自动睁眼	4
	呼唤睁眼	3
	刺激睁眼	2
	任何刺激不睁眼	1
Ⅱ.语言反应	对人物、时间、地点定向准确	5
	不能准确回答以上问题	4
	胡言乱语、用词不当	3
	散发出无法理解的声音	2
	无语言能力	1
Ⅲ.运动反应	能按指令动作	6
	对刺痛能定位	5
	对刺痛能躲避	4
	刺痛时肢体屈曲(去皮质强直)	3
	刺痛时肢体过伸(去大脑强直)	2
	对刺痛无任何反应	1
总分		

(2)Glasgow-Pittsburgh 昏迷观察表：在 GCS 的临床应用过程中，有人提出尚需综合临床检查结果进行全面分析，同时又强调脑干反射检查的重要性。为此，Pittsburgh 又加以改进补充了另外四个昏迷观察项目，即对光反射、脑干反射、抽搐情况和呼吸状态，称之 Glasgow-Pittsburgh

昏迷观察表,见表 11-4。合计为七项 35 级,最高为 35 分,最低为 7 分。在颅脑损伤中,35～28 分为轻型,27～21 分为中型,20～15 分为重型,14～7 分为特重型颅脑损伤。该观察表即可判定昏迷程度,也反映了脑功能受损水平。

表 11-4　Glasgow-Pittsburgh 昏迷观察表

项目		评分	项目		评分
Ⅰ.睁眼反应	自动睁眼	4		大小不等	2
	呼之睁眼	3		无反应	1
	疼痛引起睁眼	2	Ⅴ.脑干反射	全部存	5
	不睁眼	1		睫毛反射消失	4
Ⅱ.语言反应	言语正常(回答正确)	5		角膜反射消失	3
	言语不当(回答错误)	4		眼脑及眼前庭反射消失	2
	言语错乱	3		上述反射皆消失	1
	言语难辨	2	Ⅵ.抽搐情况	无抽搐	5
	不语	1		局限性抽搐	4
Ⅲ.运动反应	能按吩咐动作	6		阵发性大发作	3
	对刺激能定位	5		连续大发作	2
	对刺痛能躲避	4		松弛状态	1
	刺痛肢体屈曲反应	3	Ⅶ.呼吸状态	正常	5
	刺痛肢体过伸反应	2		周期性	4
	无反应(不能运动)	1		中枢过度换气	3
Ⅳ.对光反应	正常	5		不规则或低换气	2
	迟钝	4		呼吸停止	1
	两侧反应不同	3			

三、护理诊断

(一)意识障碍
意识障碍与各种原因引起的大脑皮质和中脑的网状结构发生抑制有关。

(二)清理呼吸道无效
清理呼吸道无效与患者意识丧失不能正常咳嗽有关。

(三)有感染的危险
危险与昏迷患者的机体抵抗力下降、呼吸道分泌物排出不畅有关。

(四)有皮肤完整性受损的危险
危险与患者意识丧失而不能自主调节体位、长期卧床有关。

四、护理目标

(1)患者的昏迷减轻或消失。

(2)患者的皮肤保持完整,无压疮发生。

(3)患者无感染的发生。

五、昏迷的救治原则

昏迷患者的处理原则:主要是维持基本生命体征,避免脏器功能的进一步损害,积极寻找和治疗病因。具体包括以下内容。

(1)积极寻找和治疗病因。

(2)维持呼吸道通畅,保证充足氧供,应用呼吸兴奋剂,必要时进行插管行辅助呼吸。

(3)维持循环功能,强心、升压、抗休克。

(4)维持水、电解质和酸碱平衡。对颅内压升高者,应迅速给予脱水治疗。每天补液量1 500~2 000 mL,总热量为1 500~2 000 kcal。

(5)补充葡萄糖,减轻脑水肿,纠正低血糖。用法是每次50%葡萄糖溶液60~100 mL静脉滴注,每4~6小时1次。但怀疑为高渗性非酮症糖尿病昏迷者,最好等血糖结果回报后再给葡萄糖。

(6)对症处理。防治感染,控制高血压、高热和抽搐,注意补充营养。注意口腔呼吸道、泌尿道和皮肤护理。

(7)给予脑代谢促进剂。

六、护理措施

(一)急救护理

(1)速使患者安静平卧,下颌抬高以使呼吸通畅。

(2)松解腰带、领扣,随时清除口咽中的分泌物。

(3)呼吸暂停者立即给氧或口对口人工呼吸。

(4)注意保暖,尽量少搬动患者。

(5)血压低者注意抗休克。

(6)有条件尽快输液。

(7)尽快呼叫急救站或送医院救治。

(二)密切观察病情

(1)密切观察患者的生命指征,神志、瞳孔的变化,神经生理反射有无异常,注意患者的抽搐、肺部的啰音、心音、四肢肢端温度、尿量、眼底视神经、脑膜刺激征、病理反射等,并及时、详细记录,随时对病情作出正确的判断,以便及时通知医师并及时进行相应的护理,并预测病情变化的趋势,采取措施预防病情的恶化。

(2)如患者出现呼吸不规则(潮式呼吸或间停呼吸)、脉搏减慢变弱、血压明显波动(迅速升高或下降)、体温骤然升高、瞳孔散大、对光反射消失,提示患者病情恶化,须及时通知医师,并配合医师进行抢救。

(三)呼吸道护理

协助昏迷患者取平卧位,头偏向一侧,防止呕吐物误吸造成窒息(图11-1)。帮助患者肩下垫高,使颈部舒展,防止舌后坠阻塞呼吸道,保持呼吸道通畅。立即检查口腔、喉部和气管有无梗阻,及时吸引口、鼻内分泌物,痰黏稠时给予雾化吸入。用鼻管或面罩吸氧,必要时需插入气管套管,机械通气。一般应使PaO_2至少高于10.7 kPa(80 mmHg),$PaCO_2$在4.0~4.7 kPa(30~35 mmHg)。

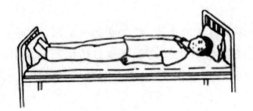

图 11-1　昏迷患者的卧位

(四)基础护理

1.预防感染

每 2～3 小时翻身拍背 1 次,并刺激患者咳嗽,及时吸痰。口腔护理 3～4 次/天,为防止口鼻干燥,可用 0.9％氯化钠水溶液纱布覆盖口鼻。患者眼睑不能闭合时,涂抗生素眼膏加盖纱布。做好会阴护理,防止泌尿系统感染。

2.预防压疮

昏迷患者由于不能自主调整体位,肢体长期受压容易发生压疮,护理人员应每天观察患者的骶尾部、股骨大转子、肩背部、足跟、外踝等部位,保持床单柔软、清洁、平整,勤翻身,勤擦洗,骨突处做定时按摩,协助患者被动活动肢体,并保持功能位,有条件者可使用气垫床。

3.控制抽搐

可镇静止痉,目前首选药物是地西泮,10～20 mg 静脉滴注,抽搐停止后再静脉滴注苯妥英钠 0.5～1.0 g,可在 4～6 小时内重复给药。

4.营养支持

给昏迷患者插胃管,采取管喂补充营养,应保证患者每天摄入高热量、高蛋白、高维生素、易消化的流质饮食,如牛奶、豆浆或混合奶、菜汤、肉汤等。B 族维生素有营养神经的作用,应予以补充。鼻饲管应每周清洗、消毒 1 次。

5.清洁卫生

(1)每天帮患者清洁皮肤,及时更换衣服,保持床铺的清洁干燥;如患者出现大小便失禁,应及时清除脏衣服,用清水清洁会阴部皮肤,迅速更换干净的衣服,长期尿失禁或尿潴留的患者,可留置尿管,定期开放(每 4 小时 1 次),每天更换 1 次尿袋,每周更换 1 次尿管,每天记录尿量和观察尿液颜色,如患者意识转清醒后,应及时拔出尿管,鼓励和锻炼患者自主排尿;如患者出汗,应及时抹干净,防止患者受凉。

(2)每天对患者进行口腔清洁,观察口腔和咽部有无痰液或其他分泌物、呕吐物积聚,如发现有,应及时清理口咽部和气管,防止患者误吸造成窒息。

(五)协助医师查明和去除病因

(1)遵医嘱采取血液、尿液、脑脊液、呕吐物等标本进行相应的检查,以查明患者昏迷的病因。

(2)及时建立静脉通道,为临床静脉用药提供方便。

(3)针对不同病因,遵照医嘱采取相应的医疗措施进行抢救。如有开放性伤口应及时止血、缝合、包扎;如消化道中毒者,及时进行催吐、洗胃、注射解毒剂;如糖尿病酮症酸中毒患者,及时应用胰岛素治疗并迅速补充液体;如癫痫持续状态患者,应及时应用苯妥英钠等药物。

(4)遵照医嘱维持患者的循环和脑灌注压,对直接病因已经去除的患者,可行脑复苏治疗(应用营养脑细胞的药物)以促进神经功能的恢复。

(六)健康教育

应向患者家属介绍如何照顾昏迷的患者,应注意哪些事项,如病情恶化,应保持镇静,及时与医师和护士联系。患者意识清醒后,应向患者和家属宣传疾病的知识,指导他们如何避免诱发原发病病情恶化的因素,并指导患者学会观察病情,及时发现恶化征象,及时就诊,以防止昏迷的再次发生。

七、护理评价

(1)患者的意识是否转清醒。

(2)患者的痰液是否有效排出。

(3)呼吸道是否保持通畅。

(4)皮肤是否保持完整,有无压疮,肺部有无感染发生。

(王延凤)

第二节 中 暑

一、中暑的病因、发病机制与分类

中暑广义上类似于热病,泛指高温高湿环境对人体的损伤。按严重程度递增顺序可细分为热昏厥、热痉挛、热衰竭和热射病(也就是狭义的中暑概念)。其他还有先兆中暑、轻症中暑等概念,因较含糊或与许多夏季感染性疾病的早期表现难以鉴别,仅用热昏厥、热痉挛、热衰竭和热射病等诊断已可描述各种中暑类型,故本节不做介绍。

民间喜欢将暑天发生的大部分疾病往中暑上套,事实上很多仅为病毒或细菌感染的早期表现(如感冒、胃肠炎等),需注意鉴别。同时民间还盛传中暑不能静脉补液的谬论,需注意与患者沟通解释。2010年7月,中暑已被列入了国家法定职业病目录。

(一)病因及发病机制

下丘脑通过调节渴感、肌张力、血管张力、汗腺来平衡产热与散热。

1.散热受限

散热机制有三种:出汗、传导对流、辐射。辐射为通过红外线散射,正常时占散热的65%,其与传导对流方式相比优点在于基本不耗能,但在高温环境下失效。而出汗在正常时占散热的20%,在高温环境下则成为主要散热方式,但需消耗水、电解质与能量,并在高湿环境性能下降,100%相对湿度时完全失效。

(1)环境因素:高温、高湿环境如日晒、锅炉房及厚重、不透气的衣物。一般温度>32 ℃或湿度>70%就有可能发生。

(2)自身体温调节功能下降:①自身出汗功能下降。肥胖、皮肤病如痂皮过厚、汗腺缺乏、皮肤血供不足、脱水、低血压、心脏病导致的心排血量下降如充血性心力衰竭导致皮肤水肿散热不良及老年人或体弱者等。②抑制出汗。酗酒、抗胆碱药如阿托品等、抗精神病药物、三环抗抑郁药、抗组胺药、单胺氧化酶抑制剂、缩血管药和β受体阻滞剂等。③脱水。饮水不足、利尿药、泻药等。④电解质补充不足。

2.产热过多

强体力活动时多见于青壮年或健康人,或药物如苯环利定、麦角酸二乙酰胺、苯异丙胺、可卡因、麻黄素类和碳酸锂等的使用。

3.脱水、电解质紊乱

中暑时因大量出汗、呼吸道水分蒸发和摄入水分不足造成大量失水,同时电解质丢失。但是往往丢水大于丢钠造成高渗性脱水。不同类型的脱水之间也可相互转化,如若伤员单纯补充饮用淡水会导致低渗性脱水。

(二)不同的中暑类型

1.热昏厥

脑血供不足。皮肤血管扩张及血容量不足导致突然低血压,脑及全身血供不足而意识丧失,多为体力活动后。此时皮肤湿冷,脉弱。收缩压低于 13.3 kPa(100 mmHg)。

2.热痉挛

低钠血症。为大量出汗而脱水、电解质损失,血液浓缩,然后单纯饮淡水导致稀释性低钠血症,引起骨骼肌缓慢的、痛性痉挛、颤搐,一般持续 1～3 分钟。由于体温调节、口渴机制正常,此时血容量尚未明显不足,生命体征一般尚稳定,如体温多正常或稍升高,皮肤多湿冷。

3.热衰竭

脱水、电解质缺乏。脱水、电解质缺乏造成发热、头晕、恶心、头痛、极度乏力,但体温调节系统尚能工作,治疗不及时会转变为热射病。与热射病在表现上的主要区别在于没有严重的中枢神经系统紊乱。此时口渴明显,肛温>37.8 ℃,皮肤湿,大量出汗,脉细速,可有轻度的中枢神经症状(头痛、乏力、焦虑、感觉错乱、歇斯底里),高通气(为了排出热量)而导致呼吸性碱中毒。其他症状还有恶心、呕吐、头晕、眼花、低血压等及热晕厥、热痉挛的症状。治疗关键是补液。

4.热射病

体温调节功能失调。为在热衰竭基础上再进一步发展,体温调节功能失调而引起的高热及中枢神经系统症状在内的一系列症状体征,在热衰竭的症状基础上会有典型的热射病症状:超高热、标志性特点、肛温>41 ℃。意识改变是标志性特点,神志恍惚并继发突发的癫痫、谵妄或昏迷;无汗,在早期可能有汗,但很快会进展到无汗。除以上 3 点外还有以下表现:血压先升后降,高通气导致呼吸性碱中毒,伴随心、肝、凝血、肾等损伤。热射病可分为两型:经典型以上症状在数天时间内慢慢递增,多见于湿热环境或老年、慢性病伤员,此型无汗;劳累型以上症状可迅速发生,多为青壮年,伴有体力活动,但可能还会继续出汗。治疗关键是降温补液并处理并发症。

二、现场评估与救护

(一)病史、查体

了解发病原因:①环境,包括环境温度与湿度、通风情况、持续时间、动作强度、身体状况及个体适应力等。②症状:如口干、乏力、恶心、呕吐、头晕、眼花、神志恍惚等。③查体:测量生命体征,如肛温、脉搏和血压等。

(二)评估体温

接诊可能为中暑的伤员后首先评估体温,如体温是否 39 ℃以上。

(1)若否,并考虑可能为热晕厥时。通过平卧位、降温、补充水分(肠内,必要时静脉)可恢复,必要时需观察监护以发现某些潜在的疾病。

体位治疗:平卧位,可将腿抬高,保证脑血供。

(2)若否,并考虑可能为热痉挛时。通过阴凉处休息、补充含电解质及糖分的饮料可恢复,在恢复工作前一般需休息1~3天并持续补充含钠饮料直到症状完全缓解。同时可通过被动伸展运动、冰敷或按摩来缓解痉挛。

口服补液方法:神志清时,饮用冷的含电解质及糖分的饮料(稀释的果汁、牛奶、市场上卖的运动饮料或稀盐汤等)来补充。

(3)若是,则可能为热衰竭或热射病。

(三)评估意识状态

若意识改变,可能为热射病,否则为热衰竭。

(四)热衰竭救护

若为热衰竭,马上开始静脉补液。

补液方法:严重时需要静脉输液来补充等张盐水,0.9%生理盐水、5%葡萄糖或林格液均可。2~4小时内可补充1 000~2 000 mL液体;并根据病情判断脱水的类型,判断后续补液种类。严重的低钠血症可静脉滴注最高3%的高张盐水。有横纹肌溶解风险时可加用甘露醇或碱化尿液,监测出入量,留置导尿管,维持尿量50 mL/h以上,来预防肾衰竭。神志清时也可口服补液。

(五)热射病救护

若为热射病,在气道管理、维持呼吸、维持循环的基础上马上降温到39 ℃(蒸发降温),处理并发症。

1.评估气道、保持呼吸道通畅,维持呼吸

注意气道的开放,必要时气管插管;置鼻胃管,可用于神志不清时补液及预防误吸。给氧,高流量给氧如100%氧气吸入直到体温降到39 ℃。

2.降温方法

脱离湿热环境,防止病情加重。置于凉快、通风的地点(室内、树荫下);松开去除衣物,尽量多的暴露皮肤。

(1)蒸发法降温:用冷水(15 ℃)喷到全身,并用大风量风扇对着伤员吹。其他方法还有腋窝、颈部、腹股沟、腘窝等浅表动脉处放置降温物品如冰袋等,以及冷水洗胃或灌肠,但效果不及蒸发法。有条件的使用降温毯。必要时可将身体下巴以下或仅四肢浸入冷水,直到体温降到39 ℃就停止浸泡,这对降温非常有效,但很可能会导致低血压及寒战,甚至可考虑使用肌肉松弛药来辅助降温。

(2)寒战的控制:氯丙嗪25~50 mg静脉注射或静脉滴注,或地西泮5~10 mg静脉注射,减少产热,注意血压呼吸监护。目标是迅速(1小时内)控制体温。

非甾体抗炎药应禁用(如阿司匹林、吲哚美辛、对乙酰氨基酚等),因中暑时非甾体抗炎药已无法通过控制体温调节中枢来达到降温效果,反而会延误其他有效治疗措施的使用。但可考虑使用糖皮质激素。

3.补液方法

参见热衰竭。但在神志障碍时口服补液要慎用,防止误吸。

三、进一步评估与救护

(一)辅助检查

辅助检查主要用来了解电解质及评估脏器损伤。血电解质(热痉挛:低钠;热射病:高钠、低钠、低钾、低钙、低磷均可能)、肾功能(肌酐、血尿素氮升高,高尿酸)、血气分析(呼吸性碱中毒、代谢性酸中毒、乳酸酸中毒)、尿常规(比重)、血常规(白细胞增多、血小板减少)、心肌酶学、转氨酶、出血和凝血时间(凝血酶原时间延长、弥散性血管内凝血)、心电图(心肌缺血,ST-T改变),必要时血培养。评估肾衰竭、心力衰竭、呼吸窘迫、低血压、血液浓缩、电解质平衡、凝血异常的可能。

(二)评估脱水的类型

根据病情判断是等渗、高渗还是低渗性脱水。中暑时多为高渗性脱水,但若伤员单纯饮用淡水会导致低渗性脱水。

(三)鉴别是否为药物或其他疾病引

比如恶性综合征,如抗精神病药物引起的高烧、强直及昏迷;恶性高热,如麻醉药引起;血清素综合征,如5-羟色胺选择性重摄取抑制剂与单胺氧化酶抑制剂合用引起;抗胆碱药、三环抗抑郁药、抗组胺药、吸毒、甲状腺功能亢进毒症、持续长时间的癫痫、感染性疾病引起的发热。

(四)注意病情进展

热衰竭伤员体温进一步升高并出汗,停止时会转为热射病。

(五)各种并发症的处理

呼吸衰竭如低氧、气道阻力增加时若考虑ARDS,需呼吸机PEEP模式支持人工呼吸。监测血容量及心源性休克的可能,血流动力学监测如必要时漂浮导管测肺动脉楔压、中心静脉压等,低血压、心力衰竭时补液、使用血管活性药物如多巴酚丁胺。持续的昏迷癫痫需进一步查头颅CT、腰穿、气管插管、呼吸机支持。凝血异常如紫癜、鼻衄、呕血或弥散性血管内凝血等,监测出血和凝血血小板等,考虑输注血小板及凝血因子,若考虑弥散性血管内凝血早期给予肝素。少尿、无尿、肌酐升高、肌红蛋白尿等肾衰竭表现:补液维持足够尿量,必要时透析治疗。

若在急性期得到恰当及时治疗,没有意识障碍或血清酶学升高的伤员多数能在1~2天内恢复。

四、健康教育

最重要的是预防。教育公众,中暑是可预防的。避免长时间暴露于湿热环境,使用遮阳设备,多休息。在进入湿热环境前及期间多饮含电解质及糖分的冷饮如稀释的果汁、市场上卖的运动饮料或1%稀盐汤、非碳酸饮料来补充水分电解质。特别是告知一些老年人不要过分限制食盐摄入。避免含咖啡因的饮料,因其会兴奋导致产热增多。教育高危人群:体力劳动者、运动员、老年、幼儿、孕妇、肥胖、糖尿病、酗酒、心脏病等,以及使用吩噻嗪类、抗胆碱能类等药时的人都是高危人群,不要穿厚重紧身衣物,认识中暑的早期症状体征。告知中暑伤员,曾经中暑过,以后也容易中暑,如对热过敏,起码4周内避免再暴露。暑天有条件地使用空调降温。在暑天不能把儿童单独留在车内。

(王延凤)

第三节 淹　溺

一、疾病概论

淹溺又称溺水,是指人淹没于水中,水和水中污泥、杂草堵塞呼吸道或反射性喉、支气管痉挛引起通气障碍而窒息。如跌入粪池、污水池和化学物品池中,可引起皮肤和黏膜损伤及全身中毒。

(一)病因及发病机制

1.病因

淹溺最常见的原因是溺水,造成淹溺的主要因素包括以下几点。

(1)游泳时或意外事件时落入水中,可发生淹溺。如游泳中换气过度,体内 CO_2 排出过多,引起呼吸性碱中毒,导致手足抽搐;疲劳过度、水温过低等原因可引起腓肠肌痉挛而发生淹溺。

(2)水下作业时潜水用具发生故障,发生潜水病,或潜水时间过长、过度疲劳,而使体内血氧饱和度过低,引起意识障碍而发生淹溺。

(3)人不慎跌入粪池、污水池、化学物质储存池中,造成淹溺,并引起皮肤和黏膜损伤及全身中毒。

2.发病机制

(1)人淹没于水中,多因紧张、惊恐、寒冷等因素的强烈刺激,反射性地引起喉头和支气管痉挛,声门紧闭,造成缺氧。

(2)由于缺氧,淹溺者被迫进行深呼吸。吸入的水愈多,肺顺应下降愈明显,最终出现呼吸衰竭,产生低氧血症、高碳酸血症及呼吸性酸中毒,并可伴有代谢性酸中毒。低氧血症及组织缺氧最终导致肺水肿甚至脑水肿。

(3)如呼吸道吸入淡水,水可迅速经肺泡被吸收入血液循环,使血容量增加,血液稀释而发生血、电解质平衡失常,红细胞破裂引起血管内溶血,血钾浓度增高,血钠、血钙、血氯浓度降低,血浆蛋白减少。如海水进入呼吸道和肺泡,引起血容量减少,造成血液浓缩,血钠、血氯、血钙、血镁浓度增加。高钙血症可引起心动过缓和传导阻滞,甚至心脏停搏;高镁血症可抑制中枢神经和周围神经,扩张血管,而血容量减少又使血压下降,动脉血氧分压降低,机体缺氧,引起脑水肿、代谢性酸中毒,最终导致心力衰竭、循环障碍。两者的病理特点比较见表11-5。

表 11-5　淡水淹溺与海水淹溺病理特点比较

项目	淡水淹溺	海水淹溺
血液总量	增加	减少
血液渗透压	降低	增加
电解质变化	钾离子增加、钠离子、钙离子、镁离子减少	钠离子、钙离子、镁离子、氯离子增加
心室颤动发生率	常见	少见
主要死因	急性肺水肿、脑水肿、心力衰竭、心室颤动	急性肺水肿、脑水肿、心力衰竭

(二)临床表现

患者从水中被救上岸后,主要表现有:①神志不清。②皮肤发绀、四肢冰冷。③呼吸、心跳微弱或已停止,血压测不到。④口旁、鼻内充满泡沫状液体。⑤胃扩张。

(三)救治原则

(1)立即清理口、鼻中的污泥、水草等杂物,保持呼吸道畅通。若呼吸道被水阻塞,要立即取俯卧位,头偏向一侧,腹下垫高,救护者用手按压其背部;或救护者一腿跪地一腿屈膝,将淹溺者腹部置于救护者屈膝的腿上,头部向下并偏向一侧,救护者用手按压其背部,可使呼吸道和胃部的积水倒出;也可将淹溺者扛在救护者的肩上,肩顶住淹溺者的腹部,上下抖动以达到排水的目的。注意排水时间不可过长,倒出口、咽、气管内的水分即可,以免延误抢救的时机。如为海水淹溺,高渗性液体使血浆渗入肺部,此时应取低头仰卧位,以利水分引流。

(2)呼吸、心脏停搏者立即行心肺脑复苏。

(3)输氧:几乎所有的患者都存在低氧血症。可吸入高浓度氧或进行高压氧治疗,如有条件可使用人工呼吸机。

(4)复温:如患者体温过低,根据情况做好体外或体内复温措施。

(5)维持水、电解质平衡:淡水淹溺者,适当限制入水量,并积极补充氯化钠溶液;海水淹溺者,因血容量低,不宜过分限制入水量,并注意补液,纠正低血容量;根据患者病情,酌情补充碳酸氢钠。以纠正代谢性酸中毒。

(6)防治并发症:如肾上腺糖皮质激素可防治肺水肿、脑水肿、ARDS及溶血等。如合并急性肾功能不全、心律失常、心功能不全、弥散性血管内凝血等,应及时做出相应处理。

二、护理评估

(一)病史

淹溺最常见于儿童、青少年。应详细了解淹水的时间、水温、被救起的方式、现场处理情况等。

(二)身心状况

1.症状与体征

患者常有意识障碍,牙关紧闭,呼吸、心脏搏动微弱或停止。皮肤黏膜苍白或发绀,四肢发冷,口腔、鼻腔内可充满泡沫、泥沙、水草等,上腹部膨胀、隆起伴胃扩张。复苏过程中可出现各种心律失常、心力衰竭、ARDS、脑水肿、弥散性血管内凝血及急性肾衰竭等,病程中常合并肺部感染。淹溺发生在寒冷水中,可出现低温综合征。

2.心理与社会

患者苏醒后,常可出现焦虑、恐惧、失眠,甚至出现短时记忆丧失。

(三)辅助检查

1.血常规

淡水淹溺者可出现血红蛋白下降。

2.血气分析

可出现低氧血症、高碳酸血症、呼吸性酸中毒合并代谢性酸中毒。

3.电解质

淡水淹溺者可出现血清钠、血清氯降低,血清钾增高;海水淹溺者,血清钠、血清氯、血清镁、血清钙可增高。

4.胸部 X 线检查

可见肺不张或肺水肿,肺野可见大片絮状炎性渗出物。

三、护理诊断

(一)液体量过多

液体量过多与淹溺者吸入的水可迅速经肺泡进入血液循环,使血容量增加有关。

(二)意识障碍

意识障碍与低氧血症、脑组织缺氧、肺水肿、脑水肿有关。

(三)潜在并发症:心脏停搏

心脏停搏与心肌严重缺氧、电解质紊乱、心律失常有关。

四、护理目标

(1)清除患者体内过多体液,恢复正常呼吸。

(2)患者意识清楚,反应正常,生活自理。

(3)患者未发生心脏停搏,或心脏停搏经心肺脑复苏后恢复正常。

五、护理措施

(一)一般护理

(1)迅速清除呼吸道异物。

(2)吸氧:对于心肺复苏有效者,给予高流量氧气吸入。

(3)迅速建立静脉通道,并保持输液畅通。

(4)加强基础护理:对昏迷患者要注意皮肤护理,定时翻身,以预防压疮;呼吸道分泌物较多者,应吸痰、翻身、拍背,以利排痰;定时清洁口腔。可留置胃管,用于胃肠减压和防止呕吐。

(二)急救护理

(1)立即行心肺脑复苏,直至出现自主呼吸和心律。如心脏搏动、呼吸未恢复者,继续行人工呼吸和胸外心脏按压,边转运边抢救。

(2)注意患者的神志变化,昏迷患者要观察瞳孔的大小、对光反射,注意有无散大、固定。

(3)监测每小时尿量。出入量相差过多时应通知医师,便于及时发现肾脏损害和心力衰竭。

(4)严密观察生命体征的变化。随时采取应急措施,做好观察记录。

(5)对于神志已经清醒,肺部检查正常,但还存在缺氧、酸中毒或低温者,应注意保温,并继续留在观察室,以防止病情反复和恶化。对于淹溺的危重患者,呼吸、心脏搏动没有恢复或已恢复但不稳定者,应送重症监护病房抢救。对于心电监护的心律、血压、血氧饱和度的变化,随时通知医师,及时处理。

(6)对复苏成功者,要观察 24~48 小时,防止患者出现病情反复。

(三)心理护理

患者清醒后,精神可能受到极大刺激和创伤,甚至留下遗忘症、惊恐等精神症状。针对患者的具体情况,护士应针对患者的具体情况,给予患者精心的心理护理。培养患者的自理能力,使心理重新康复。

六、护理评价

(1)患者肺水肿消退,呼吸频率、节律正常,低氧血症被纠正。

(2)患者神志清楚,思维敏捷,恐怖心理消除。

(3)未发生心脏停搏,或经复苏术后心律恢复正常,生命体征平稳。

(王延凤)

第四节 烧 伤

一、现场急救

(一)及时脱离致伤源

1.火焰烧伤

火焰烧伤急救措施见表11-6。

表 11-6 火焰烧伤脱离致伤源

灭火	应尽快离开火区,扑灭身上的火焰 迅速卧地滚动或用衣、被等覆盖灭火 也可跳进附近水池或清河沟内灭火
煤气泄漏	应立即关闭煤气开关 帮助伤者离开密闭和通风不良现场,避免或减轻吸入性损伤 切忌打火、开灯及敲打玻璃,以防发生爆炸
汽油烧伤	凝固汽油烧伤应立即用湿布数层或湿被、湿衣物 覆盖创面,使之与空气隔绝,时间要长,以免复燃
注意事项	火焰烧伤后切忌喊叫、站立奔跑、或用手扑打灭火,以防呼吸道和双手烧伤,创面冲洗后不要涂以中药、甲紫、香灰等有色物质,也不要涂抹牙膏、蛋清、泡菜水等,更不能涂以活血化瘀中药,以免诱发急性肾衰竭

2.热液烫伤

热液烫伤急救措施见表11-7。

表 11-7 热液烫伤脱离致热源

脱离方法	首先帮助伤者迅速脱离致热源 迅速跳入就近冷水池中或剪开被浸湿衣服 若为四肢小面积烧伤,可将患处浸泡在冷水中或用流动自来水冲洗,多需 0.5～1 小时,以减轻疼痛和局部损害
注意事项	不宜脱衣物,应小心剪开 流动水冲洗时冲力不宜过大

3.化学烧伤

化学烧伤急救措施见表 11-8。

表 11-8　化学烧伤脱离致热源

生石灰烧伤	先用干布将生石灰粉末去除干净 再用流动清水冲洗,以防生石灰遇水产热,使创面加深
沥青烧伤	用水降温后,可用汽油或松节油清洗
磷烧伤	应立即扑灭火焰,脱去污染的衣服,隔绝空气 先用干布擦掉磷颗粒,可在夜间或暗室内用镊子将颗粒清除 再用大量清水冲洗创面及其周围的正常皮肤 浸入流水中洗刷更好 冲洗要半小时以上 冲洗后创面忌暴露和用油质敷料包扎,可用湿布覆盖创面 四肢可用水浸泡,使磷与空气隔绝以防燃烧
石炭酸烧伤	因石炭酸不溶于水,所以应先用肥皂水冲洗后再用清水冲洗
硫酸烧伤	脱去被污染衣物 防止硫酸烧伤范围扩大 立即用大量流动清水冲洗
注意事项	迅速脱离现场,脱去被化学物质浸渍的衣服,注意保护未被烧伤的部位 无论何种化学物质烧伤均用大量流动清水冲洗 2 小时以上,禁用中和剂 流动水冲洗强调大量、现场进行 头面部烧伤时,应首先注意眼,优先予以冲洗,还要注意耳、鼻、口的冲洗,冲洗要彻底,禁用手或手帕揉擦五官

4.电烧伤

电烧伤急救措施见表 11-9。

表 11-9　电烧伤脱离致热源

电火花、电弧烧伤	立即切断电源,或用不导电的物体拨离电源,呼吸心搏骤停者进行心肺复苏
电击伤	触电时应立即切断电源,使伤员脱离电源 为争取时间,可利用现场附近的绝缘物品挑开或分离电器、电线
注意事项	不可用手拉伤员或电器、电线,以免施救者触电 切断电源和灭火后,发现伤员出现昏迷休克、呼吸不规则、呼吸、心跳停止,应立即进行现场抢救 心跳、呼吸恢复后迅速将伤员转送到最近的医疗单位进行处理

5.热压伤

热压伤脱离致熟源措施见表 11-10。

表 11-10　热压伤脱离致熟源

脱离方法	切断运转机械电源 降温:可用大量流动冷水冲淋高温机械及受压部位 想办法尽快解除压力,必要时可拆卸或切割机器
注意事项	热压伤一般受伤时间长,应注意安抚患者情绪 切割机器会产热,应注意局部降温

（二）急救护理措施

急救护理措施见表11-11。

表 11-11　急救护理措施

判断伤情	首先检查危及伤员生命的合并伤：如大出血、窒息、开放性气胸、严重中毒、骨折、脑外伤等 初步估计烧伤面积和深度 询问受伤经历
脱离现场	一般伤员经灭火后，应及时脱离现场，转移至安全地带及就近的医疗单元
补液治疗	如急救现场不具备输液条件，烧伤后一般可口服烧伤饮料或淡盐水，也要少量多次，如出现腹胀或呕吐，应即停用，切忌大量饮用白开水、饮料、牛奶等不含盐的非电解质液 烧伤较重者，如条件允许应快速建立静脉通道，给予静脉补液，对于重度烧伤患者应开放两条静脉通道，确保液体按时足量输入
创面护理	烧伤急救时，创面仅清水冲洗，不宜涂敷药物、甲紫、蛋清、中药 灭火后应开始注意防止创面污染，可用烧伤制式敷料或其他急救包、三角巾等进行包扎，或身边干净床单、衣服等进行简单覆盖创面 寒冷季节应注意保暖
疼痛护理	评估患者疼痛情况 对轻度烧伤患者，可遵医嘱予以口服止痛片或肌内注射哌替啶 大面积烧伤患者，由于外周循环差和组织水肿，肌内注射不易吸收，可将哌替啶稀释后静脉缓慢推注 老人、婴幼儿、合并吸入性损伤或颅脑损伤者禁用哌替啶和吗啡 对所用的药物名称、剂量、给药途径和时间必须详细记录
心理护理	与患者及家属交谈，观察中，了解心理需求及心理反应 针对个体情况进行针对性的心理护理 介绍治疗疾病相关知识，消除患者不必要的担心 指导患者自我放松

（三）转送护理措施

1.现场转送

（1）经现场急救以后，应急送到就近的医院进行抗休克及创面处理。

（2）不要向较远的大医院或专科医院转送，以免耽误抢救时机。有临床资料显示，烧伤后是否能得到及时的液体复苏与休克的发生率息息相关，而病员是否平稳度过休克期与病员的死亡率呈正相关关系。原则上，在决定后送或转院时一定要病员的休克基本稳定，不能因为转送病员延误休克的救治。如果早期救治困难，可请上级医院会诊。

2.经初步处理后转送上级医院

经初步处理后转送上级医院见表11-12。

（四）急诊科救治护理措施

1.轻、中度烧伤患者的急诊救治护理措施

轻、中度烧伤患者的急诊救治护理措施见表11-13。

2.严重烧伤患者的急诊救治护理措施

严重烧伤患者的急诊救治护理措施见表11-14。

表 11-12　转送护理

转送禁忌证	患者休克未得到纠正
	呼吸道烧伤未得到适当处理
	患者有合并伤或并发症,途中有发生危险的可能
	转送距离超过 150 km,应特别慎重
转送时机	烧伤面积 29% 以下者,休克发生率低,与入院时间无明显关系,随时转送均可
	烧伤面积 30%～49% 的患者,最好能在伤后 8 小时内送到指定的医院,否则最好在当地医院抗休克治疗后在转送,或在转送途中进行补液治疗
	烧伤面积 50%～69% 的患者,最好能在伤后 4 小时内送到指定医院,或就地抗休克使患者情况相对稳定后 24 小时后再转送
	烧伤面积在 70%～100% 的患者,在伤后 1～2 小时送到附近医院,否则应在原单位积极抗休克治疗,等休克控制后,于 48 小时后再转送
	小孩、老年人代偿能力差,休克发生早,面积不大也可发生休克,一般可参照成人转送时机增加一个档次
	对每一位烧伤患者,最合适的后送时机应依具体情况(烧伤深度、烧伤面积、吸入性损伤、复合伤、中毒等)及转送条件等综合而定
转送前的护理	将伤员姓名、性别、年龄、受伤原因、受伤时间、烧伤面积及病情、处理等基本情况,电话或书面告知接收医院,以便做好急救准备
	建立静脉通道:烧伤面积较大的患者或转送路途较远者,应进行持续性静脉补液
	创面处理:妥善包扎创面,敷料稍厚,吸水性强,短期不至于渗透
	保持呼吸道通畅:头面颈部深度烧伤或伴有吸入性损伤者,估计在转送途中发生呼吸道梗阻的患者,应备氧气袋和气管切开包,亦可先行气管插管或气管切开
	安置保留尿管:烧伤较严重的患者应留置尿管,以便观察尿量,了解休克情况及调整途中补液速度
	处理复合伤:患者若有复合伤或骨折时,应给予提前处理
	使用抗生素:一般轻患者遵医嘱口服抗生素,不能口服或估计口服吸收不良时,遵医嘱予以肌内注射或静脉滴入抗生素
转送途中护理	选择合适的工具:若汽车长途转送,车速不易太快,力求平稳减少颠簸。若飞机转送患者,起飞和降落时,使头部保持低平位。搬动患者上下楼梯应头部向下,以维持脑部的血液供应,在车厢中头部应在车头方向
	严密观察病情变化:密切观察神志、脉搏、呼吸、尿量等,详细记录输液量、尿量和用药的剂量、时间等。头面颈部烧伤未做气管切开或插管的患者,特别应注意观察呼吸的变化。已有气管切开或插管的患者应保持气道通畅
	有效补液:病情较轻的患者,可给少量多次口服烧伤饮料或含盐饮料。严重烧伤患者途中应按计划有效补液
	镇静、止痛:途中要有良好的镇静、镇痛,但应注意防止过量,头面颈烧伤未做气管切开的患者,转送途中禁用冬眠药物
	转送途中注意防寒、防暑、防尘、防震,战时则应注意防空
	有复合伤或中毒的伤员,应注意全身情况及局部和伤肢包扎固定等,上有止血带的患者,要按时进行松解与处理
	达到终点时,陪同的医护人员应向接收单位医师、护士介绍患者病情及治疗经过,并送交各项治疗护理记录单

表 11-13　轻、中度烧伤患者的急诊救治护理措施

了解病史	简要询问患者或现场目击者,以了解受伤原因、受伤时间及环境.与烧伤因子接触的时间,现场处理措施
判断伤情	初步评估烧伤面积和深度,成人烧伤面积 15% 以上、小孩 10% 以上或伴有休克者,应建立静脉通道补液
	检查有无复合伤或中毒,以便向医师汇报及做应急处理

饮食护理	视病情需要进食进水
	给予静脉补液或口服烧伤饮料或含盐饮料
	禁饮大量白开水等其他不含盐的非电解质饮料
	无恶心、呕吐者,可酌情进食,先进流质,再半流质,再普食
药物的护理	评估患者疼痛情况
	遵医嘱给予镇痛、镇静药物
	破伤风抗毒素(TAT)皮试阴性者遵医嘱给予肌内注射,阳性者做脱敏注射或肌内注射破伤风免疫球蛋白
创面处理	生命体征平稳者,尽早协助医师行清创
	根据患者创面情况清创后采取暴露或包扎疗法
未住院患者的健康指导	嘱患者回家后保持创面清洁干燥
	可以用红外线仪,或其他辅助干燥设备促进创面干燥
	肢体受伤患者应予以抬高患肢,减轻肢体肿胀
	遵医嘱口服抗生素3~5天,预防和控制创面感染
	嘱患者进食营养丰富清淡易消化的食物,禁辛辣刺激性食物
	采取包扎疗法的患者,敷料如有浸湿,应及时到门诊换药,3~5天后来医院拆除外层包扎敷料,改为半暴露疗法
	保持室内清洁,干燥,禁扫地
	如有不适及时就诊,定期门诊随访

表 11-14　严重烧伤患者的急诊救治护理措施

了解病史	简要询问患者或现场目击者,了解受伤原因、受伤时间及环境,与烧伤因子接触的时间了解有无高坠伤、恶心、呕吐、昏迷
	了解进饮进食量,呕吐物的量、性状、颜色
	了解现场处理措施
判断伤情	初步评估烧伤面积和深度,以决定输液的量、速度,为抢救做好准备
	检查有无复合伤或中毒
	检查鼻毛、眉毛、睫毛、头发有无烧焦,有无声嘶等
迅速建立静脉通道补液	一般可先采取浅表静脉穿刺输液,宜选择粗大血管
	对于全身大面积烧伤患者,静脉穿刺困难,可协助医师行静脉切开或深静脉置管
严密监护	重危患者必要时需行心电监护,中心静脉压监测
	监测生命体征、电解质、酸碱度等
	准确记录出入量、治疗措施、病情发展等
	抽血进行电解质、血常规、凝血常规、血型等检查。
	有条件者进行血气分析
	注意观察有无复合伤、中毒或吸入性损伤
	声音嘶哑、呼吸困难患者应给予氧气吸入,及时吸痰,保持气道通畅,必要时配合医师行气管插管或气管切开术
	四肢、躯干深度环形烧伤应配合医师行切开减压术

了解病史	简要询问患者或现场目击者,了解受伤原因、受伤时间及环境,与烧伤因子接触的时间了解有无高坠伤、恶心、呕吐、昏迷 了解进饮进食量,呕吐物的量、性状、颜色 了解现场处理措施
创面护理	保持创面清洁,避免污染 一般在休克控制后、全身情况改善,病情相对平稳后进行创面处理。
用药护理	评估患者疼痛情况 必要时在补足血容量的情况下,遵医嘱给予镇痛、镇静药物 对破伤风抗毒素(TAT)皮试阴性者,遵医嘱给予肌内注射,阳性者做脱敏注射或肌内注射破伤风免疫球蛋白 遵医嘱应用抗生素、激素等药物
饮食护理	休克期患者在没有恶心、呕吐的情况下,可适当给予流质饮食 口渴者给予烧伤饮料或含盐液体
办理入院	协助办好入院手续 通知病房接收患者,将患者安置在烧伤重症监护室

二、创面处理

烧伤创面早期处理的目的是清洁创面,尽量去除污染,防治感染,保护创面。

对于轻度烧伤的病员,早期可采用彻底清创法。清创后,创面根据部位及深度可采用包扎疗法或暴露疗法。

对于重度烧伤患者,根据入院时休克的程度决定清创的时间。一般应该在休克控制后进行清创术。烧伤早期多采用简单清创,基本要求是床旁、无须麻醉、迅速(10～30分钟),尽量减轻对病员的创伤打击。

三、烧伤患者的入院早期处理

(一)轻度烧伤或无休克的中度烧伤救治及护理

轻度烧伤或无休克的中度烧伤救治及护理见表11-15。

(二)严重烧伤患者的救治及护理

1.严重烧伤救治及护理常规

严重烧伤救治及护理常规见表11-16。

表11-15　轻度或无休克的中度烧伤救治及护理

了解病史 询问伤情	详细了解病史,受伤原因、受伤时间及环境,与烧伤因子接触的时间,烧伤后的处理与经过 了解患者年龄、职业、体重 询问药物过敏史及用药史
清洁卫生	脱去患者的脏衣服及鞋袜,去掉创面污染的敷料 头面部烧伤者应剃头及胡须,会阴部烧伤者应剃去阴毛 安置患者于清洁的病床上,清洁患者未受伤的皮肤

了解病史 询问伤情	详细了解病史,受伤原因、受伤时间及环境,与烧伤因子接触的时间,烧伤后的处理与经过 了解患者年龄、职业、体重 询问药物过敏史及用药史
判断伤情	估计烧伤面积和深度 检查有无复合伤或中毒,并判断其严重程度
药物护理	未注射破伤风抗毒素者,行破伤风皮试,结果阴性者给予注射,阳性者做脱敏注射或注射破伤风免疫球蛋白 遵医嘱使用抗生素 观察药物疗效及不良反应
静脉补液	根据烧伤面积和深度,遵医嘱建立静脉通道补液
创面护理	用红外线仪照射创面,保持创面干燥 协助医师行清倒术
体位	根据烧伤的部位和面积采取不同的体位 颈部烧伤患者,应采取高肩仰卧使,充分暴露创面 肢体烧伤患者,应抬高患肢,减轻肿胀 定时协助床上翻身,防止创面受压,促进创面愈合
疼痛护理	提供安静舒适的环境 评估患者疼痛情况 遵医嘱给予镇痛药物
饮食护理	视病情需要饮水、进食 可口服烧伤饮料或含盐的饮料,忌口服白开水等不含盐的非电解质饮料 可酌情进食营养丰富、清淡易消化的食物

表 11-16　严重烧伤救治及护理常规

了解病史 询问伤情	详细了解病史,受伤原因、受伤时间及环境,与烧伤因子接触的时间,烧伤后的处理与经过 询问有无高坠伤、恶心、呕吐、昏迷 询问进饮进食量,呕吐物的量、性状、颜色 了解年龄、职业,测量体重(不能测者要询问伤前体重) 询问药物过敏史及用药史
保持呼 吸道通畅	保持呼吸道通畅,怀疑吸入性损伤者取高肩仰卧位 对头面部深度烧伤或有呼吸困难者、声音嘶哑者,给予氧气吸入 备气管切开包及吸痰用物,协助医师行气管切开或气管插管,及时吸出气道分泌物
检查有 无合并伤	有重物压伤及高坠伤史的患者,应检查有无颅脑损伤、内脏破裂、骨折、胸部损伤等 对危及生命的大出血,应立即通知医师,进行紧急抢救措施

了解病史 询问伤情	详细了解病史,受伤原因、受伤时间及环境,与烧伤因子接触的时间,烧伤后的处理与经过 询问有无高坠伤、恶心、呕吐、昏迷 询问进饮进食量,呕吐物的量、性状、颜色 了解年龄、职业,测量体重(不能测者要询问伤前体重) 询问药物过敏史及用药史
疼痛护理	评估患者疼痛情况 在血容量补足的前提下,必要时遵医嘱给予镇痛药物 提供安静舒适的环境 做好心理护理
严密监护	持续心电监护 监测生命体征、尿量 观察神志、皮肤温度、末梢循环 抽血进行电解质、尿素氮、肌酐、血常规、凝血、血型等检查
安置保留尿管	尿量是反映复苏效果最直接、最可靠的指标之一 留置尿管,准确记录每小时尿量及 24 小时总量 成人尿量维持在 $30\sim50$ mL/h,婴幼儿、童尿量应维持在 1 mL/(kg·h) 严重电烧伤和大面积深度烧伤,有严重血红蛋白和肌红蛋白尿者,成人尿量应维持在 $50\sim100$ mL/h
药物的护理	遵医嘱行抗生素皮试,静脉滴注抗生素 注射破伤风者,行破伤风皮试,结果阴性者给予注射,阳性者做脱敏注射或注射破伤风免疫球蛋白 遵医嘱应用激素,如地塞米松治疗 遵医嘱应用预防消化道溃疡的药物,如西咪替丁、雷尼替丁、法莫替丁等 观察药物疗效及不良反应
饮食护理	休克期患者在没有恶心、呕吐的情况下,可适当给予流质饮食 口渴者给予烧伤饮料或含盐液体 严重烧伤或进口进食困难者可行管喂或胃肠外营养
创面护理	持续红外线仪照射创面,保持创面干燥 一般在休克控制,病情相对平稳后进行 清创时重新核对烧伤的面积和深度

2.严重烧伤患者的补液护理

严重烧伤患者的补液护理见表 11-17。

表 11-17　严重烧伤患者的补液护理

建立静脉 通道补液	迅速建立有效静脉通道补液,一般先采取表浅静脉穿刺 不宜在环形烧伤肢体的远端进行静脉穿刺 电击伤肢体表浅静脉多已烧毁,故不宜做静脉穿刺 穿刺部位尽量远离创面 对于全身大面积烧伤,表浅静脉穿刺补液困难者,应协助医师行静脉切开或深静脉置管补液

	一般应遵循先晶后胶,先盐后糖,先快后慢的原则
	晶体和胶体比例为 1∶1～2∶1
	胶体液以血浆为首选
液体疗法 的原则	伤后第一个 24 小时内不宜输全血,合并显性失血者除外
	若需用全血,尽量不用库存血
	血浆代用品宜限制在 1 500 mL 以内,多采用右旋糖酐-40
	电解质溶液用 0.9%氯化钠溶液、碳酸氢钠等
	若非内环境紊乱,一般以补等渗液为主
液体疗法 的监测	根据烧伤面积及深度,按休克补液计划调整补液量
	监测患者的血压、脉搏、呼吸、尿量、神志、末梢循环等调节补液量

(王延凤)

第五节 电 击 伤

一、疾病概论

当超过一定极量的电流或电能量(静电)通过人体引起组织不同程度损伤或器官功能障碍时,称为电击伤,俗称触电。电流通过中枢神经系统和心脏时,可引起心室颤动或心搏骤停、呼吸抑制,甚至造成死亡(或假死);电流局限于某一肢体时,可造成该肢体致残。

(一)病因及发病机制

1.病因

电击的常见原因是人体直接接触电源,或在高压电和超高压电场中,电流或静电电荷经空气或其他介质电击人体。电击引起的致伤原因主要为以下几点。

(1)主观因素:不懂用电常识,违章进行用电操作,如在电线上挂晒衣物、违规布线、带电操作等。

(2)客观因素:工作环境差或没有采取必要的安全保护措施。常见的电击多为 110～220 V 交流电所致。如电器漏电、抢救触电者时抢救者用手去拉触电者等;各种灾害,如火灾、水灾、地震、暴风雨等造成电线断裂或高压电源故障,引起电击或雷电引起电击。

2.发病机制

人体本身也有生物电,当外界电流通过人体时,人体便成为电路中导体的一部分。电击对人体的影响取决于电流的性质和频率、强度、电压、接触的部位、接触的时间、接触部位的电阻及通过人体的途径等。

(1)电流的性质和频率:电流分为交流电和直流电,人体对两种电流的耐受程度不同,通常情况下,对人体而言.交流电比直流电危险,交流电低频对心脏的损害极强。

(2)电流的强度:电流的强度越大,对人体组织受到的损伤就越大。一般认为 2 mA 以下的电流仅产生轻微的麻木感;50 mA 以上的电流,如通过心脏可引起心室颤动或心搏骤停,还可引起呼吸肌痉挛而致呼吸停止;100 mA 以上的电流通过脑部,可造成意识丧失。

(3)电压的高低:高压电较低压电危险性更大。<36 V 的电压称为安全电压,目前家用及工业用电器设备电压多≥220 V,如通过心脏能引起心室颤动;1 000 V 以上高压电击时,可以造成呼吸肌麻痹、呼吸停止、心搏骤停。高压电还可引起严重烧伤。

(4)电阻大小:人体可看作由各种电阻不同的组织组成的导体,电阻越小,通过的电流越大。人体组织电阻由大到小依次为骨骼、皮肤、脂肪、肌肉、血管和神经。当电流通过血管、神经、肌肉,则造成严重危害。

(5)电流通过的途径与时间:如电流流经心脏,则可引起心室颤动,甚至心搏骤停;如果电流经头部流至足底,多为致命电损伤。

(二)临床表现

1.全身症状

轻度触电者有一时性麻木感,并可伴有心悸、头晕、面色苍白、惊慌、四肢软弱无力;重者可出现抽搐、昏迷或休克,并可出现短暂心室颤动,严重者呼吸、心脏停搏。

2.局部表现

局部表现主要为电灼伤。低电压的皮肤烧伤较明显,高压放电时,灼伤处可立刻出现焦化或炭化,并伴组织坏死。

3.体征

轻者无体征,重者有抽搐、昏迷、休克、呼吸及心跳停止等体征。

(三)救治原则

1.立即帮助触电者脱离电源

应立即关闭电闸、切断电路;如不可能关闭电闸断电,则应迅速用木棍、竹竿、皮带等绝缘物品拨开电线或使触电者脱离用电器等。

2.心肺脑复苏

呼吸停止者,立即进行口对口人工呼吸。也可采用压胸式人工呼吸;心脏停搏者,同时进行心脏按压,如无效可考虑开胸心脏按压;如电流进出口为两上肢,心脏多呈松弛状态,可使用肾上腺素或 10%氯化钙;如电流进出口分别为上下肢,则心脏多呈收缩状态,选用阿托品为宜。同时可应用高渗葡萄糖、甘露醇,以减轻脑水肿。

3.防治各种并发症

及时发现和处理水、电解质和酸碱平衡紊乱,防治休克、肝肾功能不全等。

4.局部治疗

保持创面清洁,预防感染,可酌情给予抗生素治疗,并可行破伤风类毒素预防破伤风;清除坏死组织,局部包扎止血、骨折固定,如病变较深,可行外科探查术。

二、护理评估

(一)病史

电击伤发生在人体成为电路回流的一部分或受到附近电弧热效应的影响的情况下,主要包括以下几点。

1.闪电击伤

闪电时,患者当时所处的位置为附近最高的物体或靠近1个高的物体(如1棵大树)。

2.高电压交流电击伤

常于身上有导体接触头顶上方的高压电时(如导电的钓鱼竿),也可见于误入带电导体附近。

3.低电压交流电击伤

可见于用牙齿咬电线、在自身接地的同时接触带电的用电器或其他带电物品。

4.直流电击伤

少见,如无意中接触电力火车系统的带电铁轨。

(二)身心状况

1.症状与体征

(1)电击伤:表现为局部的电灼伤和全身的电休克。临床上可分为3型。①轻型:触电后立即弹离电流,表现为惊慌、呆滞、四肢软弱、心动过速、呼吸急促、局部灼伤疼痛等。②重型:意识障碍、心率增快、节律不整、呼吸不规则,可伴有抽搐、休克,有些患者可出现假死状态。③危重型:昏迷、心跳及呼吸停止、瞳孔扩大。

(2)电热灼伤:损伤主要为电流进口、出口和经过处的组织损伤,触电的皮肤可呈现灰白色或焦黄色。早期可无明显的炎性反应,24～48小时后周围组织开始发红、肿胀等炎症反应,1周左右损伤组织出现坏死、感染,甚至发生败血症。

(3)闪电损伤:被闪电击中后,常出现心跳、呼吸立即停止。皮肤血管收缩,可出现网状图案。

(4)并发症和后遗症:电击伤后24～48小时常出现严重室性心律失常、神经源性肺水肿、胃肠道出血、弥散性血管内凝血等。约半数电击伤者出现单侧或双侧鼓膜破裂。电击数天至数月可出现神经系统病变、视力障碍。孕妇可发生死胎和流产。

2.心理与社会

部分患者于电击伤后可出现恐惧、失眠等。

(三)辅助检查

1.常规检查

常规检查可行血、尿常规检查,血、电解质检查,肝、肾功能检查。血清肌酸磷酸激酶(CPK)升高反映肌肉损伤,见于严重的低电压和高电压电击伤。

2.X线检查

X线检查可了解电击伤后有无骨折、内脏损伤。

3.心电图

心电图可有心肌损害、心律失常,甚至出现心室纤颤及心脏停搏。

4.脑电图

意识障碍者可行脑电图检查,但脑电图检查对于早期治疗方案的制订并不起决定性作用。

三、护理诊断

(一)皮肤完整性受损

皮肤完整性受损与电伤引起的皮肤灼伤有关。

(二)意识障碍

意识障碍与电击伤引起的神经系统病变有关。

(三)潜在并发症

心律失常与电流流经心脏,引起心电紊乱有关。

四、护理目标

(1)患者皮肤清洁、干燥,受损皮肤愈合。

(2)患者意识清楚,反应正常,生活自理。

(3)患者心律失常未发生,或发生心律失常后得到及时控制。

五、护理措施

(一)一般护理

(1)迅速将患者脱离电源。

(2)吸氧:对于重症中暑者给予鼻导管吸氧,危重病例行面罩吸氧,必要时给予高压氧治疗。

(3)体位:如患者已昏迷,则应头偏向一侧或颈部伸展,并定时吸痰,保持呼吸道畅通。

(4)迅速建立静脉通道,并保持输液畅通。

(二)急救护理

(1)密切观察患者的神志、瞳孔、生命体征、尿量(尿量应维持在 30 mL/h 以上)、颜色、尿相对密度的变化。对于血压下降者,立即抢救,做好特护记录。

(2)心电监护:进行心电监护(包括心律、心率及血氧饱和度等)和中心静脉压监测,应维持48～72 小时。如出现心室纤颤者,及时给予电除颤及用药物配合除颤,并可应用利多卡因、溴苄胺等药物,同时给予保护心肌的药物。

(3)观察电击局部的创面,注意创面的色泽及有无异常分泌物从创口流出,保持创面清洁,定期换药,防治感染。

(4)严密观察电击局部肢体有无肿胀、疼痛、触痛、活动障碍及血运情况,警惕出现局部肢体缺血坏死。如发现异常立即报告医师,及时做出处理。

(5)保护脑组织:在患者头部及颈、腋下、腹股沟等大血管处放置冰袋,将体温降至 32 ℃。可应用甘露醇、高渗葡萄糖、糖皮质激素、纳洛酮等预防和控制脑水肿,给予脑活素、三磷酸腺苷、辅酶 A 等促进脑细胞代谢的药物。

(三)心理护理

患者清醒后,精神可能受到极大刺激和创伤,甚至留下遗忘症、惊恐等精神症状,并可出现白内障或视神经萎缩,也可能致残。针对患者的具体情况,护士要给予患者精心的心理护理,培养患者的自理能力,同时做好营养支持,使受到严重损伤机体得以重新康复。

六、护理评价

(1)患者受伤皮肤无感染,伤口如期愈合。

(2)患者心律失常未发生,或发生心律失常后得到及时控制,生命体征平稳。

(3)患者意识清楚,反应敏捷,恐惧感消失,能认识电击伤的原因,并有预防触电及安全用电的知识。

(王延凤)

第六节 百草枯中毒

一、定义

百草枯(PQ)又名克芜踪,属于吡啶类除草剂,国内商品为 20% 的百草枯溶液,是目前我国农村使用比较广泛的、毒性最大的除草剂之一,国外报道中毒病死率为 64%,国内有报道病死率高达 95%。

百草枯可经皮肤、呼吸道、消化道吸收,吸收后通过血液循环几乎分布于所有的组织器官,肺中浓度最高,肺纤维化常在第 5~9 天发生,2~3 周达到高峰,最终因肺纤维化呼吸窘迫综合征死亡。中毒机制与超氧离子的产生有关,急性中毒主要以肺水肿、肺出血、肺纤维化和肝、肾损害为主要表现。吸收后主要蓄积于肺组织,被肺泡 I、II 型细胞主动摄取和转运,经线粒体还原酶 II、细胞色素 C 还原酶催化,产生超氧化物阴离子(O_2)、羟自由基(OH$-$)过氧化氢(H_2O_2)等,引起细胞膜脂质过氧化,造成细胞破坏,导致多系统损害。

二、护理评估

(1)评估神志、面色、呼吸、氧饱和度。

(2)询问服用毒物名称、剂量、时间,服毒前后是否饮酒,是否在当地医院洗胃或采取其他抢救措施。

(3)了解患者的生活史、过去史、近期精神状况等。

(4)查看药液是否溅在皮肤上或双眼上。

(5)局部皮肤有否擦伤。

(6)评估患者有无洗胃的禁忌证。

(7)体位、饮食、活动、睡眠状况。

(8)皮肤颜色、尿量、尿色。

(9)心理状况:有无紧张、焦虑等心理反应。

(10)家庭支持和经济状况。

(11)实验室检查:血常规、电解质、肝功、肾功。

(12)辅助检查:胸片、CT。

(13)用药的效果及不良反应。

三、护理问题/关键点

舌、口及咽部烧灼疼痛;咳嗽;进行性呼吸困难;发绀;少尿;黄疸;恐惧。

四、护理措施

(1)无心跳呼吸立即给予心肺脑复苏及进一步生命支持;有心跳呼吸,清除口鼻分泌物,保持呼吸道通畅;昏迷患者去枕平卧位,头偏向一侧,并给予持续心电监护、血压、氧饱和度监测。

（2）立即洗胃：患者来院后立即洗胃，洗胃时洗胃液体温度要适宜，适宜温度即可避免促进毒物吸收，又可避免因温度低而使患者发生寒战等不良反应，每次注入量以 200～300 mL 为宜，若>500 mL，会促进胃内容物进入肠道，影响洗胃效果。

（3）清除体内尚未吸收的毒物，在尽早洗胃的基础上，口服 20％甘露醇导泻，口服活性炭吸附毒物。

（4）开通静脉通路，根据患者情况给予胃黏膜保护剂、保肝药物，给予抗氧化剂（维生素 C）及抗生素等。尽早应用激素、抗自由基药物，尽早应用大剂量激素可预防肺纤维化的形成。激素应早期、足量、全程。

（5）密切观察病情变化：百草枯中毒后密切观察患者意识状态、瞳孔、心率、心律、血压、脉搏、呼吸、血氧饱和度等情况，发现异常及时报告医师，积极抢救。准确记录尿量，必要时留置尿管，观察尿液性状、颜色、有无肉眼血尿、茶色尿，有无少尿、无尿症状出现。观察呕吐物及大便颜色、性状及量，以判断有无消化道出血，还要防止呕吐物误吸入呼吸道引起窒息。特别注意有无肺损害现象，因百草枯对机体各个组织器官有严重损害，尤以肺损害为主。应密切观察呼吸的频率、节律，有无胸闷、咳嗽及进行性呼吸困难，有无呼吸道梗阻及咯血等。

（6）口腔护理：百草枯具有腐蚀性，口服 2～3 天可出现口腔黏膜、咽喉部糜烂溃疡，舌体、扁桃体肿大疼痛，黏膜脱落易继发感染。在护理过程中要特别注意保持口腔清洁，可用生理盐水及利多卡因溶液交替含漱，随时保持口腔清洁，减少因分泌物渗出引起的粘连、出血、感染。出现腹部疼痛、消化道出血，给予止血药物，并仔细观察大便的颜色、次数和量。

（7）呼吸道护理：由于肺是百草枯毒性作用的靶器官，进入人体的百草枯被组织细胞摄取后在肺内产生氧自由基，造成细胞膜脂质氧化，破坏细胞结构，引起细胞肿胀、变性、坏死，进而导致肺内出血、肺水肿、透明膜变性或纤维细胞增生。肺纤维化多在中毒后 5～9 天内发生，2 周或 3 周达高峰。因此，应保持呼吸道通畅，鼓励患者深呼吸，用力咳嗽，积极进行肺功能锻炼，定期进行胸部 X 线检查，发现异常及时处理。

（8）肾功能的监测：百草枯中毒可造成肾小管急性坏死，导致不同程度的肾功能损害。百草枯中毒1～3 天即可出现肾功能损害，在中毒 12 小时，患者即可出现蛋白尿及血尿，甚至出现肾衰竭。尿量是反映肾功能情况最直接的指标，严格记录 24 小时尿量，观察尿量及有无尿频、尿急、尿痛等膀胱刺激症状；根据尿量调整输液量及输液速度，发现少尿或多尿，要及时报告医师，定期做生化、肾功能、尿常规化验。

（9）饮食护理：禁食期过后鼓励患者饮食，早期如牛奶、米汤等，逐渐加入鸡蛋、瘦肉等高蛋白、高维生素、高碳水化合物类食品，如因咽喉部疼痛不能进食时，可于进食前给予利多卡因稀释后含漱，以减轻疼痛，必要时给予鼻饲，以保证营养供给。

（10）基础护理：患者入院后立即脱去污染衣物并清洗皮肤，有呕吐者，随时更换衣服及床单，给患者创造一个整洁、舒适的环境；同时加强营养支持，按医嘱要求完成当天补液量及输入各种药物。

（11）心理护理：服药中毒后给患者造成的身心痛苦及预后的担忧使之产生焦虑、恐惧心理，护理人员应同情、理解患者，给患者讲解治疗措施对抢救生命的重要性，加强心理疏导、安慰。多给予劝导、鼓励，尽可能满足患者的合理要求，帮助患者渡过情绪的低谷，使其能积极配合治疗与护理。

五、护理评价

(1)患者生命体征是否稳定。

(2)洗胃是否彻底。

(3)患者有无并发症发生。

六、健康教育

(1)向患者和家属讲解此病的疗程,让患者和家属积极配合治疗。

(2)普及防毒知识,讲解口服百草枯的毒性和危害性。

(3)定期随访,了解患者的活动能力和生存质量。

（王延凤）

第七节　有机磷农药中毒

一、疾病介绍

有机磷杀虫药是一种被广泛地应用于农、林业的主要农药之一,工作中防护不当、农作物残留、污染食物和意外服用均可导致急性中毒。我国每年农药中毒患者在 5 万～10 万,其中有机磷农药中毒占 70%,死亡率在 10% 左右。有机磷农药中毒是医院急诊科的一种常见急症,病情危重、变化快、并发症多、病死率高。

(一)定义

有机磷农药中毒是短期内大量有机磷农药进入人体,抑制了胆碱酯酶的活性,造成组织中乙酰胆碱大量积聚,出现以毒蕈碱样、烟碱样和中枢神经系统症状为主要表现的全身性疾病。

按有机磷农药对人体的毒性可分四类:①剧毒类,如甲拌磷、对硫磷、内吸磷等。②高毒类,如敌敌畏、甲基对硫磷、氧乐果、甲胺磷等。③中毒类,如乐果、敌百虫、碘依可酯等。④低毒类,如马拉硫磷、辛硫磷等。

有机磷农药是目前农业使用最广的杀虫药,对人畜具有一定毒性,大多呈油状(敌百虫为白色结晶),淡黄或棕色,有大蒜味,不溶于水而易溶于有机溶剂中,在碱性或高温条件下易分解失效。但敌百虫易溶于水,在碱性溶液中则变为毒性更强的敌敌畏。

(二)病因

1.生产性中毒

生产过程中,操作者手套破损,衣服和口罩污染,或生产设备密闭不严,化学物质泄露,杀虫药经皮肤或呼吸道进入人体引起中毒。

2.使用性中毒

喷洒杀虫药时,防护措施不当致使药液污染皮肤或吸入空气中杀虫药而引起中毒。另外,配药浓度过高或用手直接接触杀虫药原液也可引起中毒。

3.生活性中毒

主要由于误服或自服杀虫药,饮用被杀虫药污染的水源或食入污染的食品所致。滥用有机磷杀虫药治疗皮肤病或驱虫也可发生中毒。

(三)发病机制

有机磷农药主要是抑制神经系统胆碱酯酶活性。使乙酰胆碱大量堆积,作用于效应细胞的胆碱能受体,产生相应的临床表现。此外,有机磷农药亦直接作用于胆碱能受体。有的毒物经氧化后毒性增强,如对硫磷氧化为对氧磷,其抑制胆碱酯酶的活性增强300倍,内吸磷氧化为亚砜,其抑制胆碱酯酶的活性增强5倍;敌百虫侧链脱氧化后为敌敌畏。毒物及其代谢产物排泄较快,多在24小时内排泄。主要经尿液以代谢产物排出,少数以原药排出。

(四)临床表现

1.病史

生产性中毒,接触史较明确,非生产性中毒有的隐瞒服农药史,有的为误服,有的间接接触或摄入,要注意询问陪伴人员:患者近来情绪、生活、工作情况,现场有无药瓶、呕吐物气味等。

2.症状和体征

有机磷的毒性强,吸收后6～12小时血浓度达最高峰,病情发展迅速,表现复杂。

(1)毒蕈碱样症状:主要是副交感神经末梢兴奋所致,表现为平滑肌收缩和腺体分泌增加。临床表现有恶心、呕吐、腹痛、多汗,尚有流泪、流涕、流涎、腹泻、尿频、大小便失禁、心跳减慢和瞳孔缩小。支气管痉挛和分泌物增加,咳嗽、气急,严重患者出现肺水肿。

(2)烟碱样症状:又称N样症状,是由于乙酰胆碱在横纹肌神经-肌肉接头处过度蓄积,持续刺激突触后膜上烟碱受体所致。临床表现为颜面、眼睑、舌、四肢和全身横纹肌发生肌纤维颤动,甚至强直性痉挛,伴全身紧缩和压迫感。后期出现肌力减退和瘫痪。严重时并发呼吸肌麻痹,引起周围性呼吸衰竭。乙酰胆碱还可刺激交感神经节,促使节后神经纤维末梢释放儿茶酚胺,引起血压增高、心跳加快和心律失常。

(3)中枢神经系统表现:中枢神经系统受乙酰胆碱刺激后可出现头晕、头痛、疲乏、共济失调、烦躁不安、谵妄、抽搐、昏迷等症状。

(4)中毒程度分级可分为:①轻度中毒。有头痛、头晕、恶心、呕吐、腹痛、胸闷、乏力、出汗、视力障碍。全血胆碱酯酶活力降低至正常值的50%～70%。②中度中毒。除上述症状外,尚有肌束颤动、瞳孔中度缩小、呼吸困难、精神恍惚、语言不清。血胆碱酯酶活力降低至正常值的30%～50%。③重度中毒。瞳孔极度缩小、心率快、呼吸困难、口唇发绀、肺水肿、呼吸衰竭、二便失禁、血压下降、抽搐、昏迷。血中胆碱酯酶活力在30%以上。

为便于掌握上述分度的重点,一般以只有轻度副交感神经兴奋症状和中枢神经症状者列为轻度中毒,有肌肉束颤动即属中度中毒;出现肺水肿、昏迷或呼吸抑制时则属重度中毒。若诊断有困难,可用阿托品做诊断性治疗;阿托品1 mg加于50%葡萄糖液20 mL静脉注射。若是有机磷农药中毒,症状有所好转;若不是,则出现颜面潮红、口干、口渴等不适感觉。

(五)治疗要点

1.现场急救

迅速协助患者迅速脱离中毒环境,脱去被污染的衣服,如病情及条件许可时,抢救人员可用肥皂水或清水清洗被污染的皮肤、毛发、指(趾)甲,忌用热水。如是敌百虫中毒者禁用肥皂水,眼部污染者可用2%碳酸氢钠(敌百虫除外)或生理盐水或清水连续冲洗数天。现场还应注意搜查患者周围有无药瓶及其药物名称。对于神志不清的患者,在抢救的同时,应向第一个发现患者的人了解当时的情况,主要是了解中毒情况。

2.院内急救

(1)洗胃:洗胃是有机磷农药中毒患者抢救的关键。

洗胃时应注意的几个问题:①洗胃的时间和原则。急性有机磷口服中毒者,洗胃必须遵循及早洗、充分洗、彻底洗的原则。不应该受洗胃4~6小时排空时间的限制,超过洗胃时间者,仍应争取洗胃。因有机磷农药中毒后,使胃排空时间延缓,但由于吸收入血的有机磷农药仍不断弥散到胃肠道,故洗胃仍有效。②胃管的选择及插管方法。插管前应清除口腔内异物,采用经口插粗胃管。以利于灌洗。此方法减少痛苦,同时防止了鼻黏膜出血。在确认胃管存胃内以后,首先抽净高浓度毒液,然后灌洗。③洗胃液的选择。先采用温清水洗胃,待确认毒物后再选择合适的洗胃液。但要注意,服用敌百虫的患者不能用碳酸氢钠溶液洗胃,会增强毒性。乐果、内吸磷、对硫磷等中毒禁用高锰酸钾溶液洗胃,因可被氧化成毒性更强的物质。④体位与灌洗胃。洗胃采用左侧头低位,以利于毒物排出,每次灌洗胃以300~500 mL为限,如灌入量过多,液体可以从口、鼻腔内涌出,有引起窒息的危险。同时还易产生胃扩张,使胃内压上升,增加毒物的吸收。突然胃扩张又易兴奋迷走神经,引起反射性心搏骤停的危险。因此要掌握好每次的灌入量。最后以洗出液无色、无有机磷气味和进出液颜色一致为标准。

(2)对所有中毒的患者尽早建立静脉通道,遵医嘱尽早使用解毒剂:①抗胆碱药。阿托品是目前最常使用的抗胆碱药,具有阻断乙酰胆碱对副交感神经和中枢神经系统毒蕈碱受体的作用,能缓解毒蕈碱样症状,对抗呼吸中枢抑制有效。及早、适量、反复、正确使用阿托品是抢救成功的另一关键。用量应根据患者病情和个体差异。原则是早期、足量、反复和快速达阿托品化。②胆碱酯酶复能剂。临床常用解磷定、氯解磷定,足量重复使用复能剂是逆转呼吸肌麻痹的关键,早期用药,抢救过程中应边洗胃边应用,24小时内给药为黄金时间。复能剂与阿托品有协同作用,合用时阿托品用量减少,同时要警惕过量中毒的问题。

3.血液灌流的护理

对服毒量大,而且时间长者,经过一般抢救处理后仍昏迷或清醒后再度出现嗜睡甚至昏迷者,应尽早进行血液灌流。血液灌流除了可吸附毒素外,还可通过对炎症介质的清除作用,起到有效防治急性有机磷农药中毒的目的。血液灌流时,护理应加强生命体征监测,监测水、电解质、酸碱平衡状态和血糖等变化,合理应用肝素,观察有无出血征象,监测凝血功能,同时要防止空气栓塞发生。

4.做好急诊监护

(1)抗休克补液:密切监测血压、心率等生命体征变化及周围循环状态。严格记录液体出入量,动态监测中心静脉压。对低血容量患者,使用输液泵保持匀速。观察患者的尿量、颜色,对意识障碍患者,监测意识、呼吸、瞳孔、定向力及情绪变化。

(2)肺水肿的预防及处理:中毒患者需要输液,在输液过程中要观察患者的各种生命体征是否发生变化,注意患者的呼吸节律变化,控制输液的流速,防止肺水肿等并发症的发生。

二、护理评估与观察要点

(一)护理评估

(1)意识状况,生命体征,皮肤黏膜,瞳孔,循环,泌尿,血液,呼吸系统等症状。

（2）毒物的接触史。详细询问患者及陪同人员，明确毒物的种类、剂量、中毒的途径及时间。对意识障碍的患者，应询问陪同人员发现时间、当时情况及身边有无其他异常情况（如药瓶等）。

（3）中毒的相应症状，有无出现中毒综合征：毒蕈碱样症状，烟碱样症状，中枢神经系统症状。

（4）各项检查及化验结果，如血常规、电解质、动脉血气分析、凝血功能检测等。

（5）药物治疗的效果及不良反应。

（6）洗胃的效果及不良反应。

（7）心理及社会支持状况。

（二）观察要点

1.现存问题观察

有机磷农药可通过皮肤、黏膜、消化道、呼吸道侵入人体，中毒机制是抑制胆碱酯酶活性，造成组织中乙酰胆碱积聚，而产生中毒症状，有机磷农药中毒病情变化极快。因此，严密观察病情和生命体征，特别是要注意患者的神志、瞳孔、心率、呼吸、血压的变化，保持呼吸道通畅，注意观察患者颜面、皮肤、口唇的颜色变化，加强口腔、皮肤的护理，严密观察有无阿托品化和阿托品中毒的现象。

2.并发症的观察

（1）阿托品中毒：急性有机磷农药中毒在治疗过程中容易出现阿托品中毒，尤其是从基层医院转运来的急性有机磷农药中毒患者多见。均因阿托品用药不合理所致。有机磷农药中毒致死有60%是阿托品中毒引起的，所以护理人员严密观察阿托品化指标和中毒症状。阿托品化指标为口干、皮肤干燥、心率80~100次/分。如出现心动过速（≥120次/分）、烦躁、谵妄、手有抓空感、高热，重者甚至昏迷，应考虑有阿托品中毒。在护理操作中要注意阿托品注射前后症状、体征的观察，并详细记录。（注：①阿托品化。患者瞳孔较前散大，皮肤干燥、口干、颜面潮红、肺部湿啰音消失及心率加快。②阿托品中毒：患者出现瞳孔散大、神志不清、烦躁不安、抽搐、昏迷和尿潴留等症状。）

（2）中间综合征（IMS）：患者出现以呼吸肌麻痹致呼吸衰竭为主的症候群，称为中间综合征。中间综合征患者往往在短时间内出现呼吸衰竭、呼吸骤停而死亡。因此一旦出现中间综合征，应立即报告医师，及时准确给药、呼吸气囊手法通气或人工呼吸，做好气管插管、连接呼吸机等准备。观察痰液的颜色、量，吸痰时严格执行无菌技术。同时要注意观察患者的一般情况，如生命体征、血气分析、通气指标改变的影响。

（3）反跳现象：患者病情好转，神志清醒后，因某种原因使患者病情忽然加重，神志再次转为昏迷、心率降低、出汗、瞳孔缩小，即出现反跳现象。在治疗过程中，应观察患者的皮肤湿润度、瞳孔及心率的变化。

（4）急性呼吸衰竭：重度有机磷农药中毒者出现口唇发绀、呼吸浅短或牙关紧闭，即出现了急性呼吸衰竭中毒。要及时应用抗胆碱药和复能剂，在洗胃中严密观察患者生命体征、心率、呼吸、经皮血氧饱和度等情况，若出现呼吸浅短，应停止洗胃，立即应用特效解毒剂阿托品和复能剂，待心率、呼吸平稳再洗。如果呼吸已停止，应立即行气管插管、机械通气后再用小型胃管经鼻腔插胃管洗胃。

（5）肺部感染：急性有机磷农药中毒患者因腺体分泌物增多致坠积、洗胃时造成误吸，可导致肺部感染。因此洗胃时灌入胃的洗胃液不超过300 mL，以免引起呕吐，吸尽胃管内液体后再拔出胃管，以免将胃内容物漏出于口腔及咽部。吸痰时，吸口腔、咽喉部、气管的吸痰管分开。定期给患者翻身拍背,对清醒患者鼓励咳嗽、排痰,防止肺部再感染。

三、急诊救治流程

有机磷农药中毒的急诊救治流程详见图 11-2。

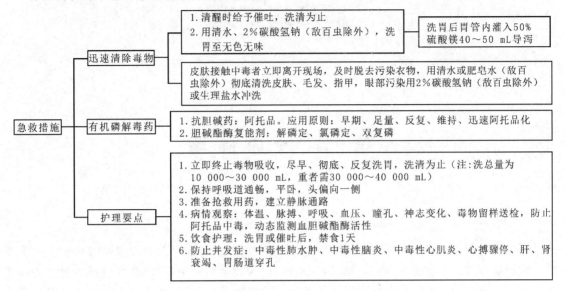

图 11-2　有机磷农药中毒的急诊救治流程图

(王延凤)

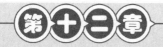

肿瘤科护理

第一节 颅 内 肿 瘤

一、概述

颅内肿瘤即各种脑肿瘤,是常见的神经系统疾病之一。一般分为原发和继发两大类。原发性颅内肿瘤可发生于脑组织、脑膜、脑神经、垂体、血管残余胚胎组织等;继发性颅内肿瘤由身体其他部位如肺、子宫、乳腺、消化道、肝脏等的恶性肿瘤转移至脑部,或由邻近器官的恶性肿瘤由颅底侵入颅内。

据统计,就全身肿瘤的发病率而论,颅内肿瘤居第五位(6.31%),仅低于胃、子宫、乳腺、食管肿瘤。颅内肿瘤可发生于任何年龄,以成人多见,其发病年龄、好发部位与肿瘤类型存在相互关联。少儿多发生在幕下及脑的中线部位,主要为髓母细胞瘤、颅咽管瘤及室管膜瘤;成人以大脑半球胶质瘤为最多见,如星形细胞瘤、胶质母细胞瘤、室管膜瘤等,其次为脑膜瘤、垂体瘤及颅咽管瘤、神经纤维瘤、海绵状血管瘤等;老年人以多形性胶质母细胞瘤、脑膜瘤、转移瘤等居多。

(一)病因

颅内肿瘤和其他肿瘤一样,病因尚不完全清楚,可能与以下几种因素有关。

1.遗传因素

据报道,神经纤维瘤、血管网状细胞瘤和视网膜母细胞瘤等有明显家庭发病倾向,这些肿瘤常在一个家庭中的几代人出现。胚胎原始细胞在颅内残留和异位生长也是颅内肿瘤形成的一个重要原因,如颅咽管瘤、脊索瘤、皮样囊肿、表皮样囊肿及畸胎瘤。

2.电离辐射

目前已经肯定,X线及非离子射线的电离辐射能增加颅内肿瘤发病率。颅脑放射(即使是小剂量)可使脑膜瘤发病率增加10%,胶质瘤发病率增加3%~7%;潜伏期长,可达放射后10年以上。

3.外伤

创伤一直被认为是脑膜瘤或胶质细胞瘤发生的可能因素。文献报道在头颅外伤的局部骨折或瘢痕处出现脑膜瘤的生长。

4.化学因素

亚硝胺类化合物、致瘤病毒、甲基胆蒽、二苯蒽等都能诱发脑瘤。

(二)临床表现

1.一般的症状和体征

脑瘤患者颅内压增高症状占90%以上。

(1)头痛、恶心、呕吐:头痛多位于前额及颞部,开始为阵发性头痛渐进性加重,后期为持续性头痛阵发性加剧,早晨头痛更重,间歇期正常。颅后窝肿瘤可致枕颈部疼痛并向眼眶放射。幼儿因颅缝未闭或颅缝分离可没有头痛只有头昏。呕吐呈喷射性,多伴有恶心,在头痛剧烈时出现。由于延髓呕吐中枢、前庭、迷走神经受到刺激,故幕下肿瘤出现呕吐要比幕上肿瘤较早而且严重。

(2)视神经盘水肿及视力减退:是颅内高压的重要客观体征。颅内压增高到一定时期后可出现视神经盘水肿。它的出现和发展与脑肿瘤的部位、性质、病程缓急有关,如颅后窝肿瘤出现较早且严重,大脑半球肿瘤较颅后窝者出现较晚而相对要轻,而恶性肿瘤一般出现较早,发展迅速并较严重。早期无视力障碍,随着时间的延长,病情的发展,出现视野向心性缩小,晚期视神经继发性萎缩则视力迅速下降,这也是与视神经炎所致的假性视神经盘水肿相区分的要点。

(3)精神及意识障碍及其他症状:可出现头晕、复视、一过性黑、猝倒、意识模糊、精神不安或淡漠等症状,甚至可发生癫痫、昏迷。

(4)生命体征变化:颅内压呈缓慢增高者,生命体征多无变化。中度与重度急性颅内压增高时,常引起呼吸、脉搏减慢,血压升高。

2.局灶性症状和体征

局灶性症状是指脑肿瘤引起的局部神经功能紊乱。主要取决于肿瘤生长的部位,因此可以根据患者特有的症状和体征作出肿瘤的定位诊断。

(1)大脑半球肿瘤的临床症状:肿瘤位于半球的不同部位可产生不同定位症状和体征。①精神症状:常见于额叶肿瘤,多表现为反应迟钝,生活懒散,近期记忆力减退,甚至丧失,严重时丧失自知力及判断力,亦可表现为脾气暴躁,易激动或欣快。②癫痫发作:额叶肿瘤较易出现,其次为颞叶、顶叶肿瘤多见。包括全身大发作和局限性发作,有的病例抽搐前有先兆,如颞叶肿瘤,癫痫发作前常有幻想、眩晕等先兆,顶叶肿瘤发作前可有肢体麻木等异常感觉。

(2)锥体束损害症状:表现为肿瘤对侧半身或单一肢体力弱或瘫痪病理征阳性。

(3)感觉障碍:为顶叶的常见症状,表现为肿瘤对侧肢体的位置觉、两点分辨觉、图形觉、质料觉、失算、失明、左右不分、手指失认,实体觉的障碍。

(4)失语症:见于优势大脑半球肿瘤,分为运动性和感觉性失语。

(5)视野改变:枕叶及颞叶深部肿瘤因累及视辐射,表现为视野缺损,同向性偏盲及闪光、颜色等幻视。

3.蝶鞍区肿瘤的临床症状

早期就出现视力、视野改变及内分泌功能紊乱等症状,颅内压增高症状较少见。

(1)视觉障碍:肿瘤向蝶鞍区上发展压迫视交叉引起视力减退及视野缺损,蝶鞍肿瘤患者常因此原因前来就诊,眼底检查可发现原发性视神经萎缩和不同类型的视野缺损。

(2)内分泌功能紊乱:如性腺功能低下,女性表现为月经期延长或闭经,男性表现为阳痿、性欲减退及发育迟缓。生长激素分泌过盛在发育成熟前可导致巨人症,如相应激素分泌过多,则发育成熟后表现为肢端肥大症。

4.颅后窝肿瘤的临床症状

(1)小脑半球肿瘤:主要表现为患侧肢体协调动作障碍,可出现患侧肌张力减弱或无张力,膝腱反射迟钝,眼球水平震颤,有时也可出现垂直或旋转性震颤。

(2)小脑蚓部肿瘤:主要表现为躯干性和下肢远端的共济失调,行走时步态不稳,步态蹒跚,或左右摇晃如醉汉,站立时向后倾倒。

(3)脑干肿瘤:临床表现为出现交叉性麻痹,如中脑病变,表现为病变侧动眼神经麻痹;脑桥病变,可表现为病变侧眼球外展及面肌麻痹,同侧面部感觉障碍及听觉障碍;延髓病变,可出现同侧舌肌麻痹、咽喉麻痹、舌后 1/3 味觉消失等。

(4)小脑脑桥角肿瘤:表现为耳鸣、眩晕、进行性听力减退、颜面麻木、面肌抽搐、面肌麻痹及声音嘶哑、食水呛咳、病侧共济失调及眼球震颤。

5.松果体区肿瘤临床症状

(1)四叠体受压征:即瞳孔反应障碍、垂直凝视麻痹和耳鸣、耳聋是其特征性体征。

(2)两侧锥体束征:即尿崩症、嗜睡、肥胖、全身发育停顿,男性可见性早熟。

(三)诊断

1.病史与临床检查

这是正确诊断的基础。

(1)需要详细了解发病时间,首发症状和以后症状出现的次序,这些对定位诊断具有重要意义。

(2)临床检查:包括全身与神经系统等方面。神经系统检查注意意识、精神状态、脑神经、运动、感觉和反射的改变。需常规检查眼底,怀疑颅后凹肿瘤,需做前庭功能与听力检查。全身检查按常规进行。

2.辅助检查

原则上应选用对患者痛苦较轻、损伤较少、反应较小、意义较大与操作简便的方法。

(1)X线检查:神经系统的 X 线检查包括头颅平片、脑脊髓血管造影、脑室、脑池及椎管造影等。脑血管造影可了解颅内肿瘤的供血情况,对血管性肿瘤价值较大。

(2)腰椎穿刺与脑脊液检查:仅作为参考,颅内肿瘤常引起一定程度颅内压增高,但压力正常时,不能排除脑瘤。需要注意,已有显著颅内压增高,或疑为脑室内或幕下肿瘤时,腰穿应特别谨慎或禁忌,以免因腰穿特别是不适当的放出脑脊液,打破颅内与椎管内上下压力平衡状态,促使发生脑疝危象。

(3)CT脑扫描与磁共振扫描:是当前对颅内瘤诊断最有价值的诊断方法。一般可发现直径3 mm 以上的肿瘤。肿瘤 CT 异常密度和 MRI 信号变化、脑室受压和脑组织移位、瘤周脑水肿范围,可反映瘤组织及其继发改变如坏死、出血、囊变和钙化等情况,并确定肿瘤部位、大小、数目、血供和与周围重要结构的解剖关系,结合增强扫描对绝大部分肿瘤作出定性诊断。

(4)放射性核素扫描:目前主要有单光子发射计算机断层显像(SPECT)与正电子发射计算机断层显像(PET)两项技术。PET 可显示肿瘤影像和局部脑细胞功能活力情况。

(5)内分泌检查:对诊断垂体腺瘤很有价值,此外酶的改变、免疫学诊断亦有一定参考价值,但多属非特异性的。

(6)活检:肿瘤定性诊断困难,影响选择治疗方法时,可利用立体定向和神经导航技术取活检行组织学检查确诊,指导治疗。

(四)治疗

颅内肿瘤治疗可通过手术治疗、化疗、放疗、分子靶向治疗及免疫治疗等方法。目前,综合治疗对大部分中枢神经系统肿瘤来讲,是较为合适的治疗方案。

1.手术治疗

原则是凡良性肿瘤应力争全切除以达到治愈的效果;凡恶性肿瘤或位于重要功能区的良性肿瘤,应根据患者情况和技术条件予以大部切除或部分切除,以达到减压的目的。

2.放疗

凡恶性肿瘤或未能全切除而对放射线敏感的良性肿瘤,术后均应进行放疗。目前包括常规放疗、立体定位放射外科治疗及放射性核素内放疗。如肿瘤位于要害部位,无法施行手术切除,而药物治疗效果不好时,可行脑脊液分流术、颞肌下减压术、枕肌下减压术或去骨瓣减压术等姑息性手术。

3.化疗

恶性肿瘤,特别是胶质瘤和转移瘤,术后除放疗外,尚可通过不同途径和方式给予化学药物治疗。但是由于血-脑屏障的存在,颅内肿瘤不同于其他部位的肿瘤,某些化疗药物难以到达颅内肿瘤细胞而起到杀伤作用。故化疗药物应与减弱血-脑屏障的药物联合应用。

4.免疫治疗

颅内肿瘤抗原的免疫原性弱,不易引起强烈的免疫反应,又由于血-脑屏障的存在,抗癌免疫反应不易落实至脑内。这方面有一些实验研究与药物临床试验,如应用免疫核糖核酸治疗胶质瘤取得一定效果,但尚需进一步观察、总结与发展。

5.对症治疗

(1)抗癫痫治疗:幕上脑膜瘤、转移瘤等开颅手术后发生癫痫的概率较高。术前有癫痫史或术后出现癫痫者,应连续服用抗癫痫药,癫痫停止发作6个月后可以缓慢停药。

(2)降低颅内压:对于发生颅内高压的患者,应使用脱水药、糖皮质激素、冬眠疗法等手段减轻脑组织损伤。

颅内肿瘤患者的预后与肿瘤的性质及生长部位有关。良性肿瘤如能彻底摘除可得到根治;恶性肿瘤预后较差,绝大多数肿瘤在经过综合治疗后仍有可能复发。

二、护理

(一)心理护理

面对肿瘤的威胁,患者通常要经过一个对疾病理解并接受治疗的复杂心理适应过程。护士通过为患者提供关于肿瘤和治疗信息,运用交流技巧,给患者以心理支持,可以促进患者对这一紧张状态的调整适应过程。同时,护士一定要在精神上经常地给予其安慰和鼓励,耐心解释治疗的安全性和有效性,以解除患者的焦虑和不安,这种心理上的支持,会使患者情绪稳定、乐观,有助于减轻治疗反应,使治疗顺利完成。

(二)头痛的护理

(1)密切观察患者病情,包括神志、瞳孔、生命体征的变化。对于躁动的患者需加床栏保护。

(2)给予脱水等对症治疗。

(3)环境要安静,室内光线要柔和。

(4)心理护理:多与患者交流,了解思想状况,进行细致的解释和安慰,同时与家属共同体贴关心患者,减轻患者的精神压力,以利患者积极配合治疗。

(5)指导患者卧床休息,可通过看报纸、听轻柔的音乐等方式分散注意力以减轻疼痛。

(6)饮食护理:指导患者进食清淡、宜消化的软食,可食新鲜的蔬菜、水果,保持大便的通畅,若便秘应指导患者勿用力解大便,以免腹压增高引起颅内压增高。

(三)癫痫的护理

(1)应尽量为其创造安静环境,以避免任何不良刺激,如疼痛、紧张、高热、外伤、过度疲劳、强烈的情绪波动(急躁、发怒)等。另外饮酒、食用刺激和油腻食物等也可诱发癫痫发作,应尽量避免其接触。

(2)仔细观察了解癫痫发作的诱因,及时发现发作前的预兆。当患者出现前驱症状时,预示其可能在数小时或数天内出现癫痫发作,这时要做好患者的心理护理,帮助其稳定情绪,同时与医师联系,在医师指导下调整癫痫药物的剂量和/或种类,预防癫痫发作。

(3)癫痫发作时的护理,及时移开身边硬物迅速让患者平卧,如来不及上述安排,发现患者有摔倒危险时应迅速扶住患者让其顺势倒下,严防患者忽然倒地摔伤头部或肢体造成骨折。如果癫痫发作时患者的口是张开的,应迅速用缠裹无菌纱布的压舌板或筷子等物品垫在患者嘴巴一侧的上、下牙之间,以防其咬伤舌头。如患者已经咬紧牙关,则使用开口器从臼齿处插入,避免使用坚硬物品,以免其牙齿脱落,阻塞呼吸道。发作时呼吸道的分泌物较多,可造成呼吸道的阻塞或误吸窒息而危及生命,应让其头侧向一方使分泌物流出,同时解开衣领及腰带保持呼吸通畅。通知医师,给予对症处理。

(四)预防跌倒的护理

评估患者易致跌倒的因素,创造良好的病室安全环境,地面保持干净无水迹,走廊整洁、畅通、无障碍物、光线明亮。定时巡视患者,严密观察患者的生命体征及病情变化,使用床栏并合理安排陪护。加强与患者及其家属的交流沟通,关注患者的心理需求。给予必要的生活帮助和护理。对使用床栏的患者需告之下床前放下床栏,勿翻越。呼叫器、便器等常用物品放在患者易取处;对患者及其家属进行安全宣教。

(五)放疗的护理

(1)做好放疗前的健康宣教:告知患者放疗的相关知识及不良反应,耐心细致地向患者解释,消除患者对放疗的恐惧感。

(2)颅内压增高的观察和护理:当照射剂量达到 1 000~1 500 cGy 时,脑组织由于受到放射线的损伤,细胞膜的通透性发生改变,导致脑水肿而引起颅内压增高。因此,需密切观察患者的意识、瞳孔及血压的变化,如出现剧烈头痛或频繁呕吐,则有脑疝发生的可能,应立即通知医师,做好降压抢救处理。

(3)饮食护理:由于放疗后患者表现食欲差,饮食要保持色、香、味美以刺激食欲。鼓励患者进高蛋白、高维生素、高纤维的饮食,忌食过热、过冷、油煎及过硬食物。

(4)口腔护理:放疗期间保持口腔卫生,积极防治放射性口腔炎。加强口腔护理,每天用软毛牙刷刷牙,每次进食后用清水漱口。放疗期间及放疗后 3 年禁止拔牙,如确须拔牙应加强抗感染治疗,以防放疗后牙床血管萎缩诱发牙槽炎、下颌骨坏死、骨髓炎。

(5)照射野皮肤的护理:放疗中保持照射野部位清洁、干燥,指导患者局部避免搔抓,避免刺激,禁用碘酒、乙醇、胶布,忌用皂类擦洗,夏天外出可戴透气性好的太阳帽或打遮阳伞,防止日光对皮肤的直接照射引起损伤。

(6)观察体温及血常规的变化:体温 38 ℃以上者,报告医师暂停放疗,观察血常规的变化,结合全身情况配合医师做好抗感染治疗。

三、健康教育

(1)注意营养均衡,多吃蔬菜、水果、粗纤维食物及易消化的食物,多饮水,保持大便通畅。

(2)注意休息,避免重体力劳动。

(3)放疗患者出院后一个月内应注意保护照射野皮肤。

(4)定期复查。

（王晓燕）

第二节　甲　状　腺　癌

一、概述

甲状腺癌是头颈部肿瘤中常见的恶性肿瘤,是最常见的内分泌恶性肿瘤,占全身肿瘤的1%。发病率按国家或地区而异。甲状腺癌可发生于任何年龄阶段,女性多于男性,男女比例为1∶3,20～40 岁为发病高峰期,50 岁后明显下降。

(一)病因

发生的原因不明,相关因素如下。

1.电离辐射

电离辐射是唯——个已经确定的致癌因素。放射线对人体有明显的癌作用,尤其是儿童及青少年,被照射的小儿年龄越小、发生癌的危险度越高。

2.碘摄入异常

摄碘过量或缺碘均可使甲状腺的结构和功能发生改变,高碘或缺碘地区甲状腺癌发病率升高。

3.性别和激素

甲状腺的生长主要受促甲状腺素(TSH)支配,神经垂体释放的 TSH 是甲状腺癌发生的促进因子。有实验表明,甲状腺乳头状癌组织中女性激素受体含量较高。

4.遗传因素

5%～10%甲状腺髓样癌患者及 3.5%～6.25%乳头状癌患者有明显的家族史,推测这类癌的发生可能与染色体遗传因素有关。

5.甲状腺良性病变

如腺瘤样甲状腺肿和功能亢进性甲状腺肿等一些甲状腺增生性疾病偶尔发生癌变。

(二)病理分型

目前原发性甲状腺癌分为分化型甲状腺癌(乳头状癌、滤泡状癌)、髓样癌、未分化癌等。

1.分化型甲状腺癌

(1)乳头状癌:是甲状腺癌中最常见的类型,占甲状腺癌的 80%以上。分化良好,恶性程度低,病情发展缓慢、病程长、预后好。一般以颈淋巴结转移最为多,血行转移较少见,血行转移中以肺转移为多见。

(2)滤泡状癌:较乳头状癌少见,世界卫生组织将嗜酸性粒细胞癌纳入滤泡状癌中。滤泡状癌占甲状腺癌的 10.6%～15%,居第二位,发展缓慢、病程长、预后较好,以滤泡状结构为主要组织学特征。患病年龄比乳头状癌患者大。播散途径主要是通过血液转移到肺、骨和肝,淋巴转移相对较少。在分化型甲状腺癌中,其预后不及乳头状癌好,以嗜酸性粒细胞癌的预后最差。

2.髓样癌

髓样癌较少见,发生在甲状腺滤泡旁细胞,亦称为 C 细胞的恶性肿瘤。C 细胞的特征主要为分泌甲状腺降钙素及多种物质,并产生淀粉样物等。发病主要为散发性,少数为家族性。女性较多,以颈淋巴结转移较为多见。

3.未分化癌

此类甲状腺癌,较少见,约占甲状腺癌的 1%,恶性程度较高,发展快,预后极差。以中年以上男性多见。未分化癌生长迅速,往往早期侵犯周围组织,常发生颈淋巴结转移,血行转移亦较多见。

(三)临床表现

1.症状

(1)颈前肿物:早期缺乏特征性临床表现,但 95% 以上的患者均有颈前肿块,质地硬而固定,表面不平。乳头状癌、滤泡状癌、髓样癌等类型颈前肿物生长缓慢,而未分化癌颈前肿物发展迅速。

(2)周围结构受侵的表现:晚期常压迫喉返神经、气管、食管而产生声音嘶哑、呼吸困难或吞咽困难等症状。

(3)其他脏器转移的表现,以及耳、枕、肩、等处疼痛。

(4)内分泌表现:可伴有腹泻或阵发性高血压,甲状腺髓样癌可出现与内分泌有关的症状,如顽固性腹泻(多为水样便)和阵发性高血压。

2.体征

(1)甲状腺结节:多呈单发,活动受限或固定,质地偏硬且不光滑。

(2)颈淋巴结肿大:乳头状癌、未分化癌、髓样癌等类型颈淋巴结转移率高,多为单侧颈淋巴结肿大。滤泡状癌以血行转移为多见。

(四)辅助检查

1.影像学检查

(1)B超检查:甲状腺 B 超检查有助于诊断。恶性肿瘤的超声检查可见边界不清,内部回声不均匀,瘤体内常见钙化强回声。

(2)单光子发射计算机断层显像(SPECT)检查:可以明确甲状腺的形态及功能,一般将甲状腺结节分为三种:热结节、温结节、凉(冷)结节,甲状腺癌大多表现为凉(冷)结节。

(3)颈部 CT、MRI 检查:可提出良、恶性诊断依据。明确显示甲状腺肿瘤的癌肿侵犯范围。

(4)X 线检查:颈部正侧位片可观察有无胸骨后扩展、气管受压或钙化等,常规胸片可观察有无转移等。

(5)PET 检查:对甲状腺良恶性病变的诊断准确率高。

2.血清学检查

血清学检查包括甲状腺功能检查、血清甲状腺球蛋白(Tg)、血清降钙素等。

3.病理学检查

(1)细胞学检查:细针穿刺细胞学检查是最简便的诊断方法,诊断效果取决于穿刺取材方法及阅片识别细胞的经验。

(2)组织学检查:确诊应由病理组织切片,活检检查来确定。

(五)治疗

以外科手术治疗为主,配合内、外照射治疗、内分泌治疗、化疗等。

1.手术治疗

如确诊为甲状腺癌,应及时行原发肿瘤和颈部转移灶的根治手术。

2.放疗

(1)外放疗:甲状腺癌对放射线的敏感性与甲状腺癌的分化程度成正比,分化越好,敏感性越差;分化越差,敏感性越高。分化型甲状腺癌如甲状腺乳头状癌对放射线的敏感性较差,其邻近组织如甲状软骨、气管软骨、食管及脊髓等,均对放射线耐受性差,照射剂量过大时常造成严重并发症,一般不宜采用外放疗。未分化癌恶性程度高,肿瘤发展迅速,手术切除难以达到根治目的,临床以外放疗为主,放疗通常宜早进行。对于手术后有残余者或手术无法切除者,术后也可辅助放疗。常规放疗照射剂量为大野照射 50 Gy,然后缩野针对残留区加量至 60~70 Gy。如采用 IMRT 可以提高靶区治疗剂量,在保护重要器官的情况下,高危区的单次剂量可提高至 2.2~2.25 Gy。

(2)内放疗:分化好的乳头状癌与滤泡状癌具有吸碘功能,特别是两者的转移灶都可能吸收放射性核素[131]碘(^{131}I)。临床上常采用[131]I来治疗分化型甲状腺癌的转移灶,一般需行甲状腺全切或次全切除术后,以增强转移癌对碘的摄取能力后再行[131]I治疗。不同组织类型肿瘤吸碘不同,未分化型甲状腺癌几乎不吸碘,其次是髓样癌。

3.化疗

甲状腺癌对化疗敏感性差。分化型甲状腺癌对化疗反应差,化疗主要用于不可手术、摄碘能力差或远处转移的晚期癌,相比而言,未分化癌对化疗则较敏感,多采用联合化疗,常用药物为多柔比星及顺铂、多柔比星(ADM)、环磷酰胺(CTX),加紫杉类等。

4.内分泌治疗

术后长期服用甲状腺素片可以抑制 TSH 分泌及预防甲状腺功能减退,对预防甲状腺癌复发有一定疗效。对生长缓慢的分化型甲状腺癌疗效较好,对生长迅速的未分化甲状腺癌无明显疗效。

甲状腺癌的预后与病理类型、临床分期、根治程度、性别及年龄有关。年龄<15 岁或>45 岁者预后较差,女性好于男性。有学者等报道甲状腺癌的 10 年生存率乳头状癌可达 74%~95%,滤泡状癌为43%~95%。未分化癌预后极差,一般多在数月内死亡,中位生存率仅为 2.5~7.5 个月,2 年生存率仅为 10%。

二、护理

(一)护理措施

1.饮食护理

饮食营养应均衡,宜进食高蛋白、低脂肪、低糖、高维生素无刺激性软食,除各种肉、鱼、蛋、奶外,多吃新鲜蔬菜、水果等。戒烟禁酒,少食多餐。如出现进食时咳嗽、声音嘶哑者,应减少流质饮食,细嚼慢咽,量宜少,并注意防止食物进入气管。忌食肥腻黏滞食物,油炸、烧烤等热性食物和坚硬不易消化食物。

2.保持呼吸道通畅

指导患者做深呼吸及咳嗽运动,有痰液及时咳出。对声嘶患者多给予生活上的照顾及精神安慰。

3.放疗期间的护理

(1)^{131}I内放疗护理:放射性核素^{131}I是治疗分化型甲状腺癌转移的有效方法,其疗效依赖于肿瘤能否吸收碘。已有报道,^{131}I对分化型甲状腺癌肺转移及淋巴结转移治疗效果较好。给药前至少2周给予低碘饮食(日摄碘量在20~30 μg),避免食用含碘高的食物如海带、紫菜、海鱼、海参、山药等,碘盐可先在热油中炸烧使碘挥发后食用,同时鼓励患者多吃新鲜蔬菜、水果、蛋、奶、豆制品及瘦肉。并防止从其他途径进入人体的碘剂,如含碘药物摄入、皮肤碘酒消毒、碘油造影等。患者空腹口服^{131}I 2小时后方可进食,以免影响药物吸收。口服^{131}I后应注意以下几点。①2小时后嘱患者口含维生素C含片,或经常咀嚼口香糖,促进唾液分泌,以预防放射性唾液腺炎,并多饮水,及时排空小便,加速放射性药物的排泄,以减少膀胱和全身照射。②注意休息,加强口腔卫生。避免剧烈运动和精神刺激,并预防感染、加强营养。③建立专用粪便处理室,勿随地吐痰和呕吐物,大小便应该使用专用厕所,便后多冲水,严禁与其他非核素治疗的患者共用卫生间,以免引起放射性污染。建立核素治疗患者专用病房。④服药后勿揉压甲状腺,以免加重病情。⑤2个月内禁止用碘剂、溴剂,以免影响^{131}I的重吸收而降低治疗效果。⑥服药后应住^{131}I治疗专科专用隔离病房或住单间7~14天,以减少对周围人群不必要的辐射;指导患者正确处理排泄物和污染物,衣裤、被褥进行放置衰变处理且单独清洗。⑦女性患者1年内避免妊娠。^{131}I治疗后3~6个月定期随访,不适随诊,以便及时预测疗效。

(2)放疗时加强口腔护理,嘱患者多饮水,常含话梅或维生素C,促进唾液分泌,预防或减轻唾液腺的损伤。饭前、饭后及临睡时用复方硼砂溶液漱口。黏膜溃疡者进食感疼痛,可用2%利多卡因漱口或局部喷洒金因肽。

(3)观察放疗期间的咽喉部情况,对放疗引起的咽部充血、喉头水肿应行雾化吸入,根据病情需要在雾化器内可加入糜蛋白酶、地塞米松、庆大霉素等药物,雾化液现配现用,防止污染。每天1次,严重时可行2~3次。出现呼吸不畅甚至窒息时,应立即通知医师,并做好气管切开的准备。

(二)健康教育

1.服药指导

甲状腺癌行次全或全切除者,指导患者应遵医嘱终身服用甲状腺素片,勿擅自停药或增减剂量,目的在于抑制TSH的分泌,使血中的TSH水平下降,使残存的微小癌减缓生长,甚至消失,防止甲状腺功能减退和抑制TSH增高。所有的甲状腺癌术后患者服用适量的甲状腺素片可在一定程度上预防肿瘤的复发。

2.功能锻炼

卧床期间鼓励患者床上活动,促进血液循环和切口愈合。头颈部在制动一段时间后,可开始逐步练习活动,促进颈部的功能恢复。颈淋巴结清扫术者,斜方肌可能受到不同程度损伤,因此,切口愈合后应开始肩关节和颈部的功能锻炼,随时注意保持患肢高于健侧,以纠正肩下垂的趋势。特别注意加强双上肢的活动,应至少持续至出院后3个月。

3.定期复查

复查时间,第 1 年应为每 1～3 个月复查 1 次。第 2 年可适当延长,每 6～12 个月复查 1 次。5 年以后可每 2～3 年随诊 1 次。指导患者在日常生活中可间断性用双手轻柔触摸双侧颈部及锁骨窝内有无小硬结出现,有无咳嗽、骨痛等异常症状,一旦出现,随时复查及时就医。

(王晓燕)

第三节　乳　腺　癌

乳腺癌是女性最常见的恶性肿瘤之一,发病率逐年上升,部分大城市乳腺癌占女性恶性肿瘤之首位。

一、病因

乳腺癌的病因尚未完全明确,研究发现乳腺癌的发病存在一定的规律性,具有高危因素的女性容易患乳腺癌。

(一)激素作用

雌酮及雌二醇对乳腺癌的发病有直接关系。

(二)家族史

一级亲属患有乳腺癌病史者的发病率是普通人群的 2～3 倍。

(三)月经婚育史

月经初潮早、绝经年龄晚、不孕及初次足月产年龄较大者发病率会增高。

(四)乳腺良性疾病

乳腺小叶有上皮增生或不典型增生可能与本病有关。

(五)饮食与营养

营养过剩、肥胖等都会增加发病机会。

(六)环境和生活方式

北美等发达国家发病率约为发展中国家的 4 倍。

二、临床表现

早期乳腺癌往往不具备典型的症状和体征,不易引起重视,常通过体检或乳腺癌筛查发现。以下为乳腺癌的典型体征。

(一)乳腺肿块

80%的乳腺癌患者以乳腺肿块首诊。

(1)早期:肿块多位于乳房外上象限,典型的乳腺癌多为无痛性肿块,质地硬,表面不光滑,与周围分界不清。

(2)晚期:①肿块固定;②卫星结节;③皮肤破溃。

(二)乳头溢液

非妊娠期从乳头流出血液、浆液、乳汁、脓液,或停止哺乳半年以上仍有乳汁流出者。

429

(三)皮肤改变

皮肤出现"酒窝征""橘皮样改变"或"皮肤卫星结节"。

(四)乳头、乳晕异常

乳头、乳晕异常表现为乳头皮肤瘙痒、糜烂、破溃、结痂、脱屑、伴灼痛,以致乳头回缩。

(五)腋窝淋巴结肿

初期可出现同侧腋窝淋巴结肿大,肿大的淋巴结质硬、可推动。晚期可在锁骨上和对侧腋窝摸到转移的淋巴结。

三、辅助检查

(一)X 线检查

钼靶 X 线摄片是乳腺癌诊断的常用方法。

(二)超声显像检查

超声显像检查主要用途是鉴别肿块囊性或实性,超声检查对乳腺癌诊断的正确率为 $80\% \sim 85\%$。

(三)磁共振检查

软组织分辨率高,敏感性高于 X 线检查。

(四)肿瘤标志物检查

(1)癌胚抗原(CEA)。

(2)铁蛋白。

(3)单克隆抗体:用于乳腺癌诊断的单克隆抗体 CA15-3 对乳腺癌诊断符合率为$33.3\% \sim 57\%$。

(五)活体组织检查

乳腺癌必须确定诊断方可开始治疗,目前检查方法虽然很多,但至今只有活检所得的病理结果方能做唯一确定诊断的依据。

1.针吸活检

其方法简便,快速,安全,可代替部分组织冰冻切片,阳性率较高,在 $80\% \sim 90\%$,且可用于防癌普查。

2.切取活检

由于本方法易促使癌瘤扩散,一般不主张用此方法,只在晚期癌为确定病理类型时可考虑应用。

3.切除活检

疑为恶性肿块时切除肿块及周围一定范围的组织即为切除活检。

四、处理原则及治疗要点

(一)外科手术治疗

对早期乳腺癌患者,手术治疗是首选。

(二)辅助化疗

乳腺癌术后辅助化疗和内分泌治疗能提高生存率,降低复发率。辅助化疗方案应根据病情和术后病理情况决定,一般用 CMF(环磷酰胺＋甲氨蝶呤＋氟尿嘧啶)、CAF(环磷酰胺＋阿霉素＋氟尿嘧啶)、CAP(环磷酰胺＋多柔比星＋顺铂)方案,根据具体情况也可选用 NA(长春瑞滨＋表柔比星)、NP(长春瑞滨＋顺铂)、TA(紫杉醇＋阿霉素)或 TC(紫杉醇＋环磷酰胺)等方案。

(三)放疗

1.乳腺癌根治术后或改良根治术后辅助放疗

术后病理≥4 个淋巴结转移,或原发肿瘤直径＞5 cm,或肿瘤侵犯肌肉者,术后做胸壁和锁骨上区放疗;术后病理检查腋窝淋巴结无转移或有 1～3 个淋巴结转移者,放疗价值不明确,一般不需要做放疗;腋窝淋巴结未清扫或清扫不彻底的患者,也需放疗。

2.乳腺癌保乳术后放疗

所有保乳手术患者,包括浸润性癌、原位癌早期浸润和原位癌的患者均应术后放疗。但对于年龄≥70 岁,$T_1N_0M_0$,且 ER(＋)的患者可考虑术后单纯内分泌治疗,不做术后放疗。

(四)内分泌治疗

(1)雌激素受体(ER)(＋)和/或孕激素受体(PR)(＋)或激素受体不明显者,不论年龄、月经情况、肿瘤大小、腋窝淋巴结有无转移,术后均应给予内分泌治疗。ER(＋)和 PR(＋)者内分泌治疗的疗效好(有效率为 60%～70%);(ER)或(PR)1 种(＋)者,疗效减半;ER(－)、PR(－)者内分泌治疗无效(有效率为 8%～10%),预后也差。然而 CerbB-2(＋)者,其内分泌治疗效果均不佳,且预后差。

(2)常用药物。①抗雌激素药物:他莫昔芬、托瑞米芬。②降低雌激素水平的药物:阿那曲唑、来曲唑。③抑制卵巢雌激素合成:诺雷得。

(五)靶向治疗

靶向治疗适用于癌细胞 HER-2 高表达者,可应用曲妥珠单抗,单独使用或与化疗药物联合应用均有一定的疗效,可降低复发转移风险。

五、护理评估

(一)健康史

(1)询问与本病相关的病因、诱因或促成因素。

(2)主要评估的一般表现及伴随症状与体征。

(3)了解患者的既往史、家族史。

(二)身体状况

(1)观察患者的生命体征,有无发热。

(2)有无皮肤瘙痒。

(3)有无乏力、盗汗与消瘦等。

(三)心理-社会状况

(1)评估时应注意患者对自己所患疾病的了解程度及其心理承受能力,以往的住院经验,所获得的心理支持。

(2)家庭成员及亲友对疾病的认识,对患者的态度。

(3)家庭应对能力,以及家庭经济情况,有无医疗保障等。

六、护理措施

(一)心理护理

(1)做好患者及家属的思想工作,减轻焦虑。

(2)向患者解释待治疗结束后可以佩戴假乳或乳房重建术来矫正。

(3)向患者解释脱发只是应用化疗药物暂时出现的一个不良反应,化疗后头发会重新生长出来。

(4)指导患者使用温和的洗发液及软梳子,如果脱发严重,可以将头发剃光,然后佩戴假发或者戴帽子。

(5)坚持患肢的功能锻炼,使患肢尽可能地恢复正常功能,减轻患者的水肿,以免影响美观。

(二)肢体功能锻炼的护理

术后 24 小时内,活动腕关节,练习伸指、握拳、屈腕运动;术后 1~3 天,进行前臂运动,屈肘伸臂,注意肩关节夹紧;术后 4~7 天,可进行肘部运动,用患侧手刷牙、吃饭等,用患侧手触摸对侧肩及同侧耳;术后一周,进行摆臂运动,肩关节不能外展;术后 10 天,可进行托肘运动及爬墙运动(每天标记高度,直至患肢高举过头)。功能锻炼一般每天锻炼 3~4 次,每次 20~30 分钟为宜。

(三)饮食护理

指导患者加强营养支持,为患者提供高蛋白,高维生素,高热量,无刺激性,易消化的食物,如瘦肉、蛋、奶、鱼、橘皮、海带、紫菜、山楂、鱼、各种瓜果等,禁服用含有雌激素的保健品。鼓励患者多饮水,每天饮水量≥2 000 mL。

(四)乳腺癌化疗皮肤护理

乳腺癌的化疗方案中大多数都是发泡性药物,化学性静脉炎的发病率很高,静脉保护尤为重要,护士在进行静脉穿刺过程中应选择粗直,弹性良好的血管,有计划的更换使用血管,并在化疗后指导患者局部涂擦多磺酸黏多糖以恢复血管的弹性。

(五)乳腺癌放疗皮肤护理

选择宽大柔软的全棉内衣。照射野可用温水和柔软毛巾轻轻蘸洗,禁止用肥皂和沐浴液擦洗或热水浸浴。局部放疗的皮肤禁用碘酒、乙醇等刺激性药物,不可随意涂抹药物和护肤品。局部皮肤避免粗糙毛巾、硬衣领、首饰的摩擦;避免冷热刺激如热敷、冰袋等;外出时,局部放疗的皮肤防止日光照射,如头部放疗的患者外出时要戴帽子,颈部放疗的患者外出时要戴围巾。放射野位于腋下、腹股沟、颈部等多汗、皱褶处时,要保持清洁干燥,并可在室内适当暴露通风。局部皮肤切忌用手指抓挠,勤修剪指甲,勤洗手。护士应严密观察患者静脉滴注化疗药物时的用药反应,如静脉滴注紫杉醇类药物时,用药前遵医嘱应用地塞米松,用药前半小时肌内注射异丙嗪及苯海拉明等抗过敏药物;用药时给予血压监测,注意观察患者的血压变化,如出现过敏症状,应立即停药,遵医嘱给予对症处置。

七、健康教育

(1)向患者讲解肢体水肿的原因,要避免患肢提重物,避免在患肢静脉输液、测血压等。注意术后患肢的功能锻炼,保持血液通畅。穿衣先穿患侧,脱衣先脱健侧。

(2)护士应做好随访工作,定期检查患者功能锻炼的情况,及时给予指导。

（3）指导患者术后 5 年内避免妊娠，防止乳腺癌复发。

（4）患者在治疗过程中配合医师监测血常规变化，每周化验血常规一次，定期复查。

（5）内分泌治疗的患者应定期复查子宫内膜，预防子宫内膜癌的发生。

八、乳腺癌自查方法

（一）对镜自照法

首先面对镜子，两手叉腰，观察乳房的外形。然后再将双臂高举过头，观察两侧乳房的形状、轮廓有无变化；乳房皮肤有无红肿、皮疹、浅静脉怒张、皮肤皱褶、橘皮样改变等异常；观察乳头是否在同一水平线上，是否有抬高、回缩、凹陷，有无异常分泌物自乳头溢出，乳晕颜色是否有改变。最后，放下两臂，双手叉腰，两肘努力向后，使胸部肌肉绷紧，观察两侧乳房是否等高、对称，乳头、乳晕和皮肤有无异常。

（二）平卧触摸法

首先取仰卧位，右臂高举过头，并在右肩下垫一小枕头，使右侧乳房变平。然后将左手四指并拢，用指端掌面检查乳房各部位是否有肿块或其他变化。检查方法有三种：一是顺时针环形检查法，即用四个手指从乳头部位开始环形地从内向外检查。二是垂直带状检查法，即用四手指指端自上而下检查整个乳房。三是楔形检查法，即用四手指指端从乳头向外呈放射状检查。然后用同样方法检查左侧乳房，并比较两侧乳房有何不同。最后用拇指和示指轻轻挤捏乳头，如有透明或血性分泌物应及时报告医师。

（三）淋浴检查法

淋浴时，因皮肤湿润更容易发现乳房问题。方法是用一手指指端掌面慢慢滑动，仔细检查乳房的各个部位及腋窝是否有肿块。

（王晓燕）

第四节　原发性纵隔肿瘤

一、概述

纵隔是位于左右纵隔胸膜之间较大的间隙，为含有许多重要生命器官及结构的总称，是分隔左右胸膜腔和左右肺的间隔。纵隔内重要器官包括心包、心脏、气管、大血管、食管、淋巴组织、胸腺、神经及纵隔内脏间的神经组织。

纵隔内包含多个器官，而且其胚胎结构来源较为复杂，因此会导致多种肿瘤的发生，如胸腺瘤、胸内甲状腺肿、淋巴瘤、支气管囊肿、皮样囊肿、畸胎瘤、恶性淋巴肉瘤、心包囊肿、脂肪瘤、神经源性肿瘤、食管囊肿等，以良性者居多。畸胎瘤多见于 30 岁以下，少数发生在 40 岁以上。本病除淋巴肉瘤和恶性淋巴瘤，多数预后良好。

（一）病因

目前尚未十分明确。我国中医认为本病可能与以下因素相关：外邪侵袭、情志失调、饮食不节、气机郁滞、脏腑气血失和、痰浊瘀血内生、痰瘀与气血互结，日久成积所致。纵隔内组织和器官较多,胎生结构来源复杂,所以纵隔区内肿瘤种类繁多。有原发的,有转移的,原发肿瘤中以良性多见,但也有相当一部分为恶性。

(二)临床表现

约40%的原发纵隔肿瘤患者无症状,这些患者多为常规胸片发现,另外60%有症状患者的症状多与病变压迫或侵犯周围组织结构有关,或为原发肿瘤伴有的全身综合征。临床常见的症状为胸闷、胸痛、咳嗽、呼吸困难、声音嘶哑、心慌、心律不齐、面颈部水肿、乏力、吞咽困难、体重下降及夜间盗汗。体检有发热、淋巴结肿大、喘鸣、上腔静脉综合征、声带麻痹、霍纳(Horner)综合征及神经学方面异常。

(三)辅助检查

1.影像学检查

(1)X线检查:常规进行胸部正侧位X线检查,可作出初步诊断。

(2)CT及磁共振(MRI)检查:可显示肿瘤与周围解剖、血管的关系及肿瘤的密度。

(3)单光子发射计算机断层显像(SPECT)。

(4)正电子发射计算机断层显像(PET)。

2.血清学及生化学检查

(1)血清放射免疫检测。

(2)激素测定:有助于不同纵隔肿瘤的鉴别诊断,如甲胎蛋白(AFP)及人绒毛膜促性腺激素(HCG)。

3.有创伤诊断方法

(1)外科活检术:对于靠近胸壁的纵隔肿瘤可行CT引导下穿刺活检检查。

(2)全麻下纵隔镜检查:有助于淋巴瘤及肿大淋巴结的诊断。

(3)支气管镜及食管镜检查:有助于明确支气管受压情况、受压程度及肿瘤是否已侵入支气管或食管,以便确立手术的可能性。

(4)前纵隔切开切取组织活检。

(5)剖胸探查切除组织活检,早确诊,早切除。

(四)治疗原则

(1)手术治疗为主:绝大多数原发性纵隔肿瘤只要无禁忌证均应实施外科手术切除,再根据病理性质及完全切除与否来决定下一步是否进行放疗或化疗。

(2)恶变可能者、转移者,根据病理性质辅以放疗或化疗。

(3)恶性淋巴瘤可行放疗、化疗相结合的治疗方法。

二、护理

(一)护理要点

1.心理护理

纵隔肿瘤患者对疾病常有恐惧、焦虑心理,思想负担大。尤其对采取有创方法诊断(如针吸、胸腔镜、纵隔切开、胸廓切开术)及手术、化疗、放疗等,使患者心理压力更大,因此护士应向患者解释各种治疗对挽救生命、缓解症状的重要意义,讲解有关诊断、治疗的知识,使患者对自己的病情、治疗方法及治疗效果有初步的了解,从而取得患者的密切配合。

2.特殊症状的护理

(1)呼吸困难:当肿瘤压迫或侵入支气管时,常会引起咳嗽、气短、呼吸困难、发绀等。应给予舒适体位,吸氧(2～4 L/min),雾化吸入(加入糜蛋白酶及抗生素),应用祛痰药物,必要时吸痰,保持呼吸道的通畅。

(2)胸背部疼痛:纵隔肿瘤侵犯或压迫胸壁可引起胸背部疼痛,用一般止痛药物可缓解。但若是胸壁、胸骨受累,则止痛药无效,必须控制病因才能止痛。

(3)咳出异物(毛发等)症状:此种情况多发生于生殖细胞瘤中,患者咳出的多为畸胎瘤的内容物。除了抗炎及止咳措施外,需手术切除肿瘤才能控制。应做好患者的心理护理,减轻患者的恐惧、害怕情绪。

3.放疗的护理

(1)监测血象变化:当白细胞计数$<3\times10^9$/L 时,应暂停放疗,并遵医嘱行升白细胞治疗;当白细胞计数$<1\times10^9$/L 时,应做好保护性隔离,病房限制探视,并每天酌情行房间空气消毒 2～3 次。

(2)放疗时应注意心脏区的保护,监测心功能;胸部照射时可诱发肺水肿、肺炎、胸骨骨髓炎,表现为咳嗽、咳白色泡沫痰、呼吸急促、胸痛、咯血等,应注意观察,一经发现,并遵医嘱应用抗生素、肾上腺皮质激素、雾化吸入等。

(3)急性放射性食管炎是纵隔肿瘤放疗的常见并发症。向患者解释这只是暂时的症状,停止放疗后可逐渐消失。指导患者进清淡、易消化、无刺激的流质或半流质饮食,忌食粗、硬、烫、辛辣刺激性食物,进食速度宜缓慢,进食后漱口,并饮温凉开水以冲洗食管。症状严重者可用 2‰利多卡因 15 mL、维生素 B_{12} 4 000 μg、庆大霉素 24 万单位加入生理盐水 500 mL 中,每次取10 mL于三餐前及临睡前慢慢吞服;疼痛者可酌情给予止痛剂。

4.化疗的护理

(1)纵隔肿瘤常用的化疗药物有多柔比星类、丝裂霉素、长春新碱、顺铂、氟尿嘧啶等,由于这些药对血管的刺激性大,发生渗漏时有引起组织糜烂坏死的可能,而且化疗通常需要多个疗程,多次的化疗可引起化学性静脉炎,所以最好建议患者在化疗前进行 PICC 置管术。

(2)多柔比星等化疗药物可引起脱发,向患者解释脱发只是暂时性的,停止化疗后头发便可恢复生长。指导患者在化疗前剪短头发或全部剃光,以免脱落的头发粘在衣服及被服上引起患者不舒适及心理上的刺激。指导患者购买适合自己的假发或帽子,以满足患者对美观的需求。

(二)健康教育

(1)保持病房环境整洁,指导患者保持心情愉快。

(2)戒烟:吸烟会增加支气管的分泌,会加重原发支气管炎,尤其影响术后的咳痰,吸烟还影响肺功能,降低血氧饱和度,对手术及术后影响极大。对有长期吸烟者应做好耐心细致的说服工作,严格戒烟。

(3)加强口腔卫生:指导患者每天早晚及餐后刷牙、漱口,预防术后肺部并发症的发生。

(4)注意休息,适当进行体育锻炼:根据身体情况制定活动量,如散步、慢跑、打太极拳等。

(5)定期复查:如出现胸闷、气促等情况,应立即就诊。

(王晓燕)

第五节 肺　　癌

一、概述

肺癌大多数起源于支气管黏膜上皮,因此也称支气管肺癌,是肺部最常见的恶性肿瘤。肺癌的发生与环境的污染及吸烟密切相关,肺部慢性疾病、人体免疫功能低下、遗传因素等对肺癌的发生也有一定影响。根据肺癌的生物学行为及治疗特点,将肺癌分为小细胞肺癌、鳞癌、腺癌、大细胞癌。根据肿瘤的位置分为中心型肺癌及周边型肺癌。肺癌转移途径有直接蔓延、淋巴结转移、血行转移及种植性转移。

二、诊断

(一)症状

肺癌的临床症状根据病变的部位、肿瘤侵犯的范围、是否有转移及肺癌副癌综合征全身表现不同而异,最常见的症状是咳嗽、咯血、气短、胸痛和消瘦,其中以咳嗽和咯血最常见,咳嗽的特征往往为刺激性咳嗽、无痰;咯血以痰中夹血丝或混有粉红色的血性痰液为特征,少数患者咯血可出现整口的鲜血,肺癌在胸腔内扩散侵犯周围结构可引起声音嘶哑、Horner综合征、吞咽困难和肩部疼痛。当肺癌侵犯胸膜和心包时可能表现为胸腔积液和心包积液,肿瘤阻塞支气管可引起阻塞性肺炎而发热,上腔静脉综合征往往是肿瘤或转移的淋巴结压迫上腔静脉所致。小细胞肺癌常见的副癌综合征主要表现恶病质、高血钙和肺性骨关节病或非恶病质患者清/球蛋白倒置、高血糖和肌肉分解代谢增加等。

(二)体征

1.一般情况

以消瘦和低热为常见。

2.专科检查

如前所述,肺癌的体征根据其病变的部位、肿瘤侵犯的范围、是否有转移及副癌综合征全身表现不同而异。肿瘤阻塞支气管可致一侧或叶肺不张而使该侧肺呼吸音消失或减弱,肿瘤阻塞支气管可继发肺炎出现发热和肺部啰音,肿瘤侵犯胸膜或心包造成胸腔或心包积液出现相应的体征,肿瘤淋巴转移可出现锁骨上、腋下淋巴结增大。

(三)检查

1.实验室检查

痰涂片检查找癌细胞是肺癌诊断最简单、最经济、最安全的检查,由于肺癌细胞的检出阳性率较低,因此往往需要反复多次的检查,并且标本最好是清晨首次痰液立即检查。肺癌的其他实验室检查往往是非特异性的。

2.特殊检查

(1)X线摄片:可见肺内球形灶,有分叶征、边缘毛刺状,密度不均匀,部分患者见胸膜凹陷征(兔耳征),厚壁偏心空洞,肺内感染、肺不张等。

(2)CT 检查:已成为常规诊断手段,特别是对位于肺尖部、心后区、脊柱旁、纵隔后等隐蔽部位的肿瘤的发现有益。

(3)MRI 检查:在于分辨纵隔及肺门血管,显示隐蔽部的淋巴结,但不作为首选。

(4)痰细胞学:痰细胞学检查阳性率可达 80%,一般早晨血性痰涂片阳性率高,至少需连查 3 次以上。

(5)支气管镜检查:可直接观察气管、主支气管、各叶、段管壁及开口处病变,可活检或刷检取分泌物进行病理学诊断,对手术范围及术式的确定有帮助。

(6)其他:①经皮肺穿刺活检,适用于周围型肺内占位性病变的诊断,可引起血胸、气胸等并发症;②对于有胸腔积液者,可经胸穿刺抽液离心检查,寻找癌细胞;③PET 对于肺癌鉴别诊断及有无远处转移的判断准确率可达 90%,但目前价格昂贵。

其他诊断方法如放射性核素扫描、淋巴结活检、胸腔镜下活检术等,可根据病情及条件酌情采用。

(四)诊断要点

(1)有咳嗽、咯血、低热和消瘦的病史和长期吸烟史;晚期患者可出现声音嘶哑、胸腔积液及锁骨淋巴结肿大。

(2)影像学检查有肺部肿块并具有恶性肿瘤的影像学特征。

(3)病理学检查发现癌细胞。

(五)鉴别诊断

1.肺结核

(1)肺结核球:易与周围型肺癌混淆。肺结核球多见于青年,一般病程较长,发展缓慢。病变常位于上叶尖后段或下叶背段。在 X 线片上肿块影密度不均匀,可见到稀疏透光区和钙化点,肺内常另有散在性结核病灶。

(2)粟粒型肺结核:易与弥漫型细支气管肺泡癌混淆。粟粒型肺结核常见于青年,全身毒性症状明显,抗结核药物治疗可改善症状,病灶逐渐吸收。

(3)肺门淋巴结结核:在 X 线片上肺门肿块影可能误诊为中心型肺癌。肺门淋巴结结核多见于青少年,常有结核感染症状,很少有咯血。

2.肺部炎症

(1)支气管肺炎:早期肺癌产生的阻塞性肺炎,易被误诊为支气管肺炎。支气管肺炎发病较急,感染症状比较明显。X 线片上表现为边界模糊的片状或斑点状阴影,密度不均匀,且不局限于一个肺段或肺叶。经抗生素治疗后,症状迅速消失。肺部病变吸收也较快。

(2)肺脓肿:肺癌中央部分坏死液化形成癌性空洞时,X 线片上表现易与肺脓肿混淆。肺脓肿在急性期有明显感染症状,痰量多,呈脓性,X 线片上空洞壁较薄,内壁光滑,常有液平面,脓肿周围的肺组织或胸膜常有炎性变。支气管造影空洞多可充盈,并常伴有支气管扩张。

3.肺部其他肿瘤

(1)肺部良性肿瘤:如错构瘤、纤维瘤、软骨瘤等有时需与周围型肺癌鉴别。一般良性肿瘤病程较长,生长缓慢,临床上大多没有症状。X 线片上呈现接近圆形的块影,密度均匀,可以有钙化点,轮廓整齐,多无分叶状。

(2)支气管腺瘤:是一种低度恶性肿瘤。发病年龄比肺癌轻,女性发病率较高。临床表现与肺癌相似,常反复咯血。X 线片表现有时也与肺癌相似。经支气管镜检查,诊断未能明确者宜尽早做剖胸探查术。

4.纵隔淋巴肉瘤

纵隔淋巴肉瘤可与中心型肺癌混淆。纵隔淋巴肉瘤生长迅速,临床上常有发热和其他部位浅表淋巴结肿大。在X线片上表现为两侧气管旁和肺门淋巴结肿大。对放射疗法高度敏感,小剂量照射后即可见到肿块影缩小。纵隔镜检查亦有助于明确诊断。

三、护理措施

(一)做好心理支持,克服恐惧绝望心理

当患者得知自己患肺癌时,会面临巨大的身心应激,而心理应对结果会对疾病产生明显的积极或消极影响,护士通过多种途径给患者及家属提供心理与社会支持。根据患者的性别、年龄、职业、文化程度、性格等,多与其交谈,耐心倾听患者诉说,尽量解答患者提出的问题和提供有益的信息,帮助患者正确估计所面临的情况,让其了解肺癌的有关知识及将接受的治疗、患者和家属应如何配合、在治疗过程中的注意事项,请治愈患者现身说法,增强对治疗的信心,积极应对癌症的挑战,与疾病作斗争。

(二)保持呼吸道通畅,做好咳嗽、咳痰的护理

分析患者病情,判断引起呼吸困难的原因,根据不同病因,采取不同的护理措施。

(1)如肿瘤转移至胸膜,可产生大量胸腔积液,导致气体交换面积减少,引起呼吸困难,要配合医师及时行胸腔穿刺置管引流术。

(2)若患者肺部感染痰液过多、纤毛功能受损、机体活动减少,或放射治疗、化学治疗导致肺纤维化,痰液黏稠,无力咳出而出现呼吸困难,应密切观察咳嗽、咳痰情况,详细记录痰液的色、量、质,正确收集痰标本,及时送检,为诊断和治疗提供可靠的依据,并采取以下护理措施。①提供整洁、舒适的环境,减少不良刺激,病室内维持适宜的温度(18～20 ℃)和相对湿度(50％～60％),以充分发挥呼吸道的自然防御功能;避免尘埃与烟雾等刺激,对吸烟的患者与其共同制订有效的戒烟计划;注意患者的饮食习惯,保持口腔清洁,避免油腻、辛辣等刺激性食物,一般每天饮水1 500 mL以上,可保证呼吸道黏膜的湿润和病变黏膜的修复,利于痰液稀释和排除。②促进有效排痰:指导患者掌握有效咳嗽的正确方法,患者坐位,双脚着地,身体稍前倾,双手环抱一个枕头。进行数次深而缓慢的腹式呼吸,深吸气末屏气,然后缩唇,缓慢地通过口腔尽可能呼气(降低肋弓、使腹部往下沉)。在深吸一口气后屏气3～5秒,身体前倾,从胸腔进行2～3次短促有力的咳嗽,张口咳出痰液,咳嗽时收缩腹肌,或用自己的手按压上腹部,帮助咳嗽,有效咳出痰液。湿化和雾化学治疗法,湿化学治疗法可达到湿化气道、稀释痰液的目的,适用于痰液黏稠和排痰困难者。常用湿化液有蒸馏水、生理盐水、低渗盐水。临床上常在湿化的同时加入药物以雾化方式吸入。可在雾化液中加入痰溶解剂、抗生素、平喘药等,达到祛痰、消炎、止咳、平喘的作用。胸部叩击与胸壁震荡,适用于肺癌晚期长期卧床、体弱、排痰无力者,禁用于肺癌伴肋骨转移、咯血、低血压、肺水肿等患者。操作前让患者了解操作的意义、过程、注意事项,以配合治疗,肺部听诊,明确病变部位。叩击时避开乳房、心脏和骨突出部位及拉链、纽扣部位。患者侧卧,叩击者两手手指并拢,使掌侧呈杯状,以手腕力量,从肺底自下而上、由外向内、迅速而有节律地叩击胸壁,震动气道,每一肺叶叩击1～3分钟,120～180次/分,叩击时发出一种空而深的拍击音则表明手法正确。胸壁震荡法时,操作者双手掌重叠置于欲引流的胸壁部位,吸气时手掌随胸廓扩张慢慢抬起,不施加压力,从吸气最高点开始,在整个呼气期手掌紧贴胸壁,施加一定的压力并

做轻柔的上下抖动,即快速收缩和松弛手臂和肩膀,震荡胸壁 5~7 次,每一部位重复 6~7 个呼吸周期,震荡法在呼气期进行,且紧跟叩击后进行。叩击力量以患者不感到疼痛为宜,每次操作时间 5~15 分钟,应在餐后 2 小时至餐前 30 分钟完成,避免治疗中呕吐。操作后做好口腔护理,除去痰液气味,观察痰液情况,复查肺部呼吸音及啰音变化。③机械吸痰:适用于意识不清、痰液黏稠无力咳出、排痰困难者。可经患者的口、鼻腔、气管插管或气管切开处进行负压吸痰,也可配合医师用纤维支气管镜吸出痰液。

(三)咯血或痰中带血患者的护理

应予以耐心解释,消除其紧张情绪,嘱患者轻轻将气管内存留的积血咯出,以保持呼吸道通畅,咯血时不能屏气,以免诱发喉头痉挛,血液引流不畅导致窒息。小量咯血者宜进少量凉或温的流质饮食,多饮水,多食富含纤维素食物,以保持大便通畅,避免排便时腹压增加而咯血加重;密切观察咯血的量、色,大咯血时,护理方法见应急措施。大量咯血不止者,可采用丝线固定双腔球囊漂浮导管经纤支镜气道内置入治疗大咯血的方法;同时做好应用垂体后叶素的护理,静脉滴注速度勿过快,以免引起恶心、便意、心悸、面色苍白等不良反应,监测血压、血氧饱和度;冠心病患者、高血压病患者及孕妇忌用;配血备用,可酌情适量输血。

(四)疼痛的护理

(1)采取各种护理措施减轻疼痛。提供安静的环境,调整舒适的体位,小心搬动患者,避免拖、拉、拽动作,滚动式平缓地给患者变换体位,必要时支撑患者各肢体,指导、协助胸痛患者用手或枕头护住胸部,以减轻深呼吸、咳嗽或变换体位所引起的胸痛;胸腔积液引起的疼痛,可嘱患者患侧卧位,必要时用宽胶布固定胸壁,以减少胸部活动幅度,减轻疼痛;采用按摩、针灸、经皮肤电刺激止痛穴位或局部冷敷等,以降低疼痛的敏感性。

(2)药物止痛,按医嘱用药,根据患者疼痛再发时间,提前按时用药,在应用镇痛药期间,注意预防药物的不良反应,如便秘、恶心、呕吐、镇静和精神紊乱等,嘱患者多进食富含纤维素的蔬菜和水果,缓解和预防便秘。

(3)患者自控镇痛,可自行间歇性给药,做到个体化给药,增加了患者自我照顾和对疼痛的自主控制能力。

(五)饮食支持护理

根据患者的饮食习惯,给予高蛋白、高热量、高维生素、易消化饮食,调配好食物的色、香、味,以刺激食欲,创造清洁舒适、愉快的进餐环境,促进食欲。病情危重者应采取喂食、鼻饲或静脉输入脂肪乳、复方氨基酸和含电解质的液体。对于有大量胸腔积液的患者,应酌情输血、血浆或清蛋白,以减少胸腔积液的产生,补充癌肿或大量抽取胸腔积液等因素所引起的蛋白丢失,增强机体抗病能力。有吞咽困难者应给予流质饮食,进食宜慢,取半卧位以免发生吸入性肺炎或呛咳,甚至窒息。

(六)做好口腔护理

向患者讲解放射治疗、化学治疗后口腔唾液腺分泌减少,pH 下降,易发生口腔真菌感染和牙周病,使其理解保持口腔卫生的重要性,以便主动配合。患者睡前及三餐后进行口腔护理;戒烟酒,以防刺激黏膜;忌食辛辣及可能引起黏膜创伤的食物,如带刺或碎骨头的食物,用软牙刷刷牙,勿用牙签剔牙,并延期牙科治疗,防止黏膜受损;进食后,用盐水或复方硼砂溶液漱口,控制真菌感染;口唇涂润滑剂,保持黏膜湿润,黏膜口腔溃疡,按医嘱应用表面麻醉剂止痛。

(七)化学治疗药物毒性反应的护理

1.骨髓抑制反应的护理

化学治疗后机体免疫力下降,发生感染、出血。护士接触患者之前要认真洗手,严格执行无菌操作,避免留置导尿管或肛门指检,预防感染;告知患者不可到公共场所或接触感冒患者;在做全身卫生处置时,要特别注意易感染部位,如鼻腔、口腔、肛门、会阴等,各部位使用毛巾要分开,以免交叉感染;监测体温,观察皮肤温度、色泽、气味,早期发现感染征象;当白细胞总数降至 $1 \times 10^9/L$ 时,做好保护性隔离。对血小板计数 $<50 \times 10^9/L$ 时,密切观察有无出血倾向,采取预防出血的措施,避免患者外出活动,防止身体受挤压或外伤,保持口腔、鼻腔清洁湿润,勿用手抠鼻痂、牙签剔牙,尽量减少穿刺次数,穿刺后应实施局部较长时间按压,必要时,遵医嘱输血小板控制出血。

2.恶心呕吐的护理

化学治疗期间如患者出现恶心呕吐,按医嘱给予止吐药,嘱患者深呼吸,勿大动作转动身体,给予高营养清淡易消化的饮食,少食多餐,不催促患者进食,忌食辛辣等刺激性食物,戒烟酒,不要摄入加香料、肉汁和油腻的食物,建议平时咀嚼口香糖或含糖果,加强口腔护理去除口腔异味。对已有呕吐患者灵活掌握进食时间,可在其间歇期进食,多饮清水,多食薄荷类食物及冷食等。

3.静脉血管的保护

在给化学治疗药时,要选择合适的静脉,给化学治疗药前,先观察是否有回血,强刺激性药物护士应在床旁监护,或采用静脉留置针及中小静脉插管;观察药物外渗的早期征象,如穿刺部位疼痛、烧灼感、输液速度减慢、无回血、药液外渗,应立即停止输注,应用地塞米松加利多卡因局部封闭,24 小时内给予冷敷,50%硫酸镁湿敷,24 小时后可给予热敷。

4.应用化学治疗药后的护理

应用化学治疗药后常出现脱发,影响患者形象,增加其心理压力,护士要告诉患者脱发是暂时的,停药后头发会再生,鼓励其诉说自己的感受,帮助其调整外观的变化,让患者戴假发或帽子、头巾遮挡,改善自我形象,夜间睡眠可佩戴发帽,减轻头发掉在床上而至的心理不适;指导患者头发的护理,如动作轻柔减少头发梳、刷、洗、烫、梳辫子等,可用中性洗发护发素。

四、健康教育

(1)宣传吸烟对健康的危害,提倡不吸烟或戒烟,并注意避免被动吸烟。

(2)对肺癌高危人群要定期进行体检,早期发现肿瘤,早期治疗。

(3)改善工作和生活环境,防止空气污染。

(4)给予患者和家属心理上的支持,使之正确认识肺癌,增强治疗信心,维持生命质量。

(5)督促患者坚持化学治疗或放射治疗,告诉患者出现呼吸困难、咯血或疼痛加重时应立即到医院就诊。

(6)指导患者加强营养支持,合理安排休息,适当活动,保持良好精神状态,避免呼吸道感染以调整机体免疫力,增强抗病能力。

(7)对晚期癌肿转移患者,要指导家属对患者临终前的护理,告知患者及家属对症处理的措施,使患者平静地走完人生最后一程。

(王晓燕)

第六节　胃　　癌

一、概述

胃癌是我国最常见的恶性肿瘤之一。胃癌的流行病学有明显的地理差别,日本、中国、智利、远东、欧洲和俄罗斯为高发地区,而美国、澳大利亚、丹麦和新西兰发病率低。2/3的胃癌患者在发展中国家,其中中国占42%。在我国,西北地区和东南沿海地区发病率较高,广西、广东、贵州发病率低。

(一)病因

1.亚硝基化合物

亚硝酸盐主要来自食物中的硝酸盐,特别是在大量使用氮肥后的蔬菜中,硝酸盐的含量极高。硝酸盐进入胃中经硝酸盐还原酶阳性菌将其还原成亚硝酸盐。亚硝酸盐的含量与胃内硝酸盐还原酶阳性菌的数量呈正相关。据报道,低胃酸患者中胃癌的发生率比正常胃酸者高出4.7倍,这与胃内亚硝胺类化合物合成增多有关。

2.幽门螺杆菌

幽门螺杆菌为带有鞭毛的革兰阴性菌,在胃黏膜生长。幽门螺杆菌在发达国家人群中感染率低于发展中国家30%~40%,在儿童期即可受到感染,如我国广东1~5岁儿童中,最高感染率可达31%。幽门螺杆菌是胃黏膜肠上皮化生和异型性增生及癌变前期的主要危险因素。在正常胃黏膜中很少分离到幽门螺杆菌,而随胃黏膜病变加重,幽门螺杆菌感染率增高。

3.遗传因素

胃癌在少数家族中显示有聚集性。在胃癌患者调查中,一级亲属患胃癌比例明显高于二级、三级亲属。血型与胃癌存在一定关系,A型血人群患胃癌的比例高于一般人群。

4.饮食因素

高浓度食盐可使胃黏膜屏障损伤,造成黏膜细胞水肿,腺体丢失。摄入亚硝基化合物的同时摄入高盐可增加胃癌诱发率,诱发时间也较短,有促进胃癌发生的作用。新鲜蔬菜、水果有预防胃癌的保护性作用。含有巯基类的新鲜蔬菜,如大蒜、大葱、韭菜、洋葱和蒜苗等也具有降低胃癌危险的作用。

5.其他因素

吸烟为胃癌的危险因素,吸烟量越大,患胃癌的危险性越高。烟雾中含有多种致癌物质,可溶于口腔唾液进入胃内。此外,吸烟者口腔中硫氰酸含量增高,可使经血液进入口腔的硝酸盐还原成亚硝酸盐。

6.慢性疾病

慢性萎缩性胃炎以胃黏膜腺体萎缩、减少为主要特征,常伴有不同程度的肠上皮化生。

(二)病理分型

1.大体形态

胃癌因生长方式的不同,致使其大体形态各异。向胃腔内生长者,呈蕈伞样外观;有的沿胃壁向深层浸润很明显,呈弥漫性生长。Borrmann 分类主要根据肿瘤的外生性和内生性部分的相对比例来划分类型,侵至固有层以下的进展期胃癌分为 4 个类型。

(1)Ⅰ型息肉样型:肿瘤主要向胃腔内生长,隆起明显,呈息肉状,基底较宽,境界较清楚,可有小的糜烂,在进展期胃癌中占 3%～5%。

(2)Ⅱ型局限溃疡型:肿瘤有较大溃疡形成,边缘隆起明显,境界比较清楚,向周围浸润不明显。占 30%～40%。

(3)Ⅲ型浸润溃疡型:肿瘤有较大溃疡形成,边缘部分隆起,部分被浸润破坏,境界不清,向周围浸润较明显,癌组织在黏膜下的浸润范围超过肉眼所见的肿瘤边界。占半数左右。

(4)Ⅳ型弥漫浸润型:呈弥漫性浸润生长,触摸时难以界定肿瘤边界。由于癌细胞的弥漫浸润及纤维组织增生,可导致胃壁增厚、僵硬,形成"革袋胃"。

2.组织学分型

国内目前多采用世界卫生组织 1990 年的国际分类法,分为腺癌(乳头状腺癌、管状腺癌、黏液腺癌、印戒细胞癌)及其他组织学类型(腺鳞癌、鳞癌、肝样腺癌、壁细胞样腺癌、绒毛膜上皮癌、未分化癌)。有研究显示,在全部胃癌中,高、中分化腺癌占 47%,低分化腺癌及印戒细胞癌占 56.3%。

3.活检组织的病理诊断

胃癌活检病理诊断的准确率不可能达到 100%。肿瘤的生长浸润方式(如主要在黏膜下浸润生长),肿瘤所在部位(如穹隆部取材困难),标本取材不当(如主要取到变形坏死组织)及病理漏诊(将高分化腺癌诊断为重度异型增生或漏掉小的癌灶)都可能致假阴性。

胃癌的前体可分为两个类别:癌前状态和癌前病变。癌前状态是一种临床状态,由此可导致胃癌的发病率较正常人群增高;癌前病变是经过病理检查诊断的特定的组织学改变,在此基础上可逐渐演变发展成胃癌。

(三)临床表现

1.症状

早期胃癌无特异性症状,甚至毫无症状。随着肿瘤的进展,影响胃的功能时才出现较明显的症状,但这种症状也并非胃癌所特有,常与胃炎、溃疡病等慢性胃部疾病相似。常见症状如下。

(1)胃部疼痛:是胃癌最常见的症状,即使是早期胃癌患者,除了少部分无症状的患者外,大部分均有胃部疼痛的症状。起初仅感上腹部不适,或有胀痛、沉重感,常被认为是胃炎、胃溃疡等,给予相应的治疗,症状也可暂时缓解。胃窦部胃癌可引起十二指肠功能改变,出现节律性疼痛,易被忽视,直至疼痛加重甚至黑便才引起重视,此时往往已是疾病的中晚期,治疗效果不佳。

(2)食欲缺乏、消瘦、乏力:这也是一组常见又不特异的胃恶性肿瘤症状,有可能是胃癌的首发症状。很多患者在饱餐后出现饱胀、嗳气而自动限制饮食,体重逐渐减轻。

(3)恶心、呕吐:早期可仅有进食后饱胀和轻度恶心感,常因肿瘤引起梗阻或胃功能紊乱所致。贲门部肿瘤开始可出现进食不顺利感,以后随病情进展而发生吞咽困难及食物反流。胃窦部癌引起幽门梗阻时可呕吐有腐败气味的隔夜饮食。

(4)出血和黑便:早期胃癌有出血黑便者约为 20%。小量出血时仅有大便隐血阳性,当出血量较大时可有呕血及黑便。凡无胃病史的老年人出现黑便时必须警惕有胃癌的可能。

(5)其他患者可因为胃酸缺乏、胃排空加快而出现腹泻或便秘及下腹部不适。胃癌血行转移多发生于晚期,以转移至肝、肺最为多见。在腹腔种植转移中,女性患者易转移至卵巢,称为

Krukenberg 瘤。

2.体征

一般胃癌尤其是早期胃癌常无明显体征,可有上腹部深压痛,有时伴有轻度肌抵触感。上腹部肿块、直肠前触及肿物、脐部肿块、锁骨上淋巴结肿大等均是胃癌晚期或已出现转移的体征。

(四)诊断

胃癌的诊断和治疗需要多学科专家(肿瘤放射科专家、肿瘤外科专家、肿瘤内科专家、营养学专家及内镜专家)共同参与。

1.胃癌的 X 线检查法

X 线检查法主要用于观察胃腔在钡剂充盈下的自然伸展状态,胃的大体形态与位置的变化,胃壁的柔软度及获得病变的隆起高度等,有充盈法、黏膜法、压迫法、双对比法和薄层法。

2.胃癌的 CT 诊断

(1)胃壁增厚:癌肿沿胃壁浸润造成胃壁增厚,增厚的胃壁可为局限性或弥漫性,根据癌肿浸润深度不同,浆膜面可光滑或不光滑,但黏膜面均显示不同程度的凹凸不平是胃癌的特点之一。

(2)腔内肿块:癌肿向胃腔内生长,形成突起在胃腔内的肿块。肿块可为孤立的隆起,也可为增厚胃壁胃腔内明显突出的一部分。肿块的表面不光滑,可呈分叶、结节或菜花状,表面可伴有溃疡。

(3)溃疡:CT 图像可以更好地显示胃癌腔内形成的溃疡。溃疡所形成的凹陷的边缘不规则,底部多不光滑,周边的胃壁增厚较明显,并向胃腔内突出。

(4)环堤:环堤表现为环绕癌性溃疡周围的堤状隆起。环堤的外缘可锐利或不清楚。

(5)胃腔狭窄:CT 表现为胃壁增厚基础上的胃腔狭窄,狭窄的胃腔边缘较为僵硬并不规则,多呈非对称性向心狭窄,伴环形周围非对称性胃壁增厚。

(6)黏膜皱襞改变:黏膜皱襞在 CT 横断面图像上,表现为类似小山崎状的黏膜面突起,连续层面显示崎状隆起间距和形态出现变化,间距的逐渐变窄、融合、消失标志着黏膜皱襞的集中、中断和破坏等改变。

(7)对于女性患者需要进行盆腔 CT 扫描。

3.胃癌的内镜诊断

(1)早期胃癌:癌组织浸润深度仅限于黏膜层或黏膜下层,而不论有无淋巴结转移,也不论癌灶面积。符合以上条件癌灶面积 5.1～10 mm 为小胃癌;小于 5 mm 为微小胃癌。原位癌指癌灶仅限于腺管内,未突破腺管基底膜。

(2)进展期胃癌:癌组织已侵入胃壁肌层、浆膜层或浆膜外,不论癌灶大小或有无转移均称为进展期胃癌。

4.胃癌的超声诊断

水充盈胃腔法及超声显像液的应用,可显示胃壁蠕动状况。在 X 线及内镜的定位下,可以显示肿瘤的大小、形态、内部结构、生长方式、癌变范围。

5.实验室检查

对胃癌较早诊断有意义的检查是大便隐血试验。

(五)治疗

1.胃癌的治疗原则

经术前分期性检查,包括纤维内镜、腹部 CT、女性患者盆腔 CT 或 B 超、胸部 X 线等,根据检查结果,可考虑如下治疗原则。

(1)无远处转移的患者,临床评价为可手术切除的,首选手术治疗。对有高危因素如低分化腺癌、有脉管瘤栓、年轻(<35岁)患者应行术后含5-FU方案的化学治疗或同步化放射治疗。任何有淋巴结转移及局部晚期的患者,均应在术后进行化放射治疗。

(2)无远处转移的患者,临床评价为不可手术切除的,可行放射治疗同时5-FU增敏。治疗结束后评价疗效,如肿瘤完全或大部分缓解,可观察,或合适的患者行手术切除;如肿瘤残存或出现远处转移,考虑全身化学治疗,不能耐受化学治疗的给予最好的支持治疗。

(3)有远处转移的患者,考虑全身化学治疗为主,或参加临床试验。不能耐受化学治疗的,给予最好的支持治疗。

2.外科手术

手术方式分为内镜下黏膜切除术、腹腔镜下胃改良切除术、胃癌的根治性切除术、联合脏器切除术、姑息性手术。

3.化学治疗

迄今为止,胃癌的治疗仍以手术治疗为主,但是多数患者仅通过手术难以治愈。化学治疗在胃癌的治疗中占有重要地位,分为以下三种。

(1)术后辅助化学治疗:由于单纯的手术治疗疗效欠佳,也由于不少有效的化学治疗药物或联合化学治疗方案对胃癌的有效率常可达40%以上,因此,希望应用术后辅助化学治疗处理根治术后可能存在的转移灶,以达到防止复发、提高疗效的目的。有效的化学治疗药物仍以5-FU(或卡培他滨)+甲酰四氢叶酸(LV)为主。

(2)术前新辅助化学治疗:一般用于局部分期较晚的病例,该类患者不论能否手术切除,都有较高的局部复发率。术前化学治疗的目的是降低期别,便于切除及减少术后复发。常用的联合化学治疗方案有FUP方案(顺铂+5-FU),紫杉醇+顺铂+5-FU方案,FOLFOX 4方案(奥沙利铂+顺铂+亚叶酸钙)。

(3)晚期或转移性胃癌的化学治疗:晚期胃癌不可治愈,但是化学治疗对有症状的患者有姑息性治疗效果。有几种单药对晚期胃癌有肯定的疗效,这些药物包括5-FU、丝裂霉素、依托泊苷和顺铂。有几种新药及其联合方案对胃癌有治疗活性,包括紫杉醇、多西他赛、伊立替康、表柔比星、奥沙利铂、口服依托泊苷和优福定(尿嘧啶和替加氟的复合物)。近年来常用的化学治疗方案有:FAM(5-FU、多柔比星、甲氨蝶呤)、ECF(表柔比星、顺铂、5-FU)、DCF(多西他赛、顺铂、5-FU)等。

(4)腹腔内化学治疗:由于绝大多数胃癌手术失败的病例均因腹膜或区域淋巴结等的腹腔内复发,现已知在浆膜有浸润的胃癌常可在腹腔内找到游离的癌细胞,甚至报告浸润性胃癌的腹腔内游离的癌细胞阳性率可达75%。对病期较晚已切除的胃癌,在术中进行腹腔温热灌注化学治疗,有可能提高疗效。

4.放射治疗

放射治疗包括术前、术后或姑息性放射治疗,是胃癌治疗中的一部分。外照射与5-FU联合应用于局部无法切除的胃癌的姑息治疗时,可以提高生存率。使用三维适形放射治疗和非常规照射野照射可以精确地对高危靶区进行照射且剂量分布更加均匀。

5.最佳支持治疗

目的是预防、降低和减轻患者的痛苦并改善其生活质量,是晚期及转移性胃癌患者完整治中的一部分。缓解晚期胃癌患者症状的治疗包括内镜下放置自扩性金属支架(SEMS)缓解食管梗阻症状,手术或外照射或内镜治疗可能对出血患者有效。疼痛控制可使用放射治疗或镇痛剂。

胃癌的预后取决于诊断时的肿瘤分期情况。国内胃癌根治术后的 5 年生存率在 30%。约有 50% 的患者在诊断时胃癌已经超过了局部范围,近 70%～80% 的胃癌切除标本中可以发现局部淋巴结转移。因此,晚期胃癌在临床更为常见。局部晚期和转移性胃食管癌的不良预后因素包括体力状况(PS)评分不良(≥2),肝转移,腹腔转移和碱性磷酸酶≥100 U/L。

二、护理

(一)护理要点

1.术前护理

(1)心理支持:缓解患者的焦虑或恐惧,以增强患者对手术治疗的信心,使其积极配合治疗和护理。

(2)营养支持护理:胃癌患者往往由于食欲缺乏、摄入不足、消耗增加和恶心呕吐等原因导致不同程度的营养不良。为了改善患者的营养状态,提高其对手术的耐受性,对能进食者应根据患者的饮食习惯给予高蛋白、高热量、高维生素、低脂肪、易消化的饮食;对不能进食者遵医嘱予以静脉输液、静脉营养支持。

(3)特殊准备:胃癌伴有幽门梗阻者术前 3 天起每晚用 300～500 mL 温生理盐水洗胃,以减轻胃黏膜水肿和炎症,有利于术后吻合口愈合;如癌组织侵犯大肠则要做好肠道准备;术前 3 天口服肠道不易吸收的抗生素,清洁肠道。

2.术后护理

(1)病情观察:严密观察生命体征的变化,观察伤口情况、胃肠减压及腹腔引流情况等。准确记录24 小时出入水量。

(2)体位:全麻清醒前去枕平卧,头偏向一侧,以免呕吐时发生误吸。麻醉清醒后若血压平稳取低半卧位,有利于呼吸和循环;减少切口张力,减轻疼痛与不适;有利于腹腔渗出液集聚于盆腔,便于引流。

(3)维持有效的胃肠减压和腹腔引流,观察引流液颜色、性状及量的变化。

(4)营养支持护理。①肠外营养支持:由于禁食、胃肠减压及手术的消耗,术后需及时输液补充水、电解质和营养素,必要时输清蛋白或全血,以改善患者的营养状况促进术后恢复。②早期肠内营养支持:早期肠内营养支持可改善患者的营养状况,维护肠道屏障结构和功能,促进肠道功能恢复,增强机体的免疫功能,促进伤口和肠吻合口的愈合。一般经鼻肠管或空肠造瘘管输注实施。护理上应注意根据患者的个体情况,制订合理的营养支持方案;保持喂养管的功能状态,妥善固定,保持通畅,每次输注营养液前后用生理盐水或温开水 20～30 mL 冲管,持续输注过程中每 4～6 小时冲管一次;控制营养液的温度、浓度、输注速度和输注量,逐步过渡;观察有无恶心、呕吐、腹痛、腹胀、腹泻及水、电解质失衡等并发症的发生。③饮食护理:术后禁饮食,肠蠕动恢复后可拔除胃管,拔管当天可饮少量水或米汤;第 2 天进半量流质,每次 50～80 mL;第 3 天进全量流质,每次 100～150 mL,若无腹痛、腹胀等不适,第 4 天可进半流质饮食;第 10～14 天可进软食。注意少量多餐,避免生、冷、硬及刺激性饮食,少食易产气食物。

(5)活动:鼓励患者早期活动,定时做深呼吸,进行有效咳嗽和排痰。一般术后第 1 天即可协助患者坐起并做轻微的床上活动,第 2 天协助下床、床边活动,应根据患者的个体差异决定活动量。

(6)并发症的观察和护理。①术后出血：胃手术后可有暗红色或咖啡色液体自胃管引出，一般 24 小时内不超过 300 mL，并且颜色逐渐转清。若短时内从胃管或腹腔引流管内引出大量鲜红色液体，持续不止，应警惕术后出血，应及时报告医师，遵医嘱给予止血、输血等处理，必要时做好紧急术前准备。②感染：术前做好呼吸道准备，术后做好口腔护理，防止误吸，鼓励患者定时深呼吸，进行有效咳嗽和排痰等，以防止肺部感染；保持切口敷料干燥，注意无菌操作，保持尿管、腹腔引流管通畅，防止切口、腹腔及泌尿系统等部位感染。③吻合口漏或十二指肠残端破裂：密切观察生命体征和腹腔引流情况，如术后数天腹腔引流量不减、伴有黄绿色胆汁或呈脓性、带臭味，伴腹痛，体温再次上升，则应警惕其发生。及时报告医师，遵医嘱给予抗感染、纠正水电解质紊乱和酸碱平衡失调、肠内外营养支持等护理，保护好瘘口周围皮肤。④消化道梗阻：如患者在术后短期内再次出现恶心、呕吐、腹胀，甚至腹痛和停止排便排气等症状，则应警惕是否有消化道梗阻的发生，遵医嘱予以禁食、胃肠减压、输液及营养支持等治疗。

3.饮食护理

(1)放射治疗期间的饮食护理：放射治疗后 1～2 小时，患者可能出现恶心、呕吐等不良反应，告知患者是由于射线致使胃黏膜充血水肿所致。指导患者放射治疗前避免进食，以减轻可能发生的消化道反应。鼓励患者进食富含维生素 B_{12} 和含铁、含钙丰富的食物。

(2)化学治疗期间的饮食护理：常出现的不良反应表现有恶心、畏食、腹痛、腹泻等。食欲缺乏时，可选用易消化、新鲜、芳香的食品；消化不良时，可选择粥作为主食，也可以吃助消化、开胃的食品。化学治疗前0.5～1小时和化学治疗后 4～6 小时给予镇吐剂，会有助于减轻恶心、呕吐。

4.倾倒综合征的护理

由于胃大部切除术后失去对胃排空的控制，导致胃排空过速所产生的一系列综合征。根据进食后症状出现的时间可分为早期与晚期两种。

(1)早期倾倒综合征：多发生在进食后半小时内，患者以循环系统和胃肠道症状为主要表现。应指导患者通过饮食调整来缓解症状，避免过浓、过甜、过咸的流质食物，宜进低碳水化合物、高蛋白饮食，餐时限制饮水喝汤，进餐后平卧 10～20 分钟。术后半年到 1 年内逐渐自愈，极少数症状严重而持久的患者需手术治疗。

(2)晚期倾倒综合征：餐后 2～4 小时患者出现头晕、心慌、出冷汗、脉搏细弱甚至虚脱等表现。主要因进食后，胃排空过快，含糖食物迅速进入小肠而刺激胰岛素大量释放，继之发生反应性低血糖，故晚期倾倒综合征又被称为低血糖综合征。指导患者出现症状时稍进饮食，尤其糖类即可缓解。

5.腹腔灌注热化学治疗的护理

腹腔化学治疗前常规检查血常规、肝肾功能、心电图；有腹水引流者充分补液，以防引流过程中或引流后发生低血容量性反应；指导患者排空膀胱，避免穿刺时误伤膀胱。灌注化学治疗药物前确认导管在腹腔内，防止化学治疗药物渗漏到皮下组织；灌注过程观察患者反应，每 15～20 分钟改变体位，使药物均匀的与腹腔组织和脏器接触。

6.静脉化学治疗的护理

观察药物特殊不良反应。

(1)氟尿嘧啶：观察有无心绞痛、心律失常，如有发生应立即停药，出现腹泻甚至血性腹泻时应立即停药，通知医师及时处理。静脉推注或静脉滴注可引起血栓性静脉炎，需经 PICC 或 CVC

输入。

(2)紫杉醇:可出现变态反应,多数为Ⅰ型变态反应,表现为支气管痉挛性呼吸困难、荨麻疹和低血压。大多数发生在用药10分钟以内。为防止发生变态反应,应在静脉滴注紫杉醇之前12小时、6小时给予地塞米松10～20 mg口服。紫杉醇可发生神经系统毒性,多数为周围神经病变,表现为轻度麻木及感觉异常,可发生闪光暗点为特征的视神经障碍。

(3)奥沙利铂:有神经系统毒性,一般为蓄积的、可逆的周围神经毒性,停药后症状逐渐缓解。主要表现为手足末梢麻木感,甚至疼痛,影响到感觉、运动功能,遇冷加重。偶尔出现咽部异样感,甚至呼吸困难,可通过吸氧、地塞米松推注等缓解,必要时使用肾上腺素皮下注射;注射前应用还原型谷胱甘肽及每天口服B族维生素可能有减轻症状的作用。大约3/4患者的神经毒性在治疗结束13周后可逆转。在治疗期间应指导患者注意保暖。奥沙利铂只能用注射用水或5%葡萄糖稀释,不能用生理盐水或其他含氯的溶液稀释。每瓶50 mg加入稀释液10～20 mL,在原包装内可于2～8 ℃冰箱中保存4～48小时。加入5%葡萄糖250～500 mL稀释后的溶液应尽快滴注,在室温中只能保存4～6小时。禁止和碱性液体或碱性药物配伍输注,避免药物接触铝制品,否则会产生黑色沉淀和气体。

7.胃癌患者放射治疗的护理

(1)告知患者在模拟定位和治疗前3小时不要饱食。可使用口服或静脉造影剂进行CT模拟定位。

(2)胃的周围有对射线敏感的肾、肝、脾、小肠等器官,放射治疗前,技术人员应精确摆位,最好使用固定装置,以保证摆位的可重复性。指导患者采用仰卧位进行模拟定位和治疗。

(3)放射治疗中使用定制的挡块来减少正常组织不必要的照射剂量,包括肝脏(60%肝脏<30 Gy)、肾脏(至少一侧肾脏的2/3<20 Gy)、脊髓(<45 Gy)、心脏(1/3心脏<50 Gy,尽量降低肺和左心室的剂量,并使左心室的剂量降到最低)。指导患者稳定体位,以避免射线对周围组织和器官的损伤。放射治疗中需要暴露受照部位,需注意为患者肩部及上肢保暖,防止受凉。

(4)放射性胃炎的护理:遵医嘱预防性使用止吐剂,预防性使用保护胃黏膜的药物。食欲缺乏、恶心、呕吐及腹痛常发生于放射治疗后数天,对症处理即可缓解,一般患者可以耐受不影响放射治疗进行。

(5)放射性小肠炎的护理:多发生于放射治疗中或放射治疗后,可表现为高位不完全性肠梗阻。由于肠黏膜细胞早期更新受到抑制,以后小动脉壁肿胀、闭塞,引起肠壁缺血,黏膜糜烂。晚期肠壁引起纤维化,肠腔狭窄或穿孔,腹腔内形成脓肿、瘘管和肠粘连等。主要护理措施为遵医嘱给予解痉剂及止痛剂,给予易消化、清淡饮食。

(6)其他并发症的护理:胃癌放射治疗还可出现穿孔、出血与放射性胰腺炎,放射治疗期间应注意观察有无剧烈腹痛、腹胀、恶心、呕吐、呕血等表现。

(二)健康指导

1.注意饮食习惯

长期不良的饮食习惯很容易引起慢性胃病、胃溃疡甚至发生胃癌。经常吃过热的食物可破坏口腔和食管的黏膜,可导致细胞癌变。吃饭快,食物咀嚼不细易对消化道黏膜产生机械性损伤,产生慢性炎症,吃团块的食物易对贲门产生较强的机械刺激,久之会损伤甚至癌变。养成定时定量、细嚼慢咽的饮食习惯,避免进食生硬、过冷、过烫、过辣及油腻食物,戒烟、酒。少食含纤维较多的蔬菜、水果(橘子)或黏聚成团的食物(如糖葫芦、黏糕、糯米饭、柿饼),易发生肠梗阻。

避免过浓、过甜、过咸的流质食物。宜进低碳水化合物、高蛋白饮食,餐时限制饮水喝汤。进餐后平卧10～20分钟,以预防倾倒综合征。维生素 C 具有较强阻断亚硝基化合物的能力,β-胡萝卜素具有抗氧化能力,可以在小肠转化成维生素 A,维持细胞生长和分化。可鼓励患者进食富含维生素 C 和 β-胡萝卜素的食品。

2.积极治疗胃病和幽门螺杆菌

长期慢性胃炎和长期不愈的溃疡均要考虑幽门螺杆菌的感染,要积极治疗。

3.避免高盐饮食

食盐中的氯离子能损伤胃黏膜细胞,破坏胃黏膜和黏膜保护层,使胃黏膜易受到致癌物质攻击,要减少食物中盐的摄入量。

4.避免进食污染食物

煎、烤、炸的食物含有大量致癌物质。我国胃癌高发区居民有食用储存的霉变食物的习惯,其胃液中真菌检出率明显高于低发区。

5.多食牛奶、奶制品和富含蛋白质的食物

良好的饮食构成有助于减少胃癌发生的危险性。食物应多样化和避免偏食,在满足热量需要和丰富副食供应的基础上,增加蛋白质的摄入水平。

6.经常食用富含维生素的新鲜蔬菜和水果

每天增加蔬菜和水果的摄入量可降低人类恶性肿瘤发生的危险性。蔬菜和水果含有防癌的抗氧化剂,食用黄绿色蔬菜可以明显降低胃癌的发生率。

7.戒烟与戒酒

饮酒加吸烟,两者有致癌的协同作用,患胃癌的危险更大。

8.告知患者用药禁忌

告知患者慎用阿司匹林、保泰松、肾上腺皮质激素类药物,因可引起胃黏膜损伤。

9.密切监视血清

监视血清维生素 B_{12}、铁和钙水平,尤其是术后患者可口服补充铁剂,同时应用酸性饮料如橙汁,可以维持血清铁水平。

10.如出现下列情况随时就诊

上腹部不适、疼痛、恶心、呕吐、呕血、黑便、体重减轻、疲乏无力、食欲缺乏等。

（王晓燕）

第七节　子宫内膜癌

子宫内膜癌发生于子宫体的内膜层,又称子宫体癌。绝大多数为腺癌,故亦称子宫内膜腺癌。多见于老年妇女,是女性生殖器三大恶性肿瘤之一,仅次于子宫颈癌,居第 2 位,近年来我国该病的发病率有上升趋势。腺癌是一种生长缓慢,发生转移也较晚的恶性肿瘤。但是,一旦蔓延至子宫颈,侵犯子宫肌层或子宫外,其预后极差。

一、病因

确切病因尚不清楚,可能与下列因素相关。

(一)体质因素

易发生于肥胖、高血压、糖尿病、绝经延迟、未孕或不育的妇女。这些因素是子宫内膜癌的高危因素。

(二)长期持续的雌激素刺激

在长期持续雌激素刺激而又无孕激素拮抗的情况下,可发生子宫内膜增生症(单纯型或复杂型,伴有或不伴不典型增生),子宫内膜癌发病的危险性增高。临床常见于无排卵性疾病、卵巢女性化肿瘤等。

(三)遗传因素

约 20% 的癌患者有家族史。

二、病理

(一)巨检

病变多发生于子宫底部内膜,尤其是两侧宫角。根据病变形态及范围分为两种类型。

1.局限型

肿瘤局限于部分子宫内膜,常发生在宫底部或宫角部,呈息肉状或菜花状,表面有溃疡,容易出血,易侵犯肌层。

2.弥漫型

癌肿累及大部分或全部子宫内膜,呈菜花状,可充满宫腔或脱出子宫颈口外。癌组织表面灰白色或淡黄色。质脆,易出血、坏死或有溃疡形成,侵入肌层少。晚期癌灶可侵入深肌层或宫颈,若阻塞宫颈管引起宫腔积脓。

(二)镜检

1.内膜样腺癌

内膜样腺癌最常见,占子宫内膜癌的 80%～90%,腺体异常增生,癌细胞大而不规则,核大深染。分裂活跃。

2.腺癌伴鳞状上皮分化

腺癌中含成团的分化良好的良性鳞状上皮称为腺角化癌,恶性为鳞腺癌,介于两者之间为腺癌伴鳞状上皮不典型增生。

3.浆液性腺癌

浆液性腺癌占有 10%。复杂乳头样结构、裂隙样腺体、明显的细胞复层、芽状结构形成和核异型。恶性程度很高,常见于年老的晚期患者。

4.透明细胞癌

肿瘤呈管状结构,镜下见多量大小不等、背靠背排列的小管,内衬透明的鞋钉状细胞。

三、转移途径

多数生长缓慢:局限于内膜或宫腔内时间较长,也有极少数发展较快,短期内出现转移。

（一）直接蔓延

癌灶沿子宫内膜向上蔓延生长，经子宫角达输卵管，向下蔓延累及宫颈、阴道；向肌层浸润，可穿透浆膜而延及输卵管、卵巢，并广泛种植于盆腔腹膜、子宫直肠陷凹及大网膜。

（二）淋巴转移

淋巴转移为内膜癌的主要转移途径。其转移途径与肿瘤生长的部位有关。宫底部的癌灶可沿阔韧带上部的淋巴管网转移到卵巢，再向上到腹主动脉旁淋巴结。子宫角及前壁的病灶可经圆韧带转移到腹股沟淋巴结。子宫后壁的病灶可沿骶韧带至直肠淋巴结。子宫下段及宫颈管的病灶与宫颈癌的淋巴转移途径相同。

（三）血行转移

血行转移少见，出现较晚，主要转移到肺、肝、骨等处。

四、临床分期

现广泛采用国际妇产科联盟（FIGO，2000）规定的手术病理分期（表 12-1）。

表 12-1　子宫内膜癌临床分期（FIGO，2000）

期别	肿瘤累及范围
0	原位癌（浸润前癌）
I	癌局限于宫体
I_a	癌局限于子宫内膜
I_b	癌侵犯肌层≤1/2
I_c	癌侵犯肌层＞1/2
II	癌累及宫颈，无子宫外病变
II_a	仅宫颈黏膜腺体受累
II_b	宫颈间质受累
III	癌扩散于子宫外的盆腔内，但未累及膀胱、直肠
III_a	癌累及浆膜和/或附件和/或腹腔细胞学检查阳性
III_b	阴道转移
III_c	盆腔淋巴结和/或腹主动脉淋巴结转移
IV	癌累及膀胱及直肠（黏膜明显受累），或有盆腔外远处转移
IV_a	癌累及膀胱和/或直肠黏膜
IV_b	远处转移，包括腹腔内转移和/或腹股沟淋巴结转移

五、临床表现

（一）症状

极早期的患者无明显症状，随着病程进展后出现下列症状。

1.阴道流血

不规则阴道流血为最常见的症状，量一般不多。绝经后患者主要表现为间歇性或持续性出血，量不多；未绝经者则表现为月经紊乱：经量增多，经期延长，或经间期出血。

2.阴道排液

少数患者述阴道排液增多,为癌肿渗出液或感染坏死所致。早期多为浆液性或浆液血性白带,晚期合并感染则为脓性或脓血性,有恶臭。

3.疼痛

通常不引起疼痛。晚期癌肿侵犯盆腔或压迫神经,可引起下腹部及腰骶部疼痛,并向下肢放射。若癌肿累及宫颈,堵塞宫颈管致使宫腔积脓时,可出现下腹胀痛或痉挛样疼痛。

4.全身症状

晚期可出现贫血、消瘦、乏力、发热、恶病质、全身衰竭等症状。

(二)体征

早期妇科检查无明显异常。随着病情发展,可有子宫增大、质地变软。有时可见癌组织自宫颈口脱出,质脆,易出血。若并发宫腔积脓,子宫明显增大、有压痛。若周围有浸润,子宫常固定,宫旁、盆腔内可触及不规则结节状物。

六、治疗原则

主要治疗方法为手术、放疗及药物治疗。早期以手术为主,晚期则采用放射、药物等综合治疗。

七、护理评估

(一)健康史

了解患者一般情况,评估高危因素,如老年、肥胖、高血压、糖尿病、不孕不育、绝经期推迟及用雌激素替代治疗等,了解有无家族肿瘤史;了解患者疾病诊疗过程及用药情况。

(二)身体状况

1.症状

评估阴道流血、排液、疼痛及有无肿瘤转移的临床表现。

2.体征

了解妇科检查的结果,如有子宫增大、变软,是否可以触及转移性结节或肿块,有无明显触痛等情况。

(三)心理-社会状况

子宫内膜癌多发生于绝经后妇女,因子女工作忙,疏于对患者的关心,使患者在精神上有较强的失落感;或因未婚、婚后不孕等易产生孤独感;加上恶性肿瘤的发生,更增加了患者的恐惧心理。

(四)辅助检查

根据病史、临床表现及辅助检查做出诊断。

1.分段诊刮

确诊子宫内膜癌最可靠的方法。先刮宫颈管,再刮宫腔,刮出物分瓶标记送病理检查。刮宫时操作要轻柔,特别是刮出豆渣样组织时,应立即停止操作,以免子宫穿孔或癌肿扩散。

2.B超

子宫增大,宫腔内可见实质不均的回声区,形态不规则,宫腔线消失。若肌层中有不规则回声紊乱区,则提示肌层有浸润。

3.宫腔镜检查

宫腔镜检查可直接观察病变大小、形态,并取活组织病理检查。

4.细胞学检查

用宫腔吸管或宫腔刷取宫腔分泌物找癌细胞,阳性率可达90%。

5.其他

CT、MRI、淋巴造影检查及血清CA125检查等。

八、护理诊断

(一)焦虑

焦虑与住院及手术有关。

(二)知识缺乏

缺乏了宫内膜癌相关的治疗、护理知识。

九、护理目标

(1)患者获得有关子宫内膜癌的治疗、护理知识。

(2)患者焦虑减轻,主动参与诊治过程。

十、护理措施

(一)心理护理

帮助患者熟悉医院环境,为患者提供安静、舒适的休息环境。告知患者子宫内膜癌的病程发展慢,是女性生殖系统恶性肿瘤预后较好的一种,以缓解或消除心理压力,增强治病的信心。

(二)生活护理

(1)卧床休息,注意保暖。鼓励患者进食高蛋白、高热量、高维生素、易消化饮食。进食不足或营养状况极差者,遵医嘱静脉补充营养。

(2)严密观察生命体征、腹痛、手术切口、血象变化;保持会阴清洁,每天用0.1%苯扎溴铵溶液会阴冲洗,正确使用消毒会阴垫,发现感染征象及时报告医师,并遵医嘱及时使用抗生素和其他药物。

(三)治疗配合

对于采用不同治疗方法的患者,实施相应的护理措施。手术患者注意术后病情观察,记录阴道残端出血的情况,指导患者适度地活动。孕激素治疗过程中注意药物的不良反应,指导患者坚持用药。化疗患者要注意骨髓抑制现象,做好支持护理。

(四)健康教育

1.普及防癌知识

大力宣传定期防癌普查的重要性,定期进行防癌检查;正确掌握使用雌激素的指征;绝经过渡期妇女月经紊乱或不规则流血者,应先除外子宫内膜癌;绝经后妇女出现阴道流血者警惕子宫内膜癌的可能;注意高危因素,重视高危患者。

2.定期随访

手术、放疗、化疗患者应定期随访。随访时间:术后2年内,每3～6个月1次;术后3～5年内,每6～12个月1次。随访中注意有无复发病灶,并根据患者康复情况调整随访时间。随访内容:盆腔检查、阴道脱落细胞学检查、胸片(6个月至1年)。

十一、结果评价

(1)患者能叙述子宫内膜癌治疗和护理的有关知识。
(2)患者睡眠良好,焦虑缓解。

(王晓燕)

第八节 子 宫 肉 瘤

子宫肉瘤是来源于子宫肌层或肌层内结缔组织和子宫内膜间质的恶性程度较高的女性生殖器官肿瘤。

一、护理评估

(一)临床表现
早期症状不明显,随着病情发展,可出现下列表现。
(1)阴道不规则出血。
(2)阴道分泌物增多或排液。
(3)原有子宫肌瘤短期内增大,腹痛、腹部包块。
(4)可有膀胱或直肠压迫症状。
(5)体征:子宫增大外形不规则,可见脱出宫颈口及阴道内赘生物,晚期可呈冰冻骨盆,腹水,贫血及恶病质。

(二)治疗
治疗以手术为主,术后加用放疗或化疗。

(三)康复
(1)做好心理护理,鼓励患者表达自己感受。
(2)遵医嘱用药。
(3)定期随访,及时发现异常。

二、护理诊断

(一)绝望
其与疾病的诊断有关。

(二)疼痛
其与疾病及手术有关。

(三)睡眠型态紊乱
其与疾病的诊断及环境改变有关。

(四)知识缺乏
其与对疾病知识及术前术后注意事项不了解有关。

三、护理目标

(1)患者能提高对本病的认识,消除绝望心理,增强治疗信心。

(2)减轻或缓解疼痛。

(3)改善睡眠质量,适应术前术后环境。

(4)了解疾病知识及术前术后注意事项。

四、护理措施

(一)术前护理

(1)向患者介绍有关子宫肉瘤的医学常识,介绍诊治过程中出现的各种情况及应对措施。

(2)遵医嘱做好术前护理,饮食以高蛋白易消化为主。

(二)协助术后康复

(1)连续心电监护,每小时观察并记录一次生命体征及血氧饱和度。

(2)注意输液速度,记录出入量。

(3)保持尿管、盆腔引流管通畅,认真观察引流物性状及量。

(4)观察伤口有无渗出,腹带松紧适宜,减轻伤口张力。

(5)遵医嘱给予止痛剂。

(6)指导患者进行床上肢体活动,防止静脉血栓及压疮发生。

(三)健康指导

(1)保持外阴清洁干燥。

(2)术后禁止性生活3个月。

(3)遵医嘱每个月入院化疗。

(4)应定期进行肺部检查。

五、评价

(1)患者能列举常用的缓解心理应激的措施,心情平稳,积极配合治疗。

(2)患者术后疼痛逐渐缓解或消失。

(3)患者能叙述影响睡眠的因素及应对技巧。

(4)患者出院时,能列举康复期随访事宜。

(王晓燕)

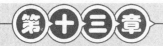

手术室护理

第一节　手术室规章制度

随着科技的不断发展,外科手术也日益更新、不断完善,新技术、新设备不断投入临床使用,对手术室提出了更高的要求,手术室必须建立一套科学的管理体系和严密的组织分工,健全的规章制度和严格的无菌技术操作常规,创造一个安静、清洁、严肃的良好工作环境。由于手术室负担着繁重而复杂的手术医疗和抢救患者的工作,具有工作量大,各类工作人员流动性大等特点,造成手术室工作困难。因而,要求各类工作人员务必严格贯彻遵守手术室各项规章制度。

一、手术室管理制度

(一)手术室基本制度

(1)为严格执行无菌技术操作,除参加手术的医疗人员和有关工作人员外,其他人员一律不准进入手术室(包括直系家属)。患有呼吸道感染,面部、颈部、手部有创口或炎症者,不可进入手术室,更不能参加手术。

(2)手术室内不可随意跑动或嬉闹,不可高声谈笑、喊叫,严禁吸烟,保持肃静。

(3)凡进入手术室人员,必须按规定更换手术室专用的手术衣裤、口罩、帽子、鞋等。穿戴时头发、衣袖不得外露,口罩遮住口鼻;外出时更换指定的外出鞋。

(4)手术室工作人员,应坚守工作岗位,不得擅离、接私人电话和会客,遇有特殊情况必须和护士长联系后,把工作妥善安排,方准离开。

(二)手术室参观制度

如无教学参观室,必须进入手术室者,应执行以下制度。

(1)外院来参观手术者必须经医务科同意;院内来参观者征得手术室护士长同意后,方可进入手术室。

(2)学员见习手术必须按计划进行,由负责教师联系安排。

(3)参观及见习手术者,先到指定地点,更换参观衣裤、帽子、口罩及拖鞋。

(4)参观及见习手术者,手术开始前在更衣室等候,手术开始时方可进入手术间。

(5)参观及见习手术者,严格遵守无菌原则,接受医护人员指导,不得任意走动和出入。

(6)每一手术间参观人员不得超过2人,术前1天手术通知单上注明参观人员姓名。

(7)对指定参观手术人员发放参观卡,持卡进入,用后交回。

(三)更衣管理制度

(1)手术人员包括进修医师进入手术室前,必须先办理登记手续,如科室、姓名及性别等,由手术室安排指定更衣柜和鞋柜,并发给钥匙。

(2)进入手术室先换拖鞋,然后取出手术衣裤、帽子和口罩到更衣室更换,穿戴整齐进入手术间。

(3)手术完毕,交回手术衣裤、口罩和帽子,放入指定衣袋内,将钥匙退还。

(4)管理员必须严格根据每天手术通知单、手术者名单,发给手术衣裤和更衣柜钥匙,事先未通知或未写入通知单内的人员,一律不准进入手术室。

(四)更衣室管理制度

(1)更衣室设专人管理,保持室内清洁整齐。

(2)脱下的衣裤、口罩和帽子等放入指定的袋内,不得随便乱扔。

(3)保持淋浴间、便池清洁,便后立即冲净,并将手纸丢入筐内,防止下水道阻塞。

(4)除参加手术人员在工作时间使用淋浴外,任何人不得随意使用淋浴并互相监督。

(5)参加手术人员应保持更衣室清洁整齐,严禁吸烟,谨防失火,随时关紧水龙头和电源开关,爱护一切公物。

二、手术室工作制度

(一)手术间清洁消毒制度

(1)保持手术间内医疗物品清洁整齐,每天手术前后,用固定抹布擦拭桌面、窗台、无影灯及托盘等,擦净血迹,托净地面,通风消毒。

(2)手术间每周扫除 1 次,每月彻底大扫除 1 次,扫除后空气消毒,并做空气细菌培养。手术间拖把、敷料桶等应固定使用。

(3)每周室内空气培养 1 次,细菌数不得超过 500 个/立方米。如不合格,必须重新关闭消毒,再做培养,合格后方可使用。

(4)污染手术后,根据不同类型分别按消毒隔离制度处理。

(二)每天手术安排制度

(1)每天施行的常规手术,由手术科负责医师详细填写手术通知单,一式 3 份,于手术前 1 天按规定时间送交手术室指定位置。

(2)无菌手术与污染手术应分室进行,若无条件时,应先做无菌手术,后做污染手术。手术间术后必须按消毒隔离制度处理后方可再使用。

(3)临时急诊手术,由值班负责医师写好急诊手术通知单送交手术室。如紧急抢救危重手术,可先打电话通知,手术室应优先安排,以免延误抢救时间,危及患者生命。

(4)夜间及节假日应有专人值班,随时进行各种急诊手术配合。

(5)每天施行的手术应分科详细登记,按月统计上报。同时经常和手术科室联系,了解征求工作中存在的问题,研究后及时纠正。

(三)接送患者制度

(1)接送患者一律用平车,注意安全,防止坠床。危重患者应有负责医师陪送。

(2)接患者时,遵守严格查对制度,对床号、住院号、姓名、性别和年龄,同时检查患者皮肤准备情况及术前医嘱执行情况,衣裤整洁,嘱解便后携带患者病历和输液器等,随时推入手术室。

患者贵重物品,如首饰、项链、手表等不得携入手术室内。

(3)患者进入手术室后必须戴手术帽,送到指定手术间,并与巡回护士当面交接,严格做好交接手续。

(4)患者进入手术间后,卧于手术台上,防止坠床。核对手术名称和部位,防止差错。

(5)患者步行入手术室者,更换指定的鞋、帽后护送到手术间,交巡回护士做好病历物品等交接手续。

(6)危重和全麻患者,术后由麻醉医师和手术医师送回病房。

(7)护送途中,注意保持输液通畅。到病房后详细交代患者术后注意事项,交清病历和输液输血情况及随带的物品,做好交接手续并签名。

(四)送标本制度

(1)负责保存和送检手术采集标本,放入 10％甲醛溶液标本容器内固定保存,以免丢失。

(2)对病理申请单填写不全、污染、医师未签字的,通知医师更正,2 天内不改者按不要处理。

(3)负责医师详细登记患者姓名、床号、住院号、科室、日期,在登记本上签名,由手术室专人核对,每天按时与病理科交接,查对后互相签名。

(五)借物制度

(1)凡手术室物品、器械,除抢救外一律不准外借。特殊情况需经医务科批准方可外借。

(2)严格执行借物登记手续,凡经批准或经护士长同意者,应登记签字。外借物品器械如有损坏或遗失,及时追查,照价赔偿。

(3)外借物品器械,应消毒处理后方可使用。

(六)安全制度

(1)手术室电源和蒸气设备应定期检查,手术后应拔去所有电源插头,检查各种冷热管道是否漏水漏气。

(2)剧毒药品应标签明确,专柜存放,专人保管,建立登记簿,经仔细检对后方能取用。

(3)各种易燃药品及氧气筒等,应放置指定通风阴暗地点,专人领取保管。

(4)各手术间无影灯、手术床、接送患者平车等应定期检查其性能;检查各种零件、螺丝、开关等是否松解脱落,使用时是否正常运转。

(5)消防设备、灭火器等,应定期检查。

(6)夜班和节假日值班人员交班后,应检查全手术室水电、门窗是否关紧,手术室大门随时加锁。非值班人员不得任意进入手术室。

(7)发生意外情况,应立即向有关部门及院领导汇报。

(刘雪梅)

第二节 手术室护理人员工作制度

现代科学技术的发展,对我们的护理职业提出了更高的要求。许多创新的科学仪器和新设备,扩大了手术配合工作范围同时也增加工作难度,因此手术室护士必须有热爱本职工作的态度和广泛的知识和技术,才能高标准的完成各科日益复杂的手术配合任务。

一、手术室护士应具备的素质

护理人员在工作中应不断提高个人素质,加强对护理事业重要意义的认识,把护理工作看作是光荣的神圣的职业。因此,要努力做到以下几点。

(一)具有崇高的医德和奉献精神

一名护士的形象,通过他的精神面貌和行动表现出内在的事业品德素质,胜过一个护士的经验和业务水平所起的作用,甚至可能给患者带来希望、光明和再生。所以,护士要具备高尚的医德和崇高的思想,具有承受压力、吃苦耐劳、献身的精神,并有自尊、自爱、自强的思想品质,为护理科学事业的发展做出自己的贡献,无愧于"白衣天使"的光荣称号。

(二)树立全心全意为患者服务的高尚品德

手术室的工作和专业技术操作都具有独特性。要求手术室护士必须自觉的忠于职守、任劳任怨,无论工作忙闲、白班夜班,都要把准备工作、无菌技术操作、贯彻各种规章制度等认真负责地做好。对患者要亲切、和蔼、诚恳,不怕脏、不怕累、不厌烦,使患者解除各种顾虑,树立信心,主动与医护人员配合,争取早日康复。

(三)要有熟练的技能和知识更新

随着医学科学的发展,特别是外科领域手术学的不断发展,新的仪器设备不断出现,因而护理工作范围也日益扩大,要求也越来越高。护理工作者如无广泛的相关学科的基本知识,对今天护理的工作复杂技能就不能理解和运用。所以今天作为一名有远大眼光的护士,必须熟悉各种有关护理技能的基本知识,才能达到最好的职业效果。护理学已成为一门专业科学,因此,作为一名手术室护士,除了伦理道德修养外,还应有基础医学、临床医学和医学心理学等新知识。努力学习解剖学、生理学、微生物学、化学、物理学,以及各种疾病的诊断和治疗等知识,特别是外科学更应深入学习。此外,还要了解各种仪器的基本结构、使用方法,熟练掌握操作技能。只有这样,才能高质量完成护理任务。

二、手术室护士长应具备的条件

护理工作范围极广,有些工作简单、容易,有些工作却很复杂,需要有高度的判断力和精细的技术、熟练的技巧。今天的护理工作,一个人已不能独当重任,而需要既分工又协作来共同完成。因此,必须有一名护士长,把每个护理人员的思想和行为统一起来,才能使人的积极性、主动性和创造性得到充分发挥,团结互助,共同完成任务。护士长应具备的条件归纳如下。

(一)有一定的领导能力及管理意识

有一整套工作方法和决策能力。善于出主意想办法,提出方案,做出决定,推动下级共同完成;并具有发现问题、分析问题的能力,了解存在问题的因素,掌握本质,抓住关键,分清轻重缓急,提出中肯意见。出现无法协商的问题时能当机立断,勇于负责。有创新的能力,对新事物敏感,思路开阔,能提出新的设想。要善于做思想工作,能适时的掌握护士的心理动向,并进行针对性的思想教育,使之正确对待个人利益和整体利益的关系。不断提高思想水平,是提高积极性和加强凝聚力最根本的问题。

(二)有一定组织能力和领导艺术

管理是一门艺术,也是一门科学。首先处理好群体间人际关系。护士长需要具有丰富的才智和领导艺术,才能胜任手术室护士护理管理任务。具体要求如下。

(1)护士长首先应把自己置身于工作人员之中,经常想到自己与护士之间只是分工的不同,而无地位高低之分。要有民主作风,虚心听取护士的意见,甚至批评意见,认真分析,不埋怨、不沮丧,不迁怒于人,有助于建立自己的威信。

(2)护士长首先想到的是别人,是护士和工作人员,而不是自己,不管是关心任务完成情况,还要关心她们的生活、健康、思想活动及学习情况,都使每个护士和工作人员能亲身感到群体的温暖,对护士长产生亲切感。

(3)护士长要善于调动护士的积极性,培养集体荣誉感,善于抓典型,树标兵,运用先进榜样推动各项手术室工作,充分调动护士群体的积极性,这样护士长的领导作用才能得到体现。

(三)有较高的素质修养

手术室护士长应较护士具备更高的觉悟和更多的奉献精神。科里出现的问题应主动承担责任,实事求是向上级反映,且不责怪下级。凡要求护士做到的,首先自己要做到,严格要求自己,树立模范行为,才能指挥别人。要注意廉洁,不要利用工作之便谋私,更不能要患者的礼物,注意自身形象。此外,要做到知识不断更新,经常注意护理方面的学术动态,接受新事物,应在这方面较护士略高一筹,使护士感到护士长是名副其实的护理业务带头人。

三、手术室护士的分工和职责

(一)洗手护士职责

(1)洗手护士必须有高度的责任心,对无菌技术有正确的概念。如有违反无菌操作要求者,应及时提出纠正。

(2)术前了解患者病情,具体手术配合,充分估计术中可能发生的意外,术中与施术者密切配合,保证手术顺利完成。

(3)洗手护士应提前 30 分钟洗手,整理无菌器械台上所用的器械、敷料、物品是否完备,并与巡回护士共同准确清点器械、纱布脑棉、缝针,核对数字后登记于手术记录单上。

(4)手术开始时,传递器械要主动、敏捷、准确。器械用过后,迅速收回,擦净血迹。保持手术野、器械台的整洁、干燥,器械及用物按次序排列整齐。术中可能有污染的器械和用物,按无菌技术及时更换处理,防止污染扩散。

(5)随时注意手术进行情况,术中若发生大出血、心脏骤停等意外情况,应沉着果断,及时和巡回护士联系,尽早备好抢救器械及物品。

(6)切下的病理组织标本要防止丢失,术后将标本放在 10% 甲醛溶液中固定保存。

(7)关闭胸腹腔前,再次与巡回护士共同清点纱布及器械数,防止遗留在体腔中。

(8)手术完毕后协助擦净伤口及引流管周围的血迹,协助包扎伤口。

(二)巡回护士职责

(1)在指定手术间配合手术,对患者的病情和手术名称应事先了解,做到心中有数,有计划的主动配合。

(2)检查手术间各种物品是否齐全、适用,根据当天手术需要落实补充、完善一切物品。

(3)患者接来后,按手术通知单核对姓名、性别、床号、年龄、住院号和所施麻醉等,特别注意核对手术部位(左侧或右侧),避免发生差错。

(4)安慰患者,解除思想顾虑。检查手术区皮肤准备是否合乎要求,患者的假牙、发卡和贵重物品是否取下。将患者头发包好或戴帽子。

（5）全麻及神志不清的患者或儿童，应适当束缚在手术台上或由专人看护，防止发生坠床。根据手术需要固定好体位，使手术野暴露良好。注意患者舒适，避免受压部位损伤。用电刀时，负极板要放于臀部肌肉丰富的部位，防止灼伤。

（6）帮助手术人员穿好手术衣，安排各类手术人员就位，随时调整灯光，注意患者输液是否通畅。输血和用药时，根据医嘱仔细核对，避免差错。补充室内手术缺少的各种物品。

（7）手术开始前，与洗手护士共同清点器械、纱布、缝针及线卷等，准确地登记在专用登记本上并签名。在关闭体腔或手术结束前和洗手护士共同清点上述登记物品，以防遗留在体腔或组织内。

（8）手术中要坚守工作岗位，不可擅自离开手术间，随时供给手术中所需一切物品，经常注意病情变化。重大手术要充分估计术中可能发生的意外，做好应急准备工作，及时配合抢救。监督手术人员无菌技术操作，如有违犯，立即纠正。随时注意手术台一切情况，以免污染。保持室内清洁、整齐、安静，注意室温调节。

（9）手术完毕后，协助施术者包扎伤口，向护送人员清点患者携带物品。整理清洁手术间，一切物品归还原处，进行空气消毒，切断一切电源。

（10）若遇手术中途调换巡回护士，须做到现场详细交待，交清患者病情、医嘱执行情况、输液是否通畅，查对物品，在登记本上互相签名。必要时通知施术者。

（三）夜班护士职责

（1）要独立处理夜间一切患者的抢救手术配合工作，必须沉着、果断、敏捷、细心地配合各种手术。

（2）要坚守工作岗位，负责手术室的安全，不得随意外出和会客。大门随时加锁，出入使用电铃。

（3）白班交接班时，如有手术必须现场交接，如患者手术进行情况和各种急症器械、物品、药品等。认真写好交接班本，当面和白班值班护士互相签名。

（4）接班后认真检查门窗、水电、氧气，注意安全。

（5）严格执行急症手术工作人员更衣制度和无菌技术操作规则。

（6）督促夜班工友清洁工作，保持室内清洁整齐，包括手术间、走廊、男女更衣室、值班室和办公室。

（7）凡本班职责范围内的工作一律在本班完成，未完成不宜交班，特殊情况例外。

（8）每晨下班前，巡视各手术间、辅助间的清洁、整齐、安全情况。详细写好交接班报告，当面交班后签字方可离去。

（四）器械室护士职责

（1）负责手术科室常规和急症手术器械准备和料理工作，包括每天各科手术通知单上手术的准备供应，准确无误。

（2）保证各种急症抢救手术器械物品的供应。

（3）定期检查各类手术器械的性能是否良好，注意器械的关节是否灵活，有无锈蚀等，随时保养、补充、更新，做好管理工作，保证顺利使用。特殊精密仪器应专人保管，损坏或丢失时，及时督促寻找，并和护士长联系。

（4）严格执行借物制度，特殊精密仪器需取得护士长同意后，两人当面核对并签名后方能外借。

(5)保持室内清洁整齐,包括器械柜内外整齐排列,各科器械柜应贴有明显的标签;定期通风消毒。

(五)敷料室护士职责

(1)制定专人负责管理。严格按高压蒸汽消毒操作规程操作,定期监测灭菌效果。

(2)每天上午检查敷料柜1次,补充缺少的各种敷料。

(3)负责一切布类敷料的打包,按要求保证供应。

(六)技师职责

(1)负责对各种仪器使用前检查,使用时巡查,使用后再次检查其运转情况,以保证各种电器、精密仪器的正常运转。

(2)定期检查各种器械台、接送患者平车的零件和车轮是否运转正常,负责各种仪器的修理或送交技工室修理。

(3)坚守工作岗位,手术过程中主动巡视各手术间,了解电器使用情况。有问题时做到随叫随到随维修。协助器械组检查维修各种医疗器械。

(4)帮助护士学习掌握电的基本知识和各种精密仪器基本性能、使用方法与注意事项等。

(刘雪梅)

第三节　手术室布局和净化

手术是外科治疗的重要手段。随着医学科学的发展,外科技术也迅猛发展,为适应外科手术的发展,对手术室的建筑也提出了更高的要求。

一、手术室的建筑布局

根据不同的内部装修、设备及空调系统,可将手术室分为普通手术室和净化手术室两类。

(一)普通手术室

手术室应有较好的无菌条件,临近外科病房、重症监护室、血库、病理科等。手术室一般应设在低层建筑的上层或顶层,高层建筑2~4层,可获得较好的大气环境。普通手术室采用通风换气系统,可用中央式、分体式和柜式等。手术室的门窗关闭应紧密以防止尘埃和飞虫进入;地面和墙壁应光滑、无孔隙、易清洗和不易受化学消毒剂侵蚀:墙面最好用油漆或用瓷砖,不宜有凹凸;地面可采用水磨石材料,可设地漏。墙面、地面及天花板交界处呈弧形,防止积聚尘埃。一般大手术室面积50~60 m^2,中手术间面积30~40 m^2,小手术间面积20~30 m^2,室内净高3 m,走廊宽2.2~2.5 m。温度保持在22~25 ℃,相对湿度50%~60%。

(二)洁净手术间

洁净手术间是通过采用净化空调系统,有效控制室内的温度湿度和尘埃含量,实现理想的手术环境。既能降低手术感染率,又可提高手术质量。手术间应选择在大气含尘浓度较低,自然环境较好的地方,避免在有严重空气污染、交通频繁、人流集中的环境。洁净手术室应有洁净走廊和污染走廊,做到洁污分流,减少交叉感染。污物走廊除作为污物通道外,还作为参观走廊以减少进出手术间的人数及对手术间空气的污染,同时污物走廊使得手术间门不直接通往室外,这样既减少室外环境对手术间的污染,也便于手术间固定窗的清洁。

(三)手术室分区

手术室分为3区,即限制区、非限制区和半限制区。限制区包括手术间、洗手间、手术间内走廊、无菌物品间、储药室、麻醉准备室;半限制区包括器械室、敷料室、器械清洗室、消毒室、手术间外走廊、恢复室等;非限制区包括办公室、会议室、实验室、标本室、污物室、资料室、示教室、值班室、更衣室、医护人员休息室等。3区必须严格分区。

(四)手术间房间的配置

1.手术间

手术间应设立急诊手术间和感染手术间。由于急诊手术患者时间紧迫,手术前准备不充分,创口清洁度差等原因,急诊手术间应设在限制区的最外面;感染手术具有污染性或传染性,应设在最近外走廊的一端,尽量减少对其他手术间的污染。

2.洗手间

应采用分散布置的方式,以便使消毒过手的手术人员通过最近的距离进入手术间。通常设在两个手术间之间,洗手间有自动出水龙头、洗手液、擦手液、无菌毛巾、消毒毛刷、计时钟。

3.无菌物品间

无菌手术器械、敷料、一次性手术用品等放在此间。室内物品架应距离墙壁5 cm、距离房顶50 cm、距离地面20 cm。如无空气净化装置,需备有消毒装置,使用有门的物品柜定期消毒。

4.储药间

室内备有各种注射液、常用药物、急救药物、麻醉药物、外用药物、消毒液等;备有冰箱存放药物。

5.消毒间

设有高温高压蒸汽灭菌器、低温灭菌器、气体灭菌器、煮沸消毒锅等。

6.麻醉准备间

备有各种麻醉插管用具、导管、呼吸囊、急救箱等。

7.器械准备室

采用玻璃器械柜,按专科分类放手术器械,便于使用、清点和包装;备有长方形桌用于准备器械包。

8.敷料室

设壁柜式放物柜。柜的大小应按敷料相应尺寸、类别进行设计,便于存放。

9.清洗室

备有多个水池,排水量要够大,排水管要利于拆卸便于清除堵塞物。水池、清洁工具应严格按用途分类使用,有条件可安装器械自动清洗机。

10.麻醉恢复室

有交换车或病床、氧气、负压吸引器、监护仪、呼吸机、起搏器、除颤器及各种药品等。

(五)手术间室内设置要求

1.墙面

应使用具有光滑、少缝、易清洁、易消毒、耐腐蚀、保温、隔声、防火的材料;颜色采用浅绿、淡蓝为佳,能消除术者视觉疲劳;齐墙面安装阅片灯和控制面板等。

2.地面

采用抗静电塑料地板,具有防滑、抗菌、保温、隔声、防火、易刷洗等特点,不设地漏;墙面与地面的交界处呈弧形,防积尘埃。

3.门

采用滑动密闭推拉门或电动门、感应门,具有移动轻快、隔声、密闭、坚固、耐用等特点,可维护房间正压;门上有玻璃小窗利于观察和采光;手术间设有前后门,前门通向内走廊,后门通向外走廊。

4.窗

采用双层密闭玻璃窗,与墙面取齐,不留窗台避免积灰,有利于采光和从外走廊向内观察;两层玻璃之间可安装电控或手摇的百叶窗,以便窥镜手术时采光。

5.医用供气系统

手术间有氧气、氧化亚氮、二氧化碳、压缩空气、麻醉废气的排除管道及负压吸引等终端,一式两套,分别安装在吊塔和墙上。吊塔分旋转吊塔、固定吊塔两种,旋转吊塔移动方便、随意取向,便于麻醉机调整位置,不妨碍手术操作,尤其适用于颅脑、颜面部手术,但造价高;在使用固定吊塔时,吊塔与墙上的气体终端要错开,即当吊塔安装在手术床左侧时,墙上的终端尽量安装在右侧,以便在头部手术时,麻醉机及其管道能有效避开手术野。每个终端要有明显标记,并有不同的颜色区别,以防误插。

6.供电系统

每个手术间至少设 3 组电插座,最好每侧墙 1 组,每组插座上有 4 个多用插口(能插不同规格插头)。安装插座时,注意平齐手术床的中后部,以便在使用高频电刀等仪器时近距离连接。手术时尽量使用吊塔上的插座,不用接线板,避免地面拉线过多。有备用供电系统,每个手术间有独立的配电箱,带保险管电源插座,以防一个手术间故障影响整个手术室工作。

7.数据、通信系统

每个手术间有温度、湿度表、温度调节开关、医用数据通讯系统、内部电话系统接口、电脑联网插口等。手术室最好具有对讲、群呼等功能系统,以便迅速、及时沟通信息或紧急呼叫,争取抢救时机。备有播放背景音乐系统,可创造一个轻松的手术环境,减轻患者的恐惧感。

8.电视教学系统

在无影灯上安装正中式、旁置式或单悬臂可移动摄像头接口,建立图像传出系统,减少进入手术间的观摩人员。

9.壁柜的设计

室内设计时,对空位应尽量利用,安装与墙壁厚度一致的不同规格与用途的壁柜,如物品柜、液体柜、踏脚凳柜、体位垫柜、吸引瓶柜和除颤器柜等,使手术间物品密闭化、定位化,有利于保持整齐,减少手术用房,减少积灰,避免频繁开门取物扰乱空气流层,确保护士在位率高等优点。

二、手术室空气净化

手术室中空气的类型、总量及供气和循环方式对由空气传播的微生物在手术区上方的积聚有很大影响。供给手术室的空气应尽可能没有细菌。中央空调系统中的高效空气过滤器可减少在循环空气中的细菌。惯用的通气系统每小时应使室内空气更新 25 次,以尽量减少灰尘颗粒的积聚。用空气层流时,空气持续恒定的单向直线流动,或为水平方向,或为垂直方向;安装在手术室内的独立装置,包括通气管、过滤器和支持系统,将手术区域室内四周的环境隔离开,空气只通过装置一次,即被排除。空气更换次数因设备而异,高者可每小时 250 次。

(一)手术室空气净化分型

1.按气流分型

(1)乱流型:流线不平行、流速不均匀、方向不单一,有交叉回旋的气流流过工作区整个截面。

(2)层流型:流线平行、流速均匀、方向单一的气流流过房间工作区整个截面的洁净室。又分为垂直层流和水平层流,气流垂直于地面的为垂直单向流洁净室;气流平行于地面的为水平单向流洁净室。

(3)辅流型:气流流线似向一个方向流动,性能接近水平单向流。

(4)混流型:又称局部单向流,用满布比来区分。垂直流满布比<60%,水平流<40%,均属于局部单向流。

2.按净化空间分型

(1)全室净化:采用天花板或单侧墙全部送风,使整个手术间达到所要求的洁净度。这是一种较高级的净化方式,但由于手术野以外区域空气洁净度对手术切口污染不大,而全室空气净化造价高,因而建设受到一定限制。

(2)局部净化:仅对手术区采用局部顶部送风或侧送风,使手术区达到所要求的洁净度。一般认为,以手术床为中心的 2.4 m×1.2 m 的范围是手术室无菌要求最严格的部位。

3.按用途分型

(1)工业洁净室:以无生命微粒的控制为对象,主要控制无生命微粒对工作对象的污染。

(2)生物洁净室:以有生命微粒控制为对象,分为一般生物洁净室、生物学安全洁净室。

(二)手术室净化级别

空气洁净的程度以含尘浓度来衡量的。含尘浓度越高则净化洁净度越低,反之则越高。空气洁净手术室指空气洁净度不低于 100 000 级的手术室。根据每立方米中粒径≥0.5 μm 空气灰尘粒子数的多少,洁净手术室可分为 100 级,1 000 级,10 000 级,100 000 级 4 种。其中,数字越高,净化级别越低。

1.100 级

粒径≥0.5 μm 的尘粒数 0.35～3.5 个/升。

2.1 000 级

粒径≥0.5 μm 的尘粒数 3.5～35 个/升。

3.10 000 级

粒径≥0.5 μm 的尘粒数 35～350 个/升。

4.100 000 级

粒径>10.5 μm 的尘粒数 350～3 500 个/升。

(刘雪梅)

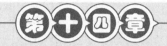

影像科护理

第一节　计算机体层成像检查的护理

一、CT 常规检查护理

(一)CT 普通检查护理

1.检查前护理

(1)信息确认:患者凭检查信息通过 PACS 系统进行预约、登记确认。留取联系电话,遇特殊情况便于通知患者。

(2)检查分检:护士或登记员根据检查信息进行分检,指导患者到相应地点等待检查。

(3)评估核对:护士仔细阅读检查申请单,核对患者信息(姓名、性别、年龄、检查部位、检查设备等)。详细询问病史,评估患者病情,核实患者信息、检查部位、检查方式,对检查目的要求不清的申请单,应与临床申请医师核准确认。

(4)健康教育:护士进行分时段健康教育,特殊患者采取个性化健康教育,讲解检查整个过程、检查所需时间、交代检查注意事项,以及需要患者配合的相关事宜。健康教育形式有口头宣教、健康教育手册、视频宣教等。

(5)去除金属异物:指导或协助患者去除被检部位的金属物件及高密度伪影的衣物,防止产生伪影。

(6)呼吸训练:护士耐心指导胸、腹部检查患者进行呼吸训练。胸部检查应指导患者先吸一口气,再闭住气,保持胸、腹部不动,防止产生运动伪影;腹部检查可以直接屏气。

(7)镇静:对小儿、昏迷、躁动、精神异常的患者,采取安全措施防止坠床,必要时遵医嘱使用镇静药。

(8)指导腹部检查患者正确饮水。

(9)PACS 系统呼叫:及时应用 PACS 系统呼叫患者到检。

2.检查中护理

(1)再次核对患者信息,协助患者进检查室、上检查床,避免坠床或跌倒。有引流管者妥善放置,防止脱落。

(2)按检查部位要求设计体位,指导患者勿移动身体变换体位。

(3)检查时注意保暖,避免患者着凉。

(4)做好患者非照射部位的 X 线防护。

(5)检查结束后询问患者情况,协助下检查床。

3.检查后护理

告知患者及家属取片与报告的时间、地点。

(二)CT 增强检查护理

1.检查前的护理

(1)信息确认:患者凭检查信息通过 PACS 系统进行预约、登记确认;在申请单上准确记录患者身高、体重、联系电话。

(2)评估核对:护士仔细阅读检查申请单,核对患者信息(姓名、性别、年龄、检查部位、检查设备等),详细询问病史(既往史、检查史、用药史、现病史、过敏史等),评估患者病情,筛选高危人群。核实患者信息、检查部位、检查方式。

(3)心理护理和健康宣教:在常规宣教的基础上重点告知增强检查的目的及注意事项、合理水化的重要性,注射对比剂后可能出现的正常现象(口干、口苦、口腔金属味、全身发热、有尿意等)和不良反应(如恶心、呕吐、皮疹等),进行针对性护理,消除患者紧张、焦虑的不良情绪。

(4)指导患者或家属签署碘对比剂使用知情同意书。

(5)认真评估血管,安置 18~20 G 静脉留置针;注意保护,防止留置针脱出。

(6)对比剂常规加温准备。

(7)其他参照 CT 普通检查前的护理。

2.检查中的护理

(1)高压通道的建立与确认:连接高压注射器管道,试注水,做到"一看二摸三感觉四询问",确保高压注射器、血管通畅。

(2)患者沟通:再次告知检查注意事项,以及推药时的身体感受,缓解患者紧张情绪。

(3)心理安慰:对高度紧张患者在检查过程中护士通过话筒给予安慰,鼓励患者配合完成检查。

(4)严密观察:注射对比剂时密切观察有无局部和全身症状,防止不良反应的发生,做到及时发现、及时处理。

(5)防止渗漏:动态观察增强图像对比剂进入情况,及时发现渗漏。

(6)检查结束后询问患者情况,评估有无不适,协助下检查床。

(7)指导患者在观察区休息 15~30 分钟,如有不适及时告知护士。

(8)其他参照 CT 普通检查中的护理。

3.检查后的护理

(1)定时巡视:准备护士定时巡视观察区,询问患者有无不适,及时发现不良反应。

(2)合理水化:指导患者进行水化(每小时不少于 100 mL)以利于对比剂的排出,预防对比剂肾病。

(3)拔留置针:观察 15~30 分钟,患者无不适后方可拔取留置针,指导正确按压穿刺点,无出血方可离开观察区。

(4)告知患者及家属取片与报告的时间、地点,以及回家后继续观察和水化,如有不适及时电话联系。

(5)发生不良反应的处理方法请参照碘对比剂的相应内容。

二、CT 常见部位检查护理要点

(一)头颈部与五官 CT 检查护理要点

头颈部与五官 CT 包括颅脑、鞍区、眼眶、鼻和鼻窦、颞骨及内听道、鼻咽口咽、喉部、口腔颌面部等部位肿瘤、炎症、外伤等病变的检查和头部及颈部血管成像等。

1.检查前的准备要点

(1)评估核对:核对患者信息,阅读检查单,确定检查方式(平扫、增强)。

(2)心理护理与健康教育:护士主动与患者沟通,组织患者观看健康教育视频和健康教育手册。

(3)患者适当进食、饮水。

(4)去除头颈部所有金属异物(包括活动性义齿)。

(5)女性患者检查前将发结打开,指导扫描时头部保持不动。

(6)鼻咽部及颈部检查时训练患者屏气,不能做吞咽动作。

(7)增强者指导患者或家属签署碘对比剂使用知情同意书,筛查高危因素、建立静脉留置针等。

2.检查中的护理要点

(1)体位设计:患者仰卧于检查床,头先进,头部置于头架上,保持正中位,人体长轴与床面长轴一致,双手置于身体两旁或胸前。

(2)眼部扫描时要求闭眼,并保持眼球固定不动,因故不能闭眼者,可指导患者盯住一目标保持不动。小儿做眼部 CT 需要自然睡眠或遵医嘱口服水合氯醛,安睡后方可检查。

(3)鼻咽部及颈部检查时按技师口令进行屏气,不做吞咽动作。

(4)增强检查患者需观察注射对比剂后有无局部和全身的异常反应。

3.检查后的护理要点

参照 CT 普通检查和增强检查后的护理。

(二)胸部及食管纵隔 CT 检查护理要点

1.检查前的准备要点

(1)评估核对:核对患者信息,阅读检查单,确定检查方式(平扫、增强)。

(2)心理护理与健康教育:主动与患者沟通,组织患者观看健康教育视频和健康教育手册。

(3)患者适当进食、饮水。

(4)去除胸部所有的金属异物(包括文胸、带有拉链的衣服)。

(5)指导训练患者屏气。

(6)婴幼儿或不配合者检查前采取药物镇静。

(7)增强者指导患者或家属签署碘对比剂使用知情同意书,筛查高危因素、建立静脉留置针等。

(8)食管纵隔 CT 检查前准备碘水,碘水配制:100 mL 温开水＋2 mL 碘对比剂,浓度0.02％。

(9)其他参照普通或增强检查前的护理。

2.检查中的护理要点

(1)体位设计:患者仰卧于检查床上,可以取头部先进或足先进,保持正中位,人体长轴与床面长轴一致,双手置于头上方。

(2)食管纵隔检查体位设计前需指导患者喝两口碘水,再含一口碘水在口腔内。检查时技师通过话筒指示患者将口腔里的碘水慢慢咽下即刻扫描。通过碘对比剂缓慢下咽的过程扫描查看检查部位的充盈缺损像,提高周围组织的分辨率和对比度。

(3)扫描时配合技师的口令进行屏气,叮嘱患者尽量避免咳嗽,并保持肢体不动。

(4)增强检查患者需观察注射对比剂后有无局部和全身的异常反应。

(5)其他参照普通或增强检查中的护理。

3.检查后的护理要点

参照 CT 普通检查和增强检查后的护理。

(三)冠状动脉 CTA 检查护理要点

多层螺旋 CT 冠状动脉造影(MSCTCA)作为一种无创、安全性高的新技术已广泛应用于临床。冠状动脉造影检查是评价冠状动脉变异和病变,以及各种介入治疗后复查随访的重要诊断方法,具有微创、简便、安全等优点。但是冠状动脉 CTA 检查受多种因素的影响,如心率、呼吸配合、心理、环境等因素的影响,检查前护理准备质量是决定检查是否成功的关键。

1.检查前的准备要点

(1)环境及物品的准备:为患者提供安静、清洁、舒适的环境,安排患者到专用心脏检查准备室或候诊区域;挂心脏检查识别牌。①物品准备:脉搏血氧饱和度仪(Prince-100B)、心电监护仪、氧气、计时器或手表等。②药品准备:美托洛尔(倍他乐克)药片。

(2)评估核对:阅读申请单,核对患者信息,明确检查目的和要求,评估患者病情、配合能力、沟通能力(听力)、心理状态,详细询问病史(既往史、检查史、用药史、现病史、过敏史等)、筛查高危人群,必要时查阅心电图和超声心动图检查结果,重点掌握患者基础血压、心率和心电图情况,并记录在申请单上。

(3)健康教育和心理护理:护士集中对患者进行健康宣教,讲解检查目的、心率准备和呼吸配合的重要性,以及检查中快速注射对比剂时全身发热的现象,让患者对检查过程和可能出现的问题有较全面的了解,尽量减少由于紧张、恐惧心理而导致的心率加快。告诉患者检查当日可适当进食、不禁水,避免空腹或饱餐状态下检查;空腹时间过久易导致低血糖,引起心率加快或心率不稳(特别是糖尿病患者);过饱出现不良反应时易发生呕吐。

(4)心率准备:①患者到达检查室先静息 10~15 分钟后测心率。②测心率:按心率情况分组,60~80 次/分为 1 组;80~90 次/分为 2 组;90 次/分以上或心律波动>3 次、心律失常、老年人、配合能力差、屏气后心率上升明显的为 3 组。64 排 CT 心率控制在 75 次/分以内,双源 CT 或其他高端 CT 可适当放宽。③对静息心率>90 次/分、心律波动>3 次或心律失常,对 β 受体阻滞药无禁忌证者,在医师指导下服用 β 受体阻滞药,以降低心率和/或稳定心律;必要时服药后再面罩吸氧 5~10 分钟,采用指脉仪或心电监护仪持续心电监护,观察服药及吸氧前后心率或心律变化情况,训练吸气、屏气,心率稳定后可检查。对于心律失常的患者,了解心电图检查结果,通过心电监护观察心率或心律变化规律,与技师沟通、确认此患者是否进行检查;对于心率>100 次/分或无规律的心律者可以放弃检查。

(5)呼吸训练:重点强调如何吸气、屏气,什么时候出气的要领,训练方式分四种。①用鼻子慢慢吸气后屏气;②深吸气后屏气;③直接屏气;④直接捏鼻子辅助。根据患者不同情况采取不同训练方式,重点强调呼气幅度保持一致,防止呼吸过深或过浅,屏气时胸、腹部保持静止状态,避免产生呼吸运动伪影,屏气期间全身保持松弛状态,观察屏气期间心率和心律变化;1组患者心律相对平稳(波动在1~3次/分),训练吸气、屏气后,心率呈下降趋势且稳定可直接检查;2组反复进行呼吸训练,必要时吸氧(浓度为40%~50%)后继续训练,心率稳定可安排检查,检查时针对性选择吸氧。

(6)选择18 G静脉留置针进行肘前静脉穿刺。对旁路移植(搭桥)术后患者在对侧上肢建立静脉留置针。

(7)其他的参照普通或增强检查前的护理。

2.检查中的护理要点

(1)设计体位:仰卧位、足先进、身体置于检查床面中间,两臂上举,体位舒适。

(2)心电监测:安放电极片,将电极片、导线及双臂置于心脏扫描野外。连接心电门控,观察心电图情况,确认R波信号清晰,心率控制理想,心律正常,心电图波形不受呼吸运动和床板移动影响。

(3)呼吸训练:再次训练患者呼吸和屏气,观察患者可稳定大约5秒屏气的时间及屏气后心率和心律变化规律。

(4)必要时指导患者舌下含服硝酸甘油片。

(5)连接高压注射器管道,试注水,做到"一看二摸三感觉四询问";确保高压注射器、血管通畅。

(6)再次告知检查注意事项,以及推药时的身体感受,缓解患者紧张情绪,对高度紧张的患者在检查过程中护士通过话筒给予安慰,鼓励患者配合完成检查。

(7)动态观察增强图像对比剂进入情况,及时发现渗漏。

(8)其他参照普通或增强检查中的护理。

3.检查后的护理要点

参照CT增强检查后的护理。

(四)主动脉夹层患者CT检查护理要点

主动脉夹层是指动脉腔内的血液从主动脉内膜撕裂口进入主动脉壁内,使主动脉壁中层形成夹层血肿,并沿主动脉纵轴扩张的一种较少见的心血管系统的急性致命性疾病,早期正确诊断是取得良好治疗效果的关键。

1.检查前的准备要点

(1)开设绿色通道:对怀疑有主动脉夹层的患者应提前电话预约,按"绿色通道"安排检查。告知家属检查相关事宜和注意事项,要求临床医师陪同检查,通知CT室医师和技师做好检查准备。

(2)护士准备好急救器材、药品、物品,随时启动急救程序。

(3)病情评估:包括意识、面色、血压、心率、呼吸、肢体活动、肾功能及发病时间与发病过程,快速查看检查申请单、核对信息、详细询问病史、筛查高危因素。

(4)呼吸训练:检查前指导患者正确呼吸及屏气,屏气一定要自我掌握强度,以能耐受为准,切忌过度屏气,以防引起强烈疼痛不适及夹层破裂。

(5)指导家属签署碘对比剂使用知情同意书,快速建立静脉通道。

(6)其他参照普通或增强检查前的护理。

2.检查中的护理要点

(1)正确转运:搬运患者时动作要轻稳,避免大动作引发夹层破裂。

(2)体位设计:仰卧位、足先进、身体置于检查床面中间,两臂上举(无法上举的患者也可以放于身体的两侧)。

(3)注意保暖:避免受凉引起咳嗽而导致夹层破裂。

(4)技师扫描时注意控制注射对比剂的量和速度。

(5)患者监测:严密观察病情和监测生命体征,出现脉搏细速、呼吸困难、面色苍白、皮肤发冷、意识模糊等症状,提示可能因动脉瘤破裂出现失血性休克,应立即停止扫描,通知医师抢救,必要时行急诊手术,做好记录。

(6)疼痛性质的观察:如突发前胸、后背、腹部剧烈疼痛,多为撕裂样或刀割样,呈持续性,患者烦躁不安、大汗淋漓,有濒死感,疼痛放射范围广泛,可向腰部或下腹部传导,甚至可达大腿部,提示动脉瘤破裂,应启动急救应急预案。

(7)其他参照普通或增强检查中的护理。

3.检查后的护理要点

(1)扫描中发现有主动脉夹层应按放射科危急值处理,禁止患者自行离开检查室,并立即电话告之临床医师检查结果,由专人或在医师陪同,用平车将患者立即护送回病房或急诊科,勿在CT室停留过久。

(2)告知家属30分钟内取片及报告。

(3)其他参照普通或增强检查后的护理。

(五)肺栓塞CT检查护理要点

肺栓塞是指以各种栓子阻塞肺动脉系统为其发病原因的一组临床病理生理综合征,其发病率高、误诊率高和死亡率高。多层螺旋CT肺动脉造影是对急性肺动脉栓塞的一种无创、安全、有效的诊断方法。

1.检查前的准备要点

(1)开设绿色通道:对怀疑有肺栓塞的患者应提前电话预约,对病情急、重、危者应立即按"绿色通道"安排检查。告知家属相关检查事宜和注意事项,要求临床医师陪同检查,通知CT室内医师和技师做好检查准备。

(2)护士准备好急救器材、药品、物品,随时启动急救程序。

(3)病情评估:查看检查申请单,核对信息,严密观察其有无口唇发绀、呼吸急促、胸闷、气短、胸痛、咯血等表现;心电监护,测量生命体征及血氧饱和度的变化;评估心、肺、肾功能情况。重点了解胸痛程度,必要时提前使用镇痛药。

(4)吸氧:给予高浓度氧气吸入,以改善缺氧症状,缓解患者恐惧心理。

(5)呼吸训练:检查前指导患者正确呼吸及屏气,屏气一定要自我掌握强度,以能耐受为准,切忌过度屏气,以防引起强烈疼痛、不适及栓子脱落。

(6)去掉胸部所有金属物品及高密度衣物,防止产生伪影,影响图像质量。

(7)其他参照普通或增强检查前的护理。

2.检查中的护理要点

(1)正确转运:重点指导正确转运患者,摆好体位,避免大动作导致静脉血栓脱落,发生意外。

(2)体位设计:仰卧位、足先进、身体置于检查床面中间,两臂上举(无法上举的患者也可以放于身体的两侧）。

（3）注意保暖，避免受凉，防止咳嗽引起栓子的脱落。

（4）技师扫描时注意控制注射对比剂的量和速度。

（5）患者监测：严密观察病情和监测生命体征，重点观察呼吸频率和血氧饱和度的变化，并做好记录。

（6）其他参照普通或增强检查中的护理。

3.检查后的护理要点

（1）扫描中发现有肺栓塞应按放射科危急值处理，禁止患者自行离开检查室，告诉患者及家属制动，并立即电话告之临床医师检查结果，由专人或在医师陪同下用平车将患者立即护送回病房或急诊科，勿在 CT 室停留过久。

（2）告知家属 30 分钟内取片及报告。

（3）其他参照普通或增强检查后的护理。

（六）腹部 CT 检查护理要点

CT 腹部检查分上腹、中腹、盆腔、全腹，包括肝、胆、脾、胰、胃、肾、肾上腺、肠、膀胱、子宫和附件等。腹部脏器复杂、相互重叠，空腔脏器（胃、肠、膀胱）因含气体和/或液体及食物残渣，位置、形态、大小变化较大，可影响图像质量和检查效果，因此做好腹部 CT 检查前各环节的准备至关重要。

1.检查前的准备要点

（1）患者评估：仔细询问病史、检查史、过敏史，注重患者其他检查的阳性体征和结果，如 B 超、肝功能、胃镜、肠镜、消化道钡剂及甲胎蛋白等，确定患者能否饮水、饮水量和时间，确认是否进行增强检查。

（2）胃肠道准备：①检查前 1 天晚餐进清淡饮食，晚饭后禁食 4～8 小时，不禁饮（急诊除外）；②检查前 1 周禁止胃肠钡剂造影，必要时对胃肠钡剂造影者可先行腹部透视，以了解钡剂的排泄情况；③年老体弱者胃肠道蠕动减慢，必要时给予清洁灌肠或口服缓泻药帮助排空。

（3）心理护理：护理人员可针对不同文化层次患者的心理状态，分别进行解释和疏导，用通俗易懂的语言讲解与患者病情有关的医学知识，使患者对疾病的发展和转归有较明确的认识，缓解患者紧张情绪，使其积极配合检查。

（4）患者准备：防止金属伪影，患者需取下身上所有带金属的衣裤、物品、饰品，解除腹带及外敷药物，提供检查服。

（5）呼吸训练：呼吸运动是影响 CT 检查质量的重要因素，扫描时呼吸运动不仅会引起病灶遗漏和误诊，而且对于判断胃肠道走行和分析病变的结构都有很大影响。因此检查前需对患者进行屏气训练，保持呼吸平稳，均匀一致，直至患者能够准确接受口令。

（6）对比剂准备：具体如下。

常用对比剂种类：①高密度对比剂。常用的有 1%～2% 有机碘溶液，800～1 000 mL 温开水加 10～20 mL 碘对比剂，这种对比剂在 CT 上显影良好，能满意地标记被检器官，便于观察胃肠道的走行。但浓度过高、剂量较大时常能遮蔽部分胃壁组织，对胃黏膜改变不能较好显示，限制了对癌肿的检出和浸润深度的判断。②等密度对比剂。纯水作为对比剂方便、价廉、无不良反应；不会产生高密度的伪影。CT 平扫时即可与胃壁构成良好的对比，有利于病变的诊断和分期，是胃部 CT 检查最理想的对比剂。③低密度对比剂。气体是 CT 仿真结肠内镜检查中理想的肠道内对比剂,气体能较好地充盈扩张肠管,气体的弥散性好,比液体对比剂更容易到达盲升结肠;气体扩张肠管均匀,使用气体作为对比剂,可以通过定位片来判断肠道内气量是否充足,可随时补充气量。

对比剂的应用:①水可用于上、中腹的胃肠充盈。②1.2%的口服对比剂适宜于胃部平扫患者的充盈准备。③1.5%的口服对比剂较适宜于胃部直接增强的对比剂充盈准备。④0.8%的口服对比剂适宜于中消化道的肠道充盈准备。⑤0.6%的口服对比剂适宜于下消化道的肠道充盈准备。

饮用对比剂的量和时间:①上腹检查前0.5小时服水200～300 mL,检查前10分钟服水200～300 mL。②上中腹部:患者于检查前1小时、30分钟各服用300 mL,检查时加服200～300 mL。③下腹部检查前4小时、3小时、2小时分别服用300 mL。检查前1小时排空膀胱1次,加服300 mL,患者自觉膀胱充盈即行CT检查。膀胱造瘘者应夹闭引流管,待膀胱充盈后再做检查。④全腹部检查前4小时、3小时、2小时分别服用300 mL,检查前1小时排空膀胱1次,再服300 mL,患者自觉膀胱充盈后加服300 mL口服对比剂即行CT检查。⑤胰腺CT扫描时,往往出现胰头、胰体、胰尾与胃、十二指肠及空肠部位分辨不清的情况,从而导致诊断困难,为了使胰腺与胃肠道影像区分开来,衬托出胰腺的轮廓与形态,提高诊断正确性,因此选择最优良对比剂浓度及吞服时间帮助医师判断及区分病变与生理解剖部位,提高诊断率。扫描前30分钟口服2%的对比剂300 mL。空肠部分得到充盈满意,达到衬托目的,扫描前加服2%的对比剂200 mL。以达到胃体部及十二指肠空肠完全显示。

饮用对比剂的目的:①使胃及十二指肠充盈与邻近组织形成对比度,便于观察胃壁、黏膜及胃腔情况。胃充盈使肠道下移,充分暴露肝、胆、脾、胰。②充盈膀胱与邻近组织形成对比度,便于观察膀胱壁、黏膜及腔内情况,尤其是膀胱腔内充盈缺损性病变的显示。③子宫、附件与邻近组织形成对比度。④胃肠道充分扩张,获得了腹盆腔各段肠道的良好充盈相,有助于胃肠道病变的早期发现、病变的定位和定性,同时因伪影的减少或消除,图像质量明显提高,更有利于实质脏器的显示与观察。

饮用对比剂的注意事项:筛查患者无碘过敏、结石、胰腺炎、出血、严重腹水、排尿困难、重大急诊外伤及禁食、禁水等情况后再指导患者喝碘水。重症胰腺炎、急性消化道出血、穿孔、肠梗阻等患者禁食禁水,对体质较弱、心肺功能不全的患者禁止大量饮水。

(7)检查前用药:必要时扫描前10分钟肌内注射山莨菪碱注射液20 mg,山莨菪碱针为胆碱能神经阻滞药,能对抗乙酰胆碱所致的平滑肌痉挛,使消化道的平滑肌松弛,使胃和肠管充分扩张,以减少胃肠蠕动。青光眼、前列腺肥大、尿潴留等患者禁用。

(8)其他参照普通或增强检查前的护理。

2.检查中的护理要点

(1)体位设计:患者仰卧,足先进,双臂上举伸直,身体尽量置于床面正中间,侧面定位线对准人体正中冠状面。特殊情况可根据观察部位的需要采用侧卧位或俯卧位。

(2)女性盆腔检查时必要时用2%～3%的碘水300～600 mL保留灌肠,使盆腔内的小肠、乙状结肠、直肠显影。

(3)对已婚女性患者,推荐检查时置入阴道气囊或填塞含碘水的纱条,以显示阴道和宫颈的位置。

(4)特殊患者的护理:①严重腹水的患者因横膈受压迫平卧困难,可垫高胸部高度以不影响扫描床进出为准。②神志不清者,需家属陪同(陪护人员进行合理的 X 线安全防护)。③幼儿检查时护士将室内灯管调暗,家属陪同,防止患儿坠床,同时注意保暖。④CT 尿路成像患者进行延迟扫描时,技师可根据肾盂积水情况决定延迟扫描时间,一般 15～30 分钟进行第一次延迟扫描,中、重度积水者 3 小时左右再进行第二次扫描,护士要告知患者延迟扫描时间。⑤为诊断或鉴别肝血管瘤可于注射对比剂后 5～7 分钟再做病灶层面扫描,护士注意提示患者扫描时间。

(5)其他参照普通或增强检查中的护理。

3.检查后的护理

(1)腹部检查前禁食,检查完毕需协助患者下检查床,防止发生低血糖、直立性低血压。

(2)膀胱过度充盈者小便时排泄不易过快、过多,防止发生虚脱和低血压。

(3)检查后可进食。

(4)其他参照普通或增强检查后的护理。

(七)CT 仿真肠镜检查护理要点

CT 仿真肠镜指将螺旋 CT 扫描所获得的原始数据进行后处理,对空腔器官内表面进行三维重建,再利用计算机的模拟导航技术进行腔内观察,并赋予人工伪色彩和不同的光照强度,最后连续回放,即可获得类似纤维肠镜行进和转向直视观察效果的动态重建图像。目前 CT 仿真肠镜检查技术临床应用的可靠性和实用性日趋成熟,在结肠癌定位、定量和定性诊断中发挥着重要的作用,但是检查前肠道的准备和检查中配合的好坏是决定检查成功与否的关键因素。

1.检查前的护理要点

(1)患者评估:排除检查禁忌证(月经期、妊娠期、肠道出血等)。检查前 1 周是否做钡剂检查,评估患者肠道准备及排便情况,判断是否可以进行检查。

(2)饮食准备:患者检查前 1 天吃清淡、无渣饮食(稀饭、面条等),晚餐后禁食,晚八点至零点可饮糖盐水,以减轻患者饥饿感。零点后禁水。

(3)肠道准备。①蓖麻油:取蓖麻油 30 mL,在检查前晚餐后服用,然后饮温开水 800 mL。蓖麻油服后 3～4 小时排便,2～3 次排便后肠道清洁。②番泻叶:番泻叶作用慢,因此要求患者在检查前 1 天午餐后以番泻叶 30 g 用沸开水 500 mL 浸泡 0.5 小时后饮服,番泻叶服后 7～8 小时排便,3～5 次排便后肠道清洁。晚餐后再用 20 g 番泻叶泡水 100 mL 服用,效果更佳。由于导泻作用非肠内所致,故患者常有腹痛、腹胀,甚至血便。因腹泻持续时间较长,因此年龄大、体弱者应慎用。③和爽:规格为 1 包 68.56 g,检查前晚餐后禁食,晚餐后 1 小时给药,1～2 包溶水 2～4 L。以 1 L/h 的速度口服,排出物为透明液体时结束给药,或遵医嘱。④清洁灌肠:对于便秘患者,服用蓖麻油、番泻叶效果不好者,可提前 1 天清洁灌肠再服泻药。

(4)心理准备健康宣教:检查前要耐心、细致地向患者讲解 CT 仿真肠镜检查的必要性和过程,告诉患者此检查无痛苦、无创伤,消除患者紧张心理,取得患者信任与配合,完成检查。

(5)呼吸训练:指导患者扫描时正确屏气,避免产生呼吸伪影,影响图像质量。

(6)检查前用药:扫描前 30 分钟肌内注射山莨菪碱注射液 10～20 mg,以抑制肠道痉挛,降低管壁张力,充分扩张肠管,减少因肠蠕动而造成的伪影,注射前询问患者有无禁忌证。

(7)其他参照普通或增强检查前的护理。

2.检查中的护理要点

(1)物品准备:双腔止血导尿管(18～20 号)1 根、20 mL 空针 1 副、血压计球囊 1 个、止血钳子 1 把、液状石蜡、棉签 1 包、纱布 2 张、手纸、治疗巾 1 张。

(2)左侧卧位:双下肢弯曲,臀部垫治疗巾;选择双腔止血导尿管(18～20号),充分润滑导管前端及肛门口,呈螺旋式插入肛门6～10 cm,气囊内注入10 mL气体。

(3)充气体位:取左侧、右侧、俯卧位经肛门注入空气(1 000～1 200 mL)充盈肠道,总注气量因人而异,以结肠充分扩张,患者感觉轻微腹胀为宜,嘱患者尽量控制排气。保留肛管,在定位片上观察结肠管充气情况,以基本显示各段结肠(八段法:直肠、乙状结肠、降结肠、脾曲、横结肠、肝曲、升结肠、盲肠)作为充盈良好的参照;如果结肠充气不理想,可继续追加一次,当患者诉腹胀明显时停止打气,夹闭导管,嘱患者平卧,立即行CT扫描,扫描时嘱患者平静吸气后屏气。

(4)观察病情:肠道充气时根据患者具体情况,注意打气的速度、压力和插管深度,打气时主动与患者交流,询问患者的感觉,有无头晕、恶心、腹痛,观察患者面色等。

(5)扫描时发现肠腔内有液平面时立即俯卧位扫描。

(6)扫描完毕图像质量符合要求后通过尿管抽出肠腔内气体,抽出气囊内气体。观察有无腹胀、腹痛、呃逆等症状。拔出尿管,清洁肛门。

(7)其他参照普通或增强检查中的护理。

3.检查后的护理要点

(1)扫描结束后留观30分钟。密切观察腹部体征。

(2)肌内注射山莨菪碱注射液的患者检查结束待肠蠕动恢复、肛门排气后方可进食。

(3)腹部胀气时可按顺时针方向按摩,加速气体排出,减轻腹胀。对检查结束后出现腹痛、腹胀明显者,应严密观察病情变化,并指导适当走动。并交代患者如腹部异常、不适立即就诊。

(4)为避免发生低血糖反应,必要时可静脉补液。

(5)其他参照普通或增强检查后的护理。

(八)CT仿真胃镜检查护理要点

胃溃疡和胃癌是消化科常见的疾病,以往主要依赖于胃镜或X线钡剂检查。胃镜检查仅能观察病灶的腔内改变,在有食管狭窄的患者,胃镜无法顺利通过,无法明确病灶下端的情况;胃镜和X线钡剂对于病灶的浸润程度和病灶与周围脏器的关系及远处转移的情况都无法明确。CT仿真胃镜检查可以弥补上述缺陷。

1.检查前的准备要点

(1)饮食准备:检查前1天晚上吃少渣易消化的食物,晚八点后禁食,零点后禁饮。

(2)消化道准备:如遇幽门梗阻患者,在检查前1天晚上洗胃,彻底洗净胃内容物,直到冲洗液清晰为止。幽门梗阻患者不能在当天洗胃,因洗胃后可导致胃黏膜颜色改变,影响诊断。

(3)患者评估:排除检查禁忌证(胃出血、穿孔等)。评估患者消化道准备情况,判断是否可以进行检查。

(4)心理护理、健康宣教:向患者讲解整个检查过程及身体感受,缓解患者紧张情绪,使其主动配合检查。

(5)呼吸训练:指导患者扫描时正确屏气,避免产生呼吸伪影而影响图像质量。

(6)检查前用药:扫描前30分钟肌内注射山莨菪碱注射液10～20 mg。注射前询问患者有无前列腺疾病、青光眼等禁忌证。

(7)其他参照普通或增强检查前的护理。

2.检查中的护理要点

(1)体位设计:常规为患者仰卧,足先进,双臂上举伸直,身体尽量置于床面正中间,侧位定位线对准人体正中冠状面。特殊情况可根据观察部位的需要采用侧卧位或俯卧位。

(2)口服产气剂:检查时先设计好体位,嘱患者口服产气剂1～2包后快速仰卧位扫描。发现液平面时再俯卧位扫描。

(3)呼吸配合:扫描时在技师的口令下配合吸气与屏气,扫描时勿打嗝。

(4)其他参照普通或增强检查中的护理。

3.检查后的护理要点

(1)检查后指导患者休息15～30分钟无不适后方可离开。

(2)肌内注射山莨菪碱注射液的患者检查后待肠蠕动恢复、肛门排气后方可进食。

(3)为了避免引起低血糖反应,必要时可静脉补充液体。

(4)其他参照普通或增强检查后的护理。

(蒋 瑛)

第二节 磁共振成像检查的护理

一、MRI 检查护理

(一)MRI 普通检查护理

1.检查前护理

(1)患者预约:患者凭检查信息通过 PACS 系统进行预约、登记确认。正确留取患者身高、体重,并记录在申请单上。

(2)检查分检:护士或登记员根据检查信息进行分检,指导患者到相应地点等待检查。

(3)评估核对:护士仔细阅读检查申请单,核对患者信息(姓名、性别、年龄、检查部位等),详细询问病史,明确检查目的和要求;评估患者病情,确认患者信息、检查部位、检查方式的正确;对检查目的要求不清的申请单,应与临床申请医师核准确认。

(4)风险筛查:确认受检查者无 MRI 检查绝对禁忌证,患者进入机房前需将身上一切金属物品摘除,包括义齿、钥匙、手表、手机、发夹、金属纽扣,以及磁性物质和电子器件。安置有金属节育环的盆腔受检查者,应嘱其取环后再行检查;由于某些化妆品含有微量金属,必要时检查之前卸妆。

(5)消化道准备:腹部脏器检查者于检查前 6～8 小时禁食、禁水;做盆腔检查者禁止排尿(膀胱内保持少量尿液);并进行严格的呼吸训练。

(6)心理护理和健康宣教:介绍检查的目的、禁忌证、适应证、注意事项、配合、环境及机器情况,过度焦虑紧张可由家属陪同(筛查有无焦虑症、恐惧症等)。告知患者扫描检查大概所需的时间,磁场工作时会有嘈杂声响或发热,均属正常,扫描过程中平静呼吸,不得随意运动,以免产生运动伪影(如吞咽动作易导致颈、胸部检查时出现运动伪影,眨眼和眼球运动易导致头颅、眼眶等检查时出现运动伪影,腹部运动过于明显易导致盆腔检查时出现运动伪影等)。若有不适,可通过话筒和工作人员联系。

(7)对于咳嗽的患者检查前遵医嘱止咳后再安排检查。

(8)婴儿检查前 0.5 小时不可过多喂奶,防止检查时溢乳导致窒息发生。需行监测麻醉者需禁食、水4～6 小时。

(9)镇静准备:对小儿、昏迷、躁动、精神异常的受检者,应在临床医师指导下适当给予镇静处理(10％水合氯醛、苯巴比妥钠、监测麻醉等)。

2.检查中护理

(1)体位设计:按检查部位要求设计体位,安放线圈,指导患者保持正确的姿势,确保体位不动。严禁患者体位在体内形成回路(两手不能交叉放在一起,双手不与身体其他部位的皮肤直接接触,其他部分的裸露皮肤也不能相互接触,以免产生回路),同时患者皮肤不能直接触碰磁体内壁及各种导线,防止患者灼伤。

(2)患者沟通:再次告诉患者检查时间、设备噪声和发热现象。有特殊需要的患者给予保暖,防止患者着凉。

(3)听力保护:提供听力保护装置(比如耳塞、棉球或 MRI 专用耳麦等),保护受检者听力。

(4)观察病情:检查中注意观察患者有无异常反应。

(5)检查结束后询问患者情况,协助下检查床。

3.检查后护理

告知患者及家属取片与报告的时间及地点。

(二)MRI 增强检查护理

MRI 增强扫描可提供更多的诊断信息,可显示微小病灶,能够更清晰地分辨病灶的性质及范围,有助于明确诊断和鉴别诊断。磁共振增强扫描成功与否直接影响到疾病的诊断,患者配合的好坏是扫描成功的关键因素之一,全程有效的护理干预不但能保证患者安全,而且有利于提高图像质量和诊断效果。

1.检查前的护理

(1)患者预约:患者凭检查信息通过 PACS 系统进行预约、登记确认;正确记录患者身高、体重,并记录在申请单上,便于计算注射对比剂使用量。

(2)评估核对:护士仔细阅读检查申请单,核对患者信息(姓名、性别、年龄、检查部位、检查设备等),详细询问病史(既往史、检查史、用药史、现病史、过敏史等),明确检查目的和要求;评估患者病情,筛选高危人群;确认患者信息、检查部位、检查方式的正确。对检查目的要求不清的申请单,应与临床申请医师核准确认。

(3)心理护理和健康宣教:在常规宣教的基础上重点告知增强检查的目的及注意事项、合理水化的重要性,注射对比剂后可能出现的正常现象(口干、口苦、口腔金属味、全身发热、有尿意等)和不良反应(如恶心、呕吐、皮疹等),进行针对性护理,消除患者紧张、焦虑的不良情绪。

(4)必要时镇静:对小儿、昏迷、躁动、精神异常的受检者,应在临床医师指导下适当给予镇静处理(10％水合氯醛、地西泮、监测麻醉等)。

(5)建立静脉通道:认真评估血管,安置 22 G 留置针;嘱患者等待中穿刺侧肢体制动,防止留置针脱出。

(6)指导患者或家属签署钆对比剂使用知情同意书。对于危重患者,原则上不做增强检查,如果特别需要,必须由有经验的临床医师陪同。

(7)急救准备:因 MRI 设备的特殊性,应在 MRI 检查室隔壁设立抢救室,常备各种急救药品和仪器,固定放置,定期查对。护理人员应熟悉抢救药品的药理作用、常用剂量及使用方法,熟练使用抢救器械。若患者发生了对比剂不良反应,应及时地进行抢救。并向临床医师说明发生意外不能在机房内实施抢救,必需转移到抢救室处理。

(8)其他内容参照 MRI 普通检查。

2.检查中的护理

(1)再次沟通:告诉患者检查时间、设备噪声、发热现象及注射对比剂后可能出现的反应,减轻患者紧张情绪;有特殊需要的患者给予保暖,防止患者着凉。

(2)确保静脉通畅:按要求抽吸钆对比剂,连接高压注射器管道,试注水,做到"一看二摸三感觉四询问";确保高压注射器、血管通畅。

(3)严密观察:注射对比剂时密切观察患者有无局部和全身症状,防止不良反应的发生,及时发现、及时处理。

(4)检查结束后询问患者情况,评估有无不适,协助下检查床。

(5)指导患者到观察区休息 15～30 分钟,如有不适及时告知护士。

(6)其他参照 MRI 普通检查。

3.检查后的护理

(1)定时巡视:准备护士定时巡视观察区,询问患者有无不适,及时发现不良反应。

(2)合理水化:MRI 对比剂的半衰期为 20～100 分钟,24 小时内约有 90% 以原型在尿液中排出。若病情允许,指导患者进行水化(100 mL/h)以利于对比剂的排出,预防肾源性系统纤维化(NSF)的发生。

(3)观察 15～30 分钟患者无不适后方可拔取留置针,指导正确按压穿刺点,无出血方可离开观察区。

(4)告知患者回家后继续观察和水化,如有不适及时电话联系。

(5)发生不良反应的处理方法请参照钆对比剂预防与处理的相关内容。

(6)其他参照 MRI 普通检查。

二、MRI 常见部位检查护理要点

(一)头部 MRI 检查护理要点
头部 MRI 检查包括颅脑、鞍区、内听道、眼部、鼻旁窦、鼻咽、颅底、腮腺、内耳等部位。

1.检查前准备要点

参照 MRI 普通或增强检查。

2.检查中护理要点

(1)线圈选择:头部专用线圈。

(2)体位设计:患者仰卧在检查床上,头先进,头置于线圈内,人体长轴与床面长轴一致,双手置于身体两旁或胸前。头颅正中矢状面尽可能与线圈纵轴保持一致,并垂直于床面。

(3)成像中心:颅脑、鞍区以眉间线位于线圈横轴中心;内听道、鼻旁窦、鼻咽、颅底、腮腺、内耳以鼻根部位于线圈横轴中心;眼部以眶间线位于线圈横轴中心。即以线圈中心为采集中心,锁定位置,并送至磁场中心。

(4)制动并保护眼部:嘱患者保持头部不动,平静呼吸,眼球检查时嘱患者闭眼,双眼球不能转动,避免产生运动伪影。对于眼睑闭合不全的患者,可用纱布遮盖患者双眼。

(5)其他参照 MRI 普通或增强检查。

3.检查后护理要点

参照 MRI 普通或增强检查。

(二)颈部 MRI 检查护理要点

颈部 MRI 检查包括颈部软组织、颈部血管成像、喉及甲状腺。

1.检查前准备要点

参照 MRI 普通或增强检查。

2.检查中护理要点

(1)线圈选择:颈部专用线圈。

(2)检查体位患者仰卧在检查床上,头先进,颈部置于线圈内,人体长轴与床面长轴一致,双手置于身体两旁或胸前。头颅正中矢状面尽可能与线圈纵轴保持一致,并垂直于床面。

(3)成像中心:线圈中心对准甲状软骨,移动床面位置,使十字定位灯的纵横交点对准线圈纵横轴中点。即以线圈中心为采集中心,锁定位置,并送至磁场中心。

(4)嘱患者保持安静,平静呼吸,叮嘱患者尽量避免咳嗽或吞咽,以免产生伪影影响图像质量。确实无法控制咳嗽时,可在扫描间隙期进行动作(即机器没声音时)。

(5)其他参照 MRI 普通或增强检查。

3.检查后的护理要点

参照 MRI 普通或增强检查。

(三)胸部 MRI 检查护理要点

1.检查前准备要点

(1)呼吸训练:正确指导患者呼吸训练,耐心解释说明屏气重要性,使患者在实际检查过程中适应憋气扫描。

(2)其他内容参照 MRI 普通或增强检查。

2.检查中护理要点

(1)线圈选择:体表线圈或者专用心脏线圈。

(2)体位设计:患者仰卧在检查床上,头先进,人体长轴与床面长轴一致,双手置于身体两旁。

(3)成像中心:线圈中心对准胸部中点(胸骨柄切迹与剑突连线中点和正中矢状面),移动床面位置,使十字定位灯的纵横交点对准线圈纵横轴交点对准胸部中点,即以线圈中心为采集中心,锁定位置,并送至磁场中心。

(4)呼吸控制:呼吸门控放置于呼吸动度最大处,如呼吸动度过大,可加用腹带捆绑以限制患者的呼吸。

(5)在检查过程中,叮嘱患者尽量避免咳嗽或吞咽。

(6)其他参照 MRI 普通或增强检查。

3.检查后护理要点

参照 MRI 普通或增强检查。

(四)冠状动脉 MRI 检查护理要点

冠状动脉 MRI 受到心跳、呼吸等各种生理运动的影响,其成像质量与这些生理参数的控制密切相关,而患者在检查中的配合也至关重要。

1.检查前准备要点

(1)指导呼吸训练:呼吸运动是影响呼吸导航采集率的关键因素,直接影响图像的采集速度和质量。告知患者浅慢、均匀呼吸,避免深呼吸是冠状动脉检查成功的关键环节。耐心解释说明屏气重要性,使患者在实际检查过程中适应憋气扫描。

(2)控制心率:心率过快引起伪影是影响磁共振冠状动脉成像的主要因素之一,适当控制心率<75 次/分有助于减轻或消除冠状动脉的运动伪影。必要时给予 β 受体阻滞药(美托洛尔)口服,适当降低心率。

(3)其他参照 MRI 普通或增强检查。

2.检查中护理

(1)线圈选择:体表线圈或者专用心脏线圈。

(2)体位设计:患者仰卧在检查床上,头先进,人体长轴与床面长轴一致,双手置于身体两旁。

(3)成像中心:线圈中心对准胸部中点(胸骨柄切迹与剑突连线中点和正中矢状面),移动床面位置,使十字定位灯的纵横交点对准线圈纵横轴交点对准胸部中点。即以线圈中心为采集中心,锁定位置,并送至磁场中心。

(4)安放电极:嘱患者保持体位不动,心脏检查者正确安放电极,右上电极(黄色)放右锁骨中线,左上电极(绿色)左侧第 2 肋间,左下电极(红色)放心尖处。告知患者在扫描过程中体表线圈和身体下矩阵线圈有发热感,属正常现象。

(5)呼吸控制:呼吸门控放置于呼吸动度最大处。如呼吸动度过大,可加用腹带捆绑以限制患者的呼吸。

(6)其他参照 MRI 普通或增强检查。

3.检查后护理

参照 MRI 普通或增强检查。

(五)乳腺 MRI 检查护理要点

MRI 是目前诊断乳腺疾病重要的检查手段,但是由于其检查环境的特殊性、检查时间长、俯卧位,以及检查中需动态增强等因素导致患者不舒适,而影响图像质量。因此检查前护士准备质量、检查中患者的配合程度是检查成功与否的关键因素。

1.检查前准备要点

(1)更换开式检查服或病员服。

(2)建立静脉通道:选择适宜的注射部位,建立静脉留置针,保持畅通。

(3)心理护理和健康教育:重点向患者说明乳腺检查时间,俯卧位可能导致体位不舒适、胸部及面部皮肤的压迹,如有其他特殊不适,请及时告诉技师。

(4)乳管内乳头状瘤的患者可有乳头溢液的现象,溢液通常是血性、暗棕色或者黄色液体,会污染内衣,在检查前协助患者用温水拭去外溢的分泌物,避免污染检查线圈,必要时在线圈内铺上治疗巾。

(5)乳腺囊性增生病主要是由于女性体内雌、孕激素比例失调,临床突出表现是乳房胀痛和肿块,疼痛与月经周期有关,在月经前疼痛加重。可以采用预约检查,也就是错过周期性疼痛的时间进行检查。

(6)其他参照 MRI 普通或增强检查。

2.检查中护理要点

(1)线圈选择:乳腺专用线圈。

(2)体位设计:取俯卧位,将头置于专用海绵圈内,双乳自然悬垂入线圈内。双手上举或放身体两旁,膝部、足部垫上软枕以起到支撑作用。乳腺癌及乳腺纤维腺瘤患者如疼痛感明显,采用俯卧位同时把乳腺线圈的头侧垫高 15°～30°,以防止乳腺过度受压引起疼痛,尽量让患者保持舒适的体位,嘱患者保持体位不动。

(3)成像中心:线圈中心对准双乳头连线,移动床面位置,即以线圈中心为采集中心,锁定位置,并送至磁场中心。

(4)检查中注意保护患者的隐私。

(5)对乳腺癌术后体质虚弱的患者,检查中技师与护士重点观察呼吸情况,发现异常应及时处理。

(6)其他参照 MRI 普通或增强检查。

3.检查后护理

参照 MRI 普通或增强检查。

(六)腹部 MRI 检查护理要点

腹部 MRI 检查包括肝、胰腺、肾、前列腺、女性盆腔、尿路造影。

1.检查前准备要点

(1)消化道准备:腹部检查前需禁食、水 6～8 小时,尿路造影检查前 12 小时禁食、禁水,排便,禁服促进肠液分泌药物,如泻药等。

(2)正确指导呼吸训练:耐心解释说明屏气重要性,训练方式为深吸气-屏气-呼气,告知患者在扫描时需数次屏气,每次吸气幅度保持一致。另外,训练患者屏气最长时间达 22 秒,使患者在实际检查过程中适应憋气扫描。对一些屏气较差的患者,可采取加腹带及捏鼻的方法,使其被动屏气,也可获得很好的效果。

(3)盆腔检查者需要憋小便使膀胱充盈以便更好地显示盆腔脏器,女性在盆腔 MRI 检查前需取掉节育环。

(4)其他参照 MRI 普通或增强检查。

2.检查中护理要点

(1)线圈选择:体表线圈。

(2)体位设计:患者仰卧在检查床上,取头先进,体线圈置于腹部并固定于床沿,人体长轴与床面长轴一致,双手置于身体两旁或双手上举。

(3)成像中心:肝、胰腺线圈中心对准脐与剑突连线中点,肾、肾上腺线圈中心对准脐中心,盆腔线圈中心对准脐和耻骨联合连线中点,前列腺线圈中心对准脐和耻骨联合连线下 1/3 处前列腺中心。移动床面位置,开十字定位灯,使十字定位灯的纵横交点对准脐与剑突连线中点。即以线圈中心为采集中心,锁定位置,并送至磁场中心。

(4)其他参照 MRI 普通或增强检查。

3.检查后护理

参照 MRI 普通或增强检查。

(七)胰胆管水成像(MRCP)护理要点

1.检查前准备要点

(1)消化道准备:禁食、禁水 6 小时,可使胆胰管充分扩张,管壁显示清晰。

(2)对比剂准备:检查前 15 分钟左右饮温开水 300 mL 加枸橼酸铁铵泡腾颗粒铁剂 3 g(0.6 g 1 包),或 100 mL 温开水中加入 1～2 mL 静脉用钆喷酸葡胺口服,目的在于抑制周围肠道水信号,使十二指肠充盈良好,从而使十二指肠壶腹及乳头显示清晰,能更准确地判断该处是否存在梗阻占位病变。

(3)减少胃肠道蠕动:必要时检查前 10～15 分钟肌内注射山莨菪碱注射液 10 mg,以减少胃肠道的蠕动,避免出现运动性伪影。

(4)呼吸洲练:于检查前训练患者屏气(深吸气-屏气-呼气),告知患者在扫描时需数次屏气,每次吸气幅度保持一致。另外,训练患者屏气最长时间达 22 秒,使患者在实际检查过程中适应屏气扫描,清晰显示胰胆管的结构及十二指肠的形态。耐心说明屏气的重要性,如屏气不成功,会影响图像质量与诊断。

(5)必要时镇静或镇痛:胆胰疾病的患者伴有不同程度的疼痛,对于耐受力差的患者,必要时按医嘱给予镇痛药或镇静药,以解除疼痛,防止过度疼痛影响检查质量。

(6)其他参照 MRI 普通或增强检查。

2.检查中的护理要点

(1)线圈选择:体表线圈。

(2)体位设计:患者仰卧在检查床上,头先进,体线圈置于腹部并同定于床沿,人体长轴与床面长轴一致,双手置于身体两旁或双手上举。

(3)成像中心:线圈中心对准脐与剑突连线中点,移动床面位置,开十字定位灯,使十字定位灯的纵横交点对准脐与剑突连线中点。即以线圈中心为采集中心,锁定位置,并送至磁场中心。

(4)患者制动:嘱患者在检查中避免咳嗽及身体运动,以免造成运动伪影。对于精神紧张的患者,此时再次耐心指导患者检查时如何配合,允许家属陪同,并采取腹部加压,盖上软垫或床单,以减少伪影的产生。

(5)对一些屏气较差的患者,可采取加腹带及捏鼻的方法,使其被动屏气,也可获得很好的效果。

(6)其他参照 MRI 普通或增强检查。

3.检查后的护理要点

参照 MRI 普通或增强检查。

(八)脊柱及四肢关节 MRI 检查护理

脊柱 MRI 检查包括颈椎、胸椎、腰椎、骶椎,髋关节,四肢关节包括肩关节、肘关节、腕关节、膝关节、踝关节等。

1.检查前准备要点

参照 MRI 普通或增强检查。

2.检查中护理要点

(1)线圈选择:根据不同的部位选择相应的线圈。颈椎选用颈线圈,胸椎、腰椎、骶椎、髋关节选用体表线圈,肩关节选用专用肩关节线圈,四肢关节选用专用四肢关节线圈。

(2)体位设计:脊柱 MRI 患者仰卧在检查床上,头先进,人体长轴与床面长轴一致,双手置于身体两旁。四肢关节 MRI 根据相应线圈和机器选择合适的检查体位。患者取仰卧位,用海绵垫垫平被查肢体并用沙袋固定,使患者舒适易于配合。单侧肢体检查时,尽量把被检侧放在床中心。可用体线圈行两侧肢体同时扫描,以便对照观察,或用特殊骨关节体表线圈。

(3)成像中心:颈椎成像中心在喉结处,胸椎对准双锁骨连线处,腰椎对准脐上两横指;肩关节对准喙突,下肢以踝关节为中心,膝关节以髌骨为中心,四肢关节成像中心应根据不同的关节部位而定。

(4)其他参照 MRI 普通或增强检查。

3.检查后护理要点

参照 MRI 普通或增强检查。

(蒋　瑛)

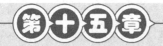

健康教育

第一节 健康教育与健康促进的基本概念

一、健康教育

健康教育是通过有计划、有组织、有系统的社会和教育活动,促使人们自愿地改变不健康的行为和影响健康行为的相关因素,消除或减轻影响健康的危险因素,预防疾病,促进健康和提高生活质量。

健康教育的核心问题是促使目标人群改变不健康的行为和生活方式,采纳健康行为;健康教育的对象是人群;健康教育的干预活动应建立在调查研究基础之上;健康教育的干预措施主要是健康信息的传播。

行为和生活方式是人类健康和疾病的主要决定因素之一。许多不健康的行为和生活方式因受生活条件、社会习俗、文化背景、经济条件、卫生服务等影响,导致改变行为和生活方式是一个艰巨的、复杂的过程。为此,要采取各种方法帮助群众了解他们自己的健康状况并做出自己的选择,以改善他们的健康。同时还必须增进健康行为的相关因素,如获得充足的资源、有效的社区开发和社会的支持及自我帮助的技能等。因此健康教育必须是有计划、有组织、有系统的教育过程,才能最终达到预期的目的。

健康教育可分为专业性健康教育和普及性健康教育。专业性健康教育由健康教育专业机构的公共卫生医师承担,普及性健康教育主要由医疗卫生机构中的医务人员、担负基本公共卫生服务任务的基层卫生工作者和社会工作者等承担。

迄今为止,仍有不少人把健康教育与卫生宣传等同起来。无疑,通过健康信息的传播和教育提供基本知识与技能来武装个体、家庭和社区,使其做出更健康的选择是十分必要的,但当个体和群体做出健康选择时,更需要得到物质的、社会的和经济环境的支持,如积极的政策,可获得的卫生服务,没有这些条件要改变行为是困难的。因此卫生宣传仅是健康教育的重要手段,如果不能有效地促使群众积极参与并自觉采纳健康行为,这种健康教育是不完善的。健康教育应是包含多方面要素的系统活动,例如仅仅告诉群众什么是健康行为,这不是健康教育,健康教育应提供改变行为所必需的条件以促使个体、群体和社会的行为改变。

二、健康促进

健康促进是健康教育的发展和延伸。关于健康促进,世界卫生组织的定义是:"促使人们维护和提高他们自身健康的过程,是协调人类和环境的战略,它规定个人与社会各自所负的责任。"这一定义表达了健康促进的目的和哲理,也强调了其范围和方法。劳伦斯·格林教授等则认为:"健康促进是指一切能促使行为和生活条件向有益于健康改变的教育与生态学支持的综合体。"在这一定义中,健康教育在健康促进中起主导作用,这不仅是因为健康教育在促进行为改变中起重要作用,而且它对激发领导者拓展健康教育的政治意愿、促进群众的积极参与及寻求社会的全面支持、促成健康促进氛围的形成都起到极其重要的作用。政府的承诺、政策、法规、组织和环境的支持及群众的参与是对健康教育强有力的支持。如果没有后者,健康教育尽管能在帮助个体和群体改变行为上做出努力,但显得软弱无力。1995 年世界卫生组织西太区办事处发表的《健康新视野》提出:"健康促进指个人与家庭、社区和国家一起采取措施,鼓励健康的行为,增强人们改进和处理自身健康问题的能力。"在这个定义中,健康促进是指改进健康相关行为的活动。

(一)健康促进的行动领域

首届国际健康促进大会上通过的《渥太华宪章》将 5 个方面的活动列为优先领域。

1.制定健康的公共政策

政策是一项健康投资和确保人类和社会可持续发展的机制,也是确保平等获得健康条件的机制。它包括政策、法规、财政、税收和组织改变等。第八届全球健康促进大会提出要"将健康融入所有的社会政策之中",就是要求要全面考虑社会政策对健康的影响,避免有损于健康的政策,以促进人们的健康及社会公平。

2.创造支持性环境

环境与健康休戚相关。政府应帮助创造安全、舒适、满意、愉悦的工作、生活和休闲条件,为人们提供免受疾病威胁的保护,促使人们提高增进健康的能力。

3.强化社区行动

健康促进工作要立足于社区,发动社区的力量,利用社区的资源,其中社区群众的参与是社区行动的核心,要让群众参与社区健康问题的诊断、确定优先项目、做出决策、设计策略及其执行,以提升群众的积极性和责任感。

4.发展个人技能

通过提供健康信息、健康教育和提高生活技能以支持个人和社会的发展,这样做的目的是使群众能更有效地维护自身的健康和他们的生存环境,并做出有利于健康的选择。

5.调整卫生服务方向

世界卫生组织提出:"卫健委门的作用不仅仅提供临床和治疗服务,而必须坚持健康促进的方向。卫生系统的发展必须由初级卫生保健原则和有关政策推动,使其朝着改善人们健康的目标前进。"同时指出,卫健委门要"立足于把完整的人的总体需求作为服务内容"。此外,健康促进也明确卫生服务中的责任要求个人、社区组织、卫生专业人员、卫生服务机构和政府共同承担。

(二)健康促进的三项基本策略

《渥太华宪章》指明了健康促进的基本策略。

1.倡导

倡导政策支持,卫健委门和非卫健委门对健康负有责任,要努力满足群众的需求和愿望,积极提供支持环境和方便,将促进卫生资源的合理分配并保证健康作为政治和经济的一部分;社会各界要强化对健康措施的认同;卫健委门要积极调整服务方向;激发社会和群众对健康的关注,并做出健康选择,从而创造有利于健康的社会经济、文化与环境条件。

2.赋权

帮助群众具备正确的观念、科学的知识和可行的技能,激发其朝向完全健康的潜力,促使他们获得能够明智地、有效地预防疾病和解决个人和群体的健康问题的能力,从而有助于保障人人享有卫生保健及资源的平等机会。

3.协调

协调不同个人、社区、卫生机构、其他社会经济部门、地区行政机构、非政府与志愿者组织等在健康促进中的利益和行动,发展强大的联盟和社会支持体系,以保证更广泛、更平等地实现健康目标。

综上所述,健康促进的概念要比健康教育更为完整,因为健康促进涵盖了健康教育和生态学因素。健康促进是健康教育发展的结果。健康促进是新的公共卫生方法的精髓,是"健康为人人"全球战略的关键要素。当然,实现这个意义上的健康促进不可能是某一组织、某一部门的专业活动能够得以实现的,还需要全社会的共同努力。

（蔡文莉）

第二节　健康相关行为

一、健康相关行为

人的行为是指具有认知、思维能力并有情感、意志等心理活动的人,对内外环境因素刺激所做出的能动反应,是有机体在外界环境刺激下所产生的生理、心理变化的反应。美国心理学家Woodworth 提出了著名的 S-O-R 模式来体现行为的基本含义。其中 S 代表内外环境的刺激,O 代表有机体,即行为主体——人,R 代表人的行为反应。

人类的行为既具有生物性,又具有社会性。人类的生物性决定了人类行为的生物性,主要表现在人类的行为尽管起主要决定因素的是环境和后天的学习,但是与遗传也密切相关。同时,人类的生物性也决定了人类的各种本能行为,如摄食行为、性行为、睡眠行为、自我防御行为、好奇和追求刺激的行为等。人类的社会属性决定了人类行为的社会性。人类的社会属性全部是通过社会化而获得的,其主要内容包括习得社会生活技能、社会生活行为规范,形成价值观、世界观和人生生活目标,获得社会角色和社会地位等。要使健康教育实现自己的根本任务,促进人们行为向有利健康的方向变化,就要注重社会化,使得每一个社会成员通过社会化养成有益于自身、他人和社会的健康行为和生活方式。

(一)行为的影响因素

行为的发生发展受到自身因素和环境因素的影响。

1.自身因素

人自身有很多因素可以影响其行为,如遗传因素、生理因素等,其中最为重要的是心理因素。

人的心理因素可以从不同的方面,以不同的机制来影响人的行为。其中需求和需要是人类行为的根本动因,人在需要的基础上产生动机,驱动人类采取行为,进而满足需求。人在同一时间常常是多种需要并存,在这种情况下不同动机可能相互矛盾和竞争,形成动机冲突。冲突的结果是产生出优势动机,决定着相应的行为。动机冲突中哪种动机会成为优势动机,受各种主客观因素的影响,如认知因素、态度、情绪和情感、意志等。

2.环境因素

自然环境、经济、法规、社会制度、社会思想意识、社会道德、风俗习惯、宗教、教育、家庭、工作、人文地理、医疗卫生服务等都是人类行为发生发展的外在环境。有的对人的行为的影响是间接性的,有的是潜在性的。

(二)健康相关行为与行为干预

个体或群体与健康或疾病有关的行为称为健康相关行为,包括促进健康行为和危害健康行为。

1.促进健康行为

个体或群体在客观上有利于自身和他人健康的行为,可分为5类:①日常健康行为,如合理营养、积极锻炼、充足的睡眠、饭前便后洗手等;②避开环境危害行为,如不接触疫水、积极应对紧张生活事件等;③戒除不良嗜好,如戒烟、限酒等;④预警行为,如驾车时使用安全带等;⑤合理利用卫生服务,如定期体检、预防接种等。

2.危害健康行为

不利于自身和他人健康的一组行为,可分为4类:①不良生活方式,如吸烟、酗酒、缺乏体育锻炼等;②致病性行为模式,如与冠心病密切相关的A型行为模式等;③不良疾病行为,如疑病、讳疾忌医、不遵从医嘱等;④违规行为,如吸毒等。

3.健康教育行为干预(或行为矫正)

运用传播、教育、指导、说服、鼓励、限制等方法和手段来帮助个体或群体改变危害健康的行为,采纳促进健康的行为及强化已有的健康行为的健康教育活动。

二、健康相关行为理论

人类的健康相关行为与其他行为一样是一种复杂的活动,受到遗传、心理、自然与社会环境等众多因素的影响。因此,健康相关行为的转变也是一个相当复杂的过程。各国学者、专家提出多种健康相关行为理论,以期改变人们的健康相关行为,促进人类健康。目前国内外应用于健康教育和健康促进的健康相关行为理论可分为3个层次:①应用于个体水平的理论,包括知信行模式、健康信念模式、行为转变阶段模式、理性行为和计划行为理论;②用于人际水平的理论,如社会认知理论、社会网络与社会支持、紧张和应对互动模式;③应用于社区和群体水平的理论,如创新扩散理论、社区组织和社区建设模式等。这里主要介绍比较常用的、应用于个体水平的几种健康相关行为理论。

(一)知信行模式(knowledge,attitude,belief,practice,KABP 或 KAP)

知信行是知识、信念和行为的简称。这一模式认为:卫生保健知识和健康信息是建立积极、正确的信念和态度,进而改变健康相关行为的基础,而信念和态度则是行为改变的动力。只有当人们了解有关的健康知识,建立起积极、正确的信念和态度,才有可能主动地形成促进健康的行为,摒弃危害健康的行为。这一模式简洁、直观、明了,多年来广泛应用于我国健康教育工作。然而该模式也有其局限性,常常会出现知识与行为之间的不一致。

(二)健康信念模式

该模式在产生促进健康的行为、摒弃危害健康的行为的实践中大致有以下过程:首先,充分让人们对他们目前的不良行为方式感到害怕(知觉到威胁);其次,让人能坚信一旦他们改变不良行为会得到非常有价值的后果(知觉到益处),同时清醒地认识到行为改变中可能出现的困难(知觉到障碍);最后,使人们感到有信心、有能力通过长期努力改变不良行为(自我效能)。健康信念模式对于解释和预测健康相关行为、帮助设计健康教育调查研究和问题分析、指导健康教育干预有很高的价值,但因涉及的因素较多,信度和效果检验比较困难。

(三)行为改变阶段模式

行为改变阶段模式认为,人的行为变化不是一次性的事件,而是一个渐进的和连续的过程,在行为变化的不同阶段需要综合应用不同的心理学理论加以干预。行为改变阶段模式将这种变化解释为一个连续的、动态的、由5个不同的阶段构成的过程。

1.无意识阶段

处于这一阶段的人没有在未来6个月内改变自己行为的意向。他们不知道或没有意识到自己存在不健康的行为的危害性,对于行为转变没有兴趣。如"我不可能有问题""吸烟不可能引起冠心病"。转变策略:帮助提高认识,推荐有关读物和提供建议。

2.意图阶段

处于该阶段的人们打算在未来6个月内采取行动,改变危害健康的行为,但却一直无任何行动和准备行动的迹象。这时候他们会意识到改变行为的益处,同时也会意识到改变行为的代价。利益和代价的均衡常使人们处于极度的矛盾之中,导致他们停留在这一阶段不再前进。转变策略:可以帮助他们拟定行为转变计划,提供专题文章或邀请参加专题报告会;提供转变行为的技能,指导行为转变的方法和步骤。

3.准备阶段

进入该阶段的人们将于未来1个月内改变行为。他们开始做出行为转变的承诺并有所行动,如向朋友和亲属宣布行为转变的决定。事实上他们在过去的1年中已经有所行动,如向他人咨询有关转变某行为的事宜、购买需要的书籍、制定行为转变时间表等。转变策略:提供规范性行为转变指南,确定切实可行的目标;采取逐步转变行为的步骤;寻求社会支持,包括同事、朋友和家属的支持,确定哪些倾向因素、促成因素和强化因素;克服在行为转变过程中可能出现的困难。

4.改变行为阶段

处于该阶段的人们在过去的6个月内已做出了行为改变。转变策略:争取社会的支持和环境的支持、邀请行为转变成功者做现身说法、寻求同伴的帮助等。

5.维持阶段

人们已经取得行为转变的成果并加以巩固。许多人取得了行为转变成功之后,往往放松警戒而造成复发。复发的常见原因是过分自信、经不起引诱、精神或情绪困扰、自暴自弃等。转变策略:这一阶段需要做取得行为转变成功的一切工作,创造支持性环境和建立互助组等。

(蔡文莉)

第三节　健康教育计划设计、实施与评价

任何一项健康教育计划都由设计、实施和评价三部分组成。三者之间相互制约、密不可分。健康教育计划设计是基于研究目标人群有关健康问题及其特征,形成该健康问题的理论假设,提出解决该健康问题的目标及为实现这些目标所采取的一系列具体的方法、步骤和策略,为项目的实施奠定基础,同时又为科学的评价提供量化指标。实施是按照计划设计所规定的方法和步骤来组织具体活动,并在实施过程中修正和完善计划。评价是评估计划所规定的目标是否达到及达到的程度。

一、健康教育计划设计

(一)制订健康教育计划的原则
1.目标指向原则

计划设计必须有明确的总体目标,即宏观的、计划理想的最终结果和切实可行的具体目标或具体的、量化的、可测量到的目标,从而确保以最少的投入产出最大的效益。

2.参与性原则

社区政府和居民共同参与社区健康教育决策、参与健康教育计划和行动、评估和管理,是保证社区健康教育项目成功的重要原则。

3.整体发展原则

健康教育计划要体现出整体性和全局性,目标要体现出长远性和先进性。

4.可行性原则

制订计划时要一切从实际出发,因地制宜地进行计划设计,要符合实际,易为目标人群所接受,切实可行。

5.灵活性原则

计划设计要留有余地,并制定相应的应变对策,以确保计划的顺利实施。

(二)健康教育计划设计思路
健康教育计划设计模式有多种,其中应用最广泛、最具生命力的是美国学者劳伦斯·格林提出的 PRECEDE-PROCEED 模式。PRECEDE 是 predisposing,reinforcing and enabling constructs in educational/environmental diagnosis and evaluation 的缩写,意为"教育/环境诊断与评价中的倾向因素、促进因素和强化因素";PROCEED 是 policy,regulatory and organizational constructs in educational and environmental development 的缩写,意为"教育和环境发展中的政策、法规和组织结构"。此模式前后相互呼应,为计划设计提供一个连续的步骤或阶段。

虽然在不同的场所开展健康教育时的计划内容各不相同,但在计划制订的程序上都是基本相同的。参照 PRECEDE-PROCEED 模式的思维方法,一般有以下几个程序:健康教育诊断(又称为健康教育需求评估);确定优先项目;确定计划目标;制定教育策略(干预)。

1.健康教育诊断

在设计健康教育计划时,首先要通过系统的调查、测量来收集各种有关资料,并对这些资料

进行分析、归纳、推理、判断,确定或推测人群的健康问题有关的行为和行为影响因素,以及健康教育资源可得情况,从而为确定健康教育干预目标、策略和方法提供依据。如了解某社区目前应优先解决的健康问题是什么? 影响这个健康问题的因素有哪些? 哪些因素能够通过健康教育干预得到解决? 健康教育诊断也往往为健康教育计划实施的效果评价准备了基线资料。

(1)社会诊断:社会诊断是通过估测目标人群的生活质量为起点,评估他们的需求和影响其生活质量的主要问题。社会诊断的目的和任务主要有3项:评估目标社区或目标人群的生活质量并明确影响其生活质量的健康问题;了解目标社区或目标人群的社会环境;动员社区或目标人群参与健康教育项目。测量生活质量的指标包括主观和客观两方面。客观指标用以反映目标社区和人群生活环境的物理、经济、文化和疾病等状况;主观指标用以反映目标人群对生活质量满意程度的主观感受。社会环境包括经济、文化、社会服务、社会政策和社区资源等多个方面。收集社会环境信息可以帮助确定影响生活质量的健康问题,并帮助分析健康问题和健康相关行为问题的发生发展的原因,而最为重要的是可以了解社区可供健康教育项目利用的资源。

社会诊断通常采用召开座谈会,邀请有关卫生专家、社区工作者、卫生行政领导、各有关组织和群众代表提供社区需求的信息;与知情人交谈了解群众关心的问题;利用常规资料,如卫健委门提供的发病率、患病率、死亡率、入院率、出院率等资料,以及从既往文献中获取数据;现场观察。当用上述方法仍有不足时,可组织现场调查。

(2)流行病学诊断:流行病学诊断的主要目的是确认目标人群特定的健康问题和目标。健康问题可能有多个,因此需要确定主要的健康问题。流行病学诊断应回答:威胁目标人群的主要健康问题是什么,或哪个健康问题是目标人群最为关切的;目标人群中因该健康问题而受累的是哪些人,其性别、年龄、种族、职业特征如何;该健康问题在空间、时间上有什么规律;影响该健康问题发生发展的因素有哪些,其中什么因素影响最大,这些因素中哪些是可能改变的等。流行病学诊断可以通过现场调查的方式获得信息,也可以用现有的政府和卫生机构统计资料如疾病统计资料、健康调查资料、医学管理记录等整理出二手数据资料供分析。

(3)行为和环境诊断:通过现场调查、文献复习、专家咨询等方式进行行为诊断,其目的是:区分引起健康问题的行为和非行为因素、区别重要行为和不重要行为及区别高可变性行为和低可变性行为。行为诊断通常分为5个步骤:①区别引起健康问题的行为和非行为原因。②拟出行为目录,以确定与目标健康问题有关的行为,并按顺序确定处理问题的步骤。③依据重要性将行为分级。最重要的行为应该是调查资料清楚表明,行为与健康问题密切相关;经常发生的行为。最不重要的行为是行为与健康问题的联系不是很密切或仅仅间接地与健康问题有关或与预期结果有关;行为很少出现。④依据可变性将行为分级。可变性高的行为是:行为正处发展时期或刚刚形成;行为仅表面上与文化传统或生活方式有关;该行为在其他计划中得到了成功改变。可变性低的行为是:行为形成已久;行为深深根植于文化传统或生活方式中;该行为在以前的尝试中未得到成功的改变。⑤选择目标行为。在将行为以重要性和可变性分级后,健康教育工作者就可着手选择作为教育干预重点的行为。每一个行为改变目标都应当能回答这些问题:何人——期望其行为发生变化的人;何种行为——要求改变的是什么行为;多少程度——要达到改变的程度;何时——预期改变所需的时间。

(4)教育和生态诊断:在确定了目标行为以后,要调查、分析导致该行为发生发展的因素,从而为制定健康教育干预策略提供依据。影响行为发生发展的因素有很多,在PRECEDE-PROCEED模式中将这些因素分为倾向因素、促成因素和强化因素。倾向因素是目标行为发生发展的主要内在基础,是产生某种行为的动机或愿望,包括个人的知识、态度、信念、自我效能认识及行为动机和意向。促成因素是指使行为动机和愿望得以实现的因素,即实现或形成某行为所必需的技能、资源和社会条件。这些资源包括医疗卫生服务、健康信息和促使健康相关行为变化所需的新技术及行政部门的支持、立法等,还包括一些影响行为实现的物理条件,如医疗费用、诊所距离、交通工具等。强化因素是那些在行为发生之后提供持续回报或为行为的维持和重复提供的激励。包括父母、同伴、保健人员或领导的赞扬劝告等社会支持、影响,也包括自己对行为后果的感受,如社会效益、生理效益、经济效益、心理效益等。教育和生态诊断可以采用针对目标人群的定量和定性调查的方法获取资料。

(5)管理和政策诊断:管理诊断的核心是组织评估和资源评估,包括有无健康教育专业机构、政府对健康教育的重视程度和资源投入情况、社区群众的可接受度、是否存在志愿者队伍等。政策诊断主要是审视社区现有的政策状况。管理和政策诊断主要通过定性调查的方式进行。

2.确定优先项目

通过健康教育诊断,可以发现社区的需求和健康问题是多方面、多层次的。必须从中找出选择涉及面广、发生频率高、对目标人群健康威胁严重,对社会经济发展、社区稳定影响较大、发病频率或致残致死率高、后果严重、群众最关心的健康问题作为首先解决的对象,以最小的投入寻求最佳的效果。确定优先项目,就是确定优先干预的健康问题和行为问题。

健康教育着眼于行为干预,因此在确定优先项目时还应该考虑干预效果的问题,即应当选择通过健康干预,能有效地促使其发生可预期的改变的健康问题。有些健康问题虽然也普遍存在,但若目前没有有效的干预方法,就不应该作为优先,如妇女的乳腺增生、中老年男性的前列腺肥大等;而心血管疾病、代谢性疾病和生活习惯行为有比较明确的关系,也有比较成熟的干预方法,常常是社区健康教育项目的优先选择。

3.确定计划目标

一个健康教育计划必定要有明确的目标,并且是可以测量的,这是计划实施和效果评价的根据。

(1)总体目标:又称远期目标,是指在执行某项健康教育计划后预期应达到理想的影响和效果,它是宏观的、笼统的、长远的。

(2)具体目标:是为实现总体目标所要达到的具体结果,是明确的、具体的、可测量的。其要求可归纳为 SMART 5 个英文字母(special 具体的、measurable 可测量的、achievable 可完成的、reliable 可信的,以及 time bound 有时间性的)。具体地说,健康教育计划的具体目标必须回答3 个 W 和 2 个 H,即:Who——对谁? What——实现什么变化? When——在多长限期内实现这种变化? How much——变化程度多大? How to measure it——如何测量这种变化(指标或标准)?

4.确定健康教育干预策略和干预框架

(1)确定目标人群(干预对象):是健康教育计划中干预(intervention)的对象或特定群体。那些受疾病或健康问题影响最大、问题最严重、处在最危险状态的人群可确定为目标人群。目标人群可分为三类。

一级目标人群:希望这些人群实施所建议的健康行为。

二级目标人群:对一级目标人群有重要影响的人,或能激发、教育和加强一级目标人群行为和信念的人,如行政领导、亲属、朋友等。

三级目标人群:社区行政领导、该地区卫生政策的决策者、经济资助者和其他对计划的成功有重要影响的人。

(2)确定干预内容:要根据不同目标人群的特点来确定三类行为影响因素,即倾向因素、促成因素和强化因素中的重要因素和计划的目标。

(3)确定干预策略:干预策略的制定要紧紧围绕目标人群的特征和健康教育计划目标,理想的干预策略应该包括教育策略、社会策略、环境策略 3 个方面。①教育策略:常用的教育策略包括健康信息的传播、健康技能培训和行为干预等。实践表明,任何一种方法并不一定适合于所有的教育场合和教育对象,各种方法都有自己的特点和局限性。因此要根据特定的场合、人群和环境的变化而不断调整策略,同时要注意运用易于为目标人群所接受、简便易行、可操作性强、经济的干预技术。②社会策略通过在政策、法规、制度、规定等在学校、工作场所鼓励健康的行为和生活方式,远离不健康的行为。③环境策略:改善有关社会文化环境和物质环境,促进目标人群健康行为的建立。

(4)确定干预场所:一个健康教育计划是否能得到有效的实施,一定程度上取决于干预场所的确定是否合理。以下是五类干预策略实施的主要场所:教育机构、卫生机构、工作场所、公共场所和居民家庭。实施健康教育计划时,可以上述五类场所同时并举,但更多的是根据主客观条件和需要选择其中几类。

二、健康教育计划实施

实施是按照健康教育计划去开展健康教育活动、实现计划中拟订的目标和获取实际效果的过程。这是所有健康教育计划的主体工作部分,也是健康教育活动的重点部分和关键。

健康教育计划实施工作可归纳成五大环节:制定实施工作时间表、控制实施质量、建立实施的组织机构、配备和培训实施工作人员、配备所需设备物件与健康教育材料。

PRECEDE-PROCEED 模式特别强调在健康教育计划实施中应充分发挥政策、法规和组织的作用。由于健康教育活动涉及多部门、多学科、多手段,因此健康教育计划实施的首要任务是做好社会动员,在当地政府的组织领导下,动员社区资源,规划社区行动,提高群众参与社区工作的积极性及发展社区成员间的相互支持,并进一步发展与改善社区经济、社会、文化状况,依靠自己的力量去实现健康教育计划目标。其次是开展项目培训,重视人才的开发,提高项目管理水平和实施人员的技术水平,提高卫健委门设计和实施健康教育项目的能力。第三,要重视以社区为基础的干预策略。领导机构的建立、政策的支持、多部门的参与、干预管理人员的培训都是干预的重要因素,也是社区干预成功的前提。干预场所包括学校、工作场所、医院和社区。在干预人群上,应把高危人群、重点人群与一般人群分别对待。第四,要重视项目执行的监测与质量控制。实行监测与质量控制是十分复杂的过程,包含的内容也非常广泛,即正确评估健康教育计划执行者的技能、建立专家小组审查制,保证规划执行质量、加强内部审计、系统化的资料收集与保存、及时收集社会各界及目标人群对计划执行情况的意见、组织有关人员对项目活动进行实地考察和评估等。

三、健康教育计划评价

评价是客观实际与预期目标进行的比较,是一个系统地收集、分析、表达资料的过程。计划评价不仅能使我们了解健康教育计划的效果如何,还能全面监测、控制,最大限度地保障计划的先进性和实施的质量,从而也成为计划取得预期效果的关键措施。评价工作是健康教育计划设计的重要组成部分,贯穿于整个项目设计、实施、评价的始终。

(一)形成评价

形成评价又称为诊断评价,是在计划执行前或执行早期对计划内容所作的评价,包括为制定干预策略所做的健康教育诊断及为计划设计和执行提供所需的基础资料,其目的在于使计划符合目标人群的实际情况,使计划更科学、更完善。形成评价主要内容包括根据目标人群特征和需求,健康教育计划的目标是否准确?干预策略是否清晰?策略、措施和方法是否可行?健康教育计划所涉及的人力、组织、工作机制、资源分配是否合理?目标人群能否参与项目工作?信息反馈渠道是否通畅?形成评价的基本方法有预试验、专家咨询、专题小组讨论、现场调查等。

(二)过程评价

过程评价是计划实施过程中监测计划各项工作的进展,了解并保证计划的各项活动能按规划的程序发展,即对各项活动的跟踪过程。过程评价起始于健康促进项目开始实施之际,贯穿于计划执行的全过程,包括对计划的设计、组成、实施过程、管理、工作人员工作情况等进行评价。过程评价是评估健康教育计划活动的质量与效率,目的在于控制健康教育计划实施的质量,有效地监督和保障计划的顺利实施,从而确保计划目标的真正实现。因此,又被称为质量控制或计划质量保证审查。

过程评价内容包括以下几个层面。

1.针对个体的评价

内容:哪些个体参与了健康教育项目?健康教育活动是否按计划执行?计划是否做过调整?为什么调整?是如何调整的?目标人群对各项干预活动的参与情况如何?他们对干预活动的反应如何?是否满意并接受这些活动?项目资源的消耗情况是否与预计一致?不一致的原因是什么?

2.针对组织的评价

内容:项目涉及哪些组织?各组织间是如何沟通的?他们参与项目的程度和决策力量如何?是否需要对参与的组织进行调整,该如何调整?是否建立完整的信息反馈机制?项目执行档案、资料的完整性、准确性如何?

3.针对政策和环境的评价

内容:项目涉及哪一层的政府?具体与政府的哪些部门有关?在项目执行过程中有无政策环境方面的变化?这些变化对项目有什么样的影响?在项目进展方面是否与决策者保持良好沟通?

过程评价的指标主要包括项目活动执行率、健康教育活动覆盖率、有效指数、目标人群的满意度、资源使用进展。主要评价方法有查阅档案资料、目标人群调查和现场观察。

(三)效应评价

效应评价是评价健康教育计划导致的目标人群健康相关行为及其影响因素的变化,又称为近中期效果评价。评价的重点在于计划或计划的某方面对参与者的知识、态度、行为的直接影响。包括那些影响有关健康行为的倾向因素(包括知识、态度、信念等)、促成因素(资源、技术)及强化因素改变的程度;行为改变情况,如促进健康的行为有无增加或危害健康的行为是否得到控制;政策、法规制定情况,如领导及关键人物的思想观念是否得到转变或是否制定有利于健康的政策、法律?常用的评价指标包括卫生知识知晓率,信念持有率,行为流行率,行为改变率,环境、服务、条件、公众舆论等方面的改变等。

（四）结局评价

结局评价着眼于健康教育计划实施后导致的目标人群的健康状况乃至生活质量的变化，又称为远期效果评价。结局评价可分为健康指标和经济指标2个方面。

1.健康指标

即计划对目标人群健康状况的影响，包括心理和生理变化的指标、疾病与死亡和生活质量。心理和生理变化的评价指标包括身高、体重、血压等生理指标和人格、抑郁等心理健康指标在干预后的变化。疾病和死亡指标包括疾病发病率、患病率、死亡率、平均期望寿命等的变化，了解健康教育计划是否影响某病的发病和流行情况，患者存活率及存活时间有无改变等。生活质量指标可用生活质量指数、美国社会健康协会指数、日常活动量表及生活满意度指数来进行评价。

2.经济指标

主要指成本-效益分析和成本-效果分析，指计划改变人群健康状况所带来的远期社会效益和经济效益。我们在制定健康教育计划、选择某一方案、评价效果时，必须要将实施健康教育计划所费资源（费用或成本）与健康收益进行分析比较，目的在于确定以最少的投入产生最大的效果的计划；比较不同计划的成本-效益（效果）及某决定计划是否有继续实施的必要性。

（五）总结评价

总结评价是综合形成评价、过程评价、效应评价和结局评价及对各方面资料做出总结性的概括，能全面反映健康教育项目的成功之处与不足，为今后的计划制订和项目决策提供依据。

（蔡文莉）

第四节　社区健康教育

社区健康教育是以社区为单位，以社区人群为对象，以促进社区健康为目标，有组织、有计划、有评价的健康教育活动和过程。社区健康教育是社区卫生服务的主要功能之一。将健康教育纳入社区发展，特别是社区卫生服务的整体规划，为社区居民的身心健康服务，是我国卫生保健事业的一个重要组成部分也是世界健康教育发展的重要策略之一。

一、社区健康教育的对象

城乡社区健康教育服务对象是辖区内的全体居民，包括辖区内机关、学校、企事业单位、服务行业的从业人员等，其重点人群是青少年、妇女、老年人、残疾人、0～6岁儿童家长、农民工等人群。

二、城乡社区健康教育的基本内容

（一）社区健康观念与卫生法规普及

1.健康观念教育

健康观念主要是指个人和群体对健康的认知态度和价值观。健康观念教育的内容主要包括现代健康概念；健康对人类生存和发展的重要性；政府、社区、家庭和个人对维护健康承担的责任等,以提高个人和群众对预防疾病和促进健康的责任感,促进个人和群体选择有益于健康的行为。

2.医疗卫生法律法规及相关政策普及

为了更好地维护社会和个人的健康,国家及各级政府颁布了一系列法律、法规,如《中华人民共和国突发事件应对法》《公共场所卫生管理条例》《浙江省爱国卫生促进条例》等。宣传普及卫生法律、法规,有利于提高社区居民的卫生法制意识和卫生道德观念,使广大居民能了解并据此调整自己的观念和行为,倡导有益健康的生活方式,使社区居民自觉地维护健康。

(二)健康知识教育

1.健康素养

健康素养是指个人获取、理解、处理基本健康信息和服务,并运用这些信息和服务做出正确健康决策,以维护和促进自身健康的能力。目前国家卫生计生委发布了《中国公民健康素养——基本知识与技能(试行)》。浙江省在此基础上结合地区特点制定了健康素养99条,这是社区健康教育的核心信息和重要内容。

2.健康行为和生活方式

健康教育的核心是改变行为,要开展合理膳食、控制体重、适当运动、心理平衡、改善睡眠、限盐、控烟、限酒、控制药物依赖等健康生活方式和可干预危险因素的健康教育,终止危害健康行为,建立和强化健康行为。

3.疾病防治知识教育

开展高血压、糖尿病、冠心病、哮喘、乳腺癌和宫颈癌、结核病、肝炎、艾滋病、流感、手足口病和狂犬病、布病等重点疾病健康教育。内容包括这些常见病的预防、早期治疗知识,各种急、慢性传染病的症状、预防、隔离、消毒等知识及其传染源、传播途径、易感人群和防治方法的宣传教育,疾病的家庭急救与护理知识教育等。

4.公共卫生问题的健康教育

主要包括食品安全、突发公共卫生事件、职业卫生、放射卫生、环境卫生、饮水卫生、戒毒、计划生育,以及学校卫生等公共卫生问题健康教育。

5.应对突发事件教育

近年来突发事件时有发生,需开展应对突发公共卫生事件应急处置、防灾减灾、自救互救等健康教育,以增强居民的公共安全意识,提高应急避险和自救互救能力。

三、城乡社区健康教育策略

(一)社区健康教育应纳入政府工作规划

城乡社区要了解和掌握辖区内居民的健康教育需要和需求及主要健康问题,制定健康教育规划或计划并将之作为社区政府的工作内容。要建立和完善社区健康教育的组织机构、网络和工作机制,落实专兼职健康教育人员,明确工作职责,经常开展培训以提高其健康教育服务能力。

(二)利用各种传播渠道普及健康知识

可根据社区经济条件和环境布局,建立社区内固定的健康教育宣传栏、黑板报、电子屏、墙体等宣传阵地,作为社区居民了解健康知识的一个窗口开展健康信息的传播,并定期更换。可结合社区的特点,因地制宜地利用当地特有的传播渠道和方法,将健康信息传播融入日常生活之中,如利用街道老年活动室、文化活动站开展健康教育活动,利用农村的传统节日、集市活动,以及民族地区的传统习俗节日,通过专家义诊、健康下乡等活动,适时开展健康教育。还可利用现代信息技术,通过手机短信、门户网站、微博、微信、社区 QQ 群等在社区居民中开展健康教育。

(三)入户开展健康教育

社区卫生服务中心(站)的医务人员在提供上门访视等医疗卫生服务时,可开展面对面的、有针对性的健康知识和健康技能的教育。也可结合社区居民健康素养调查工作发放通俗易懂的健康教育资料。

(四)社区卫生服务中心(站)的健康教育服务

国家和浙江省基本公共卫生服务规范对社区卫生服务中心(站)的健康教育服务内容和形式及要求作出了明确的规定:要求发放健康教育印刷资料,包括健康教育折页、健康教育处方和健康手册等每年不少于12种,播放音像资料不少于6种;社区卫生服务中心宣传栏不少于2个,村卫生室和社区卫生服务站宣传栏不少于1个,每个宣传栏的面积不少于2平方米,每2个月最少更换1次健康教育宣传栏内容;利用各种健康主题日或针对辖区重点健康问题,开展健康咨询活动并发放宣传资料,社区卫生服务中心每年至少开展9次公众健康咨询活动;社区卫生服务中心每月至少举办1次健康知识讲座,村卫生室和社区卫生服务站每2个月至少举办1次健康知识讲座,引导居民学习和掌握健康知识及必要的健康技能,促进辖区内居民的身心健康;要开展个体化健康教育。

(五)举办市民或农民健康学校

可在城乡社区设立固定的场所,配备一定的设施,定期邀请健康教育讲师团的专家进社区开展健康知识讲座,搭建专家与居民、社区居民之间的交流平台,传播和交流健康知识,促进健康行为的形成。

(六)面向整个社区的健康教育活动

可结合卫生宣传日或其他节日,组织开展有奖竞答、猜灯谜、艺术表演、膳食营养技能比赛等多种形式的健康教育活动,把健康知识普及融入这些活动之中。

(蔡文莉)

参 考 文 献

［1］张晓艳.临床护理技术与实践［M］.成都:四川科学技术出版社,2022.

［2］张俊英,王建华,宫素红,等.精编临床常见疾病护理［M］.青岛:中国海洋大学出版社,2021.

［3］杨青,王国蓉.护理临床推理与决策［M］.成都:电子科学技术大学出版社,2022.

［4］崔杰.现代常见病护理必读［M］.哈尔滨:黑龙江科学技术出版社,2021.

［5］任丽,孙守艳,薛丽.常见疾病护理技术与实践研究［M］.西安:陕西科学技术出版社有限责任公司,2022.

［6］任秀英.临床疾病护理技术与护理精要［M］.北京:中国纺织出版社,2022.

［7］姜鑫.现代临床常见疾病诊疗与护理［M］.北京:中国纺织出版社,2021.

［8］肖芳,程汝梅,黄海霞,等.护理学理论与护理技能［M］.哈尔滨:黑龙江科学技术出版社,2022.

［9］李淑杏.基础护理技术与各科护理实践［M］.郑州:河南大学出版社有限责任公司,2021.

［10］王佩佩,王泉,郭士华.护理综合管理与全科护理［M］.西安:世界图书出版有限公司,2022.

［11］潘红丽,胡培磊,巩选芹,等.临床常见病护理评估与实践［M］.哈尔滨:黑龙江科学技术出版社,2022.

［12］王蓓,彭飞,洪涵涵.常见慢病护理评估与技术［M］.上海:上海科学技术出版社,2021.

［13］黄粉莲.新编实用临床护理技术［M］.长春:吉林科学技术出版社,2021.

［14］李艳.临床常见病护理精要［M］.西安:陕西科学技术出版社,2022.

［15］杨春,李侠,吕小花,等.临床常见护理技术与护理管理［M］.哈尔滨:黑龙江科学技术出版社,2022.

［16］于红,刘英,徐惠丽,等.临床护理技术与专科实践［M］.成都:四川科学技术出版社,2021.

［17］于翠翠.实用护理学基础与各科护理实践［M］.北京:中国纺织出版社,2022.

［18］安旭姝,曲晓菊,郑秋华.实用护理理论与实践［M］.北京:化学工业出版社,2022.

［19］孙立军,孙海欧,赵平平,等.现代常见病护理实践［M］.哈尔滨:黑龙江科学技术出版社,2021.

［20］张红芹,石礼梅,解辉,等.临床护理技能与护理研究［M］.哈尔滨:黑龙江科学技术出版社,2022.

［21］黄浩,朱红.临床护理操作标准化手册［M］.成都:四川科学技术出版社,2021.

［22］栾彬,李艳,李楠,等.现代护理临床实践［M］.哈尔滨:黑龙江科学技术出版社,2022.

［23］贾爱芹,郭淑明.实用护理技术操作与考核标准［M］.北京:北京名医世纪文化传媒有限公

司,2021.

[24] 王玉春,王焕云,吴江,等.临床专科护理与护理管理[M].哈尔滨:黑龙江科学技术出版社,2022.

[25] 崔珍.实用护理学研究与护理新进展[M].哈尔滨:黑龙江科学技术出版社,2021.

[26] 宋鑫,孙利锋,王倩,等.常见疾病护理技术与护理规范[M].哈尔滨:黑龙江科学技术出版社,2021.

[27] 孔翠,马莲,谭爱群.常见疾病基础护理实践[M].西安:世界图书出版有限公司,2022.

[28] 刘爱杰,张芙蓉,景莉,等.实用常见疾病护理[M].青岛:中国海洋大学出版社,2021.

[29] 李红芳,王晓芳,相云,等.护理学理论基础与护理实践[M].哈尔滨:黑龙江科学技术出版社,2022.

[30] 赵衍玲,梁敏,刘艳娜,等.临床护理常规与护理管理[M].哈尔滨:黑龙江科学技术出版社,2022.

[31] 高淑平.专科护理技术操作规范[M].北京:中国纺织出版社,2021.

[32] 张翠华,张婷,王静,等.现代常见疾病护理精要[M].青岛:中国海洋大学出版社,2021.

[33] 马英莲,荆云霞,郭蕾,等.临床基础护理与护理管理[M].哈尔滨:黑龙江科学技术出版社,2022.

[34] 吴雯婷.实用临床护理技术与护理管理[M].北京:中国纺织出版社,2021.

[35] 孙慧,刘静,王景丽,等.基础护理操作规范[M].哈尔滨:黑龙江科学技术出版社,2022.

[36] 杨美娜.临床护理路径在冠心病心绞痛护理工作中的应用效果[J].中国医药指南,2022,20(33):184-186.

[37] 郑娜,王美玲.常规护理结合风险管理在急性脑卒中护理中的应用价值[J].中国药物与临床,2021,21(6):1039-1041.

[38] 王新月.健康教育干预在慢性胃炎护理中的护理效果分析[J].中文科技期刊数据库(文摘版)医药卫生,2022(6):100-102.

[39] 张帆,鲁菲菲,张爽,等.医护与家属协同护理模式在小儿肺炎护理中的价值研究[J].现代中西医结合杂志,2021,30(25):2843-2845.

[40] 洪英霞,周娟霞,王瑞,等.护理个体化健康教育指导在急性白血病护理中的临床效果观察[J].现代诊断与治疗,2022,33(5):772-774.